中医康复保健

Traditional Chinese Medical Recuperation

主　编　黄岩松

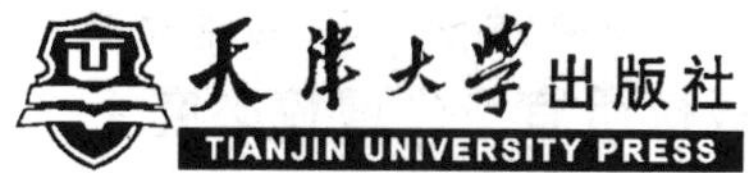

内容简介

本教材涵盖社区康复、老年康复、养生保健等工作中所必需的按摩、针灸、中药、常用传统体育等传统医学康复保健实用技能，包括老年常见疾病、常见慢性病及残障疾病、常见亚健康问题的中医康复保健等内容。

本教材主要适用于高职高专院校老年服务与管理、社区康复、中医康复、康复治疗、戒毒康复等康复类专业的学生，也可以作为康复保健师等职业培训的教材，同时可供对中医康复保健感兴趣的读者自学使用。

图书在版编目(CIP)数据

中医康复保健/黄岩松主编. —天津:天津大学出版社，2009.8（2022.2重印）

ISBN 978-7-5618-3094-9

Ⅰ.中… Ⅱ.黄… Ⅲ.①老年人－中医学:康复医学②老年人－中医学－保健 Ⅳ.R247.9 R212

中国版本图书馆 CIP 数据核字(2009)第 128884 号

出版发行 天津大学出版社
地　　址 天津市卫津路92号天津大学内(邮编:300072)
电　　话 发行部:022-27403647
网　　址 publish.tju.edu.cn
印　　刷 廊坊市海涛印刷有限公司
经　　销 全国各地新华书店
开　　本 169mm×239mm
印　　张 27.25
字　　数 581千
版　　次 2009年8月第1版
印　　次 2022年2月第5次
印　　数 7 501–9 000
定　　价 62.00元

教育部高职高专公共事业类专业教学指导委员会推荐教材

编审委员会

教育部高职高专公共事业类专业教学指导委员会推荐教材

《中医康复保健》
编　委　会

主　编　黄岩松

副主编　钟　琪　罗清平

编　者　（按姓氏笔画为序）

李迎红　李福胜　罗清平　钟　琪

唐云峰　黄岩松　曾湘玲　潘国庆

总序

高等职业教育是我国高等教育体系的重要组成部分，也是职业教育体系的重要组成部分。近几年，高等职业教育呈现出前所未有的发展势头，高等职业院校数量、在校生和毕业生人数持续增长。1996 年，我国高等教育的毛入学率仅为 6%，2002 年达到高等教育大众化阶段的 15%，到 2007 年上升至 22%，这其中，高职高专教育的快速发展起到了不可或缺的作用。

20 世纪 80 年代以来，世界许多国家和地区都把职业教育确立为教育发展战略重点。伴随着经济一体化的要求，把发展职业教育作为提高国家竞争力的战略措施，成为世界各国教育政策调整的普遍做法。

从 20 世纪 80 年代初期我国建立职业大学至今，高职教育走过 20 多年的发展历程。随着我国社会经济体制的转型以及高等教育大众化的发展，高等职业教育得到快速发展，其中一个重要原因是国家政策的促进。1996 年，全国人大通过并颁布了《中华人民共和国职业教育法》，从法律上确定了高职教育在我国教育体系中的地位，由此我国的高职教育发展驶入了快车道。1999 年全国教育会议召开，中央提出“大力发展高等职业教育”的工作要求，我国高职教育进入了蓬勃发展的历史新阶段。2005 年，国务院印发《关于大力发展职业教育的决定》，召开全国职业教育工作会议，明确提出，推进我国走新型工业化道路，解决“三农”问题，促进就业再就业，必须大力发展职业教育。2005 年成为我国职业教育史上具有里程碑意义的一年。与此同时，各地纷纷出台新举措，加强对职业教育的统筹领导，加大财政投入，鼓励和支持民间资本举办职业教育，完善职业教育的管理体制和保障机制。

从目前我国高等教育发展的总体情况看，存在着由于各层次高等教育不谐调所造成的人才类型结构失衡现象。面对这一问题，中国人民大学校长纪宝成曾在 2005 年高等教育国际论坛上呼吁：“（高等教育）结构调整的关键是发展高等职业技术教育。”[①]当前存在的社会需求与学校教育的供求矛盾，对高职高专院校而言无疑是一次发展的机遇。

截至2005年底，高职高专教育取得了规模性增长，基本形成了每个市(地)至少设置一所高职高专院校的格局。全国共设有高职高专院校1 091所，占普通高等学校总数的60.9%。从招生情况看，2005年全国高职高专招生人数达到268.1万人，占全国本专科招生总数的53.1%。从在校生规模看，2005年全国高职高专在校生人数为713万，占本专科在校生总数的45.7%。根据国家对职业教育发展的规划，到2010年，高职高专招生规模将占高等教育招生规模的一半以上[②]。高职高专已经占据了高等教育的半壁江山。

2004年10月26日，教育部首次颁发了《普通高等学校高职高专教育指导性专业目录(试行)》(教高[2004]3号)(简称《目录》)、《普通高等学校高职高专教育专业设置管理办法(试行)》(教高[2004]4号)，并印发《普通高等学校高职高专教育专业简介》，从2005年开始实施。这是我国第一次在专科层次颁布全面系统的专业目录，填补了我国缺少高职高专教育专业目录的空白。《目录》按职业门类分设包括公共事业大类在内的19大类，下设二级子类77个，专业556个。公共事业大类下设公共事业类、公共管理类、公共服务类3个二级子类，共设有24个专业。2005年12月，教育部发布《教育部关于成立2006—2010年教育部高等学校有关科类教学指导委员会的通知》(教高函[2005]25号)，2006年，全国高职高专各专业类教学指导委员会相继成立。教育部高职高专公共事业类专业教学指导委员会于2006年6月在南开大学召开成立大会暨第一次工作会议，会议讨论并通过了《教育部高职高专公共事业类专业教学指导委员会工作章程》、《教育部高职高专公共事业类专业教学指导委员会2006—2010年工作规划》以及2006年的工作计划，明确了该教学指导委员会2006年及其今后四年的总体工作目标与任务。

教材建设是专业建设的重要组成部分。高职高专公共事业类专业教学指导委员会成立以来，就把教材建设作为一项重要的工程来抓。为此，我们制定了针对高职高专公共事业类专业特点的人才培养目标，按教育部确定的必修课和专业课课程设置，动员和组织全国相关院校的专业教

---

① 沈祖芸，计琳：《一个统率高教发展的重要命题》，载《中国教育报》，2005-11-25(5)。

② 教育部发展规划司：《2005年教育事业统计主要结果及分析》，见《教育统计报告》，2006(1)，1页。

师和研究人员，编写一套高水平的教材的计划。

我们组织编写这套教材的总体构想是：严格按照教育部高职高专公共事业类专业建设的基本要求，根据专业教学内容、教学发展要求、人才培养方案以及学生的基本素质情况，以职业岗位核心技能培养为目标，紧密结合学生未来工作实际，充分体现职业岗位核心技能要求和工学结合特点。同时，积极探索“专业标准”建设，并尝试建设“标准化”教材，力争对全国高职高专院校公共事业类专业的教材建设起到示范、引领和辐射的作用，鼓励高职高专双师型专业教师参与编写并积极推广使用，从而提高公共事业类专业的教学质量，面向行业，培养出更多高质量的应用型高级专业人才，为我国的社会主义建设服务。

我们期望这套教材具有以下特点。

1. 教材以职业岗位核心能力需求为主线，按照职业岗位核心技能的要求制定教材编写大纲，设计教材体例和内容。教材中的知识点与职业岗位核心技能紧密对应，使理论知识学习、实践能力培养和可持续能力发展紧密结合起来，形成教材内容的三位一体，强化教材体系的职业性。

2. 教材内容突出对学生职业岗位能力的培养，把专业和职业结合起来，将核心技能的培养贯穿于教材全部内容。

3. 教材内容体现“基础理论适度、突出应用重点、强化实训内容、形式立体多元”的思想原则，教材内容设计以岗位技能需求为导向，以素质教育、创新教育为基础，以学生能力培养、技能训练为本位，使其真正成为为高职高专学生“量身定做”的教材。

4. 教材融入职业资格标准，体现职业素质培养。将双证书教育融入教材内容，使职业资格认证内容和教材教学内容有机衔接起来，让学生学习相关课程教材后可直接参加职业资格证书考试。

5. 将行业或国家的技术标准融入教材内容中，让学生在校期间接受“标准”教育，增强“标准”意识。

6. 将人才培养方案、专业标准、实训条件等放入教材内容中，在强化教材职业针对性的同时，体现教材实用性、创新性和前瞻性的特点。

7. 扩大教材的使用范围，使教材的功能多元化。既可以作为高职高专院校学生的教材，也可以作为一般本科院校相关专业的教学参考用书及行业的培训参考读物，还可以作为相关人员普及提高相关知识的应用性图书。

8. 教材的形式力争立体化，除纸质的主教材外，另辅以电子教案、教学计划、CAI课件、IP课件（流媒体课件）、电子习题库、电子试卷库、影音资料等辅助教学资源，最终为学校专业建设、教师教学备课、学生自主学习提供完整的教学解决方案，最大限度地做好全方位的资源供给服务，从而提高教材选用的竞争力。

在确定教材编写目标和要求的基础上，我们教学指导委员会与天津大学出版社合作，按教育部规定的高职高专公共事业类专业的课程目标，选定一批主干课及专业必修课程，采取在全国范围内公开招标的方式，在编著者自愿申报的前提下，由本教学指导委员会成员组成的教材编审委员会从中遴选最优秀的教师担任既定教材的主编，并鼓励高职高专公共事业类专业有经验的一线教师与研究型大学的相关教师合作，由我们牵线搭桥，优化组合成一部教材的编写团队，共同完成一部教材的编写工作，以求达到理论与教学实践的有机结合。

然而，编写高水平的专业教材谈何容易。虽然参与编写这套教材的都是既有丰富教学经验，也有较高研究水平的教育工作者，但毕竟我国公共事业类专业开办的时间尚短，所以，这套教材肯定会有一些不尽如人意之处，敬请大家提出批评、改进的建议，使这套教材臻于完善，为我国公共事业类专业的发展做出应有的贡献。

教育部高等教育司高职高专处、教育部高职高专教学指导委员会协联办、天津大学出版社对出版这套教材给予了大力支持。在研讨设计和组织审定这套教材的过程中，天津大学出版社给予了部分经费支持，并对这套教材的编写方针提出了参考意见，为本教材的出版做了大量推动和建设性工作。在此表示衷心的感谢。

教育部高职高专公共事业类
专业教学指导委员会主任　王处辉

前言

随着社会进步与经济发展，人们生活水平不断提高，平均寿命普遍延长，人口老龄化问题日益凸显，老年性疾病、慢性病、残障疾病等发病率也越来越高。另外，因工作压力加大、生活节奏加快引起的亚健康问题越来越多，促使人们对康复保健方面的需求迅速增长。为老年人、残疾人、慢性病人及亚健康人群提供康复保健服务，满足他们的健康需求，提高他们的生活质量，是每一位社区康复、老年服务工作者应尽的责任和义务。中国传统医学历史悠久，在康复保健方面更是具有疗效确切、副作用小、适应范围广等优点，有着广泛的群众基础。

本教材用于培养从事社区康复、老年康复、养生保健等工作所必需的中医康复保健能力，涉及按摩、针灸、中药、常用传统体育等传统医学康复保健实用技能，包括老年常见疾病、常见慢性病及残障疾病、常见亚健康问题的中医康复保健等内容。

本教材主要适用于高职高专院校老年服务与管理、社区康复、中医康复、康复治疗、戒毒康复等康复类专业的学生，也可以作为康复保健师等职业培训的教材，同时可供对中医康复保健感兴趣的读者自学使用。

各章节编写安排如下：黄岩松（长沙民政职业技术学院，绪论，第3章第1、2节，第5章，第6章第1～4节），罗清平（长沙民政职业技术学院，第1章，第6章第5～7节），唐云峰（湖南省怀化医专，第2章），曾湘玲（长沙民政职业技术学院，第3章第4、5节，第4章），潘国庆（长沙民政职业技术学院，第3章第6节），李迎红（湖南中医药高等专科学校，第3章第3节），钟琪（广州市番禺社会福利院，第7章），李福胜（长沙民政职业技术学院，第8章）。

由于参编人员较多，水平有限，教材尚存不尽完善之处，欢迎各同道在阅读或使用本教材时能够提出宝贵意见，以便我们能够不断完善。

编　者

目　　录

0 绪论

0.1 概述

现代康复是20世纪中期出现的一个新的概念，指综合协调地应用各种措施，消除或减轻病、伤、残者身心和社会功能障碍，使其最大限度地恢复到正常或接近正常，重返社会，提高生存质量，充分地参与社会活动。

中医康复是中医学的重要组成部分，它随着中医学的发展而逐渐形成，是用中医的理论和方法研究康复的一门新兴学科，也可以说是既古老而又年轻的学科。它有着悠久的历史和丰富的理论与实践经验。数千年来，在历代医家的努力下，中医康复得到不断完善和发展，为中华民族的繁衍做出了卓绝的贡献；同时也传播到日本、朝鲜、越南等国家，在世界范围内产生了一定的影响。目前，中医康复由于具有疗效确切、方法简单、费用低廉、无明显副作用等特点受到了国内外医务界和广大人民群众的普遍重视。

中医康复保健是以中医基础理论为核心，以整体观念和辨证论治为指导，采用中医传统康复疗法对老年人、残疾者、亚健康人群施行康复活动的一系列医疗与保健技法。经过数千年的实践和总结，已具有完整的理论和医疗保健体系。

中医康复保健所涉及的这些独特的传统康复技术，是我国历代劳动人民及医药学家几千年来与疾病作斗争中创造的防治疾病的优良方法，是中国传统医学的重要组成部分，历史悠久，博大精深，特别受到当今社会的普遍青睐，目前已广泛流传至世界各国，在防治疾病、保障人民健康方面发挥着巨大的作用。尤其在现今人口老龄化日趋严峻的形势下，中医康复保健方法对防治老年人疾病、延缓衰老、促进长寿有较高的实用价值。

中医康复保健技法是在中华民族传统文化这块沃土上成长起来的,在长期的医疗康复实践中,吸收了儒、释、道、武等许多领域中的相关理论和方法,形成了独特的康复疗法体系,主要包括针灸、按摩、刮痧、气功、导引、拔罐、中药、药膳、药浴等传统康复医疗和保健技术;历代医家的不断总结和提高,使其日趋完善。这些独特疗法在保障人民健康、增强人民体质方面发挥了独特而重要的作用。

中医康复保健课程是一门实践性很强的康复医学类课程,该课程主要包括中医康复基础知识、经络与腧穴定位、针灸康复技术、保健按摩技术、常见症状与疾病的中医康复保健等。内容涉及穴位保健(针灸、按摩)、药物保健(药膳、药浴)、传统体育保健等多项技术。

0.2　中医康复保健的特点

受到中国传统文化和中医基础理论的影响,中医康复保健技术在康复理念、技术手段、施术部位等各个方面与现代康复技术都有着极大的差异,主要特点体现在以下几个方面。

0.2.1　整体康复

中医学认为,人体与自然是一个整体,必然要受到自然环境的影响,另外,人体自身各个组成部分之间也是一个不可分割的整体,在功能上相互协调、相互为用,在病理上相互影响,而且认为人的精神活动与躯体状态具有完整性和统一性,人与自然环境、社会环境具有密切的联系,保持着统一和适应的整体关系,这就是所谓的整体观念。所以,中医在实施康复保健的时候,不应仅仅考虑某一肢体、某一组织、某一脏器的问题,而应进行辨证分析,综合考虑各个环节的因素,这样才能制定一套综合的康复保健措施,从根本上恢复其健康状态。

整体康复主要包括人体各部分以及形体与精神的统一、人体康复与自然环境的统一、人体康复与社会环境的统一等内容。

0.2.1.1　形与神的统一——形与神俱

"形"即形体,包括人体的脏腑、经络、肢体、五官九窍、气血津液等组织器官和精微物质。"神"有广义和狭义之分,从广义看,"神"是人体生命活动的总体外在表现,包括生理性或病理性外露的征象;狭义是指精神意识、思维活动。形神学说是中医的重要基础理论之一,它是在唯物主义自然观的基础上形成的。人体的"形"与"神"在生理状态下是相互滋生、相互依存的统一整体,所谓"形具而神生",只有在形神兼备的状态下,才有可能健康长寿,正如《素问·上古天真论》所言"形与神俱,而尽终其天年";在病理状态下则形神相互影响,所谓"神之不守则体之不康"。正如张景岳所说:"无神则形不可活,无形则神无以生。"所以在康复保健的运用中必须树立形神一体之观念,在急则治标的情况下,可先"复其形",而在一般情况下则可二者兼顾。在不能治愈或恢复形体十分困难的情况下,必先养神悦心,以防病势进一步发展。

因此,人体各部分以及形体、精神康复相统一是康复保健必须遵循的一个原则。

0.2.1.2 人与自然的统一——天人相应

中医学的整体观念强调人的生理活动、病理变化均受自然环境的影响,如《灵枢·岁露》篇指出“人与天地相参也,与日月相应也”。因此,促使病人康复的重要途径则是顺应自然环境的变化,包括顺应季节气候的变化及地理条件的差异等。

人类生活在自然环境中,自然环境存在着人类赖以生存的必要条件,《素问·宝命全形论》云“天地合气,命之曰人”,“天食人以五气,地食人以五味”。同时,自然环境的变化又可以直接或间接地影响人体,而使机体产生相应的生理性和病理性反应,故曰“人与天地相应也”,又如《灵枢·邪客》所云“人与天地相参与,与日月相应也”。故而四时气候、地区方域、昼夜晨昏的变化对人体有着很大影响。

天人一体观在传统康复疗法的应用中有着非常重要的意义。一是顺应自然,利用时令气候的周期性变化、昼夜时序节律以及自然地理环境对人体有益的因素进行康复治疗;二是利用自然万物,如日光、泉水、空气、金石、草木、香花、泥沙、海滨、声音、山石等进行预防、保健、养生益寿。

0.2.1.3 人与社会环境的统一

社会环境常给人们心理上和精神上以不同的刺激,影响着人体的生理功能及病理变化,良好的社会环境有利于健康,不良的社会环境则可成为致病因素。如《素问·疏五过论》所说“暴乐暴苦,始乐后苦,皆伤精气,精气竭绝,形体毁沮”。从临床实践来看,高血压、心肌梗死、脑血栓、溃疡病、支气管哮喘等疾病的发生,都与社会心理紧张因素有关。因此,康复医疗必须注意社会环境影响,使患者主动适应社会环境的变化,从而促进人体的康复。

现代康复中,真正意义的康复应包括医学的康复、教育的康复、职业的康复和社会的康复。人是社会之一员,随时会因社会地位、经济、文化、职业、人际关系、社会风俗、爱好、学习、工作等的变化使身心受到影响,从而导致伤、病、残的发生。而这些变化同时也是影响康复治疗效果的客观因素。

人与社会的关系是康复工程中最难以解决的问题,同时也是必须要努力解决的问题,此问题不能真正意义上的解决,将对真正意义上的康复产生巨大的影响。世界卫生组织(WHO)医疗康复专家委员会 1981 年对康复的定义做出的补充说明中明确阐述:“康复不仅是指训练残疾人使其适应周围的环境,而且也指调整残疾人周围的环境和社会条件,以利于他们重返社会。”由此可见人与社会的关系在康复医学中的地位。

0.2.2 辨证康复

辨证康复是中医学辨证论治特点在中医康复中的具体体现。它认为辨证与康复之间有着密切的关系,辨证是决定康复的前提和依据,康复则是根据辨证的结果,确定相应的康复原则和方法,辨证与康复是中医康复临床过程中相互联系、不可分割的两个方面。这种根据临床辨证结果,确定相应的康复保健原则,并选择适当的康复方法促使患者康复的思想，称为辨证康复。辨证就是辨认和识别证候。证候是根据中医理论，对人体病因、病位、疾病性质及邪正双方力量对比的基本概括。辨证论治是根据不同证候采用不同的治疗方法。辨证的方法有病因辨证、六经辨证、卫气营血辨证、三焦辨证、脏腑辨证、气血津液辨证、经络辨证等。在中医康复保健临床过程中，辨证论治始终是重要的指导原则。

0.2.3 因人、因时、因地制宜

因人、因时、因地制宜是指康复保健过程中，应根据季节、地区以及人体的体质、性别、年龄等不同而制定适宜的治疗方法，这也是整体康复的一种具体的运用。由于疾病的发生、发展与转归受多方面因素的影响，如时令气候、地理环境等，尤其是患者个体的体质因素对疾病的影响更大，因此在治疗疾病时必须把这些方面的因素考虑进去，对具体情况作具体分析，区别对待，以制定出适宜的治疗方法。

0.2.4 杂合以治

“杂合以治”是中医康复保健的原则，即以中医辨证为基础，针对不同的病情，采取综合性的康复治疗手段。

随着医疗事业的进步，人的平均寿命不断延长，由慢性病、老年病等导致的功能障碍逐年增加。因此，康复医学的治疗对象也不断发生变化，越来越趋于慢性化、老年化，病情亦趋于多样化、复杂化，常常表现为多因素致病、多病理改变、多层次受累、多功能障碍，因而越来越显示出中医“杂合以治”的优势。

0.2.5 治未病

治未病是中医学的一个重要特色，也是中医康复保健的重要原则，包括“未病先防”和“既病防变”。在用于指导康复预防时，“未病先防”指病残尚未发生时就要采取一定的措施进行预防，如《素问·四气调神大论》载曰“是故圣人不治已病治未病，不治已乱治未乱，此之谓也”。“既病防变”指通过早期康复诊断和康复治疗，防止病残的恶化和再次致残。

总之，防重于治。未病之前，要采取一定的措施，防止病残的发生；已病之后，要早期诊断、早期治疗，以防止病残的恶化、蔓延和再次发生。这一“未病先防、既病防变”的学术思想在未来康复治疗中将会发挥巨大的作用。

0.3 中医康复保健的应用

0.3.1 残疾

残疾是指各种原因造成的身体结构或功能不同程度的丧失，造成生理上或心理上的缺陷，从而不同程度地丧失生活自理、学习、工作和社会活动能力的一种状态。这种状态大多数是经充分和合理的临床医学治疗，但仍然不能有效地克服而长期、持续或永久地存在。

残疾者是指心理、生理、人体结构上,某种组织、功能丧失或者不正常,使得部分或全部失去以正常方式从事个人或社会生活能力的人。多因先天或后天因素导致身心功能缺陷。包括由于损伤所致的伤残者、由疾病所致的病残者及先天发育障碍和异常的先天性残疾者,如视力残疾者、听力残疾者、语言残疾者、肢体残疾者、智力残疾者、精神残疾者、内脏残疾者、多重残疾者和其他残疾者。

全国现有各类残疾人总数约6 000万人,其中听力言语残疾者约2 057万人;肢体残疾者约877万人;智力残疾者约1 182万人;视力残疾者约877万人;精神残疾者约225万人;多重及其他残疾782万人。

0.3.2 老年病

老年人是一个多病、多功能障碍、多残疾的群体,他们对预防、保健、医疗、康复需求极大。

随着我国经济的发展、医学的进步和人民生活水平的提高,老年人在社会中所占比例日渐增大,老龄化已成为当前社会的主要问题之一。人口高龄化的现象日趋严重,老年病患者越来越多。据统计,60岁以上的老年人其残疾率由10年前的37.7%现已上升至41.9%。老年人多因调摄失宜,元气衰退,形神皆虚,气血不足,五脏亏损,而致抗病能力、自我调节能力以及适应外界环境的能力下降,故容易患病。老年病多在慢性衰老的基础上发生,一旦病后,脏腑功能难以康复。因此,老年病证侧重使用调养的康复措施,若使用康复治疗方法,也要选择既能治又能养的一类康复措施,更需要摄养于无疾之先。故此传统康复疗法对老年病来说尤为重要。

0.3.3 慢性病

慢性病是指临床各科中的慢性疑难痼疾,此类病证往往病机复杂,使病人身心受损,正气难复,故病多迁延不愈,若局限于临床常规或单一的药物治疗,实难收效。正如《医学源流论·汤药不足尽病论》所云:“今之施术者,只以一煎方为治,惟病后调理则用滋补丸散,尽废圣人良法。即使用药不误,而与病不相入,则终难取效。”所以应本着因时、因地、因人、因病制宜的原则,依据中医理论准确辨证、分清主次、选择针对性强的方法,多种康复方法优化组合,即“杂合以治”,充分发挥传统康复疗法的优势,达到治愈慢性病的目的。

0.3.4 其他健康问题

现代社会的发展已经使人们认识到,没有病不等于健康,亚健康状态、精神紧张、失眠、慢性疼痛、肥胖、慢性疲劳等健康问题给现代人带来越来越多的困扰。这些问题多属于主观感觉的不适,而现代先进的诊断仪器也难以发现异常,因得不到及时的康复治疗致使其进一步发展演变成疾病。面对这类健康问题,中医康复保健有着广阔的应用前景。

随着时代的发展,医学科技水平和经济水平快速提高,人类疾病谱不断发生变化,中医传统康复疗法必将在各个学科得以广泛的应用。

0.4 中医康复发展简史

中国传统医学历史悠久,源远流长,中医康复作为中医学的一个重要部分,其发展至少有2 000多年的历史。它是中国人民在长期与疾病作斗争中总结出来的,是伴随中医学的医疗实践活动产生并不断发展起来的。虽然目前在历史古籍中还没有找到类似"康复保健"这一名称的专著,但康复医学的概念和传统康复治疗方法,早已散见于中医学的各种古代文献中。如《黄帝内经》(以下简称《内经》)、《诸病源候论》等医著中,就已记载了使用针灸、导引、推拿等进行功能康复的疗法。

中医康复在整体观念、辨证论治、杂合以治、治病求本、未病早防、既病防变的中医基础理论和严谨康复原则的指导下,注重神与形相结合,药物调理与食物、气候、起居及患者情况相结合,动静结合,内治与外治相结合,医疗与自然相结合,从而形成了传统体育保健、气功保健、传统物理康复、针灸康复、按摩康复、药物康复、膳食康复、娱乐康复、情志康复和康复护理等一整套独特的康复保健方法。这些理论与方法在数千年的漫长发展过程中,不仅惠及华夏子孙,也备受世界各国人民的关注和青睐,而且在当今形成了具有中国特色的重要康复治疗手段和技术,亦成为现代康复医学不可或缺的组成部分,为世界康复医学所瞩目。

从古至今,中医康复保健的发展经历了远古、春秋战国时期、汉晋南北朝时期、隋唐时期、宋元时期、明清时期和新中国成立之后,大致可分为萌芽起源、理论体系形成、成熟与完善、继承与发展四个重要阶段。

0.4.1 第一阶段:萌芽起源阶段(远古至春秋时期)

朴素的康复治疗早在古代已经萌芽,随着中医药的起源,康复医疗的实践活动也就开始了。例如,远古时期古人对火的应用促进了灸焫、热熨等康复方法的产生;砭石的出现开创了针刺康复方法之先河;活动肢体以减轻病痛的"舞蹈",不论从形式上还是从作用上来分析,都可看作是康复医疗中传统体育康复法的雏形。这些都为中医康复的萌芽起源提供了充足的临床与实践依据。

春秋战国时期是中国社会由奴隶制过渡到封建制的大变革时代。经济的发展促进了科学文化的繁荣,此时学术空气自由,呈现出诸子蜂起、百家争鸣的局面,从现存诸子典籍中,尚可找到传统康复医疗的蛛丝马迹。《尚书·洪范》所载"五福":"一曰寿",指享有高龄;"二曰富",指经济宽裕;"三曰康宁",指无疾病;"四曰攸好德",指长久的美善;"五曰考终命",指善终天年。它涉及身体状况、经济条件、社会地位和精神因素等诸多方面,显然已认识到人与社会是一个有机的整体,而要求达到身体、精神和社会意义上的完满状态,与现代康复医学所追求的真正意义上的整体健康大有异曲同工之处,初步形成了中医康复理念。

0.4.2 第二阶段:理论体系形成阶段(战国至秦汉时期)

《黄帝内经》的出现,奠定了中医学的理论基础,它的理论体系和指导思想是中医康复理论体系和指导思想的基础。《黄帝内经》中的阴阳五行学说、整体观念、脏象学说及经络学说等,均成为指导康复医疗的理论依据。其中“天人相应”、“形神合一”的整体观念,已成为中医康复学理论体系的核心。其对进入康复阶段的慢性疾病所提出的一些调治原则,至今仍有指导意义。例如《素问·异法方宜论》说“其病多痿厥寒热,其治宜导引按跷”,针对“痿”、“厥”这一类肌肉挛缩,甚至瘫痪的患者,提出了采用导引、按跷等方法来促进功能的康复。又如《素问·五常政大论》提出“久病”而“不康”、“病去而瘠者”,当“复其不足,与众齐同,养之和之,静以待时……待其来复”,说明对于这种病程长、难以速愈者,应当安心调养,以求康复。此外,《黄帝内经》对于各种情志变化与脏腑之间的关系以及时序、色彩、声音、五味、方向等与五行、五脏配属关系的阐述,实际上为调摄情志康复法、饮食康复法以及娱乐康复法等奠定了基础。

另外,《素问·四气调神大论》载曰:“是故圣人不治已病治未病,不治已乱治未乱,此之谓也。夫病已成而后药之,乱已成而后治之,譬犹渴而穿井,斗而铸锥,不亦晚乎?”《素问·异法方宜论》有曰:“故圣人杂合而治,各得其所宜。”这些均为中医康复的预防观念和综合康复治疗观念奠定了理论基础。

《黄帝内经》中还记载了依据疾病的阴阳、虚实、表里、寒热,病者的体质、生活环境和疾病发病季节的不同,遵循因人、因时、因地制宜的康复治疗原则。同时记载多种康复治疗方法,如针灸、按跷、气功、导引、药疗、食疗、传统物理疗法和情志、心理疗法,现已成为后世中医传统康复疗法的理论源泉。

1972 年初至 1974 年初,考古工作者相继对长沙市东郊的汉墓进行了发掘,在出土的帛书《五十二病方》中除了所载药物内服疗法之外,还有大量的外治法,如敷贴法、烟熏或蒸气熏法、熨法、砭法、灸法、按摩疗法、角法(火罐疗法)等;《却谷食气》中记载了导引行气的方法和四时食气的宜忌,是我国迄今发现最早的气功导引专著;《导引图》中载有医疗体操 40 余式,并将导引动作姿态大致分为三类:一为呼吸运动,一为活动四肢及躯干的运动,一为持械运动,即以导引防治痹证或腹痛,是我国现存最早的医疗体操图。汉代名医华佗根据《吕氏春秋·季春纪·尽数》“流水不腐,户枢不蠹,动也。形气亦然”之说,提出导引健身理论:“人体欲得劳动,但不当使极耳,动摇则谷气得消,血脉流通,病不得生。”在前人基础上总结并编排出“五禽戏”,即虎、鹿、熊、猿、鸟戏,为世界医学史上第一套由医生编导的医疗体操,对保健康复均有良效,对后世影响极为深远,至今沿用。它既是体育运动又是气功导引康复方法,先后传入日本、东南亚和欧美一些国家。由此可知这些健身强体的方术在此时是很盛行的。

马王堆一号汉墓出土一批香囊、香枕,其内容多由茅香、桂皮、花椒、高良姜、辛夷、藁本、佩兰、干姜等香药制成,说明药物佩戴法、药枕疗法、香薰疗法等康复疗法得以应用。现代实验研究证明,上述芳香药物在气态条件下或被薰燃时,多能起到空气消毒的作用,对致病菌或病毒有着抑制甚至杀灭的作用。

东汉名医张仲景在全面总结前人医学成就的基础上，结合自己的临床体会，著成《伤寒杂病论》，他所创立的辨证论治体系，对中医康复临床有重要指导意义。他在《金匮要略》中阐述的许多后期或缓解期需要进行康复的慢性病，如虚劳、眩晕、血痹、消渴、心痛、中风后遗症等的医疗方法，实开药物康复法之先河。张仲景在《伤寒杂病论》中专列“瘥后劳复”一篇，阐述了大病瘥后的药物康复以及饮食康复，是我国现存最早的有关药物与食物康复经验的专篇。如对瘥后余热未尽、气血未复、过分劳累而复者，用枳实栀子豉汤清其余热；对病后津液耗伤、余热犹存、致虚羸少气、气逆欲吐者，用竹叶石膏汤生津益气，清热养阴。在《金匮要略》中列举了诸多需要康复的慢性病种，如中风、虚劳、胸痹、心痛、肺痿、消渴和关节疼痛等，治疗上主张丸散缓图、药食并举和内外合治的综合治疗原则。篇中的竹叶石膏汤、枳实栀子豉汤等方，至今仍被用于病后的康复。

由此可见，在此时期康复医学理念、康复预防思想、康复治疗原则已形成，中医康复理论体系也已经基本形成。此外，针灸、导引、气功等多种康复治疗方法亦应用于康复医疗活动中，为当时人们的预防、保健和康复发挥着作用。

0.4.3 第三阶段：成熟与完善阶段（两晋至民国时期）

在此阶段，中医康复的理论不断发展与完善，各种康复技术和手段得到空前发展。

0.4.3.1 两晋至隋唐时期

这一时期中医康复的成就主要表现在中医康复水平较前有所提高，对于一些康复手段的认识较为恰当，许多康复方法得到较系统的整理和应用，并为后世康复学的发展积累了较为丰富的经验。对消渴、偏枯等慢性病采用了具有较高科学价值的康复方法，官方还为残疾人设立了养病坊。这些都说明这一时期中医康复医疗有了进一步发展。

晋代皇甫谧依据《素问》、《灵枢》、《明堂孔穴针灸治要》三书所撰的《针灸甲乙经》，集晋以前针灸疗法之大成，对针灸康复疗法的原则已基本概括。晋代葛洪所撰《肘后备急方》中不乏药物康复法及饮食康复法运用的实例，如卷四《治虚损羸瘦不堪劳动方第三十三》中就有“凡男女因积劳虚损，或大病后不复常……治之汤方。甘草二两……”的记载。南北朝时期的陶弘景所撰《养性延命录》将气功、吐纳的方法与医学联系在一起，并有所创新，提出引气攻病而促使患者康复的方法，指出“凡行气欲除百病，随所在作念之。头痛念头，足痛念足，和气往攻之”，并解释了吐纳六字诀在医学上的功用。

隋朝在当时的官方医疗机构中已经设立了针科和按摩科，已有了针博士和按摩专科医生。还把按摩医生分成按摩博士、按摩师和按摩工的等级。由于当时政府的重视，此时期的针刺疗法、灸疗法和按摩疗法在理论和实践方面均有显著进步。针刺疗法、灸疗法广泛用于临床各科，按摩疗法已推广至妇儿科临床中。公元610年，隋代太医博士巢元方等荟萃群书而写成的《诸病源候论》,对中医康复医疗的发展产生了较大的影响。该书在前40卷中,对导引、气功、按摩等有较详细的论述,后世流传的八段锦、易筋经、太极拳等,均可在此书中找到近似的内容。该书所载200余条导引术势,有单用呼吸吐纳法、单用按摩法,也有全身运动或局部运动以及综合导引。导引术的姿势有立、坐、跪、仰卧和侧卧,还有以动物名称命名的练功方法。均与吐纳功法结合而成,大多是有康复医疗作用的动作,其中的一些方法至今仍不失为有效的康复手段,值得进一步研究和整理。其对消渴病的康复主张采取运动疗法,对偏枯病列出的若干气功与体育锻炼方法,迄今仍有一定的指导价值。因此,该书不仅是我国第一部论述病因、证候学的专书,也可看作是第一部采用传统医疗体育、功能训练和自然物理疗法进行康复治疗的专书。

唐代孙思邈所撰《备急千金要方》记载运用针灸疗法、按摩疗法及药物内服法的同时,还大量采用熨、熏、洗、敷、贴、吹、膏摩和药枕等外治方法,药枕愈疾,更属首创,充分体现传统中医康复学杂合以治的特点。卷二十六《食治》专篇介绍食养疗法,载有"夫施术者,当须先洞晓病源,知其所犯,以食治之,食治不愈,然后命药",指出饮食康复疗法的作用。他提出的"五脏所宜食法"堪称是历史上最早的康复营养食谱。唐代王焘所撰《外台秘要》充实并发展了《诸病源候论》中的康复内容,对其中的导引方法给予了理论上的说明;对消渴病也主张使用运动疗法,认为"不欲饱食便卧,亦不宜终日久坐……人欲小劳,但莫久劳疲极,亦不能强所不能堪耳";另外,还将磁疗、光疗、热疗、冷疗、沐浴疗法等用于康复医疗的实践,丰富了中医康复方法的内容。此外,唐代昝殷在《食医心鉴》中列有食治诸方,主张药物、食物相结合的康复医疗方法,对当今仍不乏指导意义。唐朝太医署设有按摩专科,配备专人进行按摩、导引等,以促使患者康复。

0.4.3.2 宋元时期

两宋时期物质文明和精神文明所达到的高度,在整个封建社会中是空前绝后的。学术气氛的活跃与自由,为各门自然科学的发展和繁荣提供了必要的环境与条件。由于官方十分重视医学的发展,医学分科已较唐代有了进步。政府设立了安济坊、养济院等医疗机构,专门收养和治疗孤寡贫穷废疾及羁旅病困无依之人。还设立校正医书局,组织人力对医药书籍进行整理。除校正医书外,官方还组织编纂了许多医书。

这一时期,由于十分重视医药学术成就的整理、总结和提高,一度出现了学术繁荣与学派论争的局面,中医康复医疗的方法和经验也因此而得到较为系统的整理、提高与广泛应用。

宋代官方出版的方书《太平圣惠方》中有不少对用于康复医疗的方剂,对中风、产后、虚劳、偏枯不荣、脾胃不足、水肿以及诸般虚损等病证,注意采用药物与食物相结合的康复医疗方法,其"食治门"还选列药粥方129首,对后世中医康复医疗的发展产生了一定的影响。其后官方出版的《圣济总录》是采集历代医籍并征集民间验方和医家献方整理汇编而成。其中卷一百八十八、一百八十九为食治门，载有一些属于病后康复医疗的内容，如食治虚劳、伤寒后诸病、脾胃虚弱诸证、产后诸病等，并收载药粥方113首。其中不乏有良好康复医疗作用者，例如治虚劳的苁蓉羊肾粥、疗慢性泄痢的补虚正气粥等。该书还充分肯定了气功、导引及按摩的康复作用，指出导引有“斡旋气机，周流荣卫，宣摇百关，疏通凝滞”的功用；而气功治病，持之以恒，则可使“久病自除”；至于按摩，则“凡小有不安，必按摩挼捺，令百节通利，邪气得泄”。

大量的养生、气功、导引等专著，如赵自化的《四时颐养录》，无名氏的《四段锦》、《八段锦》、《百段锦》，托名达摩的《易筋经》，还有同出一源的《洗髓经》的相继问世，进一步丰富和充实了中医康复疗法。宋代陈直编撰、元代邹铉续增的老年医学专著《寿亲养老新书》中，不乏康复医疗有关的内容；南宋张锐的《鸡峰普济方》载有以导引疗脚气病“以意领气”的康复医疗方法；现代眼科学家陈耀真《欧阳修的眼病考》一文中载欧阳修自述“昨因患两手中指拘挛，医者言唯数运动以导其气之滞者，谓为弹琴可也”，用弹琴来治疗手指拘挛、活动不利，有药物所不能取代的作用。由此可见在宋朝作业疗法和娱乐疗法已经应用于临床康复实践中。宋代张君房《云笈七签》虽为道家书籍，但载有大量气功、导引、按摩的资料，这些对中医康复医疗的发展都有重要的价值。

此外，金元四大家的学术成就对后世医学有很大影响，对中医康复医疗的发展也做出一定的贡献。例如，刘完素编著的《素问玄机原病式》，对临床康复辨证具有一定的指导意义；张子和对许多疑难杂病的康复医疗有所发展和创造，他运用调摄情志等康复法处理疑难病症，对后世颇有启迪；朱丹溪主张“阳有余，阴不足”，善用滋阴潜阳的康复方法，在康复医疗中注意药食并重，对后人有较大影响；李东垣则强调“人以胃土为本”，脾胃不虚要顾脾，脾胃已虚要着重健脾，这也是整个康复医疗过程中必须遵循的原则。

0.4.3.3 明清时期

明代是中国历史上政治比较稳定、封建经济高度发展的王朝，由于经济高度发展促进了科学技术和文化的发展，医学水平也有了明显提高。重视社会福利事业的发展，设立安乐堂、养济院，收治鳏寡孤独、跛废残疾的平民。可以说安乐堂、养济院是当时官方的康复机构。

药物的内治法和外治法在理论上、临床应用上有所创新和提高。如吴师机所著《理瀹骈文》在外治方法上为中医康复学的发展开辟了新途径。书中阐释和发展了熏、洗、熨、擦、敷、贴等具体的康复方法，明确提出“外治之理，即内治之理”，虽治在外，但疗效与内治法无异。“须知外治者，气血流通即是补，不药补亦可”，并运用各种外治调摄的方法，促使病人康复。例如对病后脾虚者，于心口、脐上贴健脾膏，再配合按摩腹部；肾阳不足，则将温阳药物缝于肚兜和护膝内，或在脐上贴红缎膏。

药物内治法最具独创者，当推叶天士的“久病入络”理论和“血肉有情”药物的应用，他认为病势发展的逐步深入，最终以络虚或络痹为结局。奠定了络脉理论研究的基础,为现代临床上治疗一些顽症痼疾提供了宝贵的用药经验。

沈子复所著的康复医学专著《养病庸言》主要论述康复医疗的一般原则,列有康复措施30条,并且特别强调精神因素对恢复健康的意义,从心理医疗和日常生活起居两个方面对康复医学进行了发挥。

食疗和药膳在明清时期被广泛应用,药膳甚至作为商品经营,方便人们食用。在此时有许多食疗和药膳的专著问世,如王孟英的《随息居饮食谱》、曹庭栋的《老老恒言》及黄云鹄的《粥谱》等。《粥谱》载药粥方数百首,由于方法简便易于接受,因此药粥、药膳普遍盛行,乃至一直流传到现代。上述这些反映了明清时期中医康复医疗已达到较高水平。

0.4.4 第四阶段:继承与发展阶段(新中国成立以后)

新中国成立后,祖国医学犹如枯木逢春,欣欣向荣。特别是进入20世纪80年代以后,现代康复医学的理论和方法同中国传统康复医学相结合,中国康复医学这门新兴学科在我国土地上开始成长起来。随着中医药学的不断挖掘和整理,中医在康复医学方面的独特理论和多种行之有效的康复方法得到系统的整理和总结,中医康复学作为一门独立学科已经逐步形成。此后,中医康复学有了较大的发展,主要表现在具有我国特色的康复医疗机构的相继建立,中医康复医学人才的培养以及中医康复学方面学术活动的蓬勃开展、学术水平不断提高等方面。

综上所述,中医传统康复医疗自春秋战国时期到现今经历了数千年,在漫长的历史长河之中,传统康复医疗经历从探索、发展到逐渐充实的艰苦历程,已逐渐成熟起来,成为独立的中医学分支学科。我们要继承这份珍贵的历史遗产,在进一步挖掘、整理、规范的同时,还要吸收现代康复学之长处,引入现代康复医学新的思维理念和新成果、新技术,使中医康复方法和治疗技术更具有科学性和可重复性,进而完善中医传统康复保健技术,只有这样才能促进我国现代康复医学事业的发展,使中医康复以崭新的面貌呈现于21世纪,焕发出新的活力,紧跟未来医学发展步伐,为中国人民乃至世界人民的康复事业做出巨大的贡献。

0.5 中医康复保健的目标和学习方法

0.5.1 中医康复保健人员的素质要求

从事中医康复保健的人员应该具备良好的综合素质和优良的职业操守,熟悉中医基础理论,掌握基本的中医康复保健基础知识,熟练掌握常用中医康复保健技术,并且具备一定的自学能力和可持续发展能力。具体要求如下。

1. 基本素质

①具有良好职业道德和优秀的专业品质。

②热爱所从事的职业(如社区康复、康复保健和老年服务),爱岗敬业。

③具有高度的责任心，具备科学求实、耐心细致、诚实守信、服务于民、乐于奉献和团队合作的职业素质。

2. 知识要求

①获得有关经络与腧穴的基础知识。

②获得有关常用腧穴的相关知识。

③获得常用中医康复保健技术的相关知识。

④阅读并收藏自己喜欢的中医康复方面的资料。

3. 能力要求

①能根据需要制定中医康复保健方案。

②获得经脉循行的知识和技能，能准确定位常用腧穴。

③能在医师的指导下完成基本的中医康复保健操作。

④具有收集和利用课内外各种中医康复保健资料及其他信息的能力。

0.5.2 学习目标

学习中医康复保健对于社区康复、康复治疗、老年服务与管理等专业的学生有着重要的意义，可以培养其康复岗位所必需的康复保健核心能力，可使学生熟练运用传统康复保健方法从事常见疾病的康复、保健、预防工作。

通过中医康复保健课程的学习，学生获得中医康复保健的基本理论、基本知识和基本技能，并能运用所学知识为服务对象提供切实可行的康复保健，能面向服务对象进行保健宣教，增强他们对疾病的防治能力和延年益寿的信心，更好地、高效地实施康复、养老服务；同时使自学能力、解决问题能力及团队合作精神得到提高，保持健康的生活态度。具体来说，至少应在以下三个方面取得效果。

①提高中医康复保健能力。学生运用所学知识为服务对象提供切实可行的中医康复保健服务，更好地实施有效的养老、助残等服务。

②提高中医康复保健知识的宣教能力。通过本课程的学习，学生能运用所学的中医康复保健的基本知识、基础理论和基本技能，针对残疾人、老年人及常见健康问题人群开展中医康复保健宣传教育活动，从而增强其预防疾病的能力和恢复健康、延年益寿的信心。

③培养健康意识，运用中医康复保健知识进行自我康复保健，提升自身健康水平。

0.5.3 学习建议

在学习过程中，学生应努力做到以下几点。

1. 树立自主学习意识

要重视掌握基础知识，努力将一个板块的内容进行整体把握；弄清楚核心概念及概念间的相互联系，注意理解不同知识板块之间的关联性，还要善于结合相关学科知识，积极参与各种实践活动，不断体验、总结，发挥自己的学习潜能，形成有效的学习策略，提高自主学习的能力。

2. 培养团队合作精神

中医康复的许多技术在训练时都需要同伴的配合，相互在对方身上进行手法训练，并且认真体验施术时身体的感觉。在个人自学的基础上，还应积极参与讨论及学习活动，善于倾听、吸纳他人的意见，学会宽容和沟通，学会协作和分享，形成合作的学习方式。

3. 培养创新意识和实践能力

根据不同的中医康复技术特点积极参与多种形式的实践活动，以全面提高自己的动手能力和实践技能，培养求真务实的态度和创新精神。

4. 提高分析问题和处理问题的能力

要努力从教师布置的任务和自己发现的问题出发，寻找解决问题的途径和方法，亲历处理信息、开展交流、相互合作的过程，在这一过程中追求自身独特的观点和掌握方法，培养对各种问题的处理能力。

1

经络与腧穴

1.1 经络概述

1.1.1 经络学说概念

经络,是经脉和络脉的总称,是人体运行气血、联络脏腑、沟通内外、贯穿上下的通路。经,指经脉,是直行的主干,犹如路径,贯通上下,沟通内外,纵行于头身四肢,较大,在里。《医学入门》说:“经,径也,径直者为经。”络,指络脉,是经脉分出的旁支,较经脉细小,在表,其走向横斜,反复分支,纵横交错,形如网络,遍布全身,有联络功用,故名“络脉”。正如《灵枢·脉度》所说:“经脉为里,支而横者为络,络之别者为孙。”

经脉和络脉共同组成一个系统,其中十二经脉“内属于腑脏,外络于肢节”(《灵枢·海论》),再加上络脉的联络功能,从而把人体的五脏六腑、四肢百骸、筋骨皮毛、分肉腠理和五官九窍联系成为一个有机的整体,并借以运行气血而起到“营阴阳、濡筋骨、利关节”等作用,保证了人体各部功能活动的正常进行,实现了全身各部之间的沟通联系与和谐统一。反之,经络气血运行一旦失常就会有各种疾病及其相应的病候发生,临床诊断中分经辨证即多以病痛的部位和特征为重要依据。而针灸也是通过腧穴刺激,使经络气血运行恢复常度而达到治愈疾病之目的。可见,经络对人体生理、病理、诊断、治疗等方面均有重要意义。

经络学说是研究人体经络系统的组成和循行分布、生理功能、病理变化及其与脏腑相互关系的一门理论学说。它是中医理论体系的重要组成部分,是中医康复的理论核心,几千年来一直有效地指导着中医各科的临床实践,尤其与针灸、推拿的关系甚为密切。康复临床治疗中的经络辨证、循经取穴、针刺补泻等,无不以经络为依据。

所以,深入研究经络学说对针灸和中医各科的临床实践均有重要意义。

1.1.2 经络系统的组成

经络系统由经脉和络脉组成(图1.1),其中经脉包括十二经脉、奇经八脉以及附属于十二经脉的十二经别、十二经筋、十二皮部;络脉包括十五络脉和难以计数的浮络、孙络等。

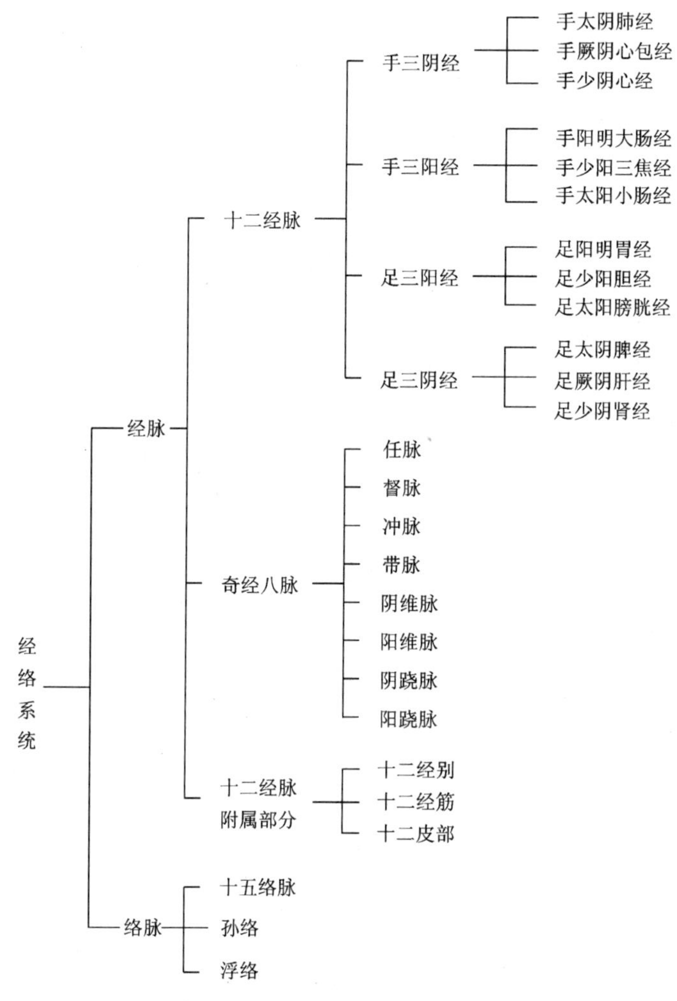

图1.1 经络系统的组成

1.1.2.1 十二经脉

十二经脉即手三阴经、手三阳经、足三阳经、足三阴经的总称。它们是经络系统的主体,故又称"正经"。

1.命名依据

十二经脉的名称是根据脏腑、手足、阴阳而定的(表1.1)。它们分别隶属于十二脏腑,各经都有其所属脏腑的名称,结合循行于手足、内外、前中后的不同部位,根据阴阳学说而给予不同名称。如将其中隶属于六腑、循行于四肢外侧的称为阳经,隶属于五脏和心包、循行于四肢内侧的称为阴经,并根据阴阳衍化的道理分出三阴(太阴、厥阴、少阴)、三阳(阳明、少阳、太阳)。

表 1.1　十二经脉命名简表

手足	阴阳	脏腑	手足	阴阳	脏腑
手	太阴	肺　经	手	厥阴	心包经
手	少阴	心　经	手	阳明	大肠经
手	少阳	三焦经	手	太阳	小肠经
足	太阴	脾　经	足	厥阴	肝　经
足	少阴	肾　经	足	阳明	胃　经
足	少阳	胆　经	足	太阳	膀胱经

2. 十二经脉在体表的分布规律

十二经脉在体表的分布规律如图 1.2 所示。

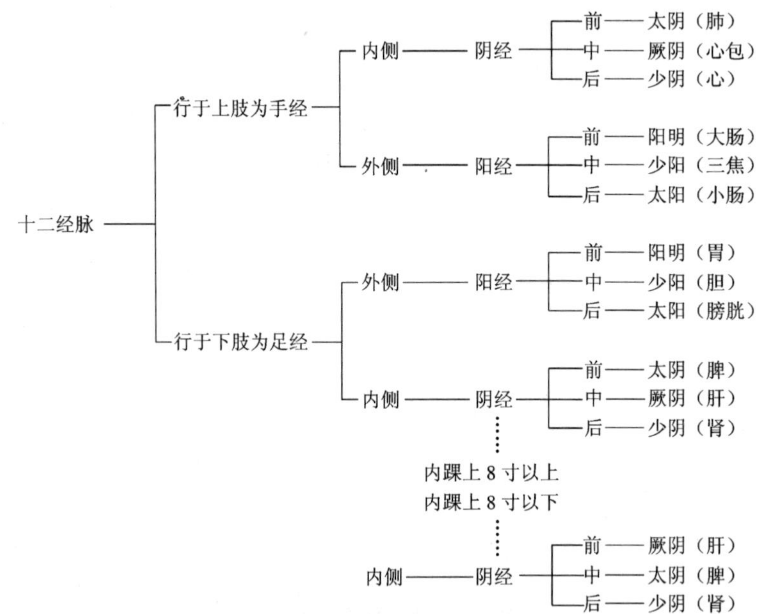

图 1.2　十二经脉体表分布规律示意图

(1)总规律

十二经脉左右对称分布于头面、躯干和四肢,纵贯全身。

(2)在四肢的分布规律

六阳经分布于头面、躯干和四肢的外侧,手三阳经在上肢外侧,足三阳经在下肢外侧,手足三阳经在四肢的排列是阳明在前,少阳在中,太阳在后;六阴经分布于胸腹和四肢内侧,手足三阴经在四肢的排列是太阴在前,厥阴在中,少阴在后。

(3)特殊规律

足三阴经在内踝上8寸以下是厥阴在前,太阴在中,少阴在后。

3. 十二经脉表里属络关系

十二经脉内属于脏腑,脏与腑有表里相合的关系,阴经与阳经也有表里属络关系。如手太阴肺经与手阳明大肠经相表里,足阳明胃经与足太阴脾经相表里等。互为表里的阴经与阳经在体内有属络关系,即阴经属脏络腑,阳经属腑络脏;在四肢部则通过络脉的衔接又加强了互为表里的阴阳二经的联系,使它们在生理上密切联系,病变时互相影响,治疗上相互为用。

4. 十二经脉与脏腑器官的属络关系

十二经脉除与体内的脏腑相属络外,还与其经脉循行分布部位的组织器官有密切联络关系(表1.2)。

表1.2 十二经脉脏腑器官联络表

经脉名称	属络的脏腑	联络的器官
手太阴肺经	属肺,络大肠,还循胃口	喉咙
手阳明大肠经	属大肠,络肺	入下齿中,挟鼻口
足阳明胃经	属胃,络脾	起于鼻,入上齿,环口挟唇,循喉咙
足太阴脾经	属脾,络胃,流注心中	挟咽,连舌本,散舌下
手少阴心经	属心,络小肠,上肺	挟咽系目
手太阳小肠经	属小肠,络心,抵胃	循咽,至目内外眦,入耳中,抵鼻
足太阳膀胱经	属膀胱,络肾	起于目内眦,至耳上角,入络脑
足少阴肾经	属肾,络膀胱,上贯肝,入肺中,络心	循喉咙,挟舌本
手厥阴心包经	属心包,络三焦	
手少阳三焦经	属三焦,络心包	系耳后,出耳上角,入耳中,至目外眦
足少阳胆经	属胆,络肝	起于目外眦,下耳后,入耳中,出耳前
足厥阴肝经	属肝,络胆	过阴器,连目系,环唇内

5. 十二经脉的循行走向

如图1.3所示,十二经脉的循行走向是:手三阴经从胸走手,手三阳经从手走头,足三阳经从头走足,足三阴经从足走腹胸。其交接规律有三:①互为表里的阴阳二经在手足末端的井穴交接;②手足同名阳经在头面部交接;③相互衔接的阴经与阴经在胸中交接。

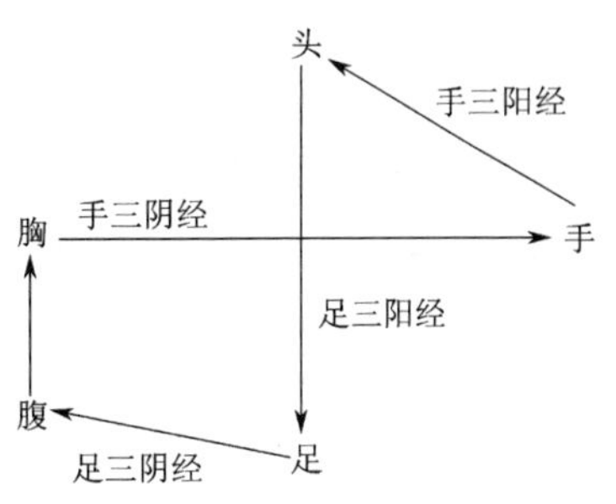

图1.3 十二经脉循行走向示意图

6. 十二经脉的循环流注与交接规律

如图1.4所示,十二经脉的气血流注是始于肺经，逐经传注直到肝经，肝经从足走胸中传注肺经，再由肺经逐经相传，从而形成了一个周而复始、循环无端的传注系统，将气血周流全身，保证了全身各部组织器官的营养和功能以及人体生命活动的正常进行。

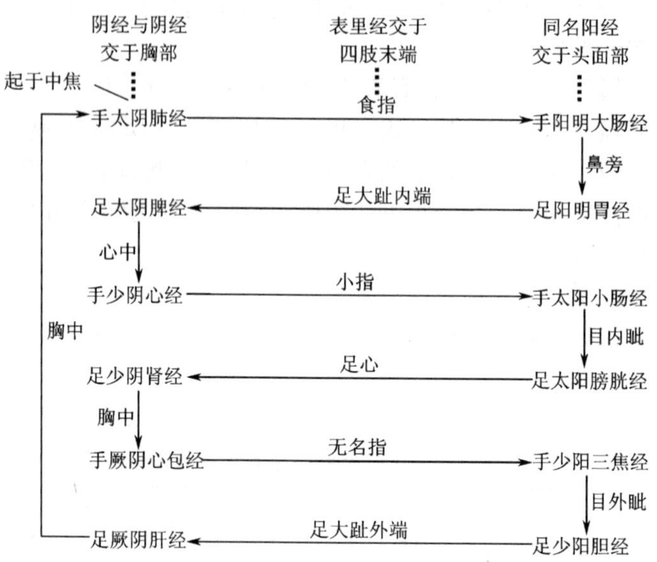

图 1.4 十二经脉循环流注、交接规律示意图

1.1.2.2 奇经八脉

奇经八脉是与十二正经别道而奇行的 8 条经脉，即督脉、任脉、冲脉、带脉、阴维脉、阳维脉、阴跷脉、阳跷脉，总称奇经八脉。它们与十二正经不同，既不直属脏腑，又无表里配合关系，但与奇恒之腑（脑、髓、骨、脉、胆、女子胞）有密切联系，故称“奇经”，即“别道奇行”的经脉。其中督脉、任脉、冲脉皆起于胞中，同出会阴而后分三路循行，故称“一源三歧”。

奇经八脉交错地循行分布于十二正经之间，其主要的功能是：①沟通十二经脉之间的联系，将部位相近、功能相似的经脉联系起来，达到统摄有关经脉气血、协调阴阳的作用；②对十二经气血有蓄积和渗灌的调节作用，即当十二经及脏腑气血旺盛时，奇经八脉能加以蓄积而使之不至过盛，当十二经及脏腑气血不足时，奇经八脉之气血又能渗灌补充，犹如湖泽对江河之水的调节作用。奇经八脉中的督脉和任脉各有其所属腧穴，故与十二经相提并论，合称为“十四经”。

奇经八脉循行分布及功能简表如表 1.3 所示。

表 1.3 奇经八脉循行分布及功能简表

经脉名称	循行分布	功 能
督脉	腰、背、头面正中	调节全身阳经经气,称为“阳脉之海”
任脉	腹、胸、颏下正中	调节全身阴经经气,称为“阴脉之海”
冲脉	与足少阳胆经相并,上行,环绕口唇,与任、督、足阳明经有联系	涵蓄十二经气血,称为“十二经之海”或“血海”
带脉	起于胁下,环腰一周,状如束带	约束纵行躯干的诸条经脉
阴维脉	小腿内侧,并足太阳、足厥阴经上行,至咽喉合于任脉	调节六阴经经气
阳维脉	足跗外侧,并足少阳经上行,至项后合于督脉	调节六阳经经气
阴跷脉	足跟内侧,伴足少阴经上行,至目内眦与阳跷脉会合	调节肢体运动,司眼睑开合
阳跷脉	足跟外侧,伴足太阳经上行,至目内眦与阴跷脉会合	

1.1.2.3 十二经脉附属部分

1. 十二经别

十二经别,是十二正经离、入、出、合的别行部分,是正经别行深入体腔的支脉。十二经别循行分布如表 1.4 所示。

十二经别的分布特点是:它们多从四肢肘膝关节上下正经别出(谓之离),经过躯干深入体腔与相关的脏腑联系(谓之入),再浅出体表上行至头、项(谓之出),在头项部,阳经经别合于本经经脉,阴经经别合于其相表里的阳经经脉(谓之合),由此将十二经别汇合成六组,称为“六合”。

十二经别的功能主要是:①加强了十二经脉的表里沟通和内外联系,尤其是加强了经脉所络属的脏腑在体腔深部的联系;②补充了十二经脉在体内外循行的不足,从而扩大了手足三阴经的腧穴主治范围。手足三阴经腧穴之所以能治头面、五官疾病,主要是由于其经别合于阳经上达头面、五官的缘故。例如,太渊、列缺治偏正头痛(《席弘赋》),太溪、太冲、照海、三阴交可治牙痛、喉病等,均是通过经脉与经别的内在联系而发挥作用的。

表 1.4 十二经别循行分布表

经别名称	离	入	出	合
足太阳经别 足少阴经别	腘部分出	入走肾与膀胱	上出于项	合于足太阳膀胱经
足少阳经别 足厥阴经别	下肢分出行至毛际	入走肝胆	上系于目	合于足少阳胆经

续表

经别名称	离	入	出	合
足阳明经别 手太阴经别	腋部分出	入走脾胃	上出鼻颊	合于足阳明胃经
手太阳经别 手少阴经别	髀部分出	入走小肠与心	上出目内眦	合于手太阳小肠经
手少阳经别 手厥阴经别	分别从所属正经分出	进入胸中，入走三焦和心包	上出耳后	合于手少阳三焦经
手阳明经别 手太阴经别	分别从所属正经分出	入走肺与大肠	上出缺盆	合于手阳明大肠经

2. 十二经筋

十二经筋，是十二经脉之气结聚散络于筋肉关节的体系，是附属于十二经脉的筋膜系统。

十二经筋的分布特点有三。①十二经筋均联属于十二经脉，行于体表，不入脏腑。②其循行走向都是从四肢末端走向头身。③经筋有刚柔之分，刚筋（阳筋）以手足三阳经筋为主，均分布于头面项背和四肢外侧，其中足三阳经筋起于足趾，循股外上行结于烦（面），手三阳经筋起于手指，循臑外上行结于角（头）；柔筋（阴筋）以手足三阴经筋为主，均分布于胸腹和四肢内侧，其中足三阴经筋起于足趾，循股内上行结于阴器（腹），手三阴经筋起于手指，循内上行结于贲（胸）。④经筋除在头、面、胸腹部结合以外，其循行于踝、腘、膝、股、髀、臀、腕、肘、腋、臂、肩、颈等关节或筋肉丰厚处者，也与邻近的其他经筋联结集聚，尤其是足厥阴经筋，除结于阴器外，还能总络诸筋。

十二经筋的功能主要是约束骨骼，以利于关节的屈伸，保持人体正常的运动功能。正如《素问·痿论》所说："宗筋主束骨而利机关也。"

3. 十二皮部

十二皮部是十二经脉功能活动反映于体表的部位，也是络脉之气散布的所在。十二皮部的分布区域是以十二经脉在体表的循行分布范围为依据的，所以各经皮部就是该经在皮肤表面的反应区和该经濡养的皮肤区域。正如《素问·皮部论》所说："欲知皮部，以经脉为纪者，诸经皆然……凡十二经络脉者，皮之部也。"

十二皮部位居人体最外层，是机体的卫外屏障，有保卫机体、抗御外邪的功能。当机体卫外功能失常时，病邪可通过皮部深入络脉、经脉以至脏腑。正如《素问·皮部论》所说："邪客于皮则腠理开，开则邪入客于络脉，络脉满则注入经脉，经脉满则入合于脏腑也。"反之，当机体内脏有病时，亦可通过经脉、络脉而反映于皮部，根据皮部的病理反应而推断脏腑病证。所以皮部又有反映病候的作用。此外，中医针灸临床常用的皮肤针（七星针、梅花针）、皮内针、穴位贴药治疗等均是通过皮部与经脉络脉乃至脏腑气血的沟通和内在联系而发挥作用的。

1.1.2.4　十五络脉

十二经脉和任督二脉各自别出一支络脉，加上脾之大络，共计 15 条，总称十五络脉。十五络脉的名称均以它们从各经别出处的腧穴（络穴）名称命名。

十五络脉的分布特点是：①十二经脉的别络分别从本经肘膝关节以下的络穴别出后，均走向其相表里经脉（阴经别络于阳经，阳经别络于阴经）；②任脉的别络从鸠尾（络穴）分出后散布于腹部，以沟通腹部的经气；③督脉的别络从长强（络穴）分出后散布于头部，向左右别走足太阳经，以沟通背部经气；④脾之大络从胁下的大包穴分出后散布于胸胁。此外，还有从络脉分出浮行于浅表的孙络和浮现于皮肤表层能看到的浮络，它们遍布全身，难以计数，其作用主要是输布气血于经筋和皮部。

十五络脉的功能有：①四肢部的十二经别络沟通了阴阳表里二经的经气，加强了表里二经的联系和经脉之气的交接传注，并补充了十二经循行的不足而扩大了其主治范围；②躯干部的任脉别络、督脉别络和脾之大络，分别沟通了腹、背和胸胁及全身经气，从而起到输布气血、濡养全身的作用。

1.1.3　经络的作用

1.1.3.1　经络的生理功能

1. 联络脏腑、沟通肢窍

《灵枢·海论》说："夫十二经脉者，内属于腑脏，外络于肢节。"由于十二经脉内属五脏六腑，外联四肢百骸，通达五官九窍，再加上奇经八脉、十五络脉、经筋、经别、皮部和浮络、孙络遍布全身，形如网络，纵横交错，入里出表，上通下达，从而把人体各脏腑器官、肢体官窍、筋骨皮肉联系成了一个有机的整体，实现了各部组织器官在功能活动之间的联系沟通和协调统一，保证了人体生命活动的正常进行。

2. 运行气血、濡养周身

《灵枢·本藏》指出"经脉者，所以行血气而营阴阳，濡筋骨，利关节者也"，说明经络有运行气血、调节阴阳、营养全身的作用。经络是气血运行的通道，气血是人体生命活动的物质基础。人体各个脏腑、组织、器官均需要气血的温养和濡润，才能发挥其正常作用。而气血必须依赖经络系统的循环传注，才能输布周身，以温养和濡润全身各脏腑组织器官，维持机体的正常机能。如营气之"调和于五脏，洒陈于六腑"，从而为五脏藏精、六腑传化的功能活动提供了物质基础。

3. 抗御外邪、保卫机体

由于经络能"行血气而营阴阳"，营气运行于脉中，卫气行于脉外，使营卫之气密布于周身，加强了机体的防御能力，起到了抗御外邪、保卫机体的屏障作用。故《灵枢·本藏》说："卫气和则分肉解利，皮肤调柔，腠理致密矣。"

4. 接受刺激、调整虚实

在皮部或经脉循行线上进行针灸刺激，可通过经络的内外联系，调整脏腑经络的虚实，从而达到防治疾病的目的。

1.1.3.2 临床应用

1. 说明病理变化

(1)说明病邪传注途径和疾病发展规律

在病理情况下,许多外感病的病邪均是由浅入深沿经络向里传变,并引起相应的临床症状。如《灵枢·百病始生》说:"是故虚邪之中人也,始于皮肤,皮肤缓则腠理开,开则邪从毛发入,入则抵深,深则毛发立,毛发立则淅然,故皮肤痛。留而不去,则传舍于络脉,在络之时,痛于肌肉,其痛之时息,大经乃代。留而不去,使舍于经……六经不通,四肢则肢节痛,腰脊乃强……留而不去,传舍于肠胃……多寒则肠鸣飧泄、食不化,多热则溏出糜……"

(2)说明脏腑之间在病理上的相互影响和传变途径

由于脏腑之间有经脉沟通,所以其病变尚可通过经络相互传变。如肝气犯胃,肝火灼肺,肾病有水气凌心、射肺,肝风内动出现口眼㖞斜,心火移热于小肠等,均可根据经络的脏腑属络联系和循行关系阐明其机理。

(3)阐明体表各种病理变化的发生机理

临床上某些疾病的病理过程中,往往可在有关的经络循行路线上或某些特定穴位出现压痛敏感点或结节、条索等反应物,或皮肤色泽、形态、温度、电阻等的变化,以及感觉异常现象。通过望色、循经触诊和测量又可推断疾病的病位所在和病情的深浅轻重与进退等病理变化。可见体表各种病理变化是有关经络脏腑病变的反映。

2. 指导辨证归经

由于经络系统各部的循行分布各有分野,脏腑官窍络属各有差异,所以可根据体表病变发生部位与经络循行分布的关系,推断疾病所在的经脉,此即"明部定经"。例如头痛的辨证归经:痛在前额者多与阳明经有关,痛在两侧者多与少阳经有关,痛在后项者多与太阳经有关,痛在巅顶者多与督脉和足厥阴经有关等。又如咳嗽、气喘、流清涕、胸闷,或缺盆、肩背及上肢内侧前缘痛等,与手太阴肺经有关;而心痛、咽干、口渴、目黄、胁痛、上肢内侧后缘痛、手心发热等则多与手少阴心经有关。总之,根据病痛的部位和病候表现,结合各经循行分布及其特有的病候群,即不难推断有病的脏腑或经脉。

3. 指导针灸治疗

《素问·调经论》指出:"五脏之道,皆出于经隧,以行血气,血气不和,百病乃变化而生;是故守经隧焉。"这说明临床上的一切病候,无不是脏腑经络的病理反映。因此,中医辨证论治必须以脏腑、经络理论为指导,特别是经络学说,对针灸治疗的指导作用更为直接且重要。

(1)指导循经取穴

通常是按照经脉的循行分布和脏腑官窍属络关系,根据"经脉所通,主治所及"的理论来取穴进行针灸治疗的。例如《四总穴歌》"肚腹三里留,腰背委中求,头项寻列缺,面口合谷收"就是循经取穴的实例。

(2)指导皮部取穴

由于经络、脏腑与皮部密切联系,所以对脏腑经络疾病也可用皮肤针或皮内针在其相应的皮部叩刺、埋针进行治疗。

(3)指导刺络治疗

《灵枢·官针》说:“络刺者,刺小络之血脉也。”据此,凡经络淤滞、火热实邪痹阻患者,皆可刺络脉放血治疗。如目赤肿痛刺太阳出血,高热神昏刺十宣出血,软组织挫伤在局部刺络拔罐治疗等。

(4)指导经筋治疗

经筋疾病多表现为拘挛、强直、抽搐、弛缓等症状,可取局部痛点或阿是穴针灸治疗。此即“以痛为腧”的治法。

(5)指导按时取穴

经络气血的循行流注与时间有密切相关,因而有各种时间针法的创立。如子午流注、灵龟八法、飞腾八法等,均是以经络气血流注、盛衰、开阖的规律,配合阴阳五行、天干地支推算,逐日按时开穴的针刺取穴法。

4. 药物归经

药物按其主治性能归入某经和某几经,简称药物归经,此说是在分经辨证的基础上发展起来。因病证可以分经,主治某些病证的药物也就成为某经和某几经之药。宋、金代以来,医家张元素等发扬此说,为掌握药物主治性能提供方便。清代徐灵胎《医学源流论》说:“如柴胡治寒热往来,能愈少阳之病;桂枝治畏寒发热,能愈太阳之病;葛根治肢体大热,能愈阳明之病。盖其止寒热、已畏寒、除大热,此乃柴胡、桂枝、葛根专长之事。因其能治何经之病,后人即指为何经之药。”近代药物书中多有归经的记载。

1.2 腧穴概述

腧穴是人体脏腑经络之气输注于体表的部位,是针灸治疗疾病的刺激点。“腧”与“输”通,有转输、输注的含义;“穴”即孔隙。所以,腧穴的本义即是指人体脏腑经络之气转输或输注于体表的分肉腠理和骨节交会的特定的孔隙。故《灵枢·小针解》曰:“节之交,三百六十五会者,络脉之渗灌诸节者也。”《灵枢·九针十二原》对腧穴的论述也指出:“节之交,三百六十五会……所言节者,神气之所游行出入也。”因此,古代文献中对腧穴有“砭灸处”、“节”、“会”、“骨孔”、“气穴”、“孔穴”等不同称谓,俗称“穴位”。“腧”,从肉旁,作为腧穴的专用字而取代“输”字。

腧穴既是“神气之所游行出入”的门户,又通过经脉通道与脏腑之气相通,所以脏腑经络气血功能的病理变化常可在体表相应的腧穴引起各种反应;反之,在腧穴施行的针灸刺激,也可通过经络通道内达脏腑、直趋病所发挥其补泻或调整作用而产生治疗效果。因此,必须熟练掌握腧穴的定位、归经、主治等基本知识,才能在临床上正确运用针灸治疗疾病而收到较好的效果。

1.2.1 腧穴的发展、分类与命名

1.2.1.1 腧穴的发展

腧穴是古代劳动人民在长期与疾病作斗争的医疗实践中陆续发现,并逐步总结积累的过程中发展起来的。大致可分为以下三个阶段。

1.“以痛为腧”阶段

远古时代,我们的祖先在身体某部位发生病痛时常会本能地用手按摩以减轻疼痛,进一步发现寒冷所致的疼痛可通过局部热熨、灼烤而解除,痈疡所致的疼痛兼寒热可用锐利的石片(砭石之前身)刺割以排脓、出血而收治愈之功。但是,这些最初期的“砭刺”、“叩击”、“按摩”、“针刺”和“火灸”等治疗行为都是在病痛所在部位施行的。这就是后世所说的“以痛为腧”的时期。这个时期“针灸”施术的位点只以“痛”为依据,并无固定的部位和名称,所以是腧穴发展初期的无定位、无定名阶段。

2. 定名、定位阶段

随着实践经验的不断积累,古人对体表施行“砭灸”治疗的部位及其治疗作用的认识不断扩大,不断加深。许多位置较为固定而且主治作用也较明确的“位点”被肯定下来,形成有定位的“砭灸处”,随着“砭灸处”的增多,乃有了命名的分化。这便是腧穴学发展的第二阶段,即定名、定位阶段。

3. 定名、定位、归经和系统分类阶段

随着人们对腧穴主治功效认识的积累和不断深入,古代医家已逐渐认识到腧穴不单是体表的一个孤立的位点,而且与内部脏腑和远隔官窍组织均有内在联系,继而在对腧穴主治作用的归类及其与经络脏腑相互关系的认识、分析、总结和归纳的过程中陆续将其分别归属各经。这是腧穴发展的成熟阶段,即定位、定名、归经阶段。进而通过对许多腧穴的特殊治疗作用的发现、总结和归纳,乃有特定穴的分类及其应用经验与理论的产生,腧穴的发展又进入了系统归类的阶段。

在《内经》中已奠定了腧穴归经的理论基础,全书论及单穴 25 个,双穴 135 个,共 160 个经穴。至晋代,《针灸甲乙经》中论及的经穴已达到 349 穴(单穴 49 个,双穴 300 个),而且对腧穴的定位、主治配伍、操作要领及其排列顺序进行了整理归纳,对腧穴学理论与实践的发展做出了重要贡献。至宋代,《铜人腧穴针灸图经》中所载经穴已达 354 穴(单穴 51 个,双穴 303 个)。元代《十四经发挥》中所载经穴名亦为 354 个,并将各经经穴按循行顺序排列,称“十四经穴”。明代《针灸大成》中所载经穴为 359 个,并列辨证取穴之范例,充实了针灸辨证施治内容。清代《医宗金鉴》和《针灸逢源》中所定经穴名为 361 个。

至于各发展时期还有许多未归经的经验有效穴,或因其取法奇特,或位置特殊无从归经,或因“十四经穴”已成定局而后发现之新穴便未归经等,即形成了奇穴。还有最初阶段的“以痛为腧”的治疗方法,因其实用价值而被保留,并由孙思邈在《千金要方》中最早记述为“阿是之法”。用压痛敏感点定出的穴位,既无固定位置,也难命

名,乃统称为“阿是穴”,也有称其为“不定穴”、“天应穴”的。中华人民共和国成立以来,针灸临床应用范围不断得到拓展,并有许多“新穴”和“微针刺治疗系统”的发现与形成,从而大大增加了针灸治疗的位点,丰富了腧穴的理论和内容,推动了中医康复学术理论的发展。

1.2.1.2 腧穴的分类

人体的腧穴很多,总括起来可分成三类,即十四经穴、奇穴和阿是穴(表1.5)。

表1.5 腧穴分类表

项目＼分类	十四经穴	经外奇穴	阿是穴
概念	具有固定的名称和位置,归属于十二经脉和任、督脉的腧穴	具有固定名称,又有明确的位置,尚未列入十四经系统的腧穴	既无固定名称,也无固定位置,而是以压痛点或其他反应点作为腧穴
特点	①有固定的名称; ②有固定的位置; ③有归经; ④有主治规律(具有主治本经病证的共同作用)	①有固定的名称; ②有固定的位置; ③无归经; ④对某些病有奇效(主治范围比较单纯)	①无固定的名称; ②无固定的位置; ③无归经; ④无主治规律(多治疗局部病证)
分布	均分布在十四经脉循行线上	无规律	无规律
来源	经穴是从奇穴中归纳总结而来	经验用穴	首见于《备急千金要方》
数目	362个	历代记载不一,数目不定	无一定数目

1.2.1.3 腧穴的命名

古人对腧穴的命名均有一定的依据和含义。《素问·阴阳应象大论》曾说:“气穴所发,各有处名。”《千金翼方》中也指出“凡诸孔穴,名不徒设,皆有深意”。历代医家主要是根据腧穴所在的部位或主治作用,结合自然现象和医学理论等,采用取类比象的方法为其命名。所以,了解腧穴名称的含义及其命名依据,对于熟悉和牢记其定位与主治作用颇有助益。兹将腧穴命名的主要依据简介如下。

1. 根据所在部位命名

主要根据腧穴所在的人体解剖部位而命名。例如腕骨、完骨、大椎、耳门、耳尖、乳中、乳根、脐中、囟会、颊车等穴名均是古代人体解剖部位名称,腧穴恰在这些部位,就分别以其所在部位的名称命名。所以,对这一类腧穴知其名称即可确定其所在部位。

2. 根据治疗作用命名

主要是根据腧穴主治功效的某些突出特征及其对某种疾病的特殊治疗作用而命名。例如睛明、光明、四白均有明目之效;水分、水道皆有利水消肿之功;牵正治口㖞;迎香通鼻窍;听宫、听会治耳鸣、耳聋;风府、风市祛风而有功。对这一类腧穴,见其名称就可知道其主要的治疗作用。

3. 利用天体地貌命名

主要是借用自然界的天体(日、月、星辰)、地貌(山、陵、丘、墟、溪、谷、沟、泽、池、泉、海、渎等)的名称,结合腧穴所在部位的形态特征或气血流注的情况而命名。例如上星、日月、太乙、太白、昆仑、承山、大陵、丘墟、合谷、阳溪、水沟、尺泽、天池、极泉、小海、四渎等。

4. 参照动植物形象命名

主要是结合腧穴所在部位形态特征或作用特点,采用相应的动植物形象比喻而命名。如伏兔、鱼际、犊鼻、鹤顶、鸠尾、鱼腰等穴是以动物形象喻义腧穴所在部位的形态特征;而攒竹、丝竹空、口禾髎等则以植物形象为其命名。理解这些腧穴名称的含义,对准确取穴很有帮助。

5. 借用建筑物命名

根据腧穴所在部位的特征或其作用特点,借用各种建筑物的名称形象为其命名。如天井、玉堂、巨阙、库房、地仓、梁门、神庭、气户、屋翳、天窗等均属此类。此外还有以乡、里、市、街、道、冲、会、合、交、迎、关、枢等命名的腧穴也归于此类。

6. 结合中医学理论命名

根据腧穴所在部位或其治疗作用的某些特征,结合中医阴阳学说以及脏象、经络、气血等有关理论命名。例如心俞、肺俞等背俞穴均以脏腑名称命名;神堂、神门、魄户、魂门、意舍等则以脏腑的功能名称命名;阴交、阴都、至阳、会阳、阳池、会阴、阳交等穴多以阴阳理论命名;百会、三阴交、三阳络等穴则根据经络学说中经脉循行与腧穴的特殊联系而命名。

1.2.2 腧穴的作用

腧穴是人体脏腑经络之气输注的部位,也是邪气所客之处。当脏腑有病或邪气侵犯人体后引起脏腑经络气血功能失调时,均会在相应的腧穴发生病理反应。反之,运用针刺、艾灸等刺激作用于腧穴,通过激发经气,“通其经脉,调其血气,营其逆顺出入之会”和补虚泻实、协调阴阳等作用,从而达到阴阳平衡、脏腑调和、真元畅通、邪去正安的治疗目的。这就是腧穴的治疗作用,概括起来主要有以下两个方面。

1.2.2.1 反映病证,协助诊断

腧穴能够诊断疾病的作用,是以腧穴能反映相关经络、相映脏腑、器官病变的特殊功能为基础,根据腧穴、经络、脏腑内外相通相关逆向推断而建立起来的。腧穴反映病证,主要指腧穴处出现的压痛、结节、肿胀、淤血、变色等病理现象。如脏病多反映于背俞穴;腑病多反映于募穴或下合穴。反之,当背俞穴或募穴出现压痛或阳性反应时,可协助诊断脏腑病证。

1.2.2.2 防治疾病

1. 预防疾病

腧穴可以用于预防疾病,主要是某些腧穴经过刺灸后能提高机体免疫抗病能力。

古典医籍有很多这方面的记载,《扁鹊心书》曰:“人于无病时,常灸关元、气海、命门、中脘,虽未得长生,亦可保百年寿矣。”故俗话说:“若要安,三里常不干。”

2. 治疗作用

(1)近治作用

腧穴的近治作用是指所有的腧穴均可治疗其所在部位局部及邻近组织、器官的病证。如睛明、承泣、攒竹、瞳子髎等穴位均在眼区及其邻近部位,所以它们均可治疗眼病;中脘、梁门等穴位均在胃脘部,所以均可治疗胃脘痛;迎香在鼻旁可治鼻病;地仓在口角旁可治口㖞;膝眼、梁丘、阳陵泉等穴位在膝关节及其附近,所以均可治疗膝关节疼痛等。腧穴的近治作用是一切腧穴主治作用所具有的共同特点,即“腧穴所在,主治所在”。

(2)远治作用

腧穴的远治作用是十四经穴主治作用的基本规律,主要是指十四经腧穴尤其是十二经脉在四肢肘膝关节以下的腧穴,不仅能治疗局部病证,而且还能治疗本经循行所过的远隔部位的脏腑、组织器官病证,即“经脉所通,主治所及”。这种远治作用又有两个方面。

1)本经腧穴作用　在十四经脉中有许多腧穴,除能治疗局部病证外,还可治疗其所属经脉经过的远隔部位脏腑或组织器官病证。如合谷穴,不仅能治疗上肢病证,还能治疗本经经脉所过处的颈部和头面、五官病证;足三里不仅能治下肢病证,而且能治疗本经经脉所过部位的腹痛、胃痛、乳痈等病证。

2)异经腧穴作用　有些经穴除能治本经远隔部位的病证外,还能治疗其表里经远隔部位的病证。如足三里除治疗胃病(本经)外,还有健脾功效(异经);列缺除治咳喘、胸闷等肺经(本经)病证外,还可治疗手阳明大肠经(异经)的病证如头痛、项强等。还有的腧穴能治疗多经病证,例如许多交会穴都有这类作用(详见特定穴的运用)。

(3)特殊作用

临床实践证明,有些腧穴对某脏腑器官疾病或某病理状态有相对特异的治疗作用。如大椎穴退热,至阴穴矫正胎位,胆囊穴治疗胆绞痛,神门安神,少商穴治咽喉肿痛,太渊穴治无脉症,天枢穴治泄痢、便秘等,均有较好的效果和较高的特异性。这就是某些腧穴所特有的治疗作用,简称特殊作用。腧穴的特殊治疗作用均有以下三个特点。

①相对特异性。某些腧穴的特殊作用均有比较稳定的相对特异性,如前述的大椎退热、神门安神等,这是临床上对症取穴的作用基础。

②双向良性调整作用。针刺某些腧穴时,对其相应所治疗的某器官或某机能活动的病理状态具有双向调整作用。如腹泻时针天枢可止泻,便秘时针天枢则可通便;心动过速时针内关能减慢心率,心动过缓时针内关则又可使心率恢复正常等。针刺腧穴对其相应脏器或某种机能活动的调整作用,总是使之从病理状态向正常范围回

归，很少有“矫枉过正”的变化，而且这种调整作用主要是在病理状态下发挥疗效，对处于正常状态下的脏器或机能影响不大，属于良性调整，所以将其称之为双向良性调整作用。

③特定穴的特殊作用（见特定穴内容）。

总之，十四经穴的治疗作用是有规律可循的：本经腧穴能治本经病；表里经穴能治互为表里的经脉、脏腑病；经穴还能治疗局部病。各经腧穴主治作用既有其特殊性，又有共同性。各经腧穴分经主治和分部主治规律分别如表1.6和表1.7所示。

表1.6　十四经腧穴分经主治规律

经　名		本经主治	二经相同主治	三经相同主治
手三阴经	手太阴肺经	肺、喉病		胸部病证
	手厥阴心包经	心、胃病	神志病	
	手少阴心经	心病		
手三阳经	手阳明大肠经	前头、鼻、口齿病		咽喉病、热病
	手少阳三焦经	侧头、胁肋病	眼、耳病	
	手太阳小肠经	后头、肩胛、神志病		
足三阳经	足阳明胃经	前头、口齿、咽喉、胃肠病		神志病、热病
	足少阳胆经	侧头、耳、项、胁肋、胆病	眼病	
	足太阳膀胱经	后头、项、背腰、肛肠病		
足三阴经	足太阴脾经	脾胃病		腹部病、妇科病
	足厥阴肝经	肝病	前阴病	
	足少阴肾经	肾、肺、咽喉病		
任督脉	督脉	中风、昏迷、热病、头面病	神志病、脏腑病、妇科病	
	任脉	回阳、固脱、强壮作用		

表1.7　十四经穴分部主治规律表

分　部		主　治
头面颈项部	前头、侧头区	眼、鼻病
	后头区	神志病、局部病
	项区	神志、喑哑、咽喉、眼、头项病
	眼区	眼病
	鼻区	鼻病
	颈区	舌、咽喉、喑哑、哮喘、食管、颈部病

续表

分部		主治
胸膺胁腹部	胸膺部	胸、肺、心病
	腹部	肝、胆、脾、胃病
	少腹部	经带、前阴、肾、膀胱、肠病
肩背腰骶部	肩胛部	局部、头顶痛
	背部	肺、心病
	背腰部	肝、胆、脾、胃病
腋胁侧腹部	胸部	肝、胆病,局部病
	侧腹部	脾、胃病,经带病
上肢内侧部	上臂内侧部	肘臂内侧病
	前臂内侧部	胸、肺、心、咽喉、胃、神志病
	掌指内侧部	神志病、发热病、昏迷
上肢外侧部	上臂外侧部	肩、臂、肘外侧病
	前臂外侧部	头、眼、鼻、口、齿、咽喉、胁肋、肩胛、神志、发热病
	掌指外侧部	咽喉、发热病
下肢后侧部	大腿后侧	臀股部病
	小腿后侧	腰背、后阴病
	跟后、足外侧	头、顶、背腰、眼、神志、发热病
下肢前侧部	大腿前侧	腿膝部病
	小腿前侧	胃肠病
	足跗前侧	前头、口齿、咽喉、胃肠、神志、发热病
下肢内侧部	大腿内侧	经带、小便、前阴病
	小腿内侧	经带、脾胃、前阴、小便病
	足内侧	经带、脾胃、肝、前阴、肾、肺、咽喉病
下肢外侧部	大腿外侧	腰尻、膝股关节病
	小腿外侧	胸胁、颈项、眼、侧头部病
	足外侧	侧头、眼、耳、胁肋、发热病

1.2.3 特定穴

特定穴,是十四经穴中具有特殊治疗作用并被给予特定名称的腧穴。它们除具有经穴的共同主治特性外,还有某些特殊的性能和功用,在康复保健中有重要意义。

根据特定穴的分布特点、功能意义和治疗作用,可分为以下类别。

1.2.3.1 五输穴

五输穴是十二经分布在肘膝关节以下的“井、荥、输、经、合”5 个特定穴(表

1.8)。这是古代医家用自然界水流现象来比喻经气流注的由小到大,由浅到深,并分别用井、荥、输、经、合五个名称来说明经气运行过程中每个穴所具有的特殊作用。"井"穴,分布于指、趾末端,为经气所出,如水流的源头;"荥"穴,分布于掌指或跖趾关节之前,是经气流过之处,如刚出的泉水微流;"输"穴,分布于掌指或跖趾关节之后,为经气灌注之处,如水流由浅入深;"经"穴,分布于前臂或胫部,为经气所行经的畅行部位,经气盛行,如水入江河畅通无阻;"合"穴,位于肘膝关节附近,为经气充盛入合于脏腑之处,如百川汇入湖海。《灵枢·九针十二原》指出"所出为井,所溜为荥,所注为输,所行为经,所入为合",这是对五输穴名称及其含义的高度概括。

表 1.8 五输穴表

五输穴 经脉名	井	荥	输	经	合
手太阴肺经	少商	鱼际	太渊	经渠	尺泽
手阳明大肠经	商阳	二间	三间	阳溪	曲池
足阳明胃经	厉兑	内庭	陷谷	解溪	足三里
足太阴脾经	隐白	大都	太白	商丘	阴陵泉
手少阴心经	少冲	少府	神门	灵道	少海
手太阳小肠经	少泽	前谷	后溪	阳谷	小海
足太阳膀胱经	至阴	通谷	束骨	昆仑	委中
足少阴肾经	涌泉	然谷	太溪	复溜	阴谷
手厥阴心包经	中冲	劳宫	大陵	间使	曲泽
手少阳三焦经	关冲	液门	中渚	支沟	天井
足少阳胆经	窍阴	侠溪	足临泣	阳辅	阳陵泉
足厥阴肝经	大敦	行间	太冲	中封	曲泉

五输穴各有所主病证,《难经·六十七难》说:"井主心下满,荥主身热,输主体节重痛,经主喘咳寒热,合主逆气而泄。"井穴是十二经脉之"根",阴阳经脉之气相交之所,有疏通气血、开窍醒神、泄热清神作用。因此,井穴多用于昏迷、厥证;荥穴主要用于清泄各经热证,阳经主外热,阴经主内热;输穴,位于腕踝关节附近,阳经输穴主治各经痛证及循经远道病证,阴经输穴即各经原穴,主治及反映所属脏器病证;经穴,主要用于循经远道作为配穴,用于寒热、喘咳等;合穴中的阴经合穴用于胸部及腹部病证,足阳经合穴主要用于腑病,手阳经合穴多用于外经病证。

1.2.3.2 原穴、络穴

原穴,是脏腑原气经过和留止的部位。十二经各有 1 个原穴,共 12 原穴,均分布于四肢腕、踝关节附近(表 1.9)。脏腑的病变,可以反映到其相应的原穴,有助于诊断;而各经原穴对本经所属脏腑的疾病均有特异性治疗作用。手足六阳经的原穴单独存在,均排列在输穴之后;手足六阴经则以输穴为其原穴。

十五络脉从经脉分出的部位各有 1 个腧穴叫络穴,共 15 个络穴(表 1.9),故称十五络穴。其中十二经的络穴均位于四肢肘膝关节以下,而任脉的络穴鸠尾位于上腹部,督脉的络穴长强位于尾骶部,脾之大络的络穴大包穴位于胸胁部。十二经络穴具有联络表里二经的作用,兼治表里二经病候;长强、鸠尾、大包除了治疗本经病候外,还治疗其络脉联络部位的病痛。

表 1.9 原穴、络穴表

经脉名	原穴	络穴	经脉名	原穴	络穴
手太阴肺经	太渊	列缺	手阳明大肠经	合谷	偏历
手厥阴心包经	大陵	内关	手少阳三焦经	阳池	外关
手少阴心经	神门	通里	手太阳小肠经	腕骨	支正
足太阴脾经	太白	公孙	足阳明胃经	冲阳	丰隆
足厥阴肝经	太冲	蠡沟	足少阳胆经	丘墟	光明
足少阴肾经	太溪	大钟	足太阳膀胱经	京骨	飞扬
任脉		鸠尾	督脉		长强
脾之大络		大包			

1.2.3.3 郄穴

“郄”即孔隙,郄穴是各经经气深集的部位。十二经脉与奇经八脉中的阴跷、阳跷、阴维、阳维四脉各有 1 个郄穴,共 16 个郄穴(表 1.10),多分布于四肢肘膝关节以下。郄穴对各经急性病痛有较好的治疗作用。

表 1.10 十六郄穴表

阴 经	郄 穴		阳 经
手太阴肺经	孔最	温溜	手阳明大肠经
手厥阴心包经	郄门	会宗	手少阳三焦经
手少阴心经	阴郄	养老	手太阳小肠经
足太阴脾经	地机	梁丘	足阳明胃经
足厥阴肝经	中都	外丘	足少阳胆经
足少阴肾经	水泉	金门	足太阳膀胱经
阴维脉	筑宾	阳交	阳维脉
阴跷脉	交信	跗阳	阳跷脉

1.2.3.4 下合穴

手足三阳六腑之气下合于足三阳经的 6 个特定穴,称为下合穴,也称六腑下合穴

(表1.11)。其中胃、胆、膀胱的下合穴就是其本经合穴,而大肠的下合穴、小肠的下合穴均在胃经,三焦的下合穴在膀胱经。这6个下合穴是治疗六腑病证的重要穴位,均在膝关节以下或附近。

表1.11 六腑下合穴表

手三阳	下合穴	足三阳	下合穴
大肠	上巨虚	胃	足三里
三焦	委阳	胆	阳陵泉
小肠	下巨虚	膀胱	委中

1.2.3.5 俞穴、募穴

俞穴又称背俞穴,是脏腑之气输注于背腰部的腧穴。五脏六腑各有1个背俞穴,均分布于背腰部足太阳膀胱经第一侧线上,其位置与相关脏腑所在部位的上下排列相接近。

募穴,是脏腑之气汇聚于胸腹部的腧穴,又称腹募穴。五脏六腑各有1个募穴,其位置也与相关脏腑所在部位相接近。

俞穴、募穴均在人体躯干部,并与相关脏腑一前一后相对应(表1.12),多用于对相关脏腑病证的治疗。俞与募,可单独使用,也可配合使用。

表1.12 十二脏腑俞、募穴表

脏	俞穴	募穴	腑	俞穴	募穴
肺	肺俞	中府	大肠	大肠俞	天枢
肾	肾俞	京门	膀胱	膀胱俞	中极
肝	肝俞	期门	胆	胆俞	日月
心	心俞	巨阙	小肠	小肠俞	关元
脾	脾俞	章门	胃	胃俞	中脘
心包	厥阴俞	膻中	三焦	三焦俞	石门

1.2.3.6 八会穴

八会穴,是人体脏、腑、气、血、筋、脉、骨、髓精气所聚会的8个特定穴(表1.13)。它们均分布在躯干和四肢部,分别与上述的八种脏腑器官或组织有着密切联系,主治其有关病证。

表 1.13 八会穴表

脏会	章门	腑会	中脘
气会	膻中	血会	膈俞
筋会	阳陵泉	脉会	太渊
骨会	大杼	髓会	悬钟

1.2.3.7 八脉交会穴

八脉交会穴，是十二经脉与奇经八脉相通的 8 个特定穴（表 1.14）。它们分别位于上肢和下肢的腕、踝关节附近，既能治疗其本经病证，又能治其所通的奇经的病证。李梴所著的《医学入门》中说“周身三百六十穴统于手足六十六穴，六十六穴又统于八穴”，强调了八脉交会穴主治范围的广泛及其重要作用。

表 1.14 八脉交会穴表

经 属	八 穴	通八脉	会合部位
足太阴	公 孙	冲脉	胃、心、胸
手厥阴	内 关	阴维	
手少阳	外 关	阳维	目外眦、颊、颈、耳后、肩
足少阳	足临泣	带脉	
手太阳	后 溪	督脉	目内眦、颈耳、肩胛
足太阳	申 脉	阳跷	
手太阴	列 缺	任脉	胸、肺、膈、喉咙
足少阴	照 海	阴跷	

1.2.3.8 交会穴

交会穴，是指两经或数经相交会部位的腧穴，多分布于头面、躯干，也见于四肢部。交会穴不仅能治疗其所属经脉（本经）的病证，也能治疗其相交会经脉（他经）的病证。

1.2.4 腧穴常用定位方法

在康复保健中，取穴是否准确与保健治疗效果好坏有密切的关系。为了定准穴位，历代医家在长期的临床实践中积累了丰富的经验，创立了多种定穴方法。熟练掌握各种定穴方法，对于准确取穴、提高疗效有重要意义。

1.2.4.1 体表解剖标志定位法

体表解剖标志定位法，是利用人体体表的各种解剖学标志为依据来确定腧穴位置的方法，也叫自然标志定位法。体表解剖标志又分为固定标志和活动标志两种。全身各部主要体表标志如表 1.15 所示。

表 1.15 全身各部主要体表标志

部 位	体 表 标 志	说 明
头部	前发际正中	头部有发部位的前缘正中
	后发际正中	头部有发部位的后缘正中
	额角(发角)	前发际额部曲角处
	完骨	颞骨乳突
	枕外隆突	枕骨外侧最隆起的骨突
面部	眉间(印堂)	两眉头之间中点处
	瞳孔、目中	平视,瞳孔中央
颈项部	喉结	喉头凸起
	第 7 颈椎棘突	
胸部	胸骨上窝	胸骨切迹上方凹陷处
	胸剑联合中点	胸骨体与剑突结合部
	乳头	乳头中央
腹部	脐中	脐窝中央
	耻骨联合上缘	耻骨联合上缘与前正中线的交点处
	髂前上棘	髂脊前部的上方突起处
侧胸侧腹部	腋窝顶点	腋窝正中央最高点
	第 11 肋端	第 11 肋骨游离端
背腰骶部	胸椎棘突 1 ~ 12	
	腰椎棘突 1 ~ 5	
	骶正中嵴、尾骨	
	肩胛冈根部点	肩胛骨内侧缘近脊柱侧
	肩峰角	肩峰外侧缘与肩胛内连续处
	髂后上棘	髂脊后部上方突起处
上肢部	腋前纹头	腋窝皱襞的前端
	腋后纹头	腋窝皱襞的后端
	肘横纹	
	肘尖	尺骨鹰嘴
	腕掌、背侧横纹	尺桡骨茎突远端连线上的横纹
下肢部	髀枢	股骨大转子
	股骨内侧髁	内辅骨上
	胫骨内侧髁	内辅骨下
	臀下横纹	臀与大腿的移行部
	犊鼻(外膝眼)	髌韧带外侧凹陷处中央
	腘横纹	腘窝处横纹
	内踝尖	内踝向内侧的凸起处
	外踝尖	外踝向外侧的凸起处

1. 固定标志

固定标志是指体表各部位由骨节、肌肉形成的突起、凹陷、五官轮廓、发际、指(趾)甲、乳头、肚脐等位置固定的标志。以此为依据来确定腧穴位置简单而又准确。如眉头定攒竹,腓骨小头前下方陷中定阳陵泉,肚脐中央定神阙等。

2. 活动标志

活动标志是指人体各部位的关节、肌肉、肌腱、皮肤等随着活动而出现的空隙、凹陷、皱纹等标志。这些标志只有在采取相应的活动姿势时才会出现，所以定穴时要求病人先采取相应的体位和活动姿势，然后才能依据相应的标志来确定腧穴位置。例如，屈肘时在肘横纹外侧端与肱骨外上髁连线中点定曲池，屈膝时在髌韧带外侧凹陷中定犊鼻，张口时在耳屏前与下颌关节之间凹陷中取听宫，咀嚼时在咬肌隆起处、下颌角前上方约一横指陷中取颊车等。

1.2.4.2 "骨度"折量定位法

又称骨度分寸定位法，始见于《灵枢·骨度》。它是将人体各部的长度和宽度，以骨节、缝纹或其他标志为依据定出分寸而用于腧穴定位的方法。现行使用的"骨度"折量尺寸主要是以《灵枢·骨度》规定的人体各部尺寸为基础，又经历代医家补充修改，已成为腧穴定位时折量尺寸的基本准则。不论男女老幼、高矮胖瘦的患者，均按照这个标准进行折量(图1.5、表1.16)。

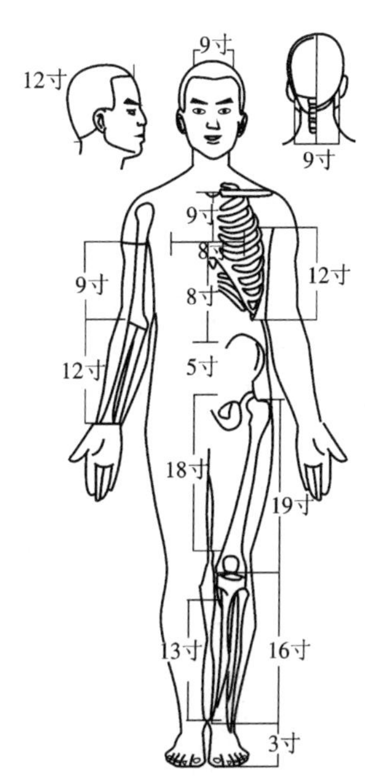

图1.5 骨度分寸示意图

表1.16 骨度分寸表

部位	起止点	折量分寸	度量法	说明
头面部	前发际正中→后发际正中	12寸	直	用于确定头部经穴的纵向距离
	眉间(印堂)→前发际正中	3寸	直	用于确定前或后发际及其头部经穴的纵向距离
	第7颈椎棘突下(大椎)→后发际正中	3寸	直	
	眉间(印堂)→后发际正中→第7颈椎棘突下(大椎)	18寸	直	
	前额两发角(头维)之间	9寸	横	用于确定头前部经穴的横向距离
	耳后两乳突(完骨)之间	9寸	横	用于确定头后部经穴的横向距离
胸腹胁部	胸骨上窝(天突)→胸剑联合中点(歧骨)	9寸	直	用于确定胸部任脉穴的纵向距离
	胸剑联合中点→脐中	8寸	直	用于确定上腹部经穴的纵向距离
	脐中→耻骨联合上缘	5寸	直	用于确定下腹部经穴的纵向距离
	两乳头之间	8寸	横	用于确定胸腹部经穴的横向距离
	腋窝顶点→第11肋游离端	12寸	直	用于确定胁肋部经穴的纵向距离

续表

部位	起止点	折量分寸	度量法	说　明
背腰部	肩胛骨内缘→后正中线	3 寸	横	用于确定背腰部经穴的横向距离
	肩峰缘→后正中线	8 寸	横	用于确定肩背部经穴的横向距离
上肢部	腋前、后纹头→肘横纹(平肘尖)	9 寸	直	用于确定臂部经穴的纵向距离
	肘横纹(平肘尖)→腕掌(背)侧横纹	12 寸	直	用于确定前臂部经穴的纵向距离
下肢部	耻骨联合上缘→股骨内上髁上缘	18 寸	直	用于确定下肢内侧足三阴经穴的纵向距离
	胫骨内侧髁下方→内踝尖	13 寸	直	
	股骨大转子→腘窝横纹	19 寸	直	用于确定下肢外后侧足三阳经穴的纵向距离
	臀沟→腘窝横纹	14 寸	直	
	腘窝横纹→外踝尖	16 寸	直	用于确定下肢外后侧足三阳经穴的纵向距离

1.2.4.3 指寸定位法

又称“手指同身寸取穴法”，是以患者的手指为尺寸折量标准来测量定穴的方法。临床常用的有以下三种。

1. 中指同身寸

中指同身寸是以患者中指中节屈曲时内侧两端纹头之间的距离作为 1 寸(图 1.6)，可用于四肢部取穴的直寸和背部取穴的横寸。

2. 拇指同身寸

拇指同身寸是以患者拇指指关节的横度作为 1 寸(图 1.7)，适用于四肢部的直寸取穴。

3. 横指同身寸

横指同身寸又名“一夫法”，是令患者将食指、中指、无名指和小指伸直并拢，以中指中节横纹为准，横量四指宽度作为 3 寸(图 1.8)。

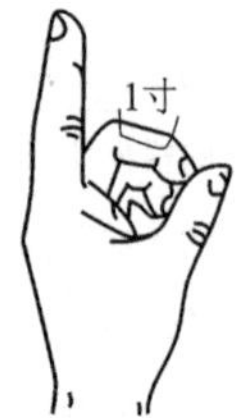

图 1.6　中指同身寸

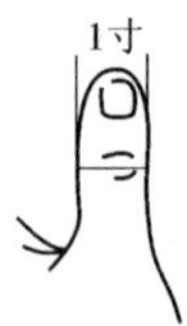

图 1.7　拇指同身寸

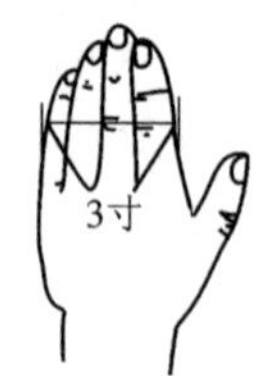

图 1.8　横指同身寸

1.2.4.4 简便取穴法

简便取穴法是前人在针灸临床实践中创立的许多简便易行的取穴方法。例如两耳尖直上取百会,两手虎口交叉取列缺,自然握拳中指尖所点处取劳宫,立正姿势垂手中指端取风市等。但是,为了定穴准确,在采用本法取穴时仍应结合前述的解剖标志或“骨度”分寸取穴法互相参照,力求准确定位。

1.3 常用经络与腧穴

1.3.1 十二正经

1.3.1.1 手太阴肺经(lung meridian of hand taiyin,LU.)

1. 经脉循行

如图1.9所示,手太阴肺经循行走向为:

起于中焦→向下联络大肠→回绕过来到胃上口→横膈→属于肺脏→从肺系(肺与喉咙联系的部位)横出→中府→向下沿着上臂内侧前缘→肘窝→前臂内侧桡侧前缘→列缺→寸口→鱼际→拇指内侧端(少商)

↓

食指内侧端(商阳),与手阳明大肠经相接

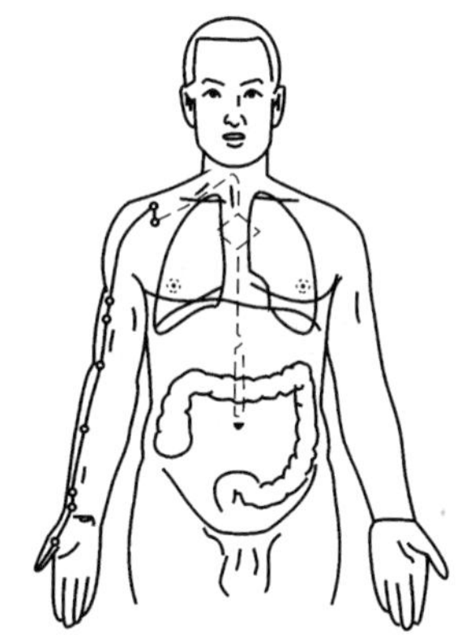

图1.9 手太阴肺经循行示意图

2. 主治要点

本经腧穴主要治疗肺、胸、喉、头面和经脉循行部位的其他病证,如咳嗽,气喘,少气不足以息,咳血,伤风,胸部胀满,咽喉肿痛,缺盆部和手臂内侧前缘痛,肩背部寒冷、疼痛等。

3. 腧穴

本经一侧11穴(表1.17)(左右两侧共22穴)。其中9穴分布于上肢掌面桡侧,2穴在前胸上部,首穴中府,末穴少商。

表1.17 手太阴肺经腧穴

序号	穴名	定性	定 位	主 治	技 法	图示
1	中府	肺募穴	胸前正中线旁开6寸,第1肋间隙	胸肺及局部疾患:咳嗽、气喘、肺胀满、胸痛;肩背痛	向外斜刺0.5~0.8寸;可灸	见图1.10
2	云门		胸前正中线旁开6寸,锁骨下缘处	胸肺及局部疾患:咳嗽、气喘、胸痛;肩关节内侧痛		
3	天府		上臂内侧面,肱二头肌桡侧缘,腋前纹头下3寸	胸肺及局部疾患:气喘、鼻衄;上臂内侧痛	直刺0.5~1.0寸;可灸	见图1.11
4	侠白		上臂内侧面,肱二头肌桡侧缘,腋前纹头下4寸	胸肺及局部疾患:咳嗽、气喘、烦满;上臂内侧痛		

续表

序号	穴名	定性	定位	主治	技法	图示
5	尺泽	合穴	肘横纹中，肱二头肌腱桡侧凹陷处	①肺系疾患：咳嗽、气喘、咯血、潮热、胸部胀满、咽喉肿痛；②急性吐泻；③小儿惊风、肘臂挛痛	直刺0.8～1.2寸，或点刺出血；可灸	见图1.12
6	孔最	郄穴	前臂掌面桡侧，尺泽与太渊连线上，腕横纹上7寸处	咳嗽、气喘、咯血、咽喉肿痛、肘臂挛痛	直刺0.5～1.2寸；可灸	
7	列缺	络穴；八脉交会穴，通任脉	桡骨茎突上方，腕横纹上1.5寸，当肱桡肌与拇长展肌腱之间	①肺系疾患：咳嗽、气喘、咽喉痛；②头项部疾患：口眼㖞斜、偏头痛、项强痛、牙痛；③其他：半身不遂、腕痛无力	斜刺0.3～0.8寸；可灸	
8	经渠	经穴	桡骨茎突与桡动脉之间陷中，当腕掌侧横纹上1寸处	①肺系疾患：咳嗽、气喘、胸痛、咽喉肿痛；②其他手腕痛	直刺0.3～0.5寸；禁灸	
9	太渊	输穴；原穴；八会穴之脉会	腕掌侧横纹桡侧端，桡动脉搏动处	①肺系疾患：咳嗽、气喘、咯血、胸痛、咽喉肿痛；②特殊作用：无脉症；③其他：手腕痛	避开桡动脉直刺0.3～0.5寸；可灸	
10	鱼际	荥穴	第1掌骨中点桡侧，赤白肉际处	①肺系疾患：咳嗽、咯血、咽干、咽喉肿痛、失音；②其他：乳痈、掌中热、小儿疳疾	直刺0.5～1.0寸；可灸	
11	少商	井穴	拇指桡侧端，指甲角旁约0.1寸处	①肺系疾患：咽喉肿痛、咳嗽、鼻衄；②热病：中暑呕吐、高热；③神志病：小儿惊风、中风昏迷、癫狂	直刺0.1寸，或点刺出血；可灸	

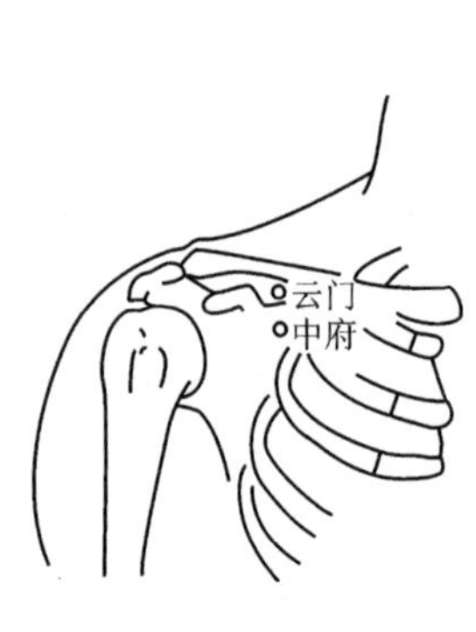

图1.10 手太阴肺经腧穴(1)

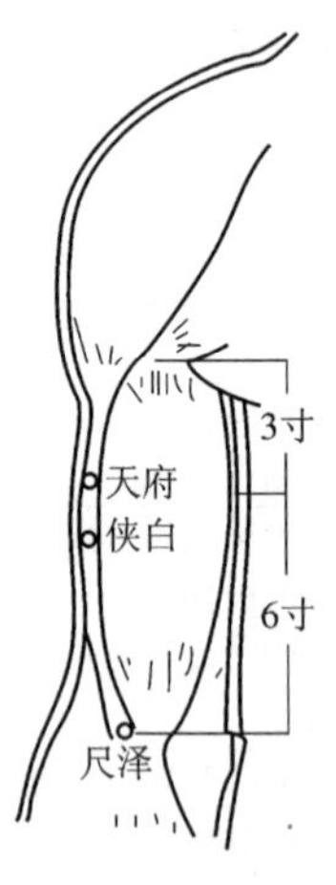

图1.11 手太阴肺经腧穴(2)

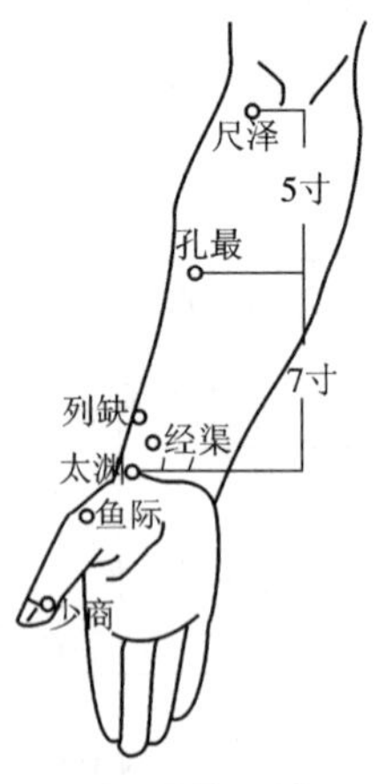

图1.12 手太阴肺经腧穴(3)

1.3.1.2 手阳明大肠经(large intestine meridian of hand yangming, LI.)

1. 经脉循行

如图1.13所示,手阳明大肠经循行走向为:

起于食指桡侧端(商阳)→沿食指桡侧向上→第1、2掌骨之间(合谷)→两筋(拇长伸肌腱与拇短伸肌腱)之间的凹陷(阳溪)→前臂外侧前缘→肘外侧→上臂外侧前缘→肩端(肩髃)→肩峰前缘→交大椎→入缺盆(锁骨上窝部)→络肺→过横膈→属大肠

↓

上走颈部→面颊→入下齿龈→回绕至上唇

↓

鼻孔两侧(迎香),与足阳明胃经相接←交叉于人中,左脉向右,右脉向左

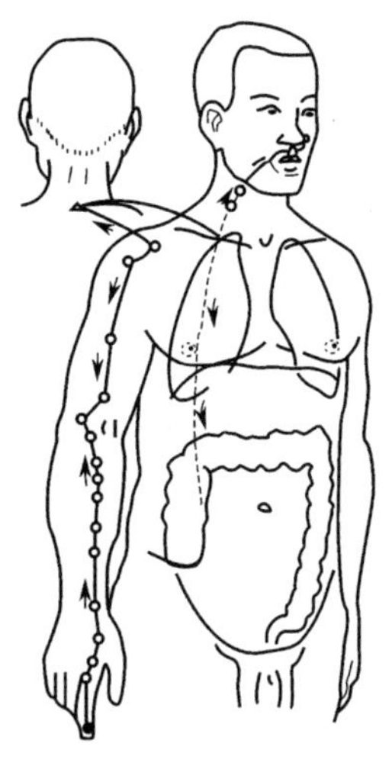

图1.13 手阳明大肠经循行示意图

2. 主治要点

本经腧穴主治头面、五官、咽喉病、热病及经脉循行部位的其他病证,如腹痛,肠鸣,泄泻,便秘,痢疾,咽喉肿痛,齿痛,鼻流清涕,鼻衄,本经循行部位疼痛、热肿或寒冷等。

3. 腧穴

本经一侧20穴(表1.18)(左右两侧共40穴),其中15穴分布于上肢背面的桡侧,5穴在颈、面部。首穴商阳,末穴迎香。

表1.18 手阳明大肠经腧穴

序号	穴名	定性	定 位	主 治	技 法	图示
1	商阳	井穴	食指桡侧端,指甲角旁0.1寸处	①头面部疾患:耳聋、齿痛、咽喉肿痛;②神志疾患:中风昏迷、癫狂、小儿惊风;③本经脉所过部位疾患:肩臂肿痛、手指麻木;④热病	浅刺0.1寸,或点刺出血;可灸	见图1.14
2	二间	荥穴	握拳,食指桡侧掌指关节前凹陷中	①头面部疾患:齿痛、咽喉肿痛、目痛、口眼㖞斜;②其他:热病	直刺0.2~0.3寸;可灸	
3	三间	输穴	握拳,在第2掌骨小头桡侧后陷中	①头面部疾患:目痛、齿痛、咽喉肿痛;②胸腹部疾患:身热胸闷、腹满、肠鸣;③经脉所过部位其他疾患:手背、手指肿痛	直刺0.5~0.8寸	
4	合谷	原穴	手背,第1、2掌骨间,当第2掌骨中点桡侧	①头面五官疾患:头痛、目赤肿痛、鼻衄、齿痛、牙关紧闭、口眼㖞斜、耳聋、痄腮、咽喉肿痛;②外感疾患:热病、多汗、无汗;③胃肠疾患:腹痛、便秘;④妇人疾患:经闭、滞产、痛经、胞衣不下;⑤经脉所过部位其他疾患:手指屈伸不利、半身不遂;⑥皮肤疾患:隐疹、皮肤瘙痒	直刺0.5~1.0寸;可灸	

续表

序号	穴名	定性	定　位	主　治	技　法	图示
5	阳溪	经穴	腕背横纹桡侧端,拇短伸肌腱与拇长伸肌腱之间的凹陷处	①头面五官疾患:头痛、目赤肿痛、耳鸣、耳聋、齿痛、咽喉肿痛;②神志病:热病心烦、癫狂、痫证;③上肢疾患:臂腕疼痛	直刺 0.5 ~ 0.8 寸;可灸	见图1.15
6	偏历	络穴	屈肘,在阳溪与曲池连线上,当腕背横纹上 3 寸处	①头面五官疾患:耳鸣、耳聋、目赤、鼻衄、喉痛;②上肢疾患:臂腕酸痛	直刺 0.3 ~ 0.5 寸;可灸	
7	温溜	郄穴	屈肘,在阳溪与曲池连线上,当腕背横纹上 5 寸处	①头面五官疾患:头痛、面肿、鼻衄、咽喉肿痛、口舌肿痛;②本经脉所过部位疾患:肠鸣腹痛、肩臂酸痛	直刺 0.5 ~ 1.0 寸;可灸	
8	下廉		阳溪与曲池连线上,肘横纹下 4 寸	①头面五官疾患:头痛、眩晕、目痛;②经脉所过部位其他疾患:腹痛、腹胀、肘臂痛、上肢不遂		
9	上廉		阳溪与曲池连线上,肘横纹下 3 寸	①头面疾患:头痛;②上肢疾患:半身不遂、肩臂酸痛麻木;③肠道疾患:腹痛、肠鸣、腹泻		
10	手三里		前臂背面桡侧,阳溪与曲池连线上,肘横纹下 2 寸	上肢疾患:肘臂疼痛、上肢瘫痪麻木		
11	曲池	合穴	屈肘成直角,肘横纹外侧端与肱骨外上髁连线中点	①外感疾患:热病、咽喉肿痛;②头面疾患:目赤肿痛、齿痛;③胃肠疾患:腹痛吐泻、痢疾;④神志疾患:心中烦闷、癫狂;⑤皮肤病:风疹、荨麻疹;⑥上肢疾患:上肢不遂、手臂肿痛无力	直刺 0.8 ~ 1.2 寸	
12	肘髎		屈肘,曲池外上方 1 寸,肱骨边缘处	肘臂酸痛、麻木、挛急	直刺 0.5 ~ 1 寸	见图1.16
13	手五里		曲池与肩髃连线上,曲池上 3 寸处			
14	臂臑		臂外侧,三角肌止点处,曲池与肩髃连线上,曲池上 7 寸处	肩臂疼痛、颈项拘挛、瘰疬	直刺或向上斜刺 0.8 ~ 1.5 寸	
15	肩髃		肩峰端下缘,三角肌上部中央。上臂外展时,肩峰前下方向凹陷处	①上肢疾患:肩臂疼痛、手臂挛急、上肢不遂;②其他:隐疹、瘰疬		
16	巨骨		锁骨肩峰端与肩胛冈之间凹陷处	肩及上肢疾患:肩背及上肢疼痛,上肢抬举、伸展不便	直刺 0.4 ~ 0.6 寸	

续表

序号	穴名	定性	定 位	主 治	技 法	图示
17	天鼎		胸锁乳突肌后缘，当结喉旁，扶突与缺盆连线中点	咽喉肿痛、暴喑、瘰疬	直刺0.3～0.5寸；可灸	见图1.17
18	扶突		在颈外侧部，喉结旁，当胸锁乳突肌前后缘之间	肺系及颈部疾患：咳嗽、气喘、咽喉肿痛、暴喑、瘿气、瘰疬、吞咽困难	直刺0.5～0.8寸	
19	口禾髎		鼻孔外缘直下，平水沟穴	局部疾患：鼻塞、鼻衄、口㖞、口噤	直刺或斜刺0.3～0.5寸	见图1.18
20	迎香		鼻翼外缘中点旁，当鼻唇沟中间	①鼻部疾患：鼻塞、鼻衄；②面部疾患：口㖞、面瘫、面肌抽搐；③其他：胆道蛔虫		

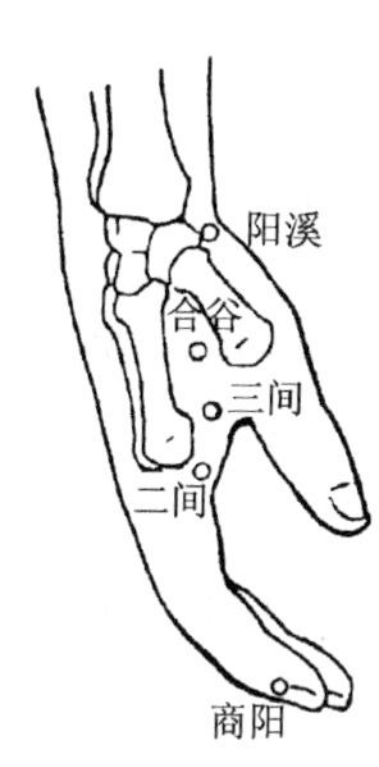

图1.14 手阳明大肠经腧穴(1)

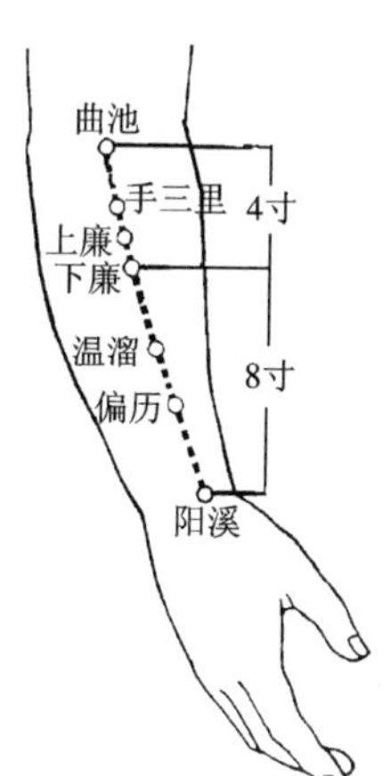

图1.15 手阳明大肠经腧穴(2)

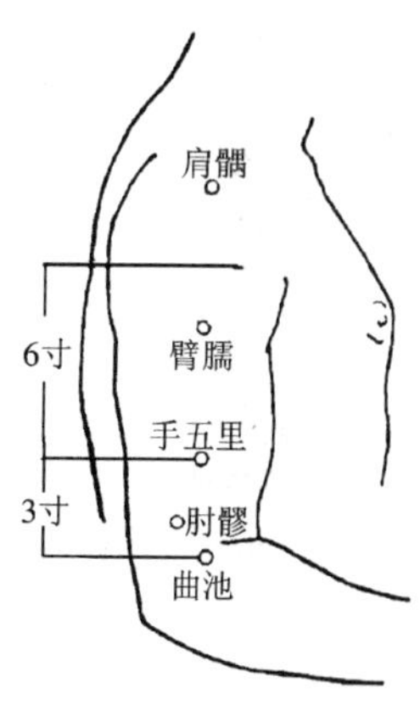

图1.16 手阳明大肠经腧穴(3)

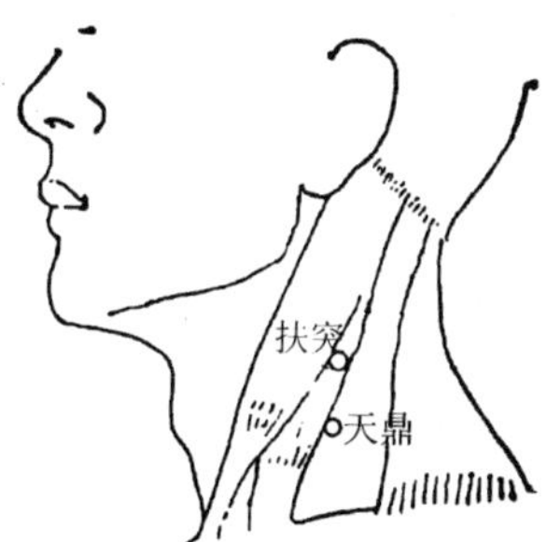

图1.17 手阳明大肠经腧穴(4)

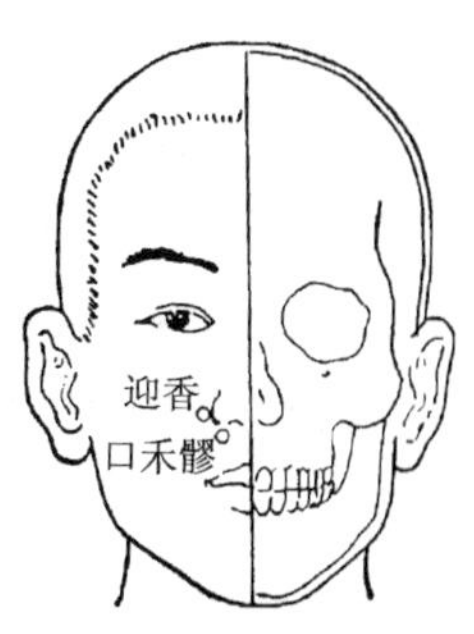

图1.18 手阳明大肠经腧穴(5)

1.3.1.3 足阳明胃经(stomach meridian of foot yangming,ST.)

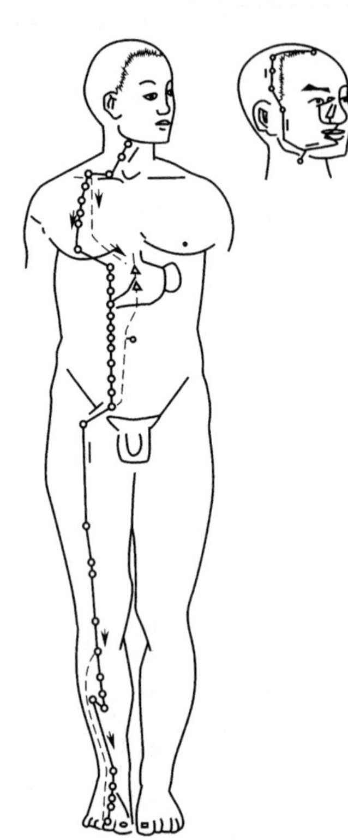

图 1.19 足阳明胃经循行示意图

1. 经脉循行

如图 1.19 所示,足阳明胃经循行走向为:

起于鼻翼两侧(迎香)→上行到鼻根部,与旁侧足太阳经交会→向下至鼻的外侧(承泣)→入上齿龈→环绕口唇→向下交会于颏唇沟承浆→向后至口腮后下方→下颌大迎→下颌角颊车→耳前→上关(足少阳经)→到达前额(神庭)

→人迎→沿喉咙,入缺盆→过横膈→属胃,络脾→沿着腹里向下→距胸正中线 4 寸,腹正中线 2 寸下行→入少腹至气冲而合→至髀关→伏兔部→至膝盖→足三里→胫骨外侧前缘→足跗→第 2 足趾外侧端(厉兑)

足三里→足中趾外侧

足跗→足大趾内侧,与足太阴经相接

2. 主治要点

本经腧穴主治胃肠病,头面、目、鼻、口齿病,神志病以及经脉循行部位的其他病证,如肠鸣腹胀、水肿、胃痛、呕吐或消谷善饥、口渴、咽喉肿痛、鼻衄、胸及膝髌等本经循行部位疼痛、热病、发狂等。

3. 腧穴

本经一侧 45 穴(表 1.19)(左右两侧共 90 穴),其中 15 穴分布于下肢的前外侧面,30 穴在腹、胸部与头面部。首穴承泣,末穴厉兑。

表 1.19 足阳明胃经腧穴

序号	穴名	定性	定位	主治	技法	图示
1	承泣		目正视,瞳孔直下,眼球与眶下缘之间	一切目疾:目赤肿痛、流泪、夜盲、口眼㖞斜	紧靠眶下缘直刺 0.3 ~0.7 寸;不宜灸	见图 1.20
2	四白		目正视,瞳孔直下,当眶下孔凹陷处	头面疾患:目赤痛痒、迎风流泪、口眼㖞斜、头面疼痛	直刺 0.2 ~ 0.4 寸;不宜灸	
3	巨髎		目正视,瞳孔直下,平鼻翼下缘处,当鼻唇沟外侧	头面疾患:口眼㖞斜、鼻衄、齿痛、面痛	直刺 0.3 ~ 0.6 寸;可灸	
4	地仓		在面部,口角外侧,上直对瞳孔	面颊、口齿疾患:口眼㖞斜、唇缓不收、齿痛、流涎	直刺 0.2 寸,或向颊车方向平刺 0.5 ~ 1.5 寸;可灸	

续表

序号	穴名	定性	定　位	主　治	技　法	图示
5	大迎		下颌角前方,咬肌附着部前缘,面动脉搏动处	头面疾患:牙关紧闭、口㖞、齿痛、颊肿、面肿、面痛	直刺0.2~0.4寸;可灸	
6	颊车		在面颊部,下颌角前上方约1横指,当咀嚼时咬肌隆起,按之凹陷处	头面疾患:口眼㖞斜、齿痛、颊肿、牙关紧闭、面肌痉挛	直刺0.3~0.5寸,或向地仓斜刺1~1.5寸;可灸	
7	下关		在耳屏前,下颌骨髁状突前方,当颧弓与下颌切迹所形成的凹陷中	①口齿疾患:牙关紧闭、齿痛、口噤;②面部疾患:口眼㖞斜、下颌疼痛、面痛;③耳部疾患:耳鸣、耳聋	直刺0.5~1寸	见图1.21
8	头维		在头侧部,当额角发际上0.5寸,头正中线旁4.5寸	头目疾患:头痛、目眩、目赤肿痛、迎风流泪、视物不明	平刺0.5~1寸	
9	人迎		在颈部,喉结旁,当胸锁乳突肌的前缘,颈总动脉搏动处	①颈部疾患:咽喉肿痛、瘰疬、饮食难下;②胸肺疾患:胸满喘息、咳嗽气逆	避开颈总动脉,直刺0.3~0.8寸	
10	水突		在颈部,胸锁乳突肌的前缘,人迎与气舍连线的中点	咽喉局部疾患:咳逆上气、喘息不得卧、咽喉肿痛、呃逆	直刺0.3~0.8寸	见图1.22
11	气舍		在颈部,锁骨内侧端上缘,胸锁乳突肌的胸骨头与锁骨头之间	咽喉局部疾患:咽喉肿病、气喘、呃逆、颈项强	直刺0.3~0.5寸	
12	缺盆		在锁骨上窝中央,距前正中线旁开4寸	咽喉局部疾患:咳嗽、气喘、咽喉肿痛、缺盆中痛	直刺或斜刺0.3~0.5寸	
13	气户		在胸部,锁骨中点下缘,前正中线旁开4寸	胸肺疾患:咳嗽、气喘、呃逆、胸胁胀满、胸痛	斜刺或平刺0.5~0.8寸	
14	库房		在胸部,当第1肋间隙,距前正中线4寸	胸肺疾患:咳嗽、气喘、咳唾脓血、胸肋胀痛	斜刺或平刺0.5~0.8寸	
15	屋翳		在胸部,当第2肋间隙,距前正中线旁开4寸	胸肺疾患:咳嗽、气喘、咳唾脓血、胸肋胀痛、乳痈	斜刺或平刺0.5~0.8寸	
16	膺窗		在胸部,当第3肋间隙,距前正中线旁开4寸	胸肺疾患:咳嗽、气喘、胸肋胀痛、乳痈	斜刺或平刺0.5~0.8寸	见图1.23
17	乳中		在胸部,当第4肋间隙,乳头中央	(本穴仅用于定位)	本穴不针不灸	
18	乳根		在胸部,乳头直下,当第5肋间隙,距前正中线旁开4寸	胸肺疾患:咳嗽、气喘、呃逆、胸痛、乳痈、乳汁少	斜刺或平刺0.5~0.8寸	

续表

序号	穴名	定性	定位	主治	技法	图示
19	不容		上腹部，当脐中上6寸，前正中线旁开2寸	胃肠疾患：呕吐、胃病、食欲不振、腹胀	直刺0.5～0.8寸	见图1.24
20	承满		上腹部，当脐中上5寸，前正中线旁开2寸	胃肠疾患：胃痛、吐血、食欲不振、腹胀	直刺0.8～1寸	
21	梁门		屈膝，髂前上棘与髌底外侧端的连线上，髌底外上缘上2寸	胃肠疾患：胃痛、呕吐、食欲不振、腹胀、泄泻	直刺1～1.2寸	
22	关门		上腹部，当脐中上3寸，距前正中线旁开2寸	胃肠疾患：腹胀、腹痛、肠鸣泄泻、水肿	直刺0.8～1.2寸	
23	太乙		上腹部，当脐中上2寸，前正中线旁开2寸	胃病、心烦、癫狂		
24	滑肉门		上腹部，当脐中上1寸，前正中线旁开2寸	胃痛、呕吐、癫狂		
25	天枢	大肠募穴	脐中旁开2寸	①胃肠疾患：腹胀肠鸣、绕脐痛、便秘、泄泻、痢疾；②妇科疾患：月经不调、崩漏带下、产后腹痛	直刺1～1.5寸	见图1.25
26	外陵		下腹部，当脐中下1寸，距前正中线旁开2寸	下腹局部疾患：腹痛、疝气、痛经		
27	大巨		下腹部，当脐中下2寸，距前正中线旁开2寸	下腹局部疾患：小腹胀满、小便不利、疝气、遗精、早泄		
28	水道		下腹部，当脐中下3寸，距前正中线旁开2寸	下腹局部疾患：小腹胀满、小便不利、痛经、不孕、疝气		
29	归来		当脐中下4寸，距前正中线旁开2寸	下腹局部疾患：腹痛、疝气、月经不调、白带、子宫脱垂		
30	气冲		在腹股沟稍上方，当脐中下5寸，距前正中线旁开2寸	下腹局部疾患：腹痛、疝气、阳痿、月经不调、子宫脱垂	直刺0.5～1寸	
31	髀关		在髂前上棘与髌底外侧端的连线上，屈髋时平会阴，居缝匠肌外侧凹陷处	本经脉循行部位疾患：腰痛膝冷、痿痹、腹痛	直刺1～2寸	见图1.26
32	伏兔		大腿前面，髂前上棘与髌底外侧端的连线上，髌底外上缘上6寸	本经脉循行部位疾患：腰痛膝冷、下肢麻痹、疝气		
33	阴市		在髂前上棘与髌底外侧端的连线上，髌底外上缘上3寸	本经脉循行部位疾患：腿膝痿痹、屈伸不利、腹胀腹痛	直刺1～1.5寸	
34	梁丘	郄穴	屈膝，髂前上棘与髌底外侧端的连线上，髌底外上缘上2寸	①脾胃疾患：胃痛、肠鸣腹泻；②下肢疾患：膝肿痛、下肢不遂；③其他：乳痛	直刺1～1.2寸	

续表

序号	穴名	定性	定 位	主 治	技 法	图示
35	犊鼻		屈膝，膝部髌韧带外侧凹陷中	下肢疾患：膝痛、下肢麻痹、屈伸不利	向后内斜刺0.5~1寸	
36	足三里	合穴；胃下合穴	小腿前外侧，当犊鼻下3寸，距胫骨前缘外开一横指（中指）	①胃肠疾患：呕吐、腹胀、泄泻、痢疾、便秘、肠痈；②心神疾患：心烦、心悸、失眠、癫狂；③妇科疾患：乳痈、痛经、脏躁；④下肢疾患：下肢痹痛；⑤其他：水肿、虚劳羸瘦。另外，此穴具有较好的强壮保健作用	直刺1~2寸	
37	上巨虚	大肠下合穴	小腿前外侧，当犊鼻下6寸，距胫骨前缘外开一横指（中指）	①胃肠疾患：肠鸣、腹痛、泄泻、便秘、肠痈；②下肢疾患：下肢痿痹、瘫痪		见图1.27
38	条口		小腿前外侧，当犊鼻下8寸，距胫骨前缘外开一横指（中指）	本经脉循行所过部位疾患：脘腹疼痛、下肢痿痹、跗肿、肩臂痛		
39	下巨虚	小肠下合穴	小腿前外侧，当犊鼻下9寸，距胫骨前缘外开一横指（中指）	①胃肠疾患：小腹痛、泄泻、痢疾；②本经脉循行所过部位疾患：乳痈、下肢痿痹	直刺1~1.5寸	
40	丰隆	络穴	在小腿前外侧，当外踝尖上8寸，条口外，距胫骨前缘二横指（中指）	①脾胃病：呃逆、呕吐、便秘、水肿、胃痛；②神志疾患：癫狂痫、多寐；③心胸肺疾患：心悸、胸痹、痰多、咳嗽；④本经脉循行所过部位疾患：下肢痿痹、头痛、眩晕		
41	解溪	经穴	在足背与踝关节横纹中央凹陷处，当拇长伸肌腱与趾长伸肌腱之间	①头面疾患：头痛、眩晕、头面浮肿；②胃肠疾患：腹胀、便秘；③神志疾患：癫狂、谵语；④本经脉循行所过部位疾患：下肢痿痹	直刺0.5~1寸	
42	冲阳	原穴	足背最高处，拇长伸肌腱和趾长伸肌腱之间，足背动脉搏动处	①头面疾患：口眼㖞斜、面肿、齿痛；②脾胃疾患：胃痛、腹胀、呕吐；③神志疾患：癫狂痫；④本经脉循行所过部位疾患：足痿无力	避开动脉，直刺0.3~0.5寸	见图1.28
43	陷谷	输穴	在足背，当第2、3跖骨结合部前方凹陷处	面目浮肿、水肿、肠鸣腹痛、足背肿痛	直刺0.3~0.5寸；可灸	
44	内庭	荥穴	在足背，当第2、3趾间缝纹端	①头面疾患：齿痛、咽喉肿痛、口歪、鼻衄；②胃肠疾患：胃病吐酸、腹胀、泄泻、痢疾、便秘；③热病：壮热不退；④神志疾患：心烦、失眠多梦、狂证；⑤本经脉循行所过部位疾患：足背肿痛	直刺或斜刺0.5~0.8寸	

续表

序号	穴名	定性	定位	主治	技法	图示
45	厉兑	井穴	足第2趾末节外侧，距趾甲角0.1寸	①头面疾患：鼻衄、齿痛、面肿；②胃肠疾患：腹胀；③热病：热病无汗；④神志疾患：多梦、癫狂；⑤本经脉循行所过部位疾患：足痛、足胫寒冷	浅刺0.1寸	见图1.28

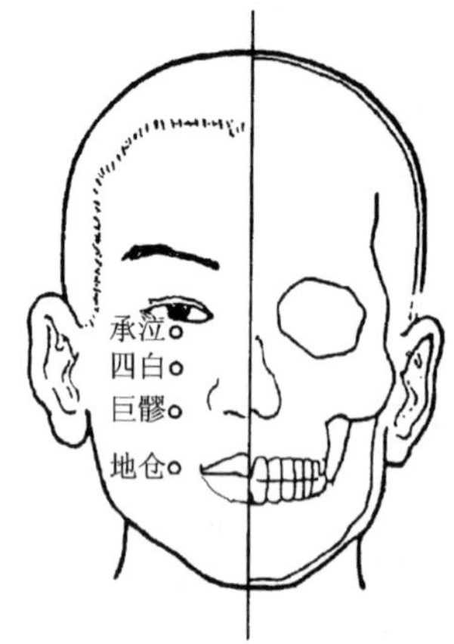

图1.20 足阳明胃经腧穴(1)

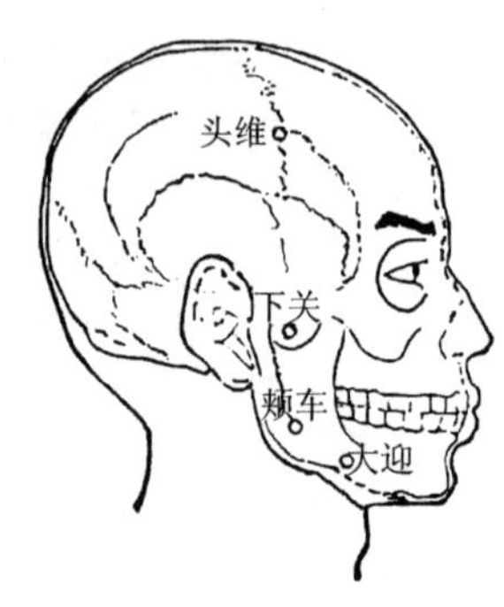

图1.21 足阳明胃经腧穴(2)

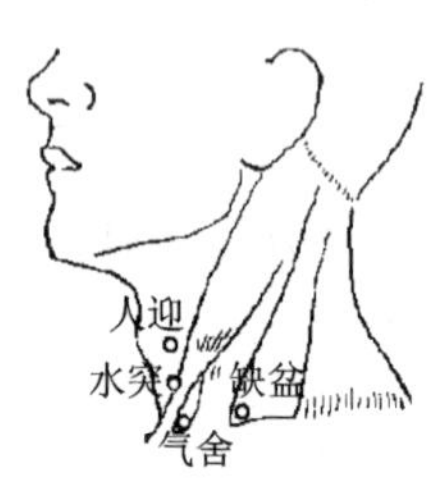

图1.22 足阳明胃经腧穴(3)

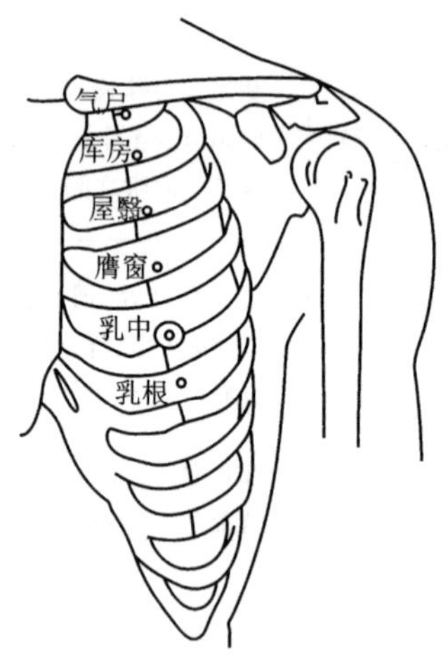

图1.23 足阳明胃经腧穴(4)

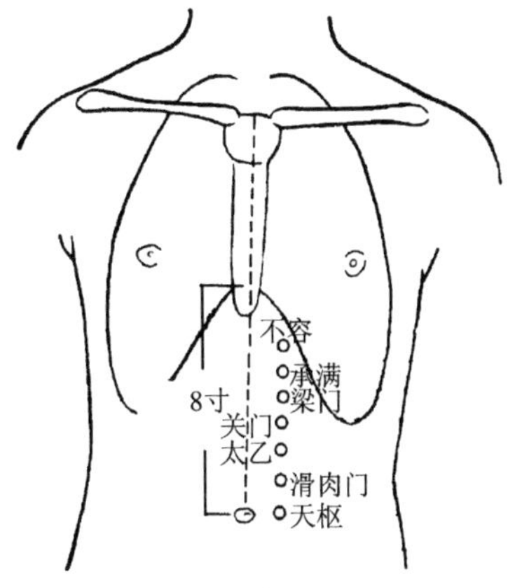

图 1.24 足阳明胃经腧穴(5)

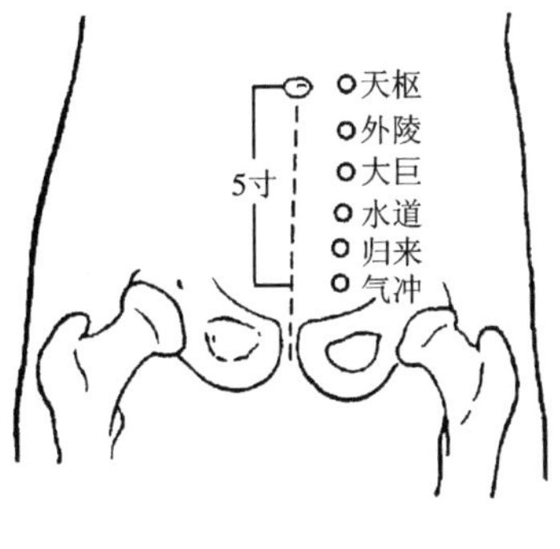

图 1.25 足阳明胃经腧穴(6)

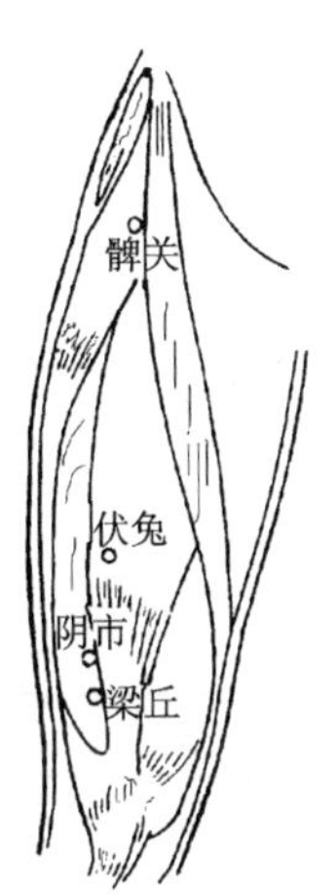

图 1.26 足阳明胃经腧穴(7)

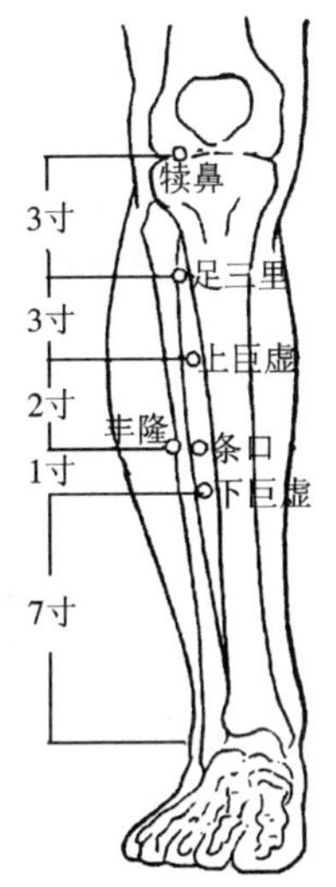

图 1.27 足阳明胃经腧穴(8)

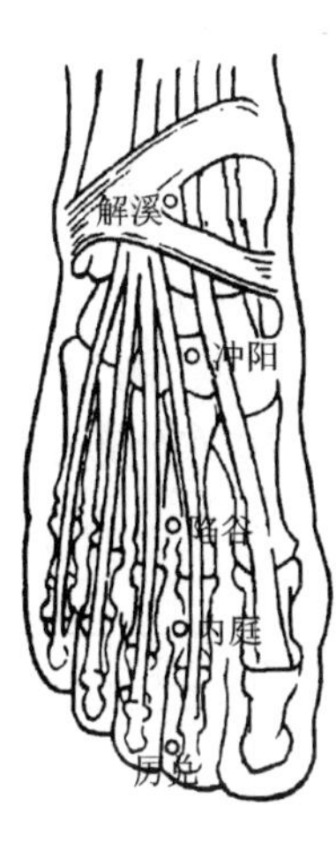

图 1.28 足阳明胃经腧穴(9)

1.3.1.4 足太阴脾经(spleen meridian of foot taiyin, SP.)

1. 经脉循行

如图 1.29 所示,足太阴脾经循行走向为:

起于足大趾末端(隐白)→大趾内侧赤白肉际→大趾本节后的第 1 跖趾关节后面→内踝前面→胫骨后面→交出足厥阴经的前面→经膝股部内侧前缘→腹部→属脾脏,络胃→过膈→咽部两旁→联系舌根,散舌下

过膈↓流注于心中,与手少阴心经相接

2. 主治要点

本经腧穴主治脾胃病、妇科、前阴病及经脉循行部位的其他病证,如胃脘痛、食则呕、嗳气、腹胀便溏、黄疸、身重无力、舌根强痛、下肢内侧肿胀、厥冷。

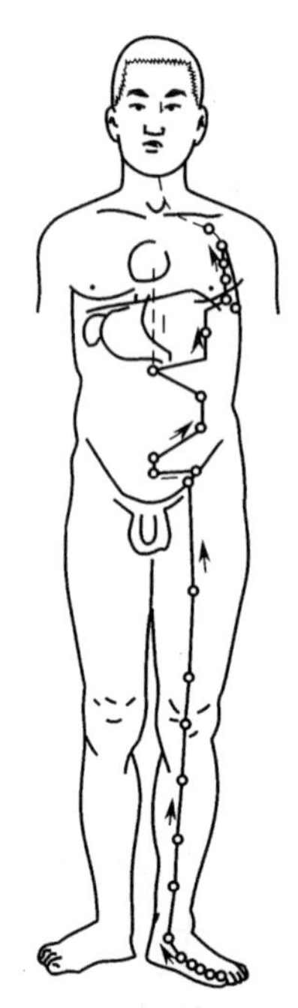

图 1.29　足太阴脾经循行示意图

3. 腧穴

本经一侧 21 穴(表 1.20)(左右两侧共 42 穴),其中 11 穴分布于下肢内侧面的前缘,10 穴分布于侧胸腹部。首穴隐白,末穴大包。

表 1.20　足太阴脾经腧穴

序号	穴名	定性	定　位	主　治	技　法	图示
1	隐白	井穴	足大趾末节内侧,距趾甲角 0.1 寸	①妇科疾患:月经过多、崩漏;②出血证:便血、尿血;③脾胃疾患:腹胀、腹泻、呕吐;④神志疾患:癫狂、多梦、惊风、昏厥;⑤足部病证:足趾痛	浅刺 0.1 寸	见图 1.30
2	大都	荥穴	足内侧缘,当足大趾本节(第 1 跖趾关节)前下方赤白肉际凹陷处	①脾胃疾患:腹胀、胃痛、呕吐、泄泻、便秘;②热病:热病无汗;③足部病证:足大趾本节红肿疼痛	直刺 0.3 ~0.5 寸	
3	太白	原穴;输穴	足内侧缘,当足大趾本节后下方赤白肉际凹陷处	①脾胃疾患:胃痛、腹胀、肠鸣、泄泻、便秘;②其他:体重节痛	直刺 0.5 ~0.8 寸	
4	公孙	络穴;八脉交会穴,通冲脉	足内侧缘,当第 1 跖骨基底部的前下方	①脾胃肠病:胃痛、呕吐、腹痛、泄泻、痢疾;②妇科疾患:痛经、月经不调、带下、胞衣不下;③冲脉病:逆气里急、冲逆攻急、气冲上心;④神志疾患:心烦、失眠、狂证	直刺 0.6 ~1.2 寸	
5	商丘		足内踝前下方凹陷中,当舟骨结节与内踝尖连线的中点处	腹胀、泄泻、便秘、黄疸、足踝痛	直刺 0.5 ~0.8 寸	

续表

序号	穴名	定性	定位	主治	技法	图示
6	三阴交		小腿内侧，当足内踝尖上3寸，胫骨内侧缘后方	①脾胃疾患：脾胃虚弱、肠鸣、腹胀、泄泻；②妇科疾患：月经不调、带下、阴挺、不孕、滞产；③肝肾疾患：遗精、阳痿、遗尿；④神志疾患：失眠、癫狂、昏厥、中风；⑤下肢疾患：下肢痿痹	直刺1~1.5寸	见图1.31
7	漏谷	足三阴经交会穴	小腿内侧，内踝尖与阴陵泉的连线上，距内踝尖6寸，胫骨内侧缘后方	腹部及下肢疾患：腹胀、肠鸣、小便不利、遗精、下肢痿痹		
8	地机	郄穴	小腿内侧，内踝尖与阴陵泉的连线上，阴陵泉下3寸	①脾胃疾患：食欲不振、腹痛、泄泻；②妇科疾患：月经不调、痛经；③肝肾疾患：小便不利、水肿、遗精；④下肢疾患：下肢疼痛、麻木		
9	阴陵泉	合穴	小腿内侧，当胫骨内侧髁后下方凹陷处	①脾胃疾患：腹胀、泄泻、黄疸；②妇科疾患：月经不调、痛经；③肝肾疾患：水肿、小便不利、遗尿、遗精、阳痿；④皮肤病：湿疹、荨麻疹、疥疮；⑤下肢疾患：下肢痿痹、膝痛	直刺1~2寸	
10	血海		屈膝，在大腿内侧，髌底内侧端上2寸，当股四头肌内侧头的隆起处	①妇科疾患：月经不调、崩漏、经闭；②皮肤疾患：隐疹、湿疹、丹毒；③其他：膝内侧痛	直刺1~1.5寸	见图1.32
11	箕门		大腿内侧，血海与冲门连线上，血海上6寸	局部疾患：小便不利、遗尿、腹股沟肿痛	直刺0.5~1寸	
12	冲门		腹股沟外侧，距耻骨联合上缘中点3.5寸，当髂外动脉搏动处的外侧	腹部疾患：腹痛、疝气、崩漏、带下	直刺0.5~1寸	见图1.33
13	府舍		下腹部，脐中下4寸，距前正中线4寸	腹部疾患：腹痛、疝气、积聚	直刺1~1.5寸	
14	腹结		下腹部，大横下1.3寸，距前正中线4寸	脾胃疾患：腹痛、泄泻、疝气	直刺1~2寸	
15	大横		腹中部，距脐中4寸	脾胃疾患：泄泻、便秘、腹痛		
16	腹哀		上腹部，脐中上3寸，距前正中线4寸	脾胃疾患：消化不良、腹痛、便秘、痢疾	直刺1~1.5寸	

续表

序号	穴名	定性	定位	主治	技法	图示
17	食窦		胸外侧部，当第5肋间隙，距前正中线6寸	胸胁胀痛、嗳气、反胃、腹胀、水肿	斜刺或向外平刺0.5~0.8寸	见图1.34
18	天溪		胸外侧部，当第4肋间隙，距前正中线6寸	胸胁疼痛、咳嗽、乳痛、乳汁少		
19	胸乡		胸外侧部，当第3肋间隙，距前正中线6寸	胸胁胀痛		
20	周荣		胸外侧部，当第2肋间隙，距前正中线6寸	咳嗽、气逆、胸胁胀满		
21	大包	脾之大络	侧胸部，腋中线上，第6肋间隙处	气喘、胸胁病、全身疼痛、四肢无力		

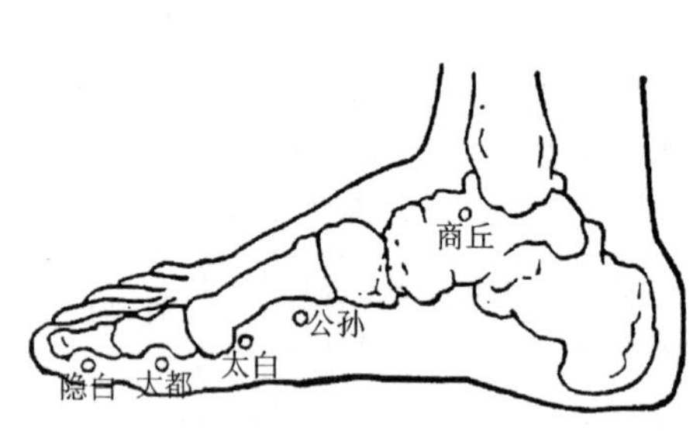

图1.30　足太阴脾经腧穴(1)

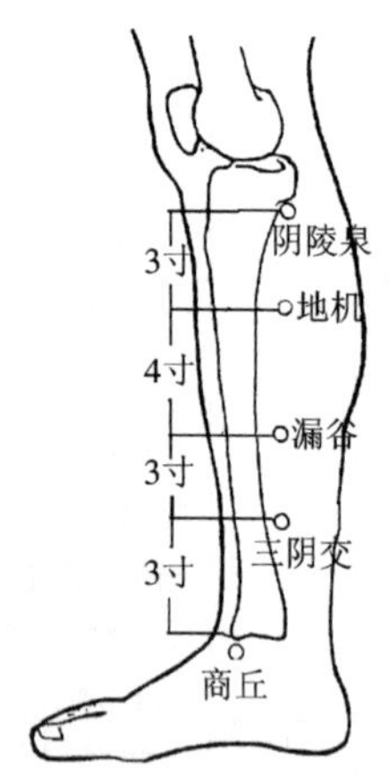

图1.31　足太阴脾经腧穴(2)

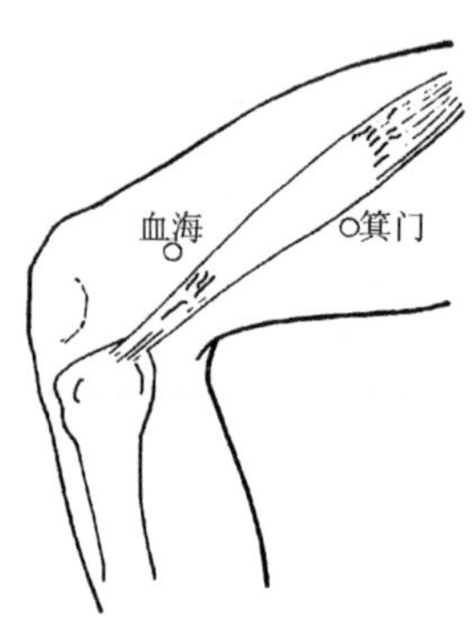

图1.32　足太阴脾经腧穴(3)

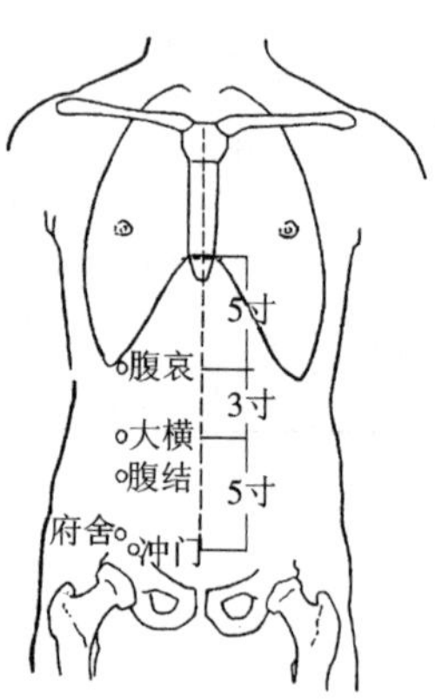

图1.33　足太阴脾经腧穴(4)

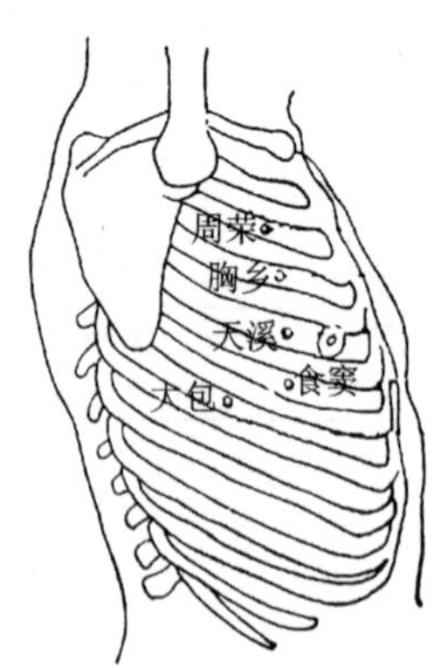

图1.34　足太阴脾经腧穴(5)

1.3.1.5 手少阴心经(heart meridian of hand shaoyin, HT.)

1. 经脉循行

如图1.35所示,手少阴心经循行走向为:

夹着咽喉上行→联系于"目系"(眼球联系于脑的部位)
↑
起于心中→出属"心系"(心与其他脏器相联系的部位)→过横膈→络小肠
↓
上行至肺部→向下出腋窝部(极泉)→上臂内侧后缘→肘窝
↓
小指内侧至末端(少冲),与手太阳经相接←入掌←掌后豌豆骨部←前臂内侧后缘

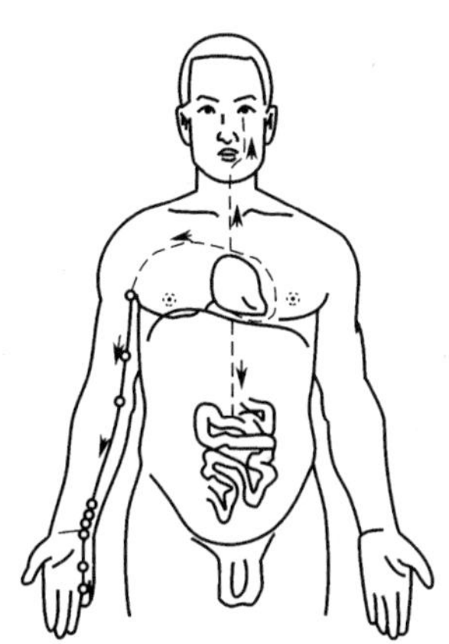

图1.35 手少阴心经循行示意图

2. 主治要点

本经腧穴主治心、胸、神志病和经脉循行部位的其他病证,如心痛、咽干、口渴、目黄、胁痛、上臂内侧痛、手心发热等。

3. 腧穴

本经一侧9穴(表1.21)(左右两侧共18穴),其中8穴分布于上肢掌侧面的尺侧,1穴在侧胸上部。首穴极泉,末穴少冲。

表1.21 手少阴心经腧穴

序号	穴名	定性	定 位	主 治	技法	图示
1	极泉		腋窝顶点,腋动脉搏动处	经脉所过部位疾患:心痛、咽干烦渴、胁肋疼痛、肩臂疼痛	避开腋动脉,直刺或斜刺0.3~0.5寸	见图1.36
2	青灵		臂内侧,极泉与少海的连线上,肘横纹上3寸,肱二头肌的内侧沟中	经脉所过部位疾患:头痛、目黄、胁痛、肩臂疼痛	直刺0.5~1寸	
3	少海	合穴	肘横纹内侧端与肱骨内上髁连线的中点处	①心神疾患:心痛、癫狂;②上肢疾患:肘臂挛痛、腋胁痛		

续表

序号	穴名	定性	定　位	主　治	技法	图示
4	灵道	经穴	前臂掌侧，当尺侧腕屈肌腱的桡侧缘，腕横纹上1.5寸	经脉循行部位疾患：心痛、暴喑、肘臂挛痛	直刺0.3~0.5寸	见图1.37
5	通里	络穴	前臂掌侧，当尺侧腕屈肌腱的桡侧缘，腕横纹上1寸	①心与神志疾患：心悸、怔忡；②本经脉循行所过部位疾患：暴喑、舌强不语、腕臂痛		
6	阴郄	郄穴	前臂掌侧，当尺侧腕屈肌腱的桡侧缘，腕横纹上0.5寸	①心系疾患：心痛、惊悸、暴喑；②血证：吐血、衄血		
7	神门	原穴 腧穴	腕部，腕掌侧横纹尺侧端，尺侧腕屈肌腱的桡侧凹陷处	①心与神志疾患：心病、心烦、惊悸、怔忡、健忘、失眠、癫狂痫；②本经脉循行所过部位疾患：胸胁痛、手臂疼痛、麻木		
8	少府	荥穴	手掌面，第4、5掌骨之间，握拳时，当小指尖处	①心胸疾患：心悸、胸痛；②小便疾患：小便不利、遗尿；③手部疾患：小指挛痛		见图1.38
9	少冲	井穴	小指末节桡侧，距指甲角0.1寸	①心胸疾患：心悸、心痛、胸胁痛；②神志疾患：癫狂、昏迷	浅刺0.1寸或点刺出血	

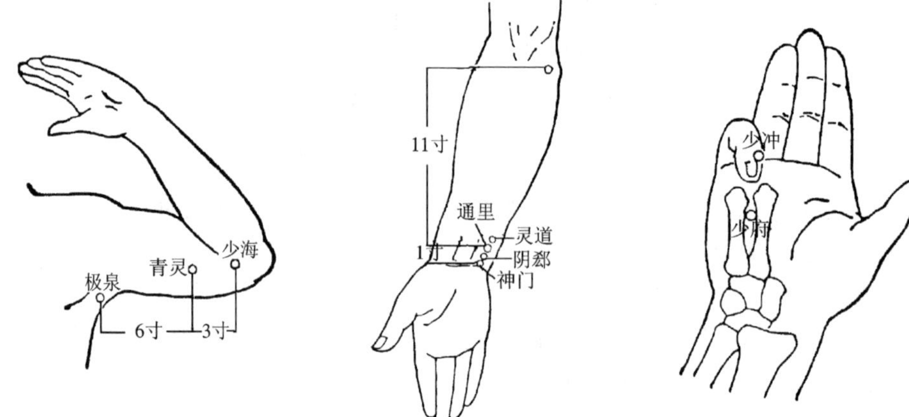

图1.36　手少阴心经腧穴(1)　　图1.37　手少阴心经腧穴(2)　　图1.38　手少阴心经腧穴(3)

1.3.1.6　手太阳小肠经(small intestine meridian of hand taiyang,SI.)

1. 经脉循行

如图1.39所示，手太阳小肠经循行走向为：

起于手小指外侧端(少泽)→手背外侧至腕部→尺骨茎突→前臂外侧后缘→尺骨鹰嘴与肱骨内上髁之间
↓
属小肠←到达胃部←过横膈←沿食管←络心←入缺盆←交大椎←绕行肩胛部←肩关节←上臂外侧后缘
↓
沿颈部→面颊→目外眦→入耳中(听宫)
↓
上行目眶下→抵于鼻旁→目内眦(睛明)，与足太阳经相接

2. 主治要点

本经腧穴主治头、项、耳、目、咽喉病，热病，神志病以及经脉循行部位的其他病

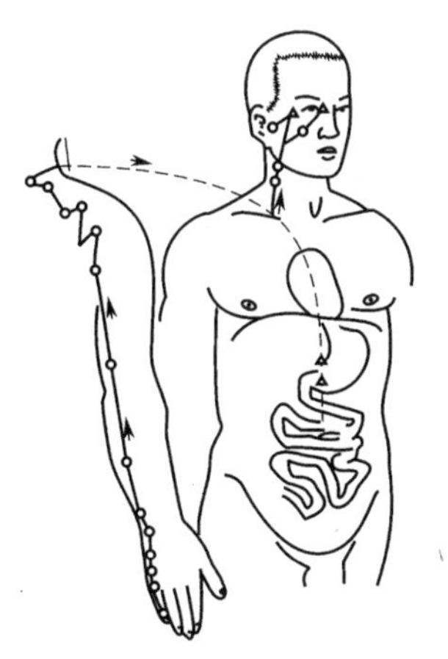

图 1.39 手太阳小肠经循行示意图

证,如少腹痛、腰脊痛引睾丸、耳聋、目黄、颊肿、咽喉肿痛、肩臂外侧后缘痛等。

3. 腧穴

本经一侧 19 穴(表 1.22)(左右两侧共 38 穴),其中 8 穴分布于上肢背面的尺侧,11 穴在肩、颈、面部。首穴少泽,末穴听宫。

表 1.22 手太阳小肠经腧穴

序号	穴名	定性	定 位	主 治	技 法	图示
1	少泽	井穴	小指末节尺侧,距指甲角 0.1 寸	①胸部疾患:乳痈、乳汁少;②头面颈项疾患:头痛、目翳、咽喉肿痛;③其他:昏迷、热病	浅刺0.1 寸或点刺出血	见图 1.40
2	前谷	荥穴	手掌尺侧,微握拳,当小指本节前的掌指横纹头赤白肉际	①头面颈项疾患:头痛、目痛、耳鸣、咽喉肿痛;②其他:乳汁少、热病	直刺 0.3 ~0.5 寸	
3	后溪	输穴;八脉交会穴	手掌尺侧,微握拳,当小指本节后的远侧掌横纹头赤白肉际	①头面颈项疾患:头项强痛、目赤、耳聋、咽喉肿痛;②心与神志疾患:心烦、胸闷、癫狂痫;③上肢疾患:手指及肘臂挛痛;④其他:腰背痛、疟疾	直刺 0.5 ~1 寸	
4	腕骨	原穴	手掌尺侧,当第 5 掌骨基底与钩骨之间的凹陷处,赤白肉际	①头面颈项疾患:头项强痛、耳鸣、目翳;②外感疾患:热病、疟疾;③手部疾患:指挛腕痛	直刺 0.3 ~0.5 寸	
5	阳谷	经穴	手腕尺侧,当尺骨茎突与三角骨之间的凹陷处	①头面五官疾患:头痛、目眩、耳鸣、耳聋;②外感疾患:热病;③神志疾患:癫狂痫;④其他:腕痛		
6	养老	郄穴	前臂背面尺侧,当尺骨小头近端桡侧凹缘中	①目疾:目视不明;②上肢疾患:肩、背、肘、臂酸痛	直刺或斜刺 0.5 ~0.8 寸	见图 1.41
7	支正	络穴	前臂背面尺侧,阳谷与小海的连线上,腕背横纹上 5 寸	①头面颈项疾患:头痛、目眩、项强;②外感疾患:热病;③神志疾患:癫狂;④其他:肘臂痛		
8	小海	合穴	肘内侧,当尺骨鹰嘴与肱骨内上髁之间凹陷处	肘臂疼痛、癫痫	直刺 0.3 ~0.5 寸	

续表

序号	穴名	定性	定　位	主　治	技　法	图示
9	肩贞		肩关节后下方，臂内收时，腋后纹头上1寸	肩臂疼痛、瘰疬、耳鸣	直刺 1~1.5寸	见图1.42
10	臑俞		肩部，当腋后纹头直上，肩胛冈下缘凹陷中	肩臂疼痛、瘰疬	直刺或斜刺 0.5~1.5寸	
11	天宗		肩胛部，冈下窝中央凹陷处，与第4胸椎相平	肩胛疼痛、气喘、乳痈		
12	秉风		肩胛部，冈上窝中央，天宗直上，举臂有凹陷处	肩胛疼痛、上肢酸麻		
13	曲垣		肩胛部，冈上窝内侧端，臑俞与第2胸椎棘突连线的中点处	肩胛疼痛		
14	肩外俞		背部，当第1胸椎棘突下，旁开3寸	肩背疼痛、颈项强急	斜刺0.5~0.8寸	
15	肩中俞		背部，当第7颈椎棘突下，旁开2寸	咳嗽、气喘、肩背疼痛、目视不明		
16	天窗		颈外侧部，胸锁乳突肌的后缘，扶突后，与喉结相平	耳鸣、耳聋、咽喉肿痛、颈项强痛、暴喑	直刺0.5~1寸	见图1.43
17	天容		颈外侧部，当下颌角的后方，胸锁乳突肌的前缘凹陷中	耳鸣、耳聋、咽喉肿痛、颈项强痛		
18	颧髎		面部，目外眦直下，颧骨下缘凹陷处	口眼㖞斜、齿痛、颊肿	直刺0.3~0.5寸	见图1.44
19	听宫		面部，耳屏前，下颌骨髁状突的后方，张口呈凹陷处	耳鸣、耳聋、聤耳、齿痛、癫狂痫	直刺1~1.5寸	

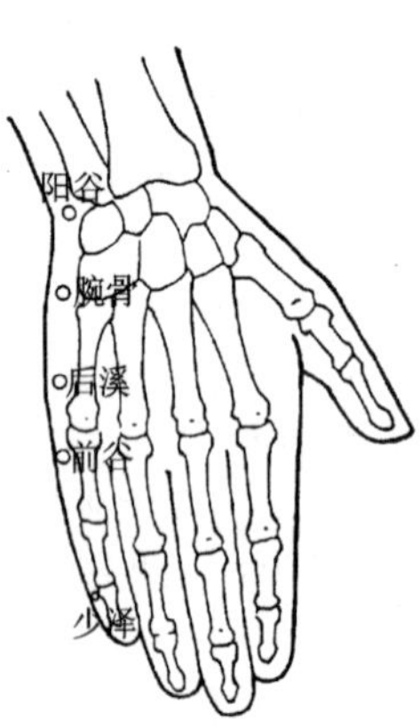

图1.40　手太阳小肠经腧穴(1)

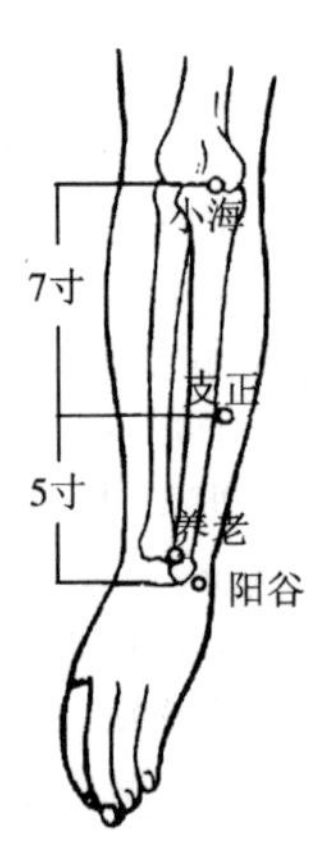

图1.41　手太阳小肠经腧穴(2)

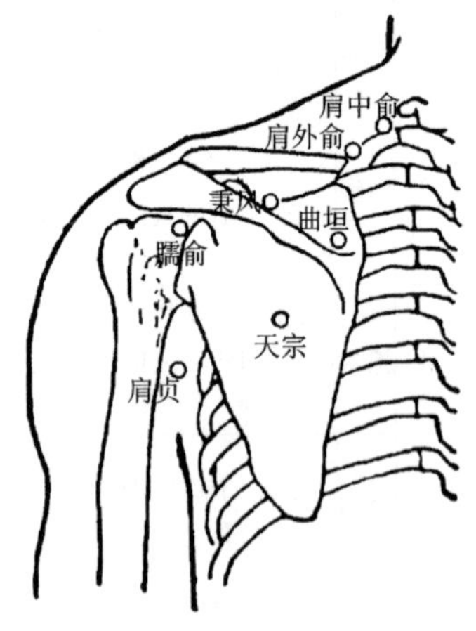

图1.42　手太阳小肠经腧穴(3)

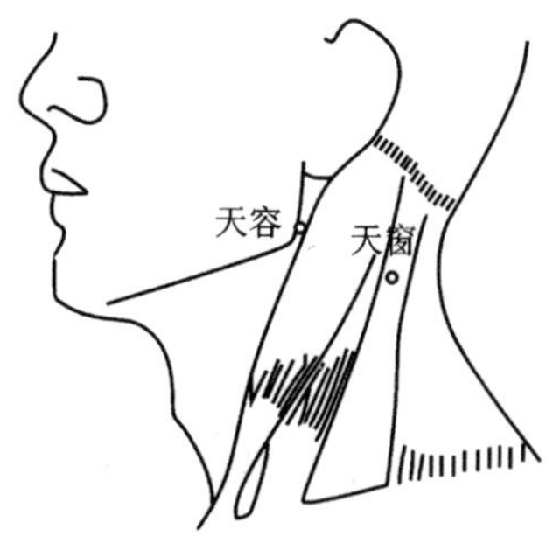

图 1.43 手太阳小肠经腧穴(4)

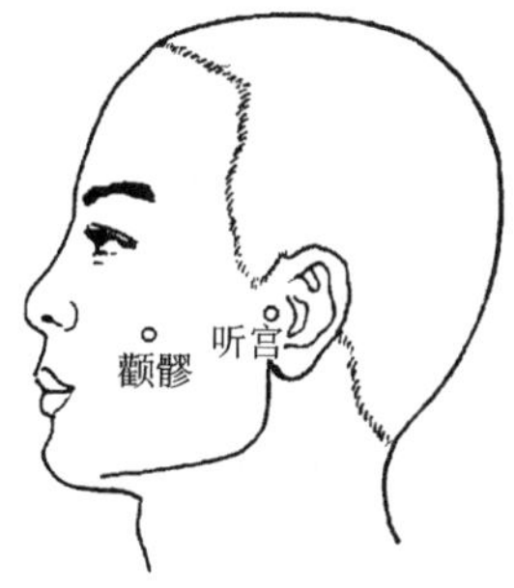

图 1.44 手太阳小肠经腧穴(5)

1.3.1.7 足太阳膀胱经(bladder meridian of foot taiyang,BL.)

1. 经脉循行

如图 1.45 所示,足太阳膀胱经循行走向为:

从头顶到颞颥部
↑
起于目内眦(睛明) → 上额 → 巅顶(百会) → 从头顶入里联络于脑 →
下行项后 → 肩胛部内侧,夹着脊柱 → 到达腰部 → 从脊旁肌肉进入体腔 → 络肾,属膀胱 →
↓
向下通过臀部 → 入腘窝向下 → 腓肠肌
肩胛骨内缘直下 → 臀部(环跳)下行 → 大腿后外侧 ↗
↓
外踝后面
↓
至小趾外侧端(至阴),与足少阴经相接 ← 第 5 跖骨粗隆下

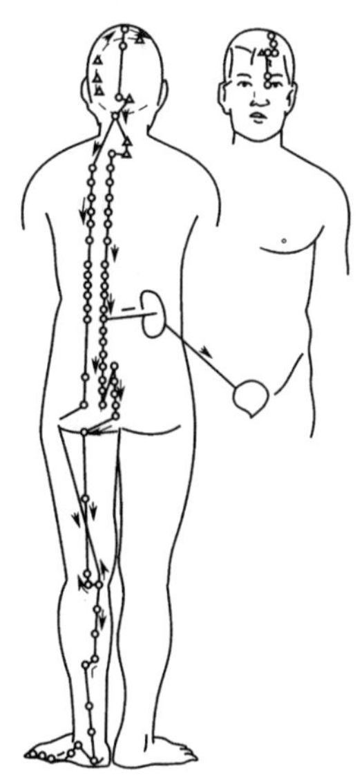

图 1.45 足太阳膀胱经循行示意图

2. 主治要点

本经腧穴主治头、目、项、背、腰、下肢部病证，神志病以及背部各背俞穴和第二侧线腧穴相关的脏腑、组织和器官的病证，如小便不通，遗尿，癫狂，疟疾，目痛，见风流泪，鼻塞多涕，鼻衄，头痛，项、背、腰、臀部以及下肢后侧本经循行部位疼痛等。

3. 腧穴

本经一侧 67 穴(表 1.23)(左右两侧共 134 穴)，其中 49 穴分布于头面部、项部和背腰部之督脉的两侧，余 18 穴则分布于下肢后面的正中线上及足的外侧部。首穴睛明，末穴至阴。

表 1.23　足太阳膀胱经腧穴

<table>
<tr><th>序号</th><th>穴名</th><th>定性</th><th>定　位</th><th>主　治</th><th>技　法</th><th>图示</th></tr>
<tr><td>1</td><td>睛明</td><td></td><td>面部，目内眦角稍上方凹陷处</td><td>一切目疾：目赤肿痛、流泪、视物不明、目眩、近视、夜盲</td><td>直刺 0.5 ~1 寸</td><td rowspan="2">见图 1.46</td></tr>
<tr><td>2</td><td>攒竹</td><td></td><td>面部，当眉头陷中，眶上切迹处</td><td>头面疾患：头痛、口眼㖞斜、目视不明、流泪、目赤肿痛、眉棱骨痛、眼睑下垂</td><td rowspan="8">平刺 0.5 ~0.8 寸</td></tr>
<tr><td>3</td><td>眉冲</td><td></td><td>头部，当攒竹直上入发际 0.5 寸，神庭与曲差连线之间</td><td>头面疾患：头痛、眩晕、鼻塞、癫痫</td><td rowspan="5">见图 1.47</td></tr>
<tr><td>4</td><td>曲差</td><td></td><td>头部，当前发际正中直上 0.5 寸，旁开 1.5 寸</td><td>头面疾患：头痛、鼻塞、鼻衄、目视不明</td></tr>
<tr><td>5</td><td>五处</td><td></td><td>头部，当前发际正中直上 1 寸，旁开 1.5 寸</td><td>头面疾患：头痛、目眩、癫痫</td></tr>
<tr><td>6</td><td>承光</td><td></td><td>头部，当前发际正中直上 2.5 寸，旁开 1.5 寸</td><td>头面疾患：头痛、目眩、鼻塞</td></tr>
<tr><td>7</td><td>通天</td><td></td><td>头部，当前发际正中直上 4 寸，旁开 1.5 寸</td><td>头面疾患：头痛、眩晕、鼻塞、鼻衄</td></tr>
<tr><td>8</td><td>络却</td><td></td><td>头部，当前发际正中直上 5.5 寸，旁开 1.5 寸</td><td>头面疾患：头晕、目视不明、耳鸣</td><td rowspan="3">见图 1.48</td></tr>
<tr><td>9</td><td>玉枕</td><td></td><td>后头部，当后发际正中直上 2.5 寸，旁开 1.3 寸，平枕外隆凸上缘的凹陷处</td><td>头面颈项疾患：头项痛、目痛、鼻塞</td></tr>
<tr><td>10</td><td>天柱</td><td></td><td>斜方肌外缘之后，发际凹陷中，当后发际正中旁开约 1.3 寸</td><td>头面颈肩疾患：头痛、项强、鼻塞、癫狂痫、肩背病</td><td>直刺或斜刺 0.5 ~0.8 寸</td></tr>
</table>

续表

序号	穴名	定性	定位	主治	技法	图示
11	大杼	骨会	背部,第1胸椎棘突下旁开1.5寸	咳嗽、项强、肩背痛	斜刺0.5~0.8寸	见图1.49
12	风门		背部,第2胸椎棘突下,旁开1.5寸	①外感、肺部疾患:伤风、咳嗽、发热、头痛;②项背部疾患:项强、胸背痛		
13	肺俞	肺背俞穴	背部,第3胸椎棘突下,旁开1.5寸	胸肺疾患:咳嗽、气喘、吐血、潮热、盗汗、鼻塞		
14	厥阴俞	心包背俞穴	背部,第4胸椎棘突下,旁开1.5寸	①心脏疾患:心痛、心悸;②胸肺疾患:咳嗽、胸闷;③其他:呕吐		
15	心俞	心背俞穴	背部,第5胸椎棘突下,旁开1.5寸	①心脏疾患:心痛、惊悸;②神志疾患:失眠、健忘、癫痫;③其他:咳嗽、吐血、盗汗		
16	督俞		背部,第6胸椎棘突下,旁开1.5寸	心胸肺疾患:心痛、胸闷、气喘		
17	膈俞	八会穴之血会	背部,第7胸椎棘突下,旁开1.5寸	①血证:吐血、咯血、便血等;②脾胃疾患:呕吐、呃逆;③肺系疾患:气喘、咳嗽、潮热、盗汗		
18	肝俞	肝背俞穴	背部,第9胸椎棘突下,旁开1.5寸	①肝胆疾患:黄疸、胁痛;②头面疾患:目赤、目眩、头痛、眩晕;③血证:吐血、咳血;④妇科疾患:月经不调、痛经、闭经		
19	胆俞	胆背俞穴	背部,第10胸椎棘突下旁开1.5寸	肝胆疾患:黄疸、口苦、胁痛		
20	脾俞	脾背俞穴	背部,第11胸椎棘突下旁开1.5寸	①脾胃肠疾患:腹胀、黄疸、呕吐、泄泻、便血、水肿;②局部疾患:背痛		
21	胃俞	胃背俞穴	背部,第12胸椎棘突下旁开1.5寸	①脾胃肠疾患:胃痛、呕吐、腹胀、肠鸣;②局部疾患:背痛		

续表

<table>
<tr><th>序号</th><th>穴名</th><th>定性</th><th>定 位</th><th>主 治</th><th>技 法</th><th>图示</th></tr>
<tr><td>22</td><td>三焦俞</td><td>三焦背俞穴</td><td>腰部,第1腰椎棘突下旁开1.5寸</td><td>①水液代谢异常性疾患:水肿、小便不利、遗尿、腹水;②胃肠疾患:肠鸣、腹胀、呕吐、泄泻;③其他:腰脊强痛</td><td rowspan="3">直刺0.5~1寸</td><td rowspan="14">见图1.50</td></tr>
<tr><td>23</td><td>肾俞</td><td>肾背俞穴</td><td>腰部,第2腰椎棘突下,旁开1.5寸</td><td>①生殖系疾患:遗精、阳痿、月经不调、白带;②肾脏疾患:遗尿、水肿、耳鸣、耳聋、腰痛</td></tr>
<tr><td>24</td><td>气海俞</td><td></td><td>腰部,第3腰椎棘突下,旁开1.5寸</td><td>腰腹部疾患:肠鸣、腹胀、痛经、腰痛</td></tr>
<tr><td>25</td><td>大肠俞</td><td>大肠背俞穴</td><td>腰部,第4腰椎棘突下,旁开1.5寸</td><td>肠道及局部疾患:腹胀、泄泻、便秘、腰痛</td><td>直刺0.8~1.2寸</td></tr>
<tr><td>26</td><td>关元俞</td><td></td><td>腰部,第5腰椎棘突下,旁开1.5寸</td><td>腹部及局部疾患:腹胀、泄泻、小便频数或不利、遗尿、腰痛</td><td rowspan="3">直刺0.8~1.2寸</td></tr>
<tr><td>27</td><td>小肠俞</td><td>小肠背俞穴</td><td>骶部,当骶正中嵴旁1.5寸,平第1骶后孔</td><td>①前阴疾患:遗精、遗尿、尿血、白带、小腹胀痛;②肠道疾患:泄泻、痢疾;③其他:腰腿疼痛</td></tr>
<tr><td>28</td><td>膀胱俞</td><td>膀胱背俞穴</td><td>骶部,当骶正中嵴旁1.5寸,平第2骶后孔</td><td>膀胱及局部疾患:小便不利、遗尿、泄泻、便秘、腰脊强痛</td></tr>
<tr><td>29</td><td>中膂俞</td><td></td><td>骶部,当骶正中嵴旁1.5寸,平第3骶后孔</td><td>泄泻、疝气、腰脊强痛</td><td rowspan="7">直刺1~1.5寸</td></tr>
<tr><td>30</td><td>白环俞</td><td></td><td>骶部,当骶正中嵴旁1.5寸,平第4骶后孔</td><td>遗尿、疝气、遗精、月经不调、白带、腰痛</td></tr>
<tr><td>31</td><td>上髎</td><td></td><td>骶部,当骶后上棘与中线之间,适对第1骶后孔处</td><td>泌尿生殖及局部疾患:小便不利、月经不调、带下、遗精、阳痿、腰痛</td></tr>
<tr><td>32</td><td>次髎</td><td></td><td>骶部,当髂后上棘内下方,适对第2骶后孔处</td><td>①泌尿生殖系疾患:月经不调、痛经、带下、小便不利、遗精;②腰及下肢疾患:腰痛、下肢痿痹</td></tr>
<tr><td>33</td><td>中髎</td><td></td><td>骶部,当次髎下内方,适对第4骶后孔处</td><td>便秘、泄泻、小便不利、月经不调、带下、腰痛</td></tr>
<tr><td>34</td><td>下髎</td><td></td><td>骶部,当中髎下内方,适对第4骶后孔处</td><td>腹痛、便秘、小便不利、带下、腰痛</td></tr>
<tr><td>35</td><td>会阳</td><td></td><td>骶部,尾骨端旁开0.5寸</td><td>泄泻、便血、痔疾、阳痿、带下</td></tr>
<tr><td>36</td><td>承扶</td><td></td><td>大腿后面,臀下横纹的中点</td><td>腰骶臀股部疼痛、痔疾</td><td rowspan="2">直刺1~2寸</td><td rowspan="2">见图1.51</td></tr>
<tr><td>37</td><td>殷门</td><td></td><td>大腿后面,承扶与委中的连线上,承扶下6寸</td><td>腰痛、下肢痿痹</td></tr>
</table>

续表

序号	穴名	定性	定 位	主 治	技 法	图示
38	浮郄		腘横纹外侧端,委阳上1寸,股二头肌腱的内侧	便秘、股腘部疼痛、麻木	直刺1~1.5寸	见图1.51
39	委阳	三焦下合穴	腘横纹外侧端,股二头肌腱的内侧	腹满、小便不利、腰脊强痛、腿足挛痛		
40	委中	合穴;膀胱下合穴	腘横纹中点,当股二头肌腱与半腱肌肌腱的中间	①腰腿疾患:腰痛、下肢痿痹;②胃肠疾患腹痛、吐泻;③小便疾患:小便不利、遗尿;④皮肤疾患:湿疹、丹毒、荨麻疹	直刺1~1.5寸,或用三棱针点刺腘静脉出血	
41	附分		背部,当第2胸椎棘突下,旁开3寸	颈项强痛、肩背拘急、肘臂麻木	斜刺0.5~0.8寸	见图1.52
42	魄户		背部,当第3胸椎棘突下,旁开3寸	咳嗽、气喘、肺痨、项强、肩背痛		
43	膏肓		背部,当第4胸椎棘突下,旁开3寸	①肺系疾患:咳嗽、气喘、肺痨;②其他:健忘、遗精		
44	神堂		背部,当第5胸椎棘突下,旁开3寸	胸背疾患:咳嗽、气喘、胸闷、脊背强痛		
45	譩譆		背部,当第6胸椎棘突下,旁开3寸	咳嗽、气喘、热病、肩背痛		
46	膈关		背部,当第7胸椎棘突下,旁开3寸	胸闷、嗳气、呕吐、脊背强痛		
47	魂门		背部,当第9胸椎棘突下,旁开3寸	胸胁痛、呕吐、泄泻、背痛		
48	阳纲		背部,当第10胸椎棘突下,旁开3寸	脾胃肠疾患:肠鸣、腹痛、泄泻、黄疸、消渴		
49	意舍		背部,当第11胸椎棘突下,旁开3寸	腹部疾患:腹胀、肠鸣、呕吐、泄泻		
50	胃仓		背部,当第12胸椎棘突下,旁开3寸	脾胃及局部疾患:胃脘痛、腹胀、小儿食积、水肿、背脊痛		
51	肓门		腰部,当第1腰椎棘突下,旁开3寸	脾胃肠疾患:腹痛、便秘、乳疾		
52	志室		腰部,当第2腰椎棘突下,旁开3寸	泌尿生殖系疾患:遗精、阳痿、小便不利、水肿、腰脊强痛		
53	胞肓		臀部,平第2骶后孔,骶正中嵴旁开3寸	肠鸣、腹胀、便秘、腰脊强痛	直刺1~1.5寸	
54	秩边		臀部,平第4骶后孔,骶正中嵴旁开3寸	小便不利、便秘、痔疾、腰骶痛、下肢痿痹	直刺1.5~2寸	

续表

序号	穴名	定性	定位	主治	技法	图示
55	合阳		小腿后面,当委中与承山的连线上,委中下2寸	①腰及下肢疾患:腰脊强痛、下肢痿痹;②其他:疝气、崩漏	直刺1~2寸	
56	承筋		小腿后面,当委中与承山的连线上,腓肠肌肌腹中央,委中下5寸	①肠道疾患:痔疾;②腰及下肢疾患:腰腿拘急疼痛	直刺1~1.5寸	
57	承山		小腿后面正中,委中与昆仑之间,足跟上提时腓肠肌肌腹下出现尖角凹陷处	①肠道疾患:痔疾、便秘;②腰及下肢疾患:腰腿拘急疼痛	直刺1~2寸	见图1.53
58	飞扬	络穴	小腿后面,外踝后,昆仑直上7寸,承山穴外下方1寸处	①头面疾患:头痛、目眩;②其他:腰腿疼痛、痔疾	直刺1~1.5寸	
59	跗阳	阳跷脉郄穴	小腿后面,外踝后,昆仑穴直上3寸	①头部疾患:头痛;②腰及下肢疾患:腰痛、下肢痿痹、外踝肿痛	直刺0.8~1.2寸	
60	昆仑	经穴	足部外踝后方,当外踝尖与跟腱之间的凹陷处	①头面疾患:头痛、项强、目眩;②神志疾患:癫痫;③产科疾患:难产;④腰及下肢疾患:腰骶疼痛、脚跟肿痛	直刺0.5~0.8寸	
61	仆参		足外侧部,外踝后下方,昆仑直下,跟骨外侧,赤白肉际处	①下肢疾患:下肢痿痹、足跟痛;②神志疾患:癫痫		
62	申脉	八脉交会穴通阳跷脉	足外侧部,外踝直下方凹陷中	①头面疾患:头痛、眩晕、目赤肿痛;②神志疾患:癫狂痫、失眠;③腰腿疾患:腰腿酸痛		
63	金门	郄穴	足外侧部,当外踝前缘直下,骰骨下缘处	①头面疾患:头痛;②神志疾患:癫痫、小儿惊风;③腰及下肢疾患:腰痛、下肢痿痹、外踝痛	直刺0.3~0.5寸	见图1.54
64	京骨	原穴	足外侧部,第5跖骨粗隆下方,赤白肉际处	①头面疾患:头痛、项强、目翳;②神志病:癫痫;③其他:腰痛		
65	束骨	输穴	足外侧,第5跖趾关节后方,赤白肉际处	①头面疾患:头痛、项强、目眩;②神志疾患:癫狂;③其他:腰腿痛		
66	足通谷	荥穴	足外侧,第5跖趾关节前方,赤白肉际处	①头面五官疾患:头痛、项强、目眩、鼻衄;②神志疾患:癫狂	直刺0.2~0.3寸	
67	至阴	井穴	足小趾末节外侧,距趾甲角0.1寸	①头面五官疾患:头痛、目痛、鼻塞、鼻衄;②产科疾患:胎位不正、难产	浅刺0.1寸;可灸	

1.3.1.8 足少阴肾经(kidney meridian of foot shaoyin,KI.)

1. 经脉循行

如图1.55所示,足少阴肾经循行走向为:

起于足小趾之下→斜向足心(涌泉)→舟骨粗隆下→内踝后→上行小腿内侧后缘腘窝内侧→上行股内后缘→通向脊柱(长强)→ 属肾,络膀胱→还出于前→腹部前正中线旁开0.5寸,胸部前正中线旁开2寸→止于俞府穴

↘通过肝和横膈→入肺中→沿喉咙→夹于舌根部

↓从肺部出来→联络心脏→流注于胸中,与手厥阴心包经相接

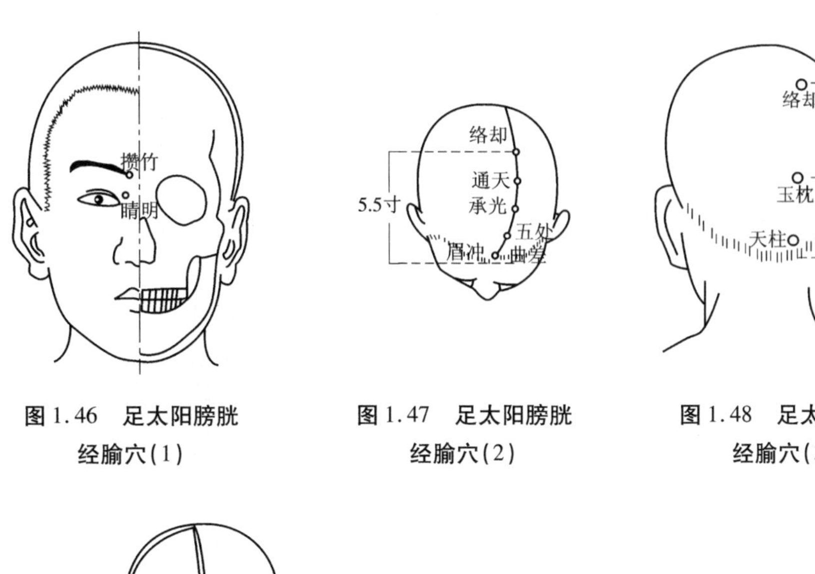

图 1.46 足太阳膀胱经腧穴(1)

图 1.47 足太阳膀胱经腧穴(2)

图 1.48 足太阳膀胱经腧穴(3)

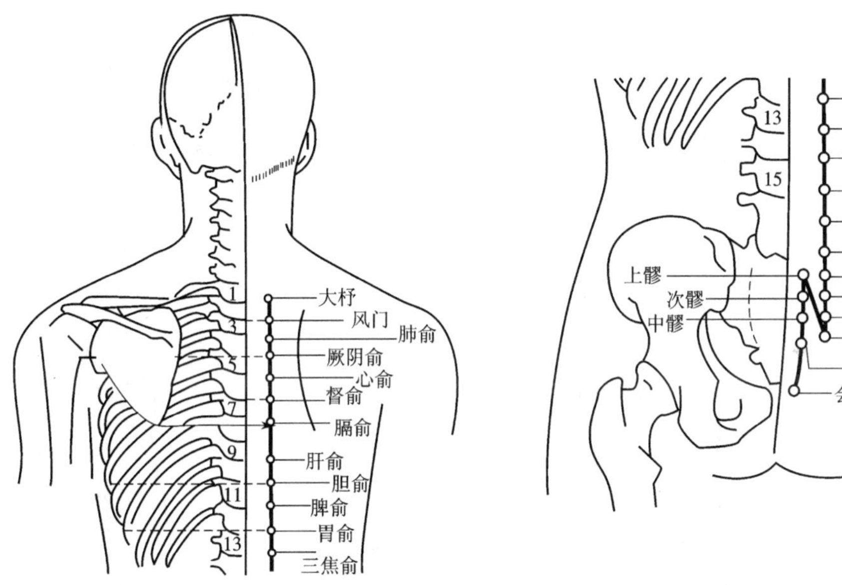

图 1.49 足太阳膀胱经腧穴(4)

图 1.50 足太阳膀胱经腧穴(5)

2. 主治要点

本经腧穴主治妇科、前阴病和肾、肺、咽喉病以及经脉循行部位的其他病证，如咳血、气喘、舌干、咽喉肿痛、水肿、大便秘结、泄泻、腰痛、脊股内后侧痛、痿弱无力、足心热等。

3. 腧穴

本经一侧 27 穴(表 1.24)(左右两侧共 54 穴)，其中 10 穴分布于下肢内侧面的后缘，其余 17 穴位于胸腹部任脉两侧。首穴涌泉，末穴俞府。

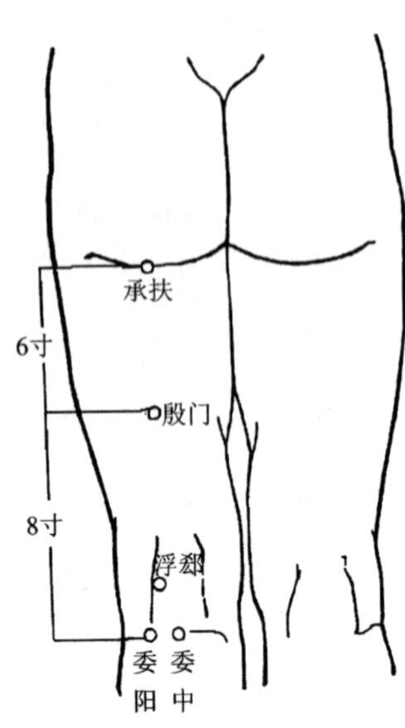

图 1.51　足太阳膀胱经腧穴(6)

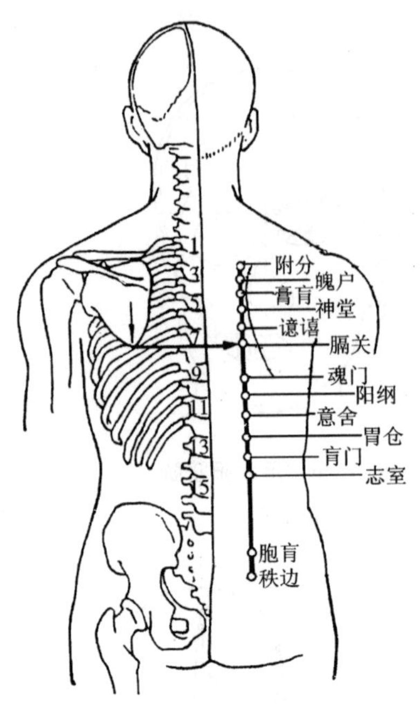

图 1.52　足太阳膀胱经腧穴(7)

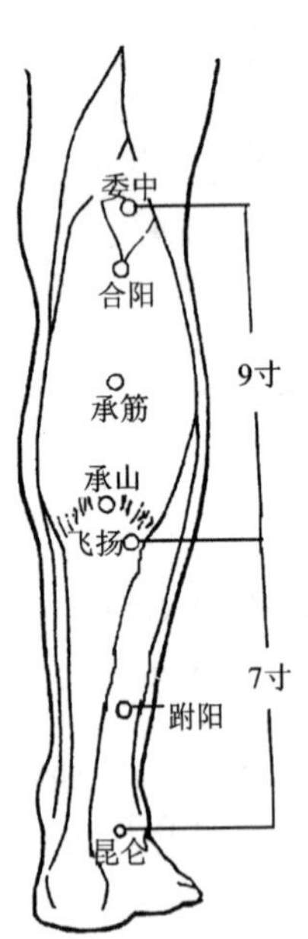

图 1.53　足太阳膀胱经腧穴(8)

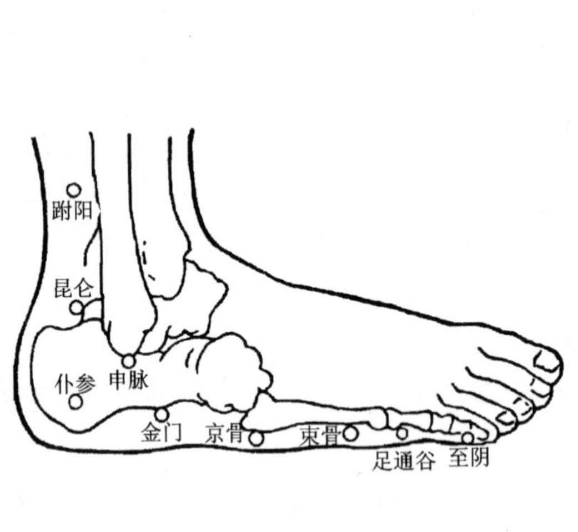

图 1.54　足太阳膀胱经腧穴(9)

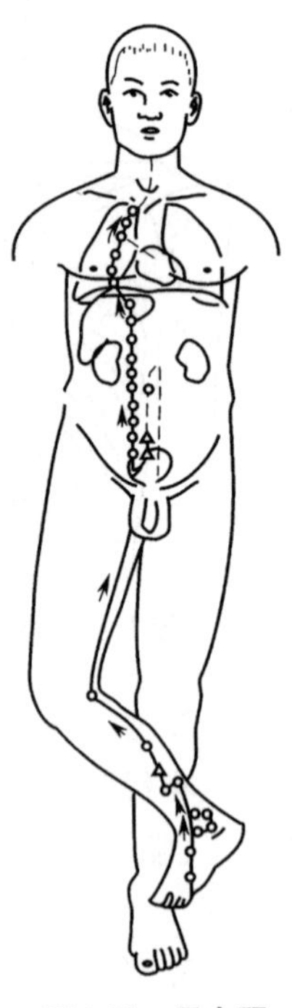

图 1.55　足少阴肾经循行示意图

表 1.24　足少阴肾经腧穴

序号	穴名	定性	定　位	主　治	技　法	图示
1	涌泉	井穴	足底部，卷足时足前部凹陷处，约当第 2、3 趾趾指缝纹头端与足跟连线的前 1/3 与后 2/3 交点上	①头面五官疾患：头顶痛、头晕眼花、咽喉痛、失音；②神志疾患：小儿惊风、癫疾、昏厥；③其他：足心热		见图 1.56
2	然谷	荥穴	足内侧缘，足舟骨粗隆下方，赤白肉际	①妇科疾患：月经不调、阴挺；②前阴疾患：遗精、阳痿、小便不利；③其他：泄泻、胸胁胀痛、咳血、消渴、黄疸；④下肢疾患：下肢痿痹、足跗痛	直刺 0.5 ~ 0.8 寸；可灸	
3	太溪	输穴；原穴	足内侧，内踝后方，内踝尖与跟腱之间的凹陷处	①头面五官疾患：头痛目眩、咽喉肿痛、齿痛、耳聋、耳鸣；②胸肺疾患：咳嗽、气喘、胸痛咳血；③妇科疾患：月经不调、闭经、不孕；④神志疾患：失眠、健忘；⑤肾脏疾患：遗精、阳痿、小便频数；⑥腰及下肢疾患：腰脊痛、下肢厥冷、内踝肿痛		见图 1.57
4	大钟	络穴	足内侧，内踝下方，跟腱附着部的内侧前方凹陷处	①胸肺疾患：咳血、气喘；②泌尿生殖系疾患：小便不利、月经不调；③腰及下肢疾患：腰脊强痛、足跟痛	直刺 0.3 ~ 0.5 寸；可灸	
5	水泉	郄穴	足内侧，内踝后下方，太溪直下 1 寸，跟骨结节内侧凹陷	①妇科疾患：月经不调、痛经、阴挺；②泌尿系疾患：小便不利		
6	照海	八脉交会穴，通阴跷脉	足内侧，内踝尖下方凹陷处	①头项疾患：咽喉干燥、目赤肿痛；②神志疾患：痫证、失眠、嗜卧、惊恐不宁；③妇科疾患：月经不调、痛经、赤白带下、阴挺；④肾脏疾患：小便频数	直刺 0.5 ~ 0.8 寸；可灸	
7	复溜	经穴	小腿内侧，太溪直上 2 寸，跟腱的前方	①腹部疾患：泄泻、肠鸣、水肿、腹胀；②汗证：盗汗、身热无汗；③腰及下肢疾患：腿肿、足痿、腰脊强痛	直刺 0.8 ~ 1 寸；可灸	
8	交信	阴跷脉郄穴	小腿内侧，太溪直上 2 寸，复溜前 0.5 寸，胫骨内侧缘的后方	①妇科疾患：月经不调、崩漏、阴挺；②腹部疾患：泄泻、大便难、泻痢赤白；③泌尿生殖疾患：睾丸肿痛、五淋、疝气、阴痒；④下肢疾患：膝、股内廉痛	直刺 0.5 ~ 1 寸；可灸	见图 1.58
9	筑宾	阴维脉郄穴	小腿内侧，太溪与阴谷的连线上，太溪上 5 寸，腓肠肌肌腹的内下方	①神志疾患：癫狂、痫证；②其他：疝痛、小儿脐疝、小腿内侧痛	直刺 0.5 ~ 0.8 寸；可灸	

续表

序号	穴名	定性	定位	主治	技法	图示
10	阴谷	合穴	腘窝内侧，屈膝时，当半腱肌肌腱与半膜肌肌腱之间	①泌尿生殖疾患：阳痿、疝痛、月经不调、崩漏、小便难、阴中痛；②神志疾患：癫狂；③下肢疾患：膝股内侧痛	直刺 0.8 ~ 1.2 寸；可灸	见图 1.58
11	横骨		下腹部，脐中下 5 寸，前正中线旁开 0.5 寸	泌尿生殖疾患：阴部痛、少腹痛、遗精、阳痿、遗尿、小便不通		见图 1.59
12	大赫		下腹部，脐中下 4 寸，前正中线旁开 0.5 寸	腹部疾患：阴部痛、遗精、子宫脱垂、带下、月经不调、痛经、不孕；泄泻、痢疾		
13	气穴		下腹部，脐中下 3 寸，前正中线旁开 0.5 寸	腹部疾患：月经不调、白带、阳痿、小便不通、泄泻、痢疾		
14	四满		下腹部，脐中下 2 寸，前正中线旁开 0.5 寸	①妇科疾患：月经不调、崩漏、带下；②其他：腹痛、遗精、遗尿、便秘、水肿		
15	中注		下腹部，脐中下 1 寸，前正中线旁开 0.5 寸	腹部疾患：月经不调、腰腹疼痛、大便燥结、泄泻、痢疾		
16	肓俞		腹中部，当脐中旁开 0.5 寸	腹部疾患：当腹痛绕脐、呕吐、腹胀、泄泻、便秘、月经不调		
17	商曲		上腹部，脐中上 2 寸，前正中线旁开 0.5 寸	腹部疾患：腹痛、泄泻、便秘、腹中积聚	直刺 0.5 ~ 0.8 寸；可灸	
18	石关		上腹部，脐中上 3 寸，前正中线旁开 0.5 寸	腹部疾患：呕吐、腹痛、便秘、产后腹痛		
19	阴都		上腹部，脐中上 4 寸，前正中线旁开 0.5 寸	腹部疾患：腹胀、肠鸣、腹痛、便秘		
20	腹通谷		上腹部，脐中上 5 寸，前正中线旁开 0.5 寸	胸腹部疾患：腹痛、腹胀、呕吐、心痛、心悸、胸痛		
21	幽门		上腹部，脐中上 6 寸，前正中线旁开 0.5 寸	腹部疾患：腹痛、呕吐、消化不良、泄泻		
22	步廊		胸部，当第 5 肋间隙，前正中线旁开 2 寸	胸部疾患：胸痛、咳嗽、气喘、乳痈	斜刺或平刺 0.5 ~ 0.8 寸；可灸	见图 1.60
23	神封		胸部，当第 4 肋间隙，前正中线旁开 2 寸	胸部疾患：咳嗽、气喘、胸胁胀满、乳痈		
24	灵墟		胸部，当第 3 肋间隙，前正中线旁开 2 寸	胸部疾患：咳嗽、气喘、痰多、胸胁胀痛、乳痈		
25	神藏		胸部，当第 2 肋间隙，前正中线旁开 2 寸	胸部疾患：咳嗽、气喘、胸痛、烦满		
26	彧中		胸部，当第 1 肋间隙，前正中线旁开 2 寸	胸部疾患：咳嗽、气喘、痰壅、胸胁胀满		
27	俞府		胸部，当锁骨下缘，前正中线旁开 2 寸	胸部疾患：咳嗽、气喘、胸痛		

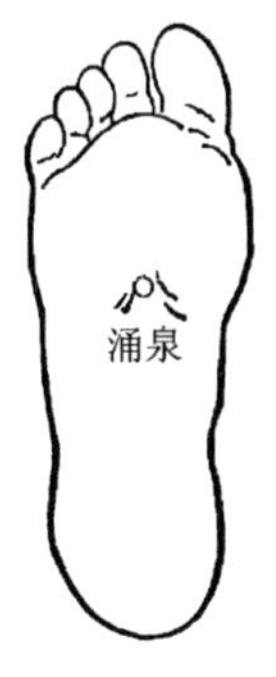

图 1.56　足少阴肾经腧穴(1)

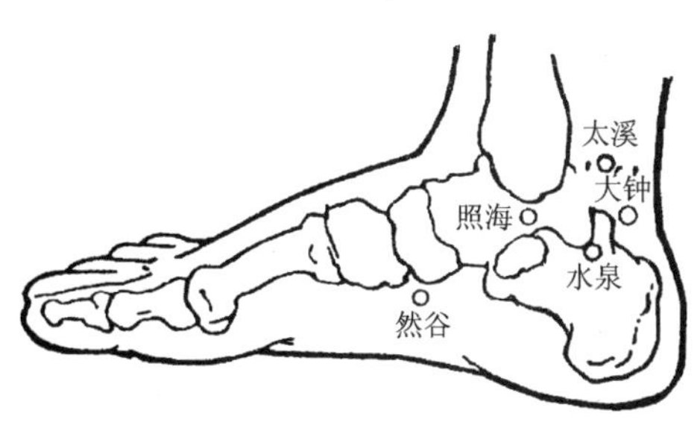

图 1.57　足少阴肾经腧穴(2)

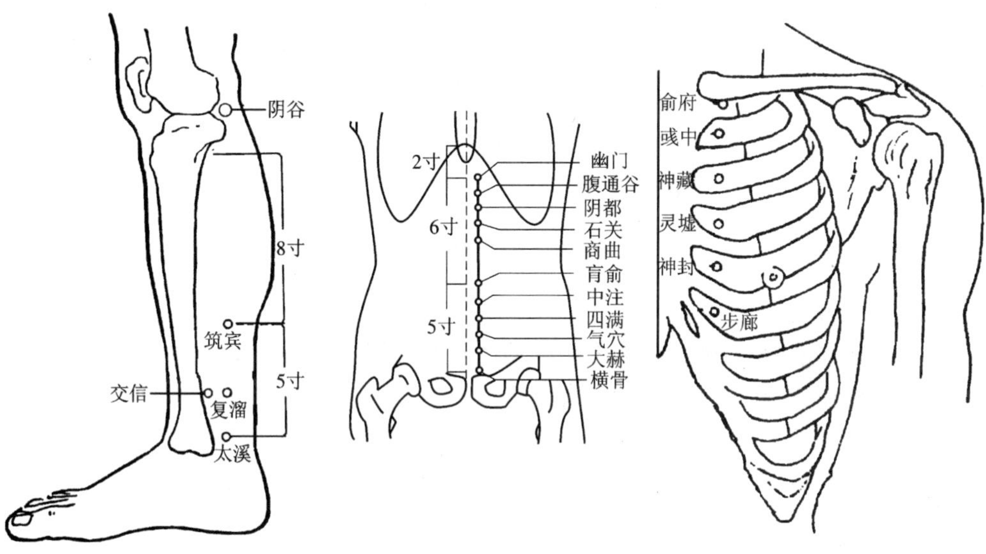

图 1.58　足少阴肾经腧穴(3)

图 1.59　足少阴肾经腧穴(4)

图 1.60　足少阴肾经腧穴(5)

1.3.1.9　手厥阴心包经(pericardium meridian of hand jueyin, PC.)

1. 经脉循行

如图 1.61 所示,手厥阴心包经循行走向为:

起于胸中→属心包络→过横膈→络上、中、下三焦

沿着胸中→出于胁部→至腋下 3 寸(天池)→腋窝中→上臂内侧中线

中指指端(中冲)←入掌中←前臂两筋(掌长肌腱与桡侧腕屈肌腱)的中间←入肘窝中

从劳宫分出,沿着无名指到指端(关冲),与手少阳三焦经相接

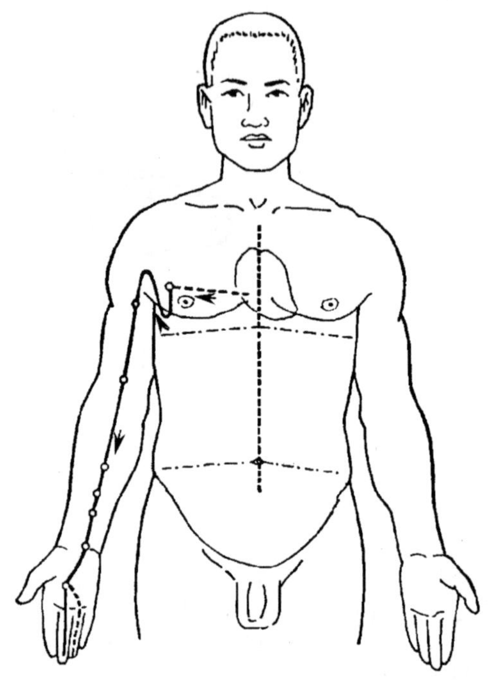

图 1.61 手厥阴心包经循行示意图

2. 主治要点

本经腧穴主治心、胸、胃、神志病以及经脉循行部位的其他病证，如心痛、胸闷、心悸、心烦、癫狂、腋肿、肘臂挛急、掌心发热等。

3. 腧穴

本经一侧 9 穴（表 1.25）（左右两侧共 18 穴），其中 8 穴分布于上肢掌面的正中线上，1 穴在前胸上部。首穴天池，末穴中冲。

表 1.25 手厥阴心包经腧穴

序号	穴名	定性	定 位	主 治	技 法	图示
1	天池		胸部，当第 4 肋间隙，乳头外 1 寸，前正中线旁开 5 寸	胸部疾患：胸闷、心烦、咳嗽、痰多、气喘、胸痛、腋下肿痛、瘰疬、乳痈	斜刺或平刺 0.5～0.8 寸；可灸	见图 1.62
2	天泉		臂内侧，腋前纹头下 2 寸，肱二头肌的长、短头之间	胸及上臂疾患：心痛、胸胁胀满、咳嗽、胸背及上臂内侧痛	直刺 0.5～0.8 寸；可灸	见图 1.63
3	曲泽	合穴	肘横纹中，当肱二头肌腱的尺侧缘	①心胸疾患：心痛、善惊、心悸、烦躁；②脾胃疾患：胃疼、呕吐；③上肢疾患：肘臂痛、上肢颤动	直刺 0.8～1 寸或三棱针刺血；可灸	

续表

<table>
<tr><th>序号</th><th>穴名</th><th>定性</th><th>定　位</th><th>主　治</th><th>技　法</th><th>图示</th></tr>
<tr><td>4</td><td>郄门</td><td>郄穴</td><td>前臂掌侧，当曲泽与大陵的连线上，腕横纹上5寸</td><td>①心胸疾患：心痛、心悸、胸痛、心烦；②神志疾患：癫疾；③血证：咳血、呕血、衄血</td><td rowspan="3">直刺0.5～1寸；可灸</td><td rowspan="4">见图1.64</td></tr>
<tr><td>5</td><td>间使</td><td>经穴</td><td>前臂掌侧，当曲泽与大陵的连线上，腕横纹上3寸，掌长肌腱与桡侧腕屈肌腱之间</td><td>①心胸胃疾患：心痛、心悸、胃痛、呕吐、烦躁；②神志疾患：癫狂、痫证；③上肢疾患：肘挛、臂痛</td></tr>
<tr><td>6</td><td>内关</td><td>络穴；八脉交会穴，通阴维脉</td><td>前臂掌侧，当曲泽与大陵的连线上，腕横纹上2寸，掌长肌腱与桡侧腕屈肌腱之间</td><td>①心胸胃疾患：心痛、心悸、胸痛、胃痛、呕吐、呃逆；②神志疾患：失眠、癫狂、痫证、郁证；③其他：眩晕、哮喘、热病；④上肢疾患：中风偏瘫、肘臂挛痛</td></tr>
<tr><td>7</td><td>大陵</td><td>输穴；原穴</td><td>腕掌横纹的中点处，掌长肌腱与桡侧腕屈肌腱之间</td><td>①心胸胃疾患：心痛、心悸、胸胁痛、胃痛、呕吐、惊悸；②神志疾患：癫狂、痫证、喜笑悲恐；④上肢疾患：腕关节疼痛</td><td rowspan="2">直刺0.3～0.5寸；可灸</td></tr>
<tr><td>8</td><td>劳宫</td><td>荥穴</td><td>手掌心，当第2、3掌骨之间偏于第3掌骨，握拳屈指的中指尖处</td><td>①急证：中风昏迷、中暑；②心神疾患：心痛、癫狂、痫证；③其他：口疮、口臭</td><td rowspan="2">见图1.65</td></tr>
<tr><td>9</td><td>中冲</td><td>井穴</td><td>手中指末节尖端中央</td><td>①急证：中风昏迷、中暑、昏厥、小儿惊风、热病；②其他：舌强不语、舌下肿痛</td><td>浅刺0.1寸或用三棱针点刺出血</td></tr>
</table>

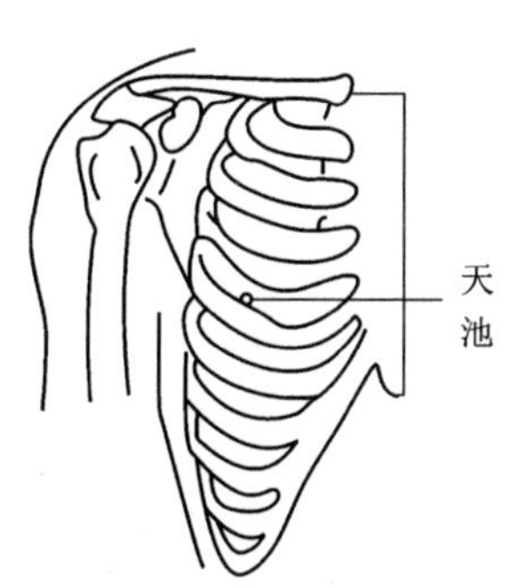

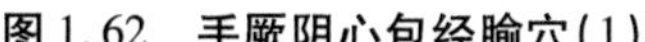

图1.62　手厥阴心包经腧穴(1)

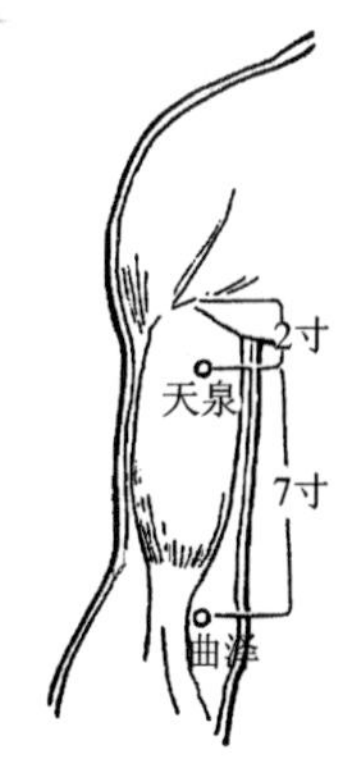

图1.63　手厥阴心包经腧穴(2)

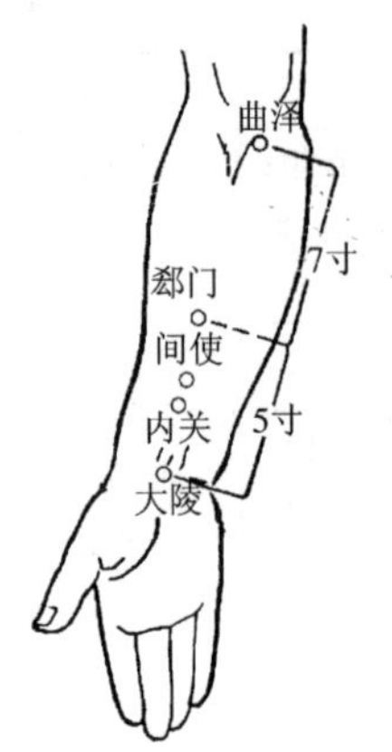

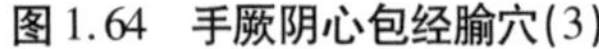
图 1.64　手厥阴心包经腧穴(3)

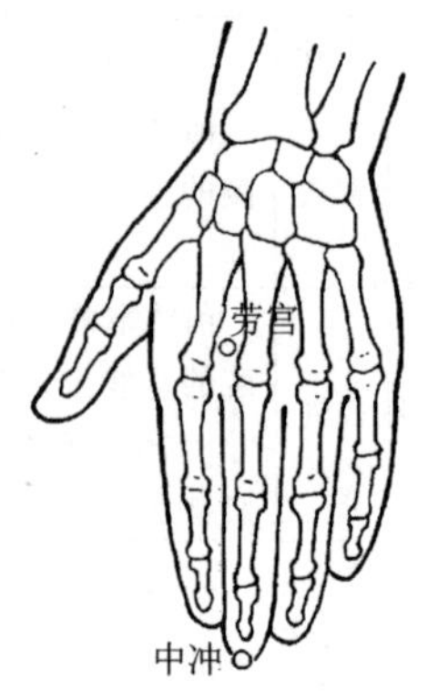

图 1.65　手厥阴心包经腧穴(4)

1.3.1.10　手少阳三焦经（sanjiao meridian of hand shaoyang, SJ.）

1. 经脉循行

如图 1.66 所示，手少阳三焦经循行走向为：

起于无名指末端(关冲)→第 4、5 掌骨间→沿着腕背→前臂外侧桡骨和尺骨之间→肘尖→上臂外侧→肩部→入缺盆→胸中，络心包→过横膈→从胸至腹，属于上、中、下三焦

↓

向上，出缺盆→上走项部→沿耳后直上→出于耳部上行额角→再屈而下行至面颊部→到达眶下部至目外眦，与足少阳经相接

沿耳后直上↓从耳后入耳中，出走耳前→再屈而下行至面颊部

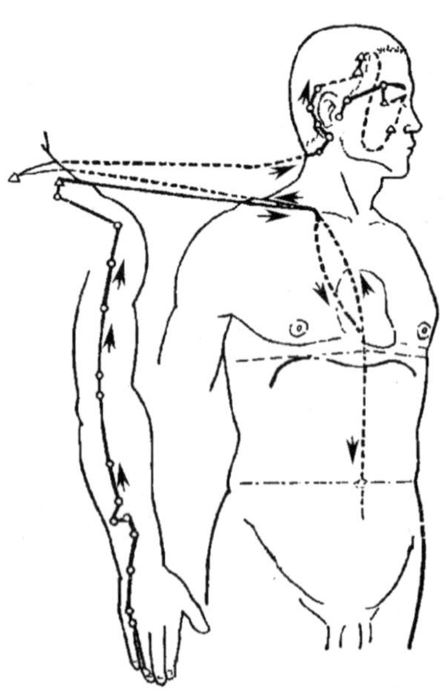

图 1.66　手少阳三焦经循行示意图

2. 主治要点

本经腧穴主治侧头、耳、目、胸胁、咽喉病，热病以及经脉循行部位的其他病证，如腹胀，水肿，遗尿，小便不利，耳聋，耳鸣，咽喉肿痛，目赤肿痛，颊肿，耳后、肩臂肘部外侧疼痛等。

3. 腧穴

本经一侧23穴(表1.26)(左右两侧共46穴)，其中13穴分布于上肢背面的正中线上，10穴在颈、侧头部。首穴关冲，末穴丝竹空。

表1.26 手少阳三焦经腧穴

<table>
<tr><th>序号</th><th>穴名</th><th>定性</th><th>定位</th><th>主治</th><th>技法</th><th>图示</th></tr>
<tr><td>1</td><td>关冲</td><td>井穴</td><td>手无名指末节尺侧，距指甲角0.1寸</td><td>①头面五官疾患：头痛、目赤、耳聋、耳鸣、喉痹、舌强；②外感疾患：热病</td><td>浅刺0.1寸或用三棱针点刺出血；可灸</td><td rowspan="3">见图1.67</td></tr>
<tr><td>2</td><td>液门</td><td>荥穴</td><td>手背部，当第4、5指间，指蹼缘后方赤白肉际处</td><td>①头面五官疾患：头痛、目赤、耳痛、耳鸣、耳聋、喉痹；②外感疾患：热病汗不出、疟疾；③局部疾患：手臂痛</td><td rowspan="2">直刺0.3～0.5寸；可灸</td></tr>
<tr><td>3</td><td>中渚</td><td>输穴</td><td>手背部，环指本节(掌指关节)的后方，第4、5掌骨间凹陷处</td><td>①头面五官疾患：头痛、目眩、目赤、目痛、耳聋、耳鸣、喉痹；②上肢疾患：肩背、肘臂酸痛，手指不能屈伸；③外感疾患：热病</td></tr>
<tr><td>4</td><td>阳池</td><td>原穴</td><td>腕背横纹中，指总伸肌腱的尺侧缘凹陷处</td><td>①头面五官疾患：头痛、目眩、目赤肿痛、耳聋、耳鸣、喉痹、口干；②上肢疾患：腕痛、肩臂痛；③其他：疟疾、消渴</td><td rowspan="5">直刺0.5～1寸；可灸</td><td rowspan="5">见图1.68</td></tr>
<tr><td>5</td><td>外关</td><td>络穴；八脉交会穴，通阳维脉</td><td>前臂背侧，阳池与肘尖的连线上，腕背横纹上2寸，尺骨与桡骨之间</td><td>①外感疾患：热病；②头面五官疾患：头痛、颊痛、耳聋、耳鸣、目赤肿痛；③肩及上肢疾患：肩背痛、肘臂屈伸不利、手指疼痛、手颤</td></tr>
<tr><td>6</td><td>支沟</td><td>经穴</td><td>前臂背侧，阳池与肘尖的连线上，腕背横纹上3寸，尺骨与桡骨之间</td><td>①头面五官疾患：暴喑、耳聋、耳鸣；②经脉循行部位疾患：肩背酸痛、胁肋痛；③其他：呕吐、便秘、热病</td></tr>
<tr><td>7</td><td>会宗</td><td>郄穴</td><td>前臂背侧，腕背横纹上3寸，支沟尺侧，尺骨的桡侧缘</td><td>偏头痛、耳聋、咳喘、上肢痛</td></tr>
<tr><td>8</td><td>三阳络</td><td></td><td>前臂背侧，腕背横纹上4寸，尺骨与桡骨之间</td><td>①头项疾患：暴喑、耳聋、龋齿痛；②上肢疾患：手臂痛</td></tr>
</table>

续表

序号	穴名	定性	定位	主治	技法	图示
9	四渎		前臂背侧,阳池与肘尖的连线上,肘尖下5寸,尺骨与桡骨之间	①头面五官疾患:暴喑、暴聋、齿痛;②其他:呼吸气短、咽阻如梗、前臂痛	直刺0.5~1寸;可灸	见图1.68
10	天井	合穴	臂外侧,屈肘时,当肘尖直上1寸凹陷处	①头项疾患:偏头痛、耳聋、颈项痛、瘿气;②其他:癫痫		见图1.69
11	清冷渊		臂外侧,屈肘时,当肘尖直上2寸	头目及局部疾患:头痛、目黄、肩臂痛		
12	消泺		臂外侧,当清冷渊与臑会连线中点处	头项及局部疾患:头痛、颈项强痛、臂痛、齿痛		
13	臑会		臂外侧,当肘尖与肩髎的连线上,肩髎下3寸,三角肌的后下缘	肩臂痛、瘿气、瘰疬、肩胛肿痛		
14	肩髎		肩部,肩髃后方,臂外展时,于肩峰后下方呈现凹陷处	臂痛、肩重不能举		
15	天髎		肩胛部,肩井与曲垣的中间,当肩胛骨上角处	肩臂痛、颈项强痛、胸中烦满		
16	天牖		颈侧部,乳突的后下方,平下颌角,胸锁乳突肌的后缘	头项疾患:头晕、头痛、目昏、暴聋、项强		见图1.70
17	翳风		耳垂后方,当乳突与下颌角之间的凹陷处	头面五官疾患:耳鸣、耳聋、口眼㖞斜、牙关紧闭、颊肿		见图1.71
18	瘈脉		头部,耳后乳突中央,角孙与翳风之间,沿耳轮连线的中、下1/3的交点处	头部疾患:头痛、耳聋、耳鸣、小儿惊痫	平刺0.3~0.5寸,或点刺出血;可灸	
19	颅息		头部,当角孙与翳风之间,沿耳轮连线的上、中1/3的交点处	头部疾患:头痛、耳鸣、耳痛、小儿惊痫	平刺0.3~0.5寸;可灸	
20	角孙		头部,折耳廓向前,当耳尖直上入发际处	头面五官疾患:耳部肿痛、目赤肿痛、齿痛、唇燥、项强、头痛		
21	耳门		面部,耳屏上切迹的前方,下颌骨髁状突后缘,张口有凹陷处	头面五官疾患:耳聋、耳鸣、齿痛、颈颔痛	直刺0.5~1寸;可灸	
22	耳和髎		头侧部,鬓发后缘,平耳廓根之前方,颞浅动脉的后缘	头面五官疾患:头重痛、耳鸣、牙关拘急、颔肿、鼻肿痛、口渴	斜刺0.3~0.5寸;可灸	
23	丝竹空		面部,当眉梢凹陷处	头面五官疾患:头痛、目眩、目赤痛、眼睑跳动、齿痛	平刺0.5~1寸	

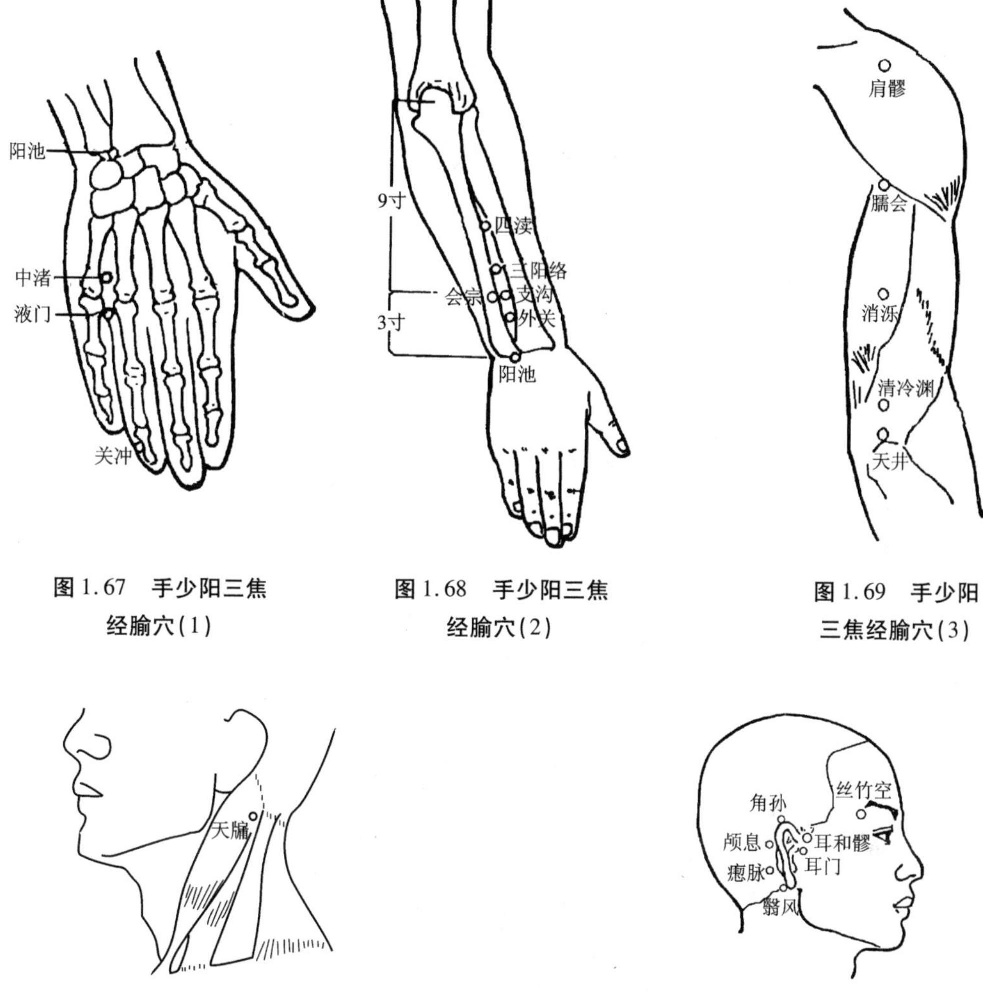

图 1.67 手少阳三焦经腧穴(1)

图 1.68 手少阳三焦经腧穴(2)

图 1.69 手少阳三焦经腧穴(3)

图 1.70 手少阳三焦经腧穴(4)

图 1.71 手少阳三焦经腧穴(5)

1.3.1.11 足少阳胆经(gallbladder meridian of foot shaoyang,GB.)

1. 经脉循行

如图 1.72 所示,足少阳胆经循行走向为:

起于目外眦(瞳子髎)→额角部(颔厌)→下行到耳后(风池)→颈部行于手少阳经之前
↓ 从耳后进入耳中 ↓ 肩上交出手少阳经之后→入缺盆
↓ 出走耳前→目外眦后→下走大迎
↓ 过横膈←向下进入胸中←合于缺盆←下行经颊车←会合于手少阳经到达目眶下
↓ 络肝,属胆→沿着胁肋内→少腹两侧腹股沟动脉部,经过外阴部毛际
缺盆部直行的脉→下行腋部→侧胸部→过季胁→髋关节部(环跳)
足第4趾外侧端(足窍阴)←足背←外踝的前面←腓骨前面←膝外侧←大腿外侧
↓ 第1、2跖骨大趾端,与足厥阴经相接

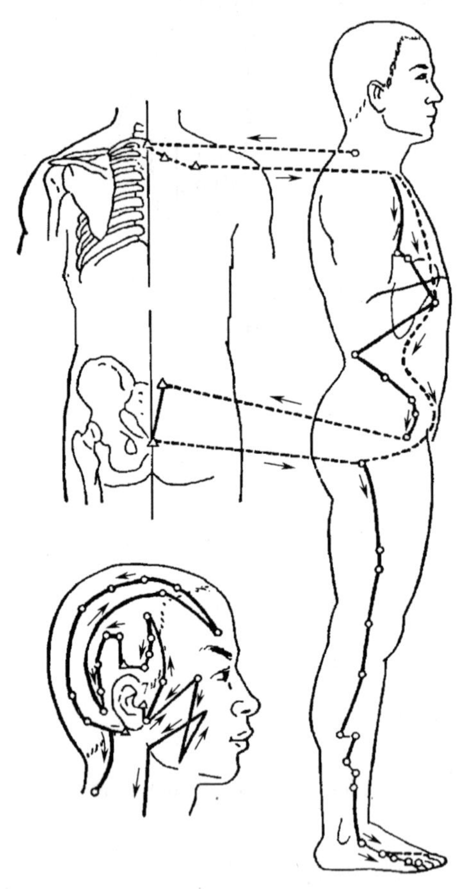

图1.72 足少阳胆经循行示意图

2. 主治要点

本经腧穴主治侧头、目、耳、咽喉病,神志病,热病以及经脉循行部位的其他病证,如口苦,目眩,疟疾,头痛,颌痛,目外眦痛,缺盆部肿痛,腋下肿,胸、胁、股及下肢外侧痛,足外侧痛,足外侧发热等。

3. 腧穴

本经一侧44穴(表1.27)(左右两侧共88穴)。其中15穴分布于下肢的外侧面,29穴在臀、侧胸、侧头等部。首穴瞳子髎,末穴足窍阴。

表1.27 足少阳胆经腧穴

序号	穴名	定性	定 位	主 治	技 法	图示
1	瞳子髎		面部,目外眦旁,当眶外侧缘处	头目疾患:头痛、目赤、目痛、迎风流泪、远视不明、白内障	向后斜刺0.3～0.5寸;或点刺出血	见图1.73
2	听会		面部,耳屏间切迹的前方,下颌骨髁状突的后缘,张口有凹陷处	头面五官疾患:耳鸣、耳聋、齿痛、口眼㖞斜、面痛、头痛	直刺0.5寸;可灸	
3	上关		耳前,下关直下,颧弓的上缘凹陷处	头面五官疾患:头痛、耳鸣、耳聋、聤耳、口眼㖞斜、面痛、齿痛	直刺0.5～0.8寸;可灸	
4	颔厌		头部鬓发上,头维与曲鬓弧形连线的上1/4与下3/4交点处	头面五官疾患:头痛、眩晕、目外眦痛、齿痛、耳鸣	直刺0.3～0.4寸;可灸	
5	悬颅		头部鬓发上,当头维与曲鬓弧形连线的中点处	头面五官疾患:偏头痛、面肿、目外眦痛、齿痛	向后平刺0.5～0.8寸;可灸	
6	悬厘		头部鬓发上,当头维与曲鬓弧形连线的上3/4与下1/4交点处	头面五官疾患:偏头痛、面肿、目外眦痛、耳鸣、上齿痛		
7	曲鬓		头部,当耳前鬓角发际后缘的垂线与耳尖水平线交点处	头面五官疾患:偏头痛、颔颊肿、牙关紧闭、齿痛、目赤肿痛		
8	率谷		头部,当耳尖直上入发际1.5寸,角孙直上	①头面五官疾患:头痛、眩晕;②其他:呕吐、小儿惊风	平刺0.5～1寸;可灸	
9	天冲		头部,当耳根后缘直上入发际2寸,率谷后0.5寸	①头面五官疾患:头痛、齿龈肿痛;②其他:癫痫、惊恐		
10	浮白		头部,当耳后乳突的后上方,天冲与完骨的弧形连线的中1/3与上1/3交点处	①头项疾患:颈项强痛、耳鸣、耳聋、齿痛;②其他:瘰疬、瘿气、臂痛不举、足痿不行	平刺0.5～0.8寸;可灸	
11	头窍阴		头部,当耳后乳突的后上方,天冲与完骨的弧形连线的中1/3与下1/3交点处	头项疾患:头痛、眩晕、颈项强痛、口苦、耳鸣、耳聋、耳痛		
12	完骨		头部,当耳后乳突的后下方凹陷处	①头项疾患:头痛、颈项强痛、颊肿、喉痹、龋齿、口眼㖞斜;②其他:癫痫、疟疾		
13	本神		头部,当前发际上0.5寸,神庭旁开3寸,神庭与头维连线的内2/3与外1/3交点处	①头项疾患:头痛、目眩、癫痫、小儿惊风、颈项强痛;②其他:胸胁痛、半身不遂		见图1.74

续表

序号	穴名	定性	定位	主治	技法	图示
14	阳白		前额部，当瞳孔直上，眉上1寸	头面五官疾患：头痛、目眩、目痛、目外眦疼痛、雀目	针尖微下，向鼻尖方向斜刺0.5～0.8寸，或平刺透风府；可灸	见图1.74
15	头临泣		头部，瞳孔直上入前发际0.5寸，神庭与头维连线的中点处	①头面五官疾患：头痛、目眩、目赤痛、流泪、目翳、鼻塞、鼻渊、耳聋；②其他：小儿惊痫、热病		
16	目窗		头部，当前发际上1.5寸，头正中线旁开2.25寸	①头面五官疾患：头痛、目眩、目赤肿痛、远视、近视、上齿龋肿；②其他：小儿惊痫		
17	正营		头部，当前发际上2.5寸，头正中线旁开2.25寸	头面五官疾患：头痛、头晕、目眩、齿痛		
18	承灵		头部，当前发际上4寸，头正中线旁开2.25寸	头面五官疾患：头晕、眩晕、目痛、鼻渊、鼻衄、鼻窒、多涕		
19	脑空		头部，枕外隆凸的上缘外侧，头正中线旁开2.25寸，平脑户	①头项疾患：头痛、颈项强痛、目眩、目赤肿痛、鼻痛、耳聋；②其他：癫痫、惊悸、热病		
20	风池		项部，当枕骨之下，与风府相平，胸锁乳突肌与斜方肌上端之间的凹陷处	①头项疾患：头痛、眩晕、颈项强痛、目赤痛、目泪出、鼻渊、鼻衄、耳聋；②神志疾患：中风、癫狂、失眠、痫证		
21	肩井		肩上，前直乳中，当大椎与肩峰端连线的中点上	①项、肩、背及局部疾患：肩背痹痛、手臂不举、颈项强痛；②胎产疾患：乳痈、难产、胞衣不下；③其他：中风、瘰疬、诸虚百劳	直刺0.5～0.8寸，深部正当肺尖，慎不可深刺；可灸	见图1.75
22	渊腋		侧胸部，举臂，当腋中线上，腋下3寸，第4肋间隙中	胸满、肋痛、腋下肿、臂痛不举	斜刺0.5～0.8寸	见图1.76
23	辄筋		侧胸部，渊腋前1寸，平乳头，第4肋间隙中	胸肋痛、喘息、肩臂痛		
24	日月	胆募穴	上腹部，当乳头直下，第7肋间隙，前正中线旁开4寸	①胁肋疾患：胁肋疼痛、胀满；②胆腑疾患：呕吐、吞酸、呃逆、黄疸		见图1.77
25	京门	肾募穴	侧腰部，章门后1.8寸，当十二肋骨游离端的下方	肠鸣、泄泻、腹胀、腰胁痛		见图1.76
26	带脉		侧腹部，章门下1.8寸，当第12肋骨游离端下方垂线与脐水平线的交点上	①妇科疾患：月经不调、赤白带下；②其他：疝气、腰胁痛	直刺0.5～0.8寸；可灸	

续表

序号	穴名	定性	定 位	主 治	技 法	图示
27	五枢		侧腹部,当髂前上棘的前方,横平脐下3寸处	阴挺、赤白带下、月经不调、疝气、少腹痛、便秘、腰胯痛	直刺0.8~1.5寸;可灸	见图1.78
28	维道		侧腹部,当髂前上棘的前下方,五枢前下0.5寸	腰胯痛、少腹痛、阴挺、疝气、带下、月经不调、水肿	向前下方斜刺0.8~1.5寸;可灸	
29	居髎		髋部,当髂前上棘与股骨大转子最凸点连线的中点处	下肢疾患:腰腿痹痛、瘫痪、足痿	直刺或斜刺1.5~2寸;可灸	
30	环跳		股外侧部,侧卧屈股,当股骨大转子最凸点与骶管裂孔连线的外1/3与中1/3交点处	①腰及下肢疾患:腰胯疼痛、半身不遂、下肢痿痹、挫闪腰疼、膝踝肿痛不能转侧;②其他:遍身风疹	直刺2~2.5寸;可灸	见图1.79
31	风市		大腿外侧部的中线上,腘横纹上7寸,或直立垂手时,中指尖处	①下肢疾患:中风半身不遂、下肢痿痹、麻木;②其他:遍身瘙痒	直刺1~1.5寸;可灸	见图1.80
32	中渎		大腿外侧,风市下2寸,或腘横纹上5寸,股外肌与股二头肌之间	下肢疾患:下肢痿痹、麻木、半身不遂		
33	膝阳关		膝外侧,股骨外上髁上方的凹陷处	下肢疾患:膝膑肿痛、腘筋挛急、小腿麻木	直刺0.1~0.2寸;可灸	见图1.81
34	阳陵泉	合穴;胆下合穴;八会穴之筋会	小腿外侧,腓骨小头前下方凹陷处	①下肢疾患:下肢痿痹、麻木、膝肿痛;②肝胆疾患:胁肋痛、口苦、呕吐、黄疸;③其他:小儿惊风、破伤风	直刺或斜向下刺1~1.5寸;可灸	
35	阳交	阳维脉郄穴	小腿外侧,当外踝尖上7寸,腓骨后缘	①经脉循行部位疾患:胸胁胀满疼痛、面肿、膝股痛、下肢痿痹;②神志疾患:惊狂、癫疾	直刺0.5~0.8寸;可灸	
36	外丘	郄穴	小腿外侧,当外踝尖上7寸,腓骨前缘,平阳交	①经脉循行部位疾患:颈项强痛、胸胁痛、下肢痿痹;②神志疾患:癫疾		
37	光明	络穴	小腿外侧,当外踝尖上5寸,腓骨前缘	①目疾:目痛、夜盲;②经脉循行部位其他疾患:乳胀痛、膝痛、下肢痿痹、颊肿		
38	阳辅	经穴	小腿外侧,当外踝尖上4寸,腓骨前缘稍前方	①头面疾患:偏头痛、目外眦痛;②经脉循行部位疾患:缺盆中痛,腋下痛,胸、胁、下肢外侧痛,半身不遂;③其他:瘰疬、疟疾		
39	悬钟	八会穴之髓会	小腿外侧,当外踝尖上3寸,腓骨前缘	筋骨疾患:半身不遂、颈项强痛、胸腹胀满、胁肋疼痛、膝腿痛、腋下肿		

续表

序号	穴名	定性	定　位	主　治	技　法	图示
40	丘墟	原穴	外踝的前下方,当趾长伸肌腱的外侧凹陷处	①头项疾患:颈项痛、目赤肿痛、目生翳膜;②经脉循行部位疾患:腋下肿、胸胁痛、下肢痿痹、外踝肿痛、疝气、中风偏瘫		
41	足临泣	输穴;八脉交会穴,通带脉	足背外侧,当足4趾本节(第4趾关节)的后方,小趾伸肌腱外侧凹陷处	①头面五官疾患:头痛、目外眦痛、目眩;②胸胁疾患:乳痈、瘰疬、胁肋痛;③经脉循行部位疾患:中风偏瘫、痹痛不仁、足跗肿痛		
42	地五会		足背外侧,当足4趾本节(第4趾关节)的后方,第4、5趾骨之间,小趾伸肌腱的内侧缘	①头面五官疾患:头痛、目赤痛、耳鸣、耳聋;②经脉循行部位疾患:胸满、胁痛、腋肿、乳痈、跗肿		见图1.82
43	侠溪	荥穴	足背外侧,当第4、5趾间,趾蹼缘后方赤白肉际处	①头面五官疾患:头痛、眩晕、耳鸣、耳聋、目外眦赤痛、颊肿;②经脉循行部位其他疾患:胸胁痛、膝股痛、足跗肿痛	直刺或斜刺0.3~0.5寸;可灸	
44	足窍阴	井穴	第4趾末节外侧,距趾甲角0.1寸	①头面五官疾患:偏头痛、目眩、目赤肿痛、耳聋、耳鸣、喉痹;②经脉循行部位其他疾患:胸胁痛、足跗肿痛;③其他:多梦、热病	直刺0.8~1寸	

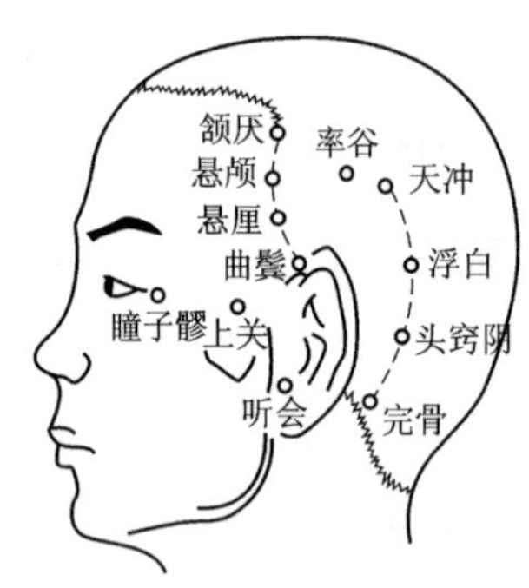

图1.73　足少阳胆经腧穴(1)

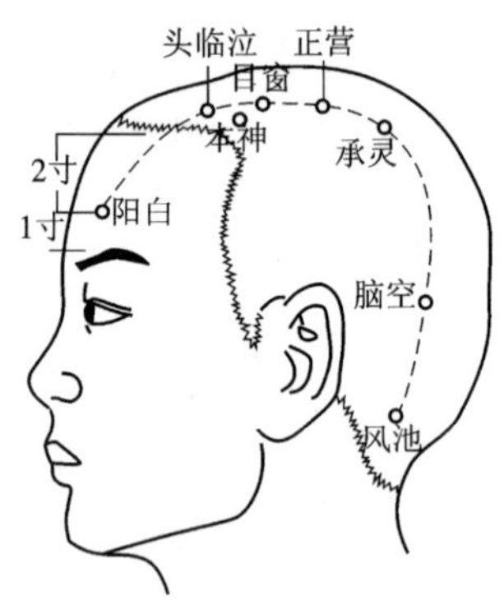

图1.74　足少阳胆经腧穴(2)

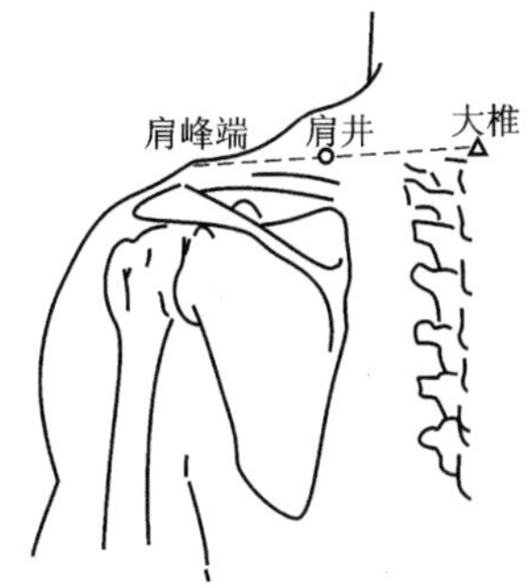

图 1.75 足少阳胆经腧穴(3)

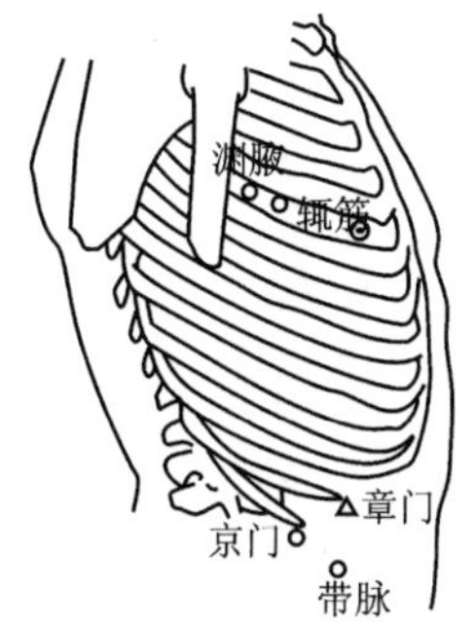

图 1.76 足少阳胆经腧穴(4)

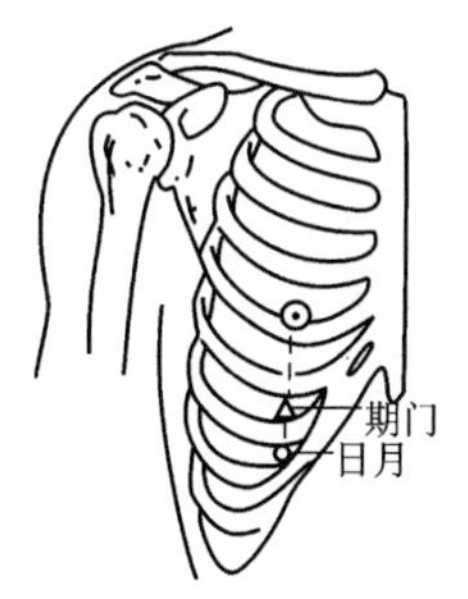

图 1.77 足少阳胆经腧穴(5)

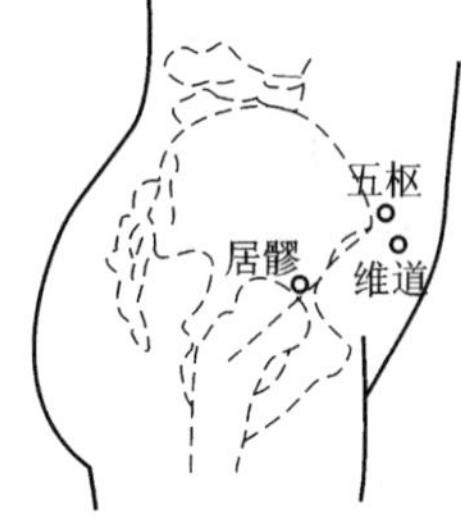

图 1.78 足少阳胆经腧穴(6)

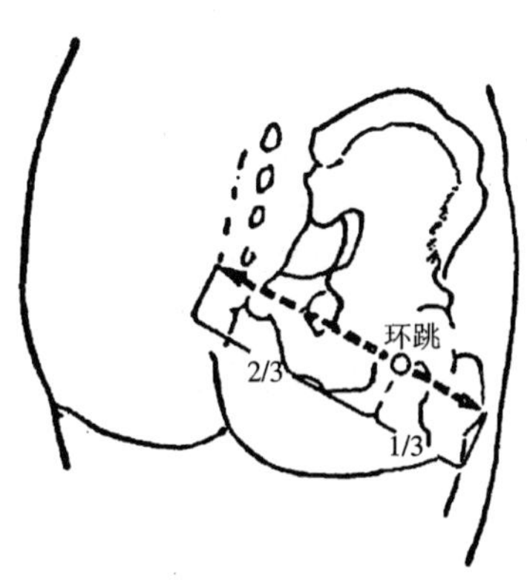

图 1.79 足少阳胆经腧穴(7)

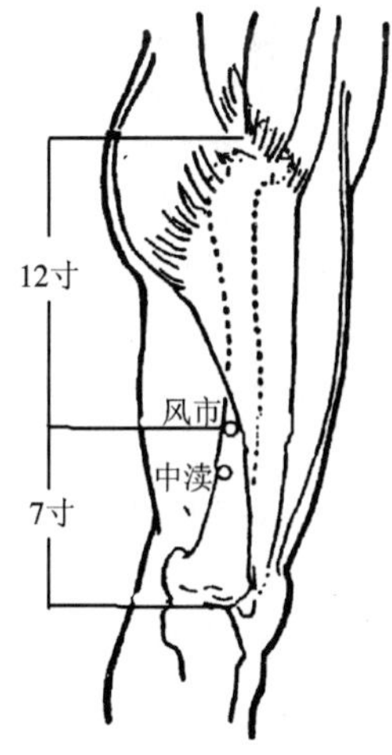

图 1.80 足少阳胆经腧穴(8)

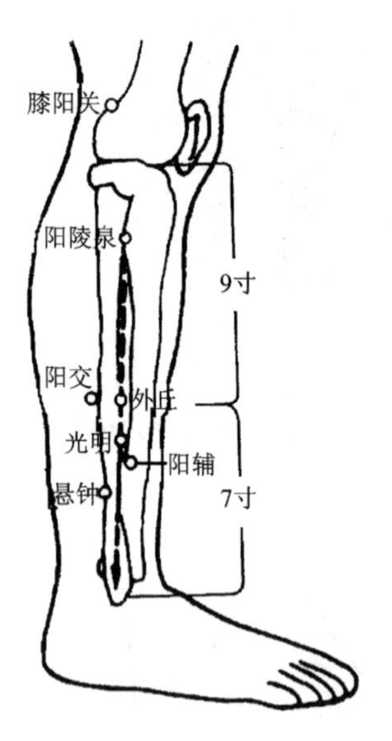

图 1.81　足少阳胆经腧穴(9)

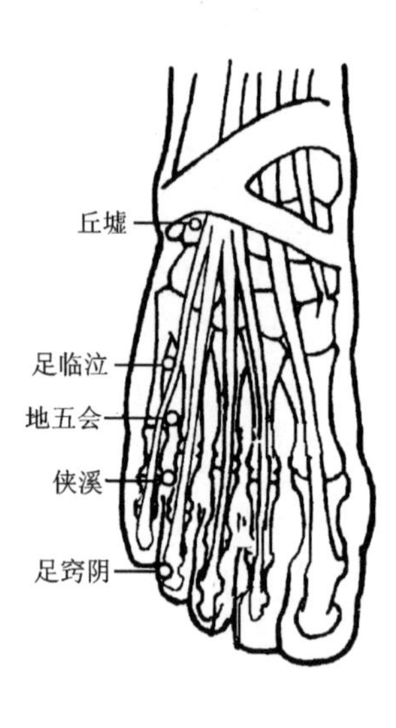

图 1.82　足少阳胆经腧穴(10)

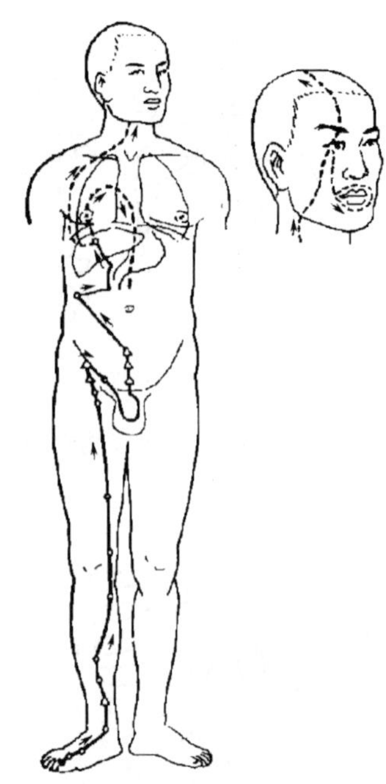

图 1.83　足厥阴肝经循行示意图

1.3.1.12　足厥阴肝经(liver meridian of foot jueyin, LR.)

1. 经脉循行

如图 1.83 所示,足厥阴肝经循行走向为:

起于足大趾上毫毛部(大敦)→足跗部向上→内踝前 1 寸处(中封)→至内踝上 8 寸处交出于足太阴经的后面→膝内侧→股部内侧→入阴毛中→绕过阴部→达小腹→胃旁→属肝,络胆→通过横膈→向上流注于肺,与手太阴肺经相接→沿着喉咙的后面→入鼻咽部→连接于“目系”→向上出于前额

（通过横膈↘分布于胁肋）

（连接于“目系”↓下行颊里→环绕唇内；向上出于前额→与督脉会合于巅顶）

2. 主治要点

本经腧穴主治肝病,妇科、前阴病以及经脉循行部位的其他病证,如腰痛、胸满、呃逆、遗尿、小便不利、疝气、少腹肿等。

3. 腧穴

本经一侧 14 穴(表 1.28)(左右两侧共 28 穴),其中 12 穴分布于下肢内侧,其余 2 穴位于腹部及胸部。首穴大敦,末穴期门。

表1.28 足厥阴肝经腧穴

序号	穴名	定性	定位	主治	技法	图示
1	大敦	井穴	足大指末节外侧,距趾甲角0.1寸	①妇科疾患:月经不调、血崩;②前阴疾患:疝气、阴中痛、尿血、癃闭、遗尿、淋疾;③神志疾患:癫狂、痫证	斜刺0.1~0.2寸或用三棱针点刺出血;可灸	见图1.84
2	行间	荥穴	足背侧,第1、2趾间,趾蹼缘的后方赤白肉际处	①妇科疾患:月经过多、闭经、痛经、白带;②前阴疾患:遗尿、淋疾、疝气;③心胸肺疾患:胸胁满痛、失眠、咳嗽;④头面疾患:头痛、眩晕、目赤痛、口祸;⑤下肢疾患:下肢不遂、下肢内侧痛、足跗肿痛	直刺0.5~0.8寸;可灸	
3	太冲	输穴;原穴	足背侧,当第1、2跖骨结合部前方凹陷处	①头面疾患:头痛、眩晕、咽痛、目赤肿痛;②肝胆疾患:胁痛、腹胀、黄疸、呕逆;③神志疾患:小儿惊风、癫狂、痫证;④妇科疾患:月经不调;⑤下肢疾患:膝股内侧痛、足跗肿、下肢痿痹		
4	中封	经穴	足背侧,足内踝前,商丘与解溪连线之间,胫骨前肌腱内侧凹陷处	①前阴疾患:疝气、阴茎痛;②肾系疾患:腰痛、遗精、小便不利;③肝胆疾患:黄疸、胸腹胀满;④下肢疾患:足冷、内踝肿痛		
5	蠡沟	络穴	小腿内侧,当足内踝尖上5寸,胫骨内侧面的中央	①妇科疾患:月经不调、赤白带下;②前阴疾患:阴挺、疝气、小便不利、睾丸肿痛;③经脉循行部位其他疾患:小腹痛、腰背拘急不可俯仰、胫部酸痛	平刺0.5~0.8寸;可灸	见图1.85
6	中都	郄穴	小腿内侧,当足内踝尖上7寸,胫骨内侧面的中央	①肝肾疾患:胁痛、腹胀、疝气;②经脉循行部位其他疾患:泄泻、小腹痛;③妇科疾患:崩漏、恶露不尽		
7	膝关		小腿内侧,胫骨内髁的后下方,阴陵泉后1寸,腓肠肌内侧头的上部	经脉循行部位疾患:膝膑肿痛、寒湿走注、历节风痛、下肢痿痹	直刺0.8~1寸;可灸	

序号	穴名	定性	定　位	主　治	技　法	图示
8	曲泉	合穴	膝内侧,屈膝,当膝关节内侧端,股骨内侧髁的后缘,半腱肌、半膜肌止端的前缘凹陷处	①妇科疾患:月经不调、痛经、白带、阴挺、阴痒、产后腹痛;②前阴疾患:遗精、阳痿、疝气、小便不利;③肝脏疾患:头痛、目眩、癫狂;④下肢疾患:膝膑肿痛、下肢痿痹	直刺 1 ~1.5 寸;可灸	见图1.86
9	阴包		大腿内侧,当股骨上髁上4 寸,股内肌与缝匠肌之间	小腹部疾患:月经不调、遗尿、小便不利、腰骶痛引小腹	直刺 0.5 ~1 寸;可灸	
10	足五里		大腿内侧,气冲直下 3 寸,大腿根部,耻骨结节下方,长收肌的外缘	腹部疾患:少腹胀痛、小便不通、阴挺、睾丸肿痛		见图1.87
11	阴廉		大腿内侧,当气冲直下 2 寸,大腿根部,耻骨结节的下方,长收肌的外缘	①妇科疾患:月经不调、赤白带下;②其他疾患:少腹疼痛、股内侧痛、下肢挛急		
12	急脉		耻骨结节外侧,气冲外下腹股沟股动脉搏动处,距前正中线 2.5 寸	疝气、阴挺、阴茎痛、少腹痛、股内侧痛		
13	章门	脾募穴;八会穴之脏会	侧腹部,第 11 肋游离端下方	腹痛、腹胀、肠鸣、泄泻、呕吐、胸胁痛、黄疸、小儿疳积、腰脊痛	斜刺 0.5 ~0.8 寸;可灸	见图1.88
14	期门	肝募穴	胸部,乳头直下,第 6 肋间隙,前正中线旁开 4 寸	胸胁胀满疼痛、呕吐、呃逆、腹胀、泄泻、胸中热、咳喘、疟疾		

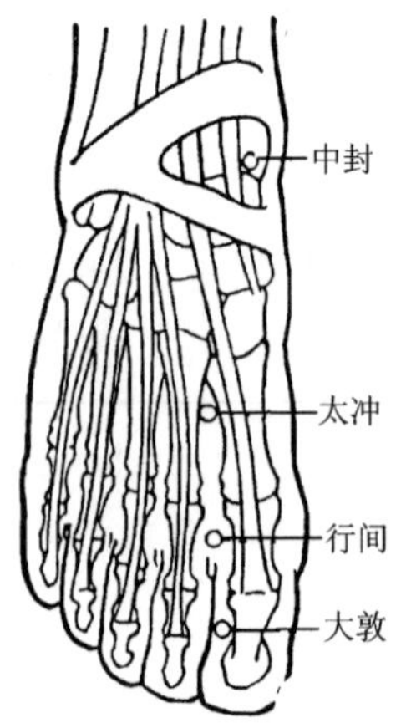

图 1.84　足厥阴肝经腧穴(1)

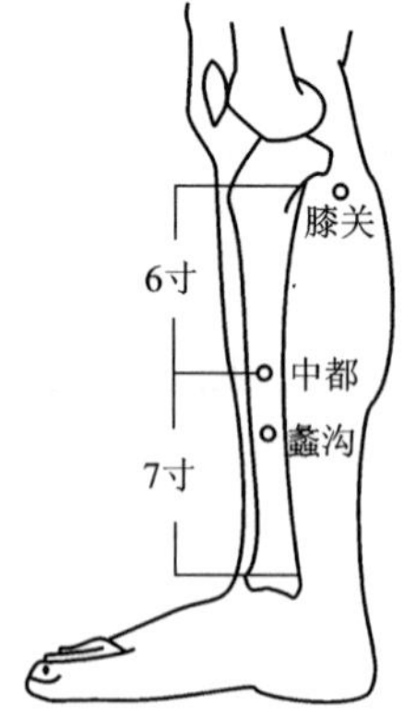

图 1.85　足厥阴肝经腧穴(2)

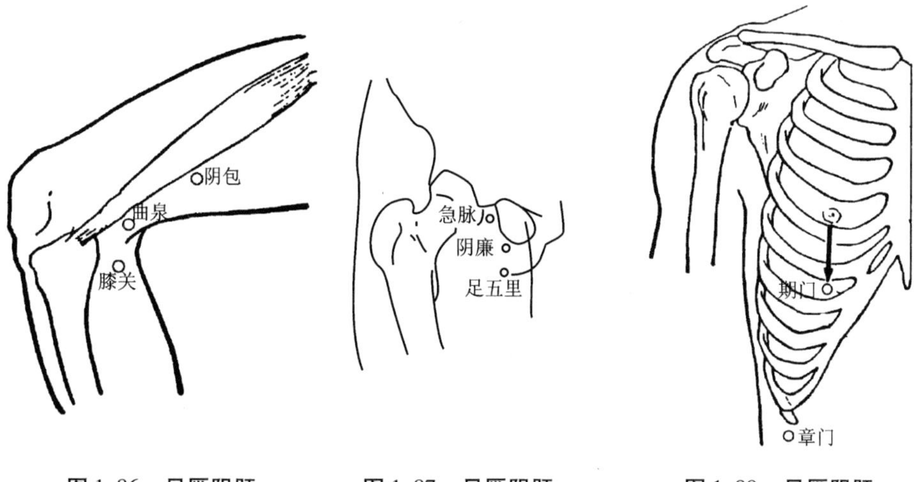

图1.86 足厥阴肝经腧穴(3)

图1.87 足厥阴肝经腧穴(4)

图1.88 足厥阴肝经腧穴(5)

1.3.2 督脉

1.3.2.1 督脉(Du meridian,DU.)

1. 经脉循行

如图1.89所示,督脉循行走向为:

起于小腹内→下出会阴部→向后行于脊柱内→上达项后风府,进入脑内→上行巅顶→沿前额下行鼻柱→止于上唇内龈交穴

2. 主治要点

本经腧穴主治神志病,热病,腰骶、背、头项局部病证以及相应的内脏疾病,如脊柱强痛、角弓反张等。

3. 腧穴

本经1名1穴,共29穴(表1.29),分布于头、面、项、背、腰、骶部之后正中线上。

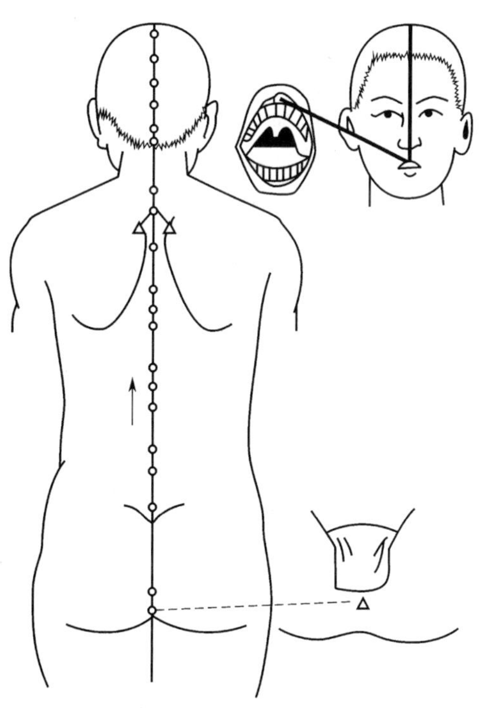

图1.89 督脉循行示意图

表 1.29　督脉腧穴

序号	穴名	定性	定　位	主　治	技　法	图示
1	长强	络穴	尾骨端下，当尾骨端与肛门连线的中点处	①肛门疾患：泄泻、痢疾、便秘、便血、痔疾；②神志疾患：癫狂；③前阴疾患：癃淋、阴部湿痒；④经脉所过部位其他疾患：腰脊、尾骶部疼痛	斜刺，针尖向上与骶骨平行刺入 0.5 ~1 寸	见图 1.90
2	腰俞		骶部，后正中线上，适对骶管裂孔	①腰及下肢疾患：腰脊强痛、下肢痿痹；②肠道疾患：腹泻、便秘、痔疾、脱肛、便血；③妇科疾患：月经不调	向上斜刺 0.5 ~1 寸；可灸	见图 1.91
3	腰阳关		腰部，当后正中线上，第 4 腰椎棘突下凹陷中	①腰及下肢疾患：腰骶疼痛、下肢痿痹；②妇科疾患：月经不调、赤白带下；③男科疾患：遗精、阳痿；④其他：便血		
4	命门		腰部，后正中线上，第 2 腰椎棘突下凹陷中	①腰脊疾患：虚损腰痛，脊强反折；②泌尿生殖疾患：遗尿、尿频、泄泻、遗精、阳痿、早泄；③妇产疾患：赤白带下、胎屡坠；④经脉循行部位其他疾患：头晕耳鸣、癫痫		
5	悬枢		腰部，后正中线上，第 1 腰椎棘突下凹陷中	①腰脊疾患：腰脊强痛；②腹部疾患：腹胀、腹痛、完谷不化、泄泻、痢疾		见图 1.92
6	脊中		背部，后正中线上，第 11 胸椎棘突下凹陷中	①脊柱疾患：腰脊强痛；②肝胆疾患：黄疸；③肠道疾患：腹泻、痢疾、痔疾、脱肛、便血	直刺 0.5 ~ 1 寸；可灸	
7	中枢		背部，后正中线上，第 10 胸椎棘突下凹陷中	①肝胆疾患：黄疸；②胃肠疾患：呕吐、腹满、胃痛、食欲不振；③局部疾患：腰背痛		
8	筋缩		背部，后正中线上，第 9 胸椎棘突下凹陷中	①神志疾患：癫狂、惊痫、抽搐；②脊背疾患：脊强、背痛；③肝胃疾患：胃痛、黄疸		
9	至阳		背部，后正中线上，第 7 胸椎棘突下凹陷中	①胸肺疾患：胸胁胀痛、咳嗽、气喘；②腹部疾患：腹痛、黄疸；③腰背疾患：腰背疼痛、脊强		
10	灵台		背部，后正中线上，第 6 胸椎棘突下凹陷中	①肺系疾患：咳嗽、气喘；②经脉循行部位其他疾患：项强、脊痛；③其他：身热、疔疮		
11	神道		背部，后正中线上，第 5 胸椎棘突下凹陷中	①心神疾患：心痛、惊悸、怔忡、失眠、健忘；②神志疾患：中风不语、癫痫；③腰背疾患：腰脊强、肩背痛；④肺系疾患：咳嗽、气喘		
12	身柱		背部，后正中线上，第 3 胸椎棘突下凹陷中	①肺系疾患：咳嗽、气喘；②神志疾患：惊厥、癫狂、痫证；③其他：腰脊强痛、疔疮发背		
13	陶道		背部，后正中线上，第 1 胸椎棘突下凹陷中	①外感疾患：头痛项强、恶寒发热、咳嗽、气喘、疟疾；②胸背疾患：胸痛、脊背酸痛；③神志疾患：癫狂、角弓反张		
14	大椎		后正中线上，第 7 颈椎棘突下凹陷中	①外感疾患：热病、疟疾、咳嗽、喘逆、风疹；②心神疾患：小儿惊风、癫狂、痫证；③经脉循行部位疾患：项强、肩背痛、腰脊强、角弓反张		

续表

序号	穴名	定性	定　位	主　治	技　法	图示
15	哑门		项部，当后发际正中直上0.5寸，第1颈椎棘突下	①口舌疾患：舌缓不语、音哑、失语；②头项疾患：头重、头痛、颈项强急、脊强反折；③神志疾患：癫狂、痫证、癔病	伏案正坐位，使头微前倾，项肌放松，向下颌方向缓慢刺入0.5~1寸	见图1.93
16	风府		项部，当后发际正中直上1寸，枕外隆凸直下，两侧斜方肌之间凹陷处	①神志疾患：癫狂、痫证；②头面颈项疾患：中风不语、眩晕、颈项强痛、咽喉肿痛、目痛、鼻衄		
17	脑户		头部，当后发际正中直上2.5寸，风府上1.5寸，枕外隆凸的上缘凹陷处	①头面颈项疾患：头重、头痛、面赤、目黄、眩晕、面痛、音哑、项强；②神志疾患：癫狂、痫证	平刺0.5~0.8寸；可灸	
18	强间		头部，当后发际正中直上4寸	①头面颈项疾患：头痛、目眩、颈项强痛；②神志疾患：癫狂、痫证、烦心、失眠		
19	后顶		头部，当后发际正中直上5.5寸	①头面颈项疾患：头痛、眩晕、项强；②神志疾患：癫狂、痫证、烦心、失眠		
20	百会		头部，当前发际正中直上5寸，或两耳尖连线中点处	①头面颈项疾患：头痛、眩晕、中风不语、耳鸣、鼻塞；②神志疾患：健忘、癫狂、痫证；③脏气下陷疾患：脱肛、阴挺、泄泻		
21	前顶		头部，当前发际正中直上3.5寸	①头面疾患：头晕、目眩、头顶痛、鼻渊、目赤肿痛；②神志疾患：癫痫、小儿惊风	平刺0.3~0.5寸；可灸	
22	囟会		头部，当前发际正中直上2寸	①头面疾患：头痛、目眩、面赤暴肿、鼻渊、鼻衄、鼻痔、鼻痈；②神志疾患：癫疾、嗜睡、小儿惊风		
23	上星		头部，当前发际正中直上1寸	①头面疾患：头痛、眩晕、目赤肿痛、迎风流泪、面赤肿、鼻渊、鼻衄、鼻痈；②神志疾患：癫狂、痫证、小儿惊风		
24	神庭		头部，当前发际正中直上0.5寸	①头面疾患：头痛、眩晕、目赤肿痛、泪出、目翳、鼻渊、鼻衄；②神志疾患：癫狂、痫证、角弓反张		
25	印堂		前额部，两眉头间连线与前正中线之交点处	头面疾患：头痛、头晕、鼻炎、目赤肿痛、三叉神经痛	向下平刺0.3~0.5寸，或三棱针放血；可灸	
26	素髎		面部，当鼻尖的正中央	①鼻部疾患：鼻塞、鼻衄、鼻流清涕、鼻渊；②神志疾患：惊厥、昏迷、新生儿窒息	向上斜刺0.3~0.5寸，或点刺出血；不灸	
27	水沟		面部，当人中沟的上1/3与中1/3交点处	①神志疾患：昏迷、晕厥、暑病、癫狂、痫证、急慢惊风；②头面疾患：鼻塞、鼻衄、齿痛、牙关紧闭；③经脉循行部位疾患：脊背强痛、闪挫腰疼	向上斜刺0.3~0.5寸，或用指甲按掐	

续表

序号	穴名	定性	定 位	主 治	技 法	图示
28	兑端		面部，上唇的尖端，人中沟下端的皮肤与唇的移行部	①神志疾患：昏迷、晕厥、癫狂、癔病；②头面疾患：消渴嗜饮、口疮臭秽、齿痛、口噤、鼻塞	斜刺0.2～0.3寸；不灸	见图1.93
29	龈交		上唇内，唇系带与上齿龈的相接处	头项疾患：齿龈肿痛、口臭、齿衄、鼻渊、面赤颊肿、项强	向上斜刺0.2～0.3寸；不灸	

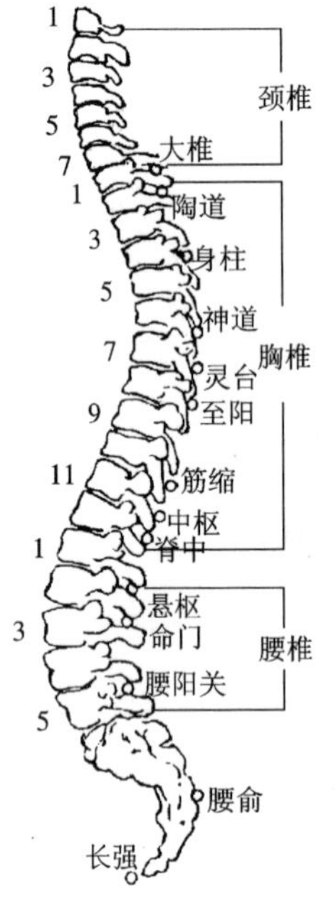

图1.90 督脉腧穴(1)

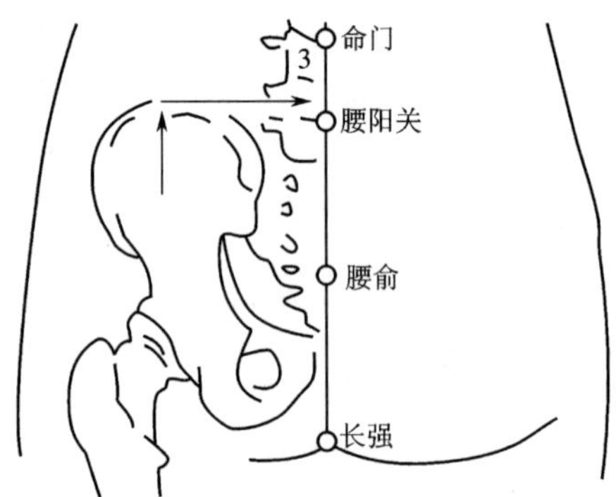

图1.91 督脉腧穴(2)

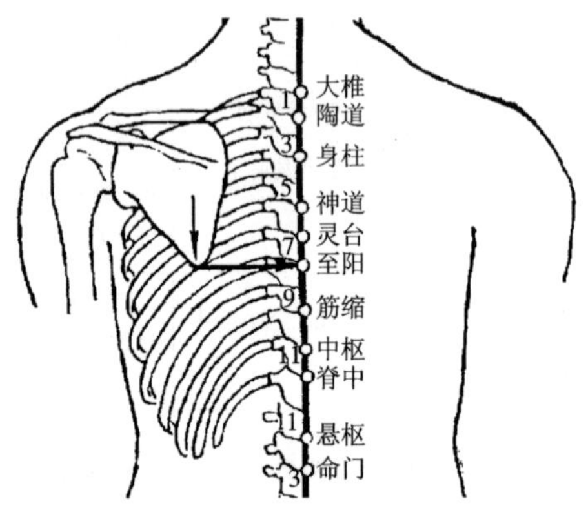

图1.92 督脉腧穴(3)

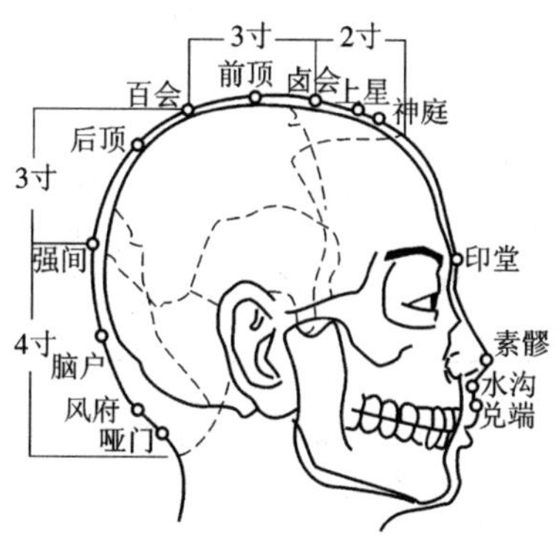

图 1.93 督脉腧穴(4)

1.3.2.2 任脉(Ren meridian,RN.)

1. 经脉循行

如图 1.94 所示,任脉循行走向为:

起于小腹内→下出会阴→向上行于阴毛部→沿腹内→向上经过关元等穴→到达咽喉部→上行环绕口唇→过面部→入目眶下(承泣)

2. 主治要点

本经腧穴主治腹、胸、颈、头面的局部病证及相应的内脏器官疾病,少数腧穴有强壮作用或可治疗神志病。

3. 腧穴

本经穴 1 名 1 穴,共 24 穴(表 1.30),分布于面、颈、胸、腹的前正中线上。

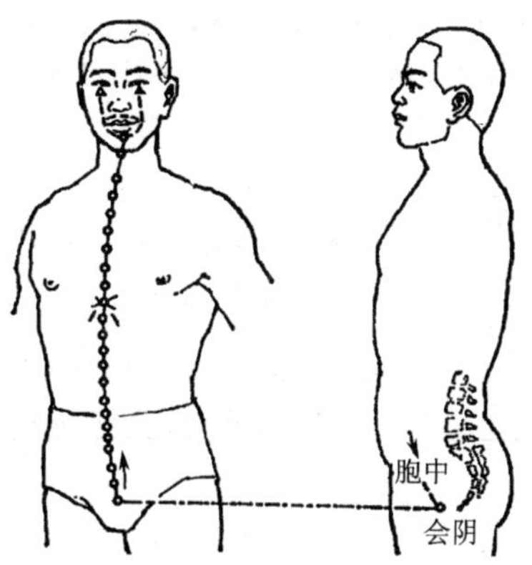

图 1.94 任脉循行示意图

表 1.30　任脉腧穴

序号	穴名	定性	定　位	主　治	技　法	图示
1	会阴		会阴部，男性当阴囊根部与肛门连线的中点，女性当大阴唇后联合与肛门连线的中点	①神志疾患：溺水窒息、昏迷、癫狂、惊痫；②阴部疾患：小便难、遗尿、阴痛、阴痒、脱肛、阴挺、疝气、痔疾、遗精、月经不调	直刺 0.5 ~ 1 寸，孕妇慎用；可灸	
2	曲骨		下腹部，当前正中线上，耻骨联合上缘的中点处	少腹胀满、小便淋沥、遗尿、疝气、遗精、阳痿、月经不调、赤白带下、痛经	直刺 0.5 ~ 1 寸，内为膀胱，在排尿后进行针刺；可灸	见图 1.95
3	中极	膀胱募穴	下腹部，前正中线上，当脐中下 4 寸	①水液代谢疾患：小便不利、遗溺不禁、水肿；②肝肾疾患：阳痿、早泄、遗精；③妇科疾患：月经不调、痛经、带下、崩漏、阴挺、产后恶露不止、胞衣不下；④经脉循行部位疾患：阴痛，积聚疼痛	直刺 0.5 ~ 1 寸；可灸。孕妇慎用	
4	关元	小肠募穴	下腹部，前正中线上，当脐中下 3 寸	①虚证：中风脱证，虚劳冷惫，羸瘦无力；②胃肠疾患：少腹疼痛、痢疾、脱肛、疝气、便血；③小便疾患：小便不利、尿频、尿闭；④男科疾患：遗精、阳痿、早泄；⑤妇科疾患：月经不调、经闭、经痛、赤白带下、阴挺、崩漏、恶露不止、胞衣不下		
5	石门	三焦募穴	下腹部，前正中线上，当脐中下 2 寸	①小腹疾患：腹胀、绕脐疼痛；②肝肾疾患：疝气、水肿、小便不利、遗精、阳痿；③妇科疾患：经闭、带下、崩漏、恶露不止		
6	气海	肓之原穴	下腹部，前正中线上，当脐中下 1.5 寸	①肠道疾患：绕脐腹痛、水肿、脘腹胀满、水谷不化、大便不通、泄痢不禁；②肝肾疾患：遗尿、遗精、阳痿；③妇科疾患：月经不调、痛经、经闭、崩漏、带下、恶露不止、胞衣不下；④虚证：脏气虚惫、形体羸瘦、四肢乏力		
7	阴交		下腹部，前正中线上，当脐中下 1 寸	①腹部疾患：绕脐冷痛、腹满水肿、泄泻、小便不利；②妇科疾患：血崩、带下、恶露不止		
8	神阙		腹中部，脐中央	①虚脱证：中风虚脱、四肢厥冷、形惫体乏；②胃肠疾患：绕脐腹痛、脱肛、泄痢、便秘	禁刺；可灸	

续表

序号	穴名	定性	定位	主治	技法	图示
9	水分		上腹部,前正中线上,当脐中上1寸	腹部疾患:腹痛、腹胀、肠鸣、泄泻、水肿	直刺0.5~1寸;可灸	
10	下脘		上腹部,前正中线上,当脐中上2寸	胃肠疾患:脘痛、腹胀、呕吐、呃逆、食谷不化、肠鸣、泄泻	直刺0.5~1寸;可灸	见图1.96
11	建里		上腹部,前正中线上,当脐中上3寸	胃肠疾患:胃脘疼痛、腹胀、呕吐、食欲不振、肠中切痛		
12	中脘	胃募穴;八会穴之腑会	上腹部,前正中线上,当脐中上4寸	①脾胃肠疾患:胃脘痛、腹胀、呕吐、呃逆、吞酸、纳呆、食不化、疳积、膨胀、黄疸、肠鸣、便秘、便血;②神志疾患:失眠、脏躁、癫狂、痫证、惊风;③其他:虚劳吐血、哮喘、头痛、惊悸、怔忡		
13	上脘		上腹部,前正中线上,当脐中上5寸	①胃肠疾患:胃脘疼痛、腹胀、呕吐、呃逆、纳呆、食不化、黄疸、泄泻;②其他:虚劳吐血、咳嗽痰多、癫痫		
14	巨阙	心募穴	上腹部,前正中线上,当脐中上6寸	①胸肺疾患:胸痛、胸满气短、咳逆上气;②心神疾患:心痛、心烦、惊悸、癫狂、痫证、健忘;③胃肠疾患:腹胀暴痛、呕吐、呃逆、噎嗝、吞酸、黄疸		
15	鸠尾		上腹部,前正中线上,当胸剑结合部下1寸	①心神疾患:心痛、心悸、心烦、癫痫、惊狂;②胸肺疾患:胸中满痛、咳嗽气喘;③脾胃疾患:呕吐、呃逆、反胃、胃痛	斜向下刺0.5~1寸;可灸	
16	中庭		胸部,当前正中线上,平第5肋间,即胸剑结合部	胸腹胀满、噎嗝、呕吐、心痛	平刺0.3~0.5寸;可灸	见图1.97
17	膻中	心包募穴;八会穴之气会	胸部,当前正中线上,平第4肋间,两乳头连线的中点	①心胸肺疾患:咳嗽、气喘、咯唾脓血、胸痹心痛、心悸、心烦;②其他:产妇少乳、噎嗝、膨胀		
18	玉堂		胸部,当前正中线上,平第3肋间	①胸肺疾患:膺胸疼痛、咳嗽、气短、喘息;②其他:喉痹咽肿、呕吐寒痰、两乳肿痛		
19	紫宫		胸部,当前正中线上,平第2肋间	①胸肺疾患:咳嗽、气喘、胸胁胀满、胸痛、喉痹;②其他:吐血、呕吐、饮食不下		
20	华盖		胸部,当前正中线上,平第1肋间	胸肺疾患:咳嗽、气喘、胸痛、喉痹、咽肿		
21	璇玑		胸部,当前正中线上,天突下1寸	胸肺疾患:咳嗽、气喘、胸满痛、喉痹咽肿		

续表

序号	穴名	定性	定位	主治	技法	图示
22	天突		颈部，当前正中线上胸骨上窝中央	①胸肺疾患：咳嗽、哮喘、胸中气逆、咯血；②颈部疾患：咽喉肿痛、暴喑、瘿气、噎嗝	先直刺0.2~0.3寸，然后沿胸骨柄后缘，气管前缘缓慢向下刺入0.5~1寸；可灸	见图1.98
23	廉泉		颈部，当前正中线上，结喉上方，舌骨上缘凹陷处	舌下肿痛、舌根急缩、舌强、中风失语、舌干口燥、口舌生疮、暴喑、喉痹、聋哑、咳嗽、哮喘、消渴、食不下	直刺0.5~0.8寸，不留针；可灸	
24	承浆		面部，当颏唇沟的正中凹陷处	面口疾患：口眼㖞斜、唇紧、面肿、齿痛、齿衄、龈肿、流涎、口舌生疮、暴喑不言、消渴嗜饮	斜刺0.3~0.5寸；可灸	

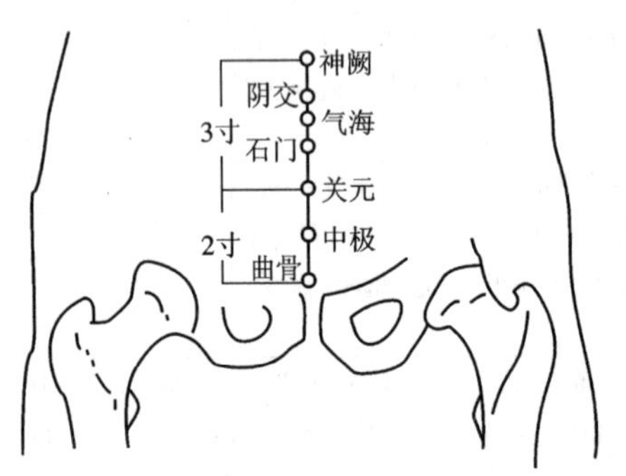

图1.95 任脉腧穴(1)

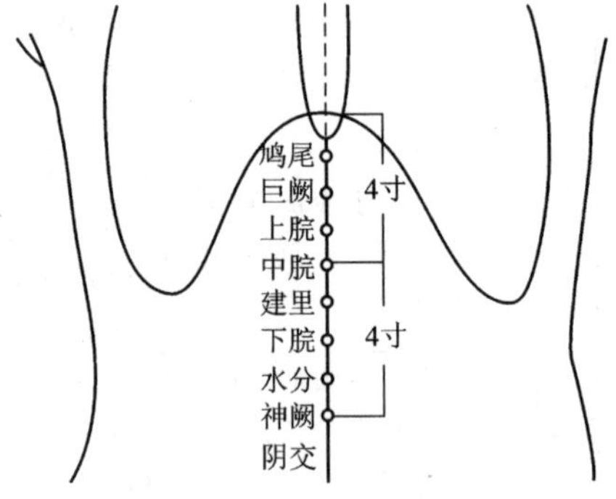

图1.96 任脉腧穴(2)

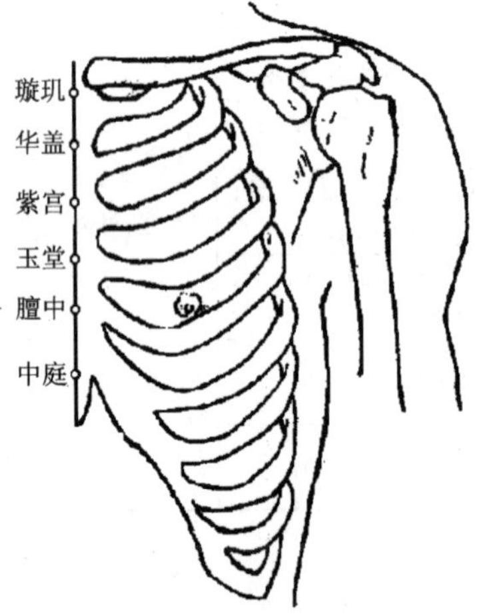

图1.97 任脉腧穴(3)

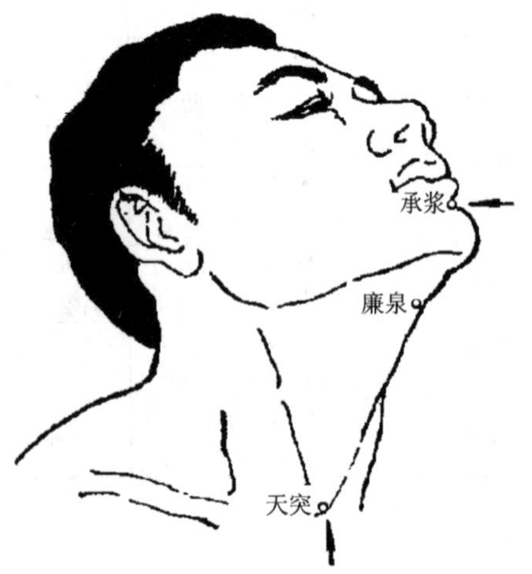

图1.98 任脉腧穴(4)

1.3.3 常用经外奇穴(extra points,EX.)

1. 头面颈项部

头面颈项部经外奇穴如表1.31所示。

表1.31 头面颈项部经外奇穴

序号	穴名	定位	主治	技法	图示
1	四神聪	头顶部,当百会前后左右各1寸处,共4个穴位	头痛、眩晕、失眠、健忘、癫痫、中风后遗症、大脑发育不全等	平刺0.5~0.8寸;可灸	见图1.99
2	鱼腰	额部,瞳孔直上,眉毛中	目赤肿痛、眼睑下垂、近视、急性结膜炎;面神经麻痹;三叉神经痛	平刺0.3~0.5寸	见图1.100
3	球后	面部,当眶下缘外1/4与内3/4交界处	视神经炎、视神经萎缩、视网膜色素变性、青光眼、早期白内障、近视	沿眶下缘从外下向内上,向视神经孔方向刺0.5~1寸;可灸	
4	上迎香	面部,当鼻翼软骨与鼻甲的交界处,近处鼻唇沟上端处	鼻炎、鼻窦炎、过敏性鼻炎、头痛	向内上方斜刺0.3~0.5寸;可灸	
5	夹承浆	下颌部,当颏唇沟中点两旁开1寸处	面神经麻痹、三叉神经痛、面肌痉挛;急性牙髓炎、牙龈炎等	直刺0.2~0.5寸;可灸	
6	太阳	颞部,当眉梢与目外眦之间,向后约一横指的凹陷处	偏正头痛、神经血管性头痛、三叉神经痛,目赤肿痛、视神经萎缩等	直刺或斜刺0.3~0.5寸;或用三棱针点刺出血,可灸	见图1.101
7	耳尖	耳廓的上方,当折耳向前,耳廓上方的尖端处	目赤肿痛、急性结膜炎、角膜炎,偏正头痛	直刺0.3~0.5寸;或用三棱针点刺出血。可灸	
8	翳明	项部,当翳风后1寸	近视、远视、早期白内障	直刺0.5~1寸	
9	牵正	面颊部,耳垂前方0.5寸,与耳中点相平处	面神经麻痹、口疮、下牙痛、腮腺炎等	直刺0.5~1寸;可灸	
10	安眠	项部,当翳风穴和风池穴边线的中点	失眠、头痛、眩晕、高血压等,精神病、癔病	直刺0.5~1寸;可灸	
11	聚泉	口腔内,当舌背正中缝的中点处	舌肌麻痹、味觉减退,支气管哮喘	直刺0.1~0.2寸,或用三棱针点刺出血	
12	金津	口腔内,当舌下系带左侧的静脉上	急性扁桃体炎、口腔溃疡、舌炎、咽炎,消渴	点刺出血	见图1.102
13	玉液	口腔内,当舌下系带右侧的静脉上			
14	定喘	背部,第7颈椎棘突下,旁开0.5寸	支气管炎、支气管哮喘、百日咳,肩关节软组织损伤、落枕	直刺或向内斜刺0.5~1寸;可灸	见图1.104
15	颈百劳	项部,大椎穴直上2寸,后正中线旁开1寸	咳嗽、哮喘、肺结核、颈项强痛、角弓反张	直刺或向内斜刺0.5~1寸;可灸	

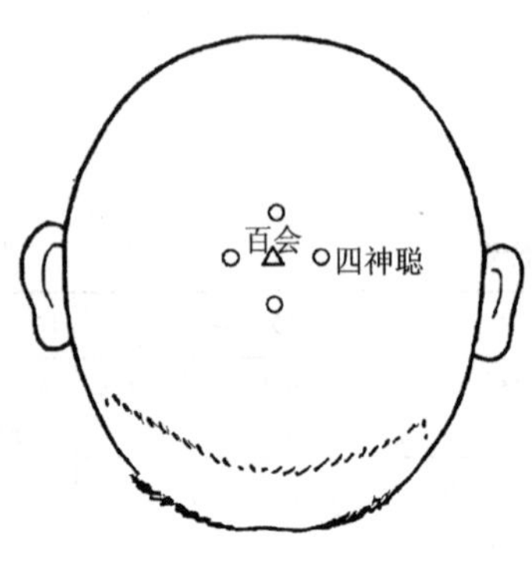

图 1.99 经外奇穴(1)

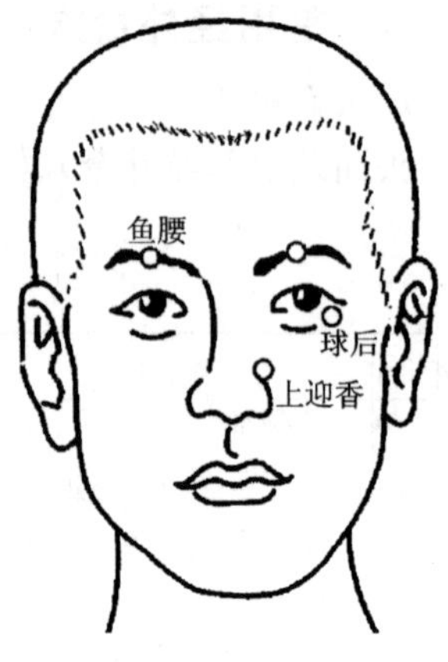

图 1.100 经外奇穴(2)

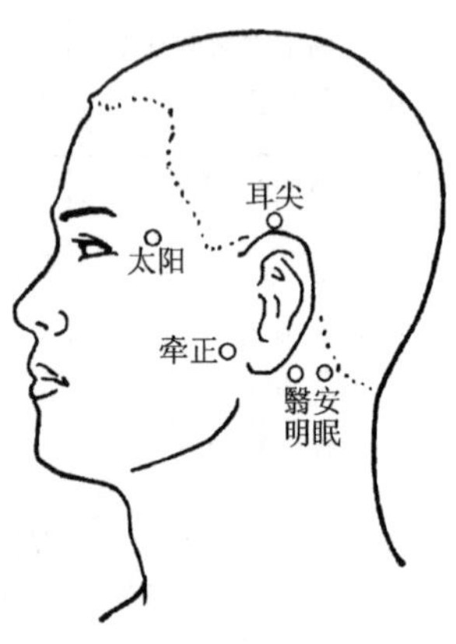

图 1.101 经外奇穴(3)

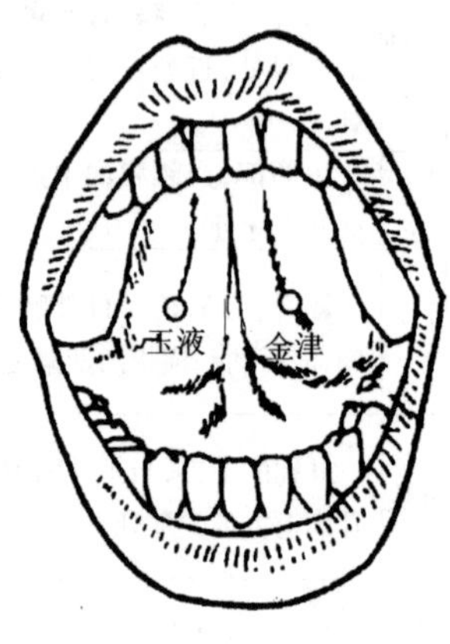

图 1.102 经外奇穴(4)

2. 躯干部

躯干部经外奇穴如表 1.32 所示。

表 1.32 躯干部经外奇穴

序号	穴名	定 位	主 治	技 法	图示
1	子宫	下腹部,当脐中下 4 寸,中极旁开 3 寸	子宫下垂、月经不调、痛经、功能性子宫出血、子宫内膜炎、不孕症等	直刺 0.8 ~ 1.2 寸;可灸	见图 1.103
2	三角灸	腹部,以患者两口角的长度为一边,作一等边三角形,将顶角置于患者脐心,底边呈水平线,两底角处是该穴	腹痛和疝气	艾炷灸 5 ~ 7 壮	

续表

序号	穴名	定位	主治	技法	图示
3	夹脊	背腰部,当第1胸椎至第5腰椎棘突下两侧,后正中线旁开0.5寸,一侧17个穴位	主治范围比较广,其中上胸部穴位治疗心肺、上肢疾病,下胸部位治疗胃肠疾病,腰部的穴位治疗腰、腹及下肢疾病	斜刺0.3~0.5寸,或用梅花针叩刺;可灸	见图1.104
4	胃脘下俞	背部,第8胸椎棘突下,旁开1.5寸	支气管炎、胸膜炎、胃炎、胰腺炎、肋间神经痛	针尖向脊柱方向斜刺0.3~0.5寸;可灸	
5	腰眼	腰部,第4腰椎棘突下,旁开约3.5寸凹陷中	腰痛、腹痛、尿频、遗尿、消渴等	直刺0.5~1寸;可灸	
6	腰奇	骶部,当尾骨端直上2寸,骶角之间凹陷中	癫痫、头痛、失眠、便秘	向上平刺1~1.5寸;可灸	
7	十七椎	腰部,后正中线上,第5腰椎棘突下	腰腿痛、下肢瘫痪、崩漏、月经不调	直刺0.5~1寸;可灸	
8	痞根	腰部,第1腰椎棘突下,旁开3.5寸	胃痉挛、胃炎、胃扩张、肝炎、肝脾肿大,腰肌劳损、肾下垂	直刺0.5~1寸;可灸	

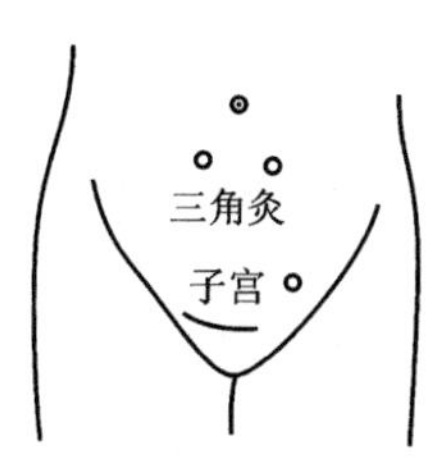

图1.103 经外奇穴(5)

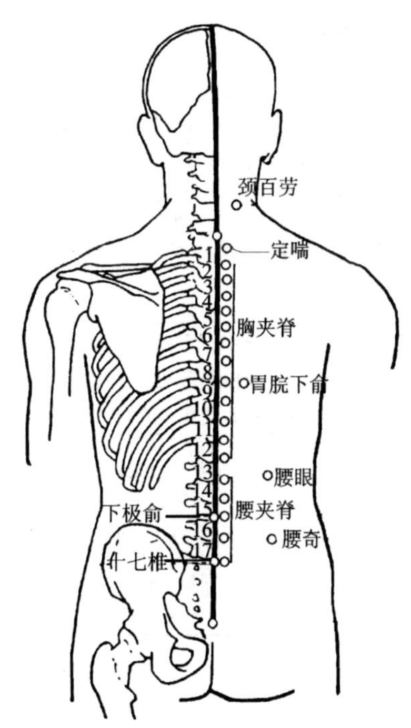

图1.104 经外奇穴(6)

3. 四肢部

四肢部经外奇穴如表1.33所示。

表1.33 四肢部经外奇穴

序号	穴名	定位	主治	技法	图示
1	十宣	手十指尖端,距指甲游离缘0.1寸,左右共10个穴位	用于急救:昏迷、休克、中暑、癔病、惊厥等;用于各种热证:急性咽喉炎、急性胃肠炎、高血压、手指麻木	直刺0.1~0.2寸,或用三棱针点刺出血;可灸	见图1.105
2	中魁	中指背侧近侧指间关节的中点处	噎膈、呕吐、食欲不振、呃逆	针刺0.2~0.3寸;艾炷灸5~7壮	
3	四缝	第2~5指掌侧,近端指关节的中央,一侧4个穴位	小儿疳积、腹泻、百日咳、气喘、咳嗽、蛔虫病等	点刺0.1~0.2寸,挤出少量黄白色透明样黏液或出血	见图1.106
4	八邪	手指背侧,微握拳,第1~5指间,指蹼缘后方赤白肉际处,左右共8个穴位	手指关节疾病、手指麻木、头痛、咽痛	向上斜刺0.5~0.8寸,或用三棱针点刺出血;可灸	见图1.107
5	腰痛点	手背指,当第2、3掌骨及第4、5掌骨之间,当腕横纹与掌指关节中点处一侧2个穴位	急性腰扭伤	直刺0.3~0.5寸	见图1.108
6	外劳宫	手背侧,第2、3掌骨之间,掌指关节后0.5寸	颈椎病、落枕、偏头痛、腹痛、腹泻、消化不良	直刺0.3~0.5寸;可灸	
7	肩前	肩部,正坐垂臂,当腋前皱襞顶端与肩髃穴连线的中点	肩臂痛、臂不能举	直刺1~1.5寸;可灸	
8	里内庭	足掌面,第2、3跖趾关节前方凹陷中	癫痫、足趾麻木、胃痉挛、食积	直刺0.3~0.5寸;可灸	
9	八风	足背侧,第1~5趾间,趾蹼缘后方赤白肉际处,一侧4个穴位,左右共8个穴位	牙痛、胃痛、足跗肿痛、月经不调等	向上斜刺0.5~0.8寸,或用三棱针点刺出血;可灸	见图1.109
10	内踝尖	足内侧面,内踝的凸起处	牙痛、腓肠肌痉挛	用三棱针点刺出血;可灸	
11	外踝尖	足外侧面,外踝的凸起处			
12	胆囊穴	小腿外侧,当腓骨小头前下方凹陷处直下2寸	胆道感染、胆道蛔虫、胸胁痛、下肢麻痹、耳聋	直刺1~1.5寸;可灸	

续表

序号	穴名	定位	主治	技法	图示
13	膝眼	屈膝，在髌韧带两侧凹陷处，在内侧的称内膝眼，在外侧的称外膝眼	各种原因引起的膝关节病、髌骨软化症等	屈膝，从前外向后内或从前内向后外斜刺0.5～1寸；可灸	见图1.110
14	鹤顶	膝上部，髌底的中点上方凹陷处	各种膝关节病、脑血管病后遗症	直刺0.5～0.8寸；可灸	
15	阑尾	小腿外侧，当犊鼻下5寸，胫骨前缘旁开一横指	急慢性阑尾炎、消化不良、胃炎、下肢瘫痪	直刺0.5～1寸；可灸	
16	百虫窝	屈膝，在大腿内侧，髌底内侧端上3寸	蛔虫病、荨麻疹、风疹、皮肤瘙痒症、湿疹等	直刺0.8～1.2寸；可灸	

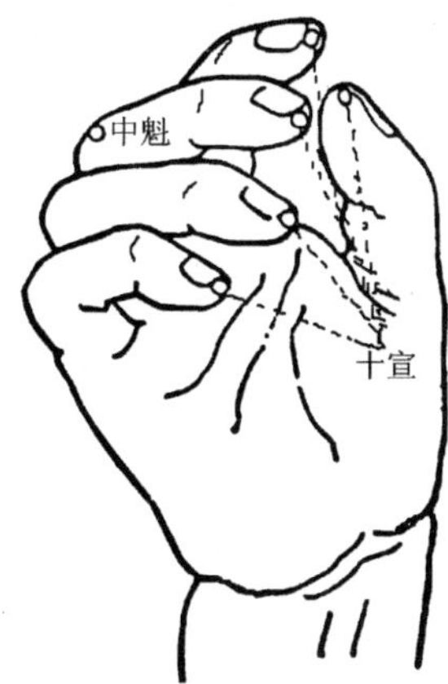

图1.105 经外奇穴(7)

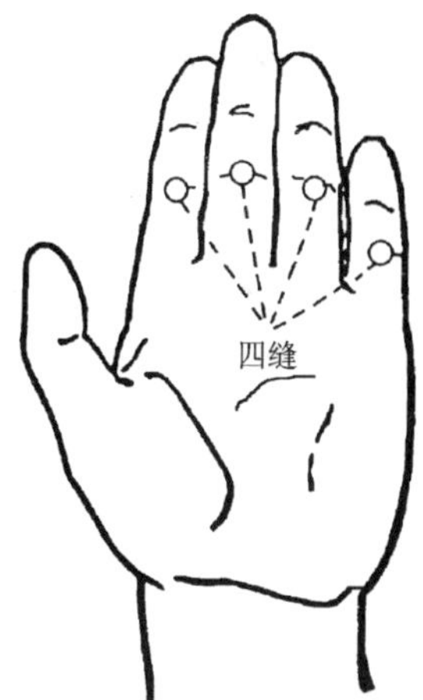

图1.106 经外奇穴(8)

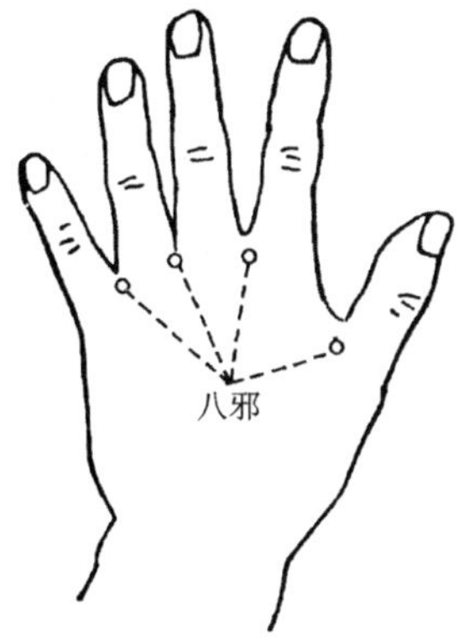

图1.107 经外奇穴(9)

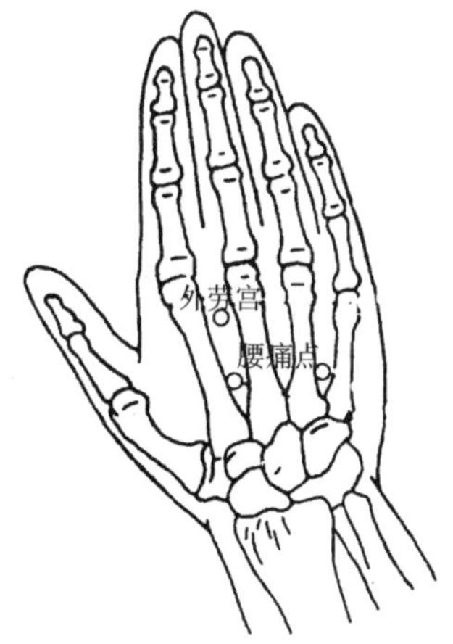

图1.108 经外奇穴(10)

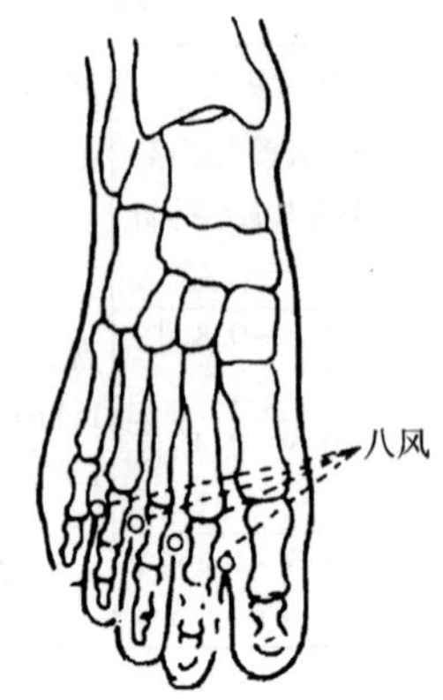

图 1.109　经外奇穴(11)

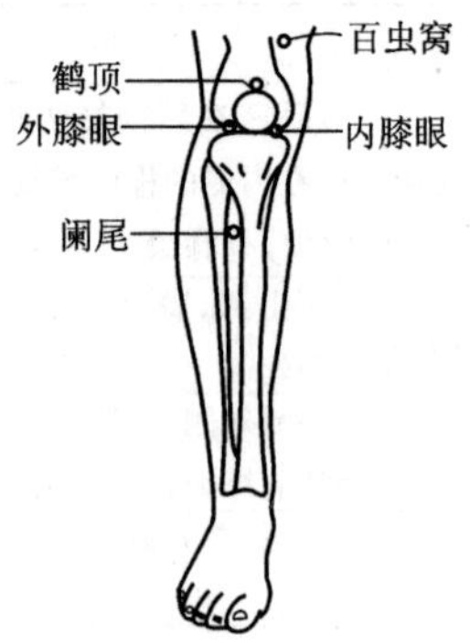

图 1.110　经外奇穴(12)

2

针灸康复保健

2.1　针刺康复保健

2.1.1　毫针刺法

2.1.1.1　针刺准备

毫针针刺法是一种重要的康复保健法,我们在将之运用于临床之前,必须做好充分的准备工作。

1. 针具

毫针是用金属制作成的,不锈钢是最常用的制针材料。不锈钢毫针,具有较高的强度和韧性,针体挺直滑利,能耐高温、防锈,不易被化学物品腐蚀,故目前被临床广泛采用。

(1)毫针的结构

毫针的构成,分为针尖、针身、针根、针柄、针尾5个部分(图2.1)。

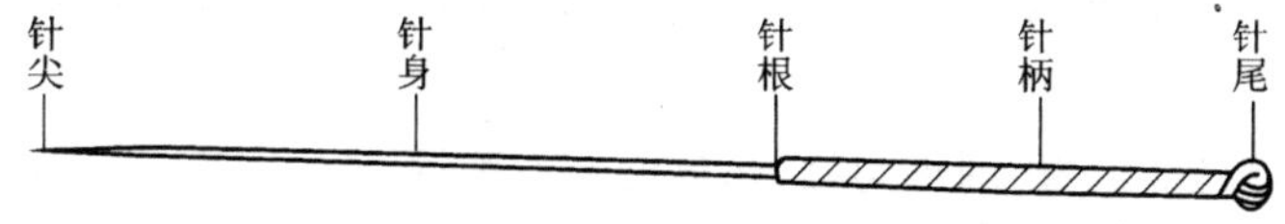

图2.1　毫针结构示意图

①针尖,是针身的尖端锋锐部分,亦称针芒,是刺入腧穴肌肤的关键部位。

②针身,是针尖至针柄间的主体部分,又称针体,是毫针刺入腧穴内相应深度的主要部分。

③针根，是针身与针柄连接的部分，是观察针身刺入腧穴深度和提插幅度的外部标志。

④针柄，是用金属丝缠绕呈螺旋状，从针根至针尾的部分，是施术者持针、行针的操作部位，也是温针灸法时装置艾绒之处。

⑤针尾，是针柄的末端部分，亦称针顶。

(2)毫针的规格

毫针的不同规格，主要以针身的直径和长度而区分。

1)毫针的粗细规格　毫针的粗细规格如表2.1所示。

表2.1　毫针粗细规格表

号数	24	26	28	30	32	34	36
直径(mm)	0.45	0.40	0.35	0.30	0.25	0.22	0.20

2)毫针的长短规格　毫针的长短规格如表2.2所示。

表2.2　毫针长短规格表

旧规格	0.5	1	1.5	2	3	4	5	6
新规格	13	25	40	50	75	100	125	150

注：新规格的单位为毫米(mm)，旧规格的为英寸(in)。

一般临床以粗细为26~30号(0.30~0.40 mm)和长短为25~75 mm(1~3 in)者最常用。短毫针主要用于耳穴和浅在部位的腧穴作浅刺之用，长毫针多用于肌肉丰厚部位的腧穴作深刺和某些腧穴作横向透刺之用；毫针的粗细与针刺的刺激强度有关，供辨证施治时选用。

(3)毫针的选择

1)针具质量的选择　衡量毫针的质量，主要指针具的"质"与"形"。质，是指制针选料的优劣。形，是指毫针的形状、造型。在具体选择时应注意以下几点。

①针尖。要端正不偏，光洁度高，尖中带圆，圆而不钝，形如"松针"，锐利适度，使进针阻力小而不易钝涩。

②针身。要光滑挺直，圆正匀称，坚韧而富有弹性。

③针根。要牢固，无剥蚀、伤痕。

④针柄。柄的金属丝要缠绕均匀，牢固而不松脱或断丝；针柄的长短、粗细适中，便于持针、行针。

2)针具规格的选择　不同针具有其各自的特点和作用，因此不同病证应选用相应的针具。临床可根据患者的体质、体形、年龄、病情和腧穴部位等的不同，选用长短、粗细不同规格的毫针。

2. 练针

初学者指力的练习是掌握毫针操作的前提,只有通过不断的练习,才能提高手指的力量和灵活度,才能将各种毫针操作自如地运用于临床。

小贴士:

纸垫的制作方法:用松软的细草纸或毛边纸,折叠成 2 cm 左右的厚度,长和宽分别为 8 cm和5 cm 的纸垫,外用棉线呈“井”字形扎紧即可。

(1)纸垫练针法

在纸垫上可练习进针指力和捻转动作(图 2.2)。练习时,一手拿住纸垫,一手如执笔式持针,使针身垂直于纸垫上,当针尖抵于纸垫后,拇、食、中三指捻转针柄,将针刺入纸垫内,同时手指向下渐加一定压力,待刺透纸垫背面后,再捻转退针,另换一处如前再刺。如此反复练习至针身可以垂直刺入纸垫,并能保持针身不弯、不摇摆、进退深浅自如时,说明指力已达到基本要求。作捻转练习时,可将针刺入纸垫后,在原处不停地来回做拇指与食、中两指的前后交替捻转针柄的动作。要求捻转的角度均匀,运用灵活,快慢自如,一般每分钟可捻转 150 次左右。纸垫练针初时可用 20 ~ 45 mm(1.0 ~ 1.5 in)长的短毫针,待有了一定的指力和手法基本功后,再用 50 ~ 75 mm(2.0 ~ 3.0 in)长的毫针练习。同时还应进行双手行针的练习,以适应临床持续运针的需要。

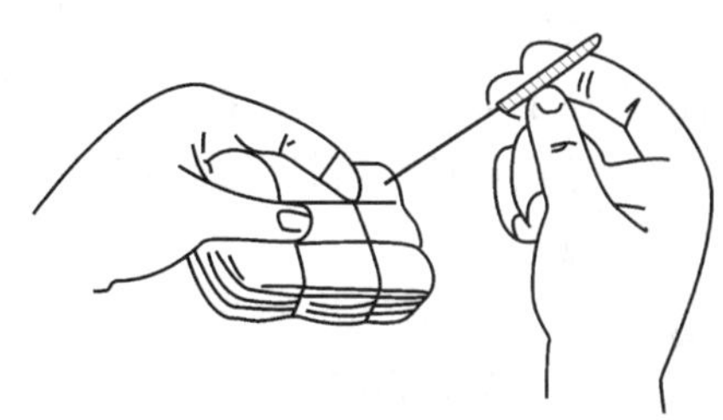

图 2.2 纸垫练针

(2)棉球练针法

因棉球松软,可以练习提插、捻转、进针、出针等各种毫针操作手法的模拟动作(图 2.3)。作提插练针时,以执毛笔式持针,将针刺入棉球,在原处作上提下插的动作,要求深浅适宜,幅度均匀,针身垂直。在此基础上,可将提插与捻转动作配合练习,要求提插幅度上下一致,捻转角度来回一致,操作频率快慢一致,达到动作协调、得心应手、运用自如、手法熟练的程度。

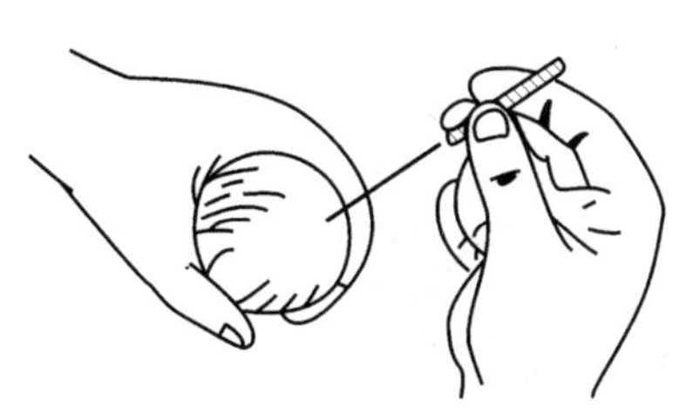

图 2.3 棉团练针

(3)自身练针法

通过纸垫、棉球等物体练针,具有一定的指力基础后,可以在自己身上进行试针练习,以亲身体会指力的强弱、针刺的感觉、行针的手法等。要求自身练针时,能逐渐做到进针无痛或微痛,针身挺直不弯,刺入顺利,提插、捻转行针自如,用力均匀,手法熟练。同时,要仔细体会指力与进针、手法与得气的关系以及持针手指的感觉和受刺部位的感觉。

(4)相互练针法

在自身练习比较成熟的基础上,模拟临床实际,两人交叉进行试针练习。要求从实际出发,按照规范操作方法,相互交替对练,练习内容与“自身练针法”相同。通过相互试针练习,以便进入临床实际操作时心中有数,不断提高毫针刺法的基本技能。

3. 患者的体位

(1)选择体位的重要性

患者在接受针刺治疗时所处的体位是否合适,对于正确取穴、针刺操作、持久留针和防止针刺意外等都有重要意义。对部分重症和体质虚弱,或精神紧张、畏惧针刺的患者,其体位选择尤为重要。如果患者的体位不当,会使施术者取穴困难,施术不便,也不易于留针,有的甚至会发生晕针。此外,由于体位选择不当,在患者移动体位时,常会导致弯针或折针,给患者增加痛苦。因此,选择恰当的体位,对于毫针治疗具有重要的意义。

针刺时对患者体位的选择,应以施术者能够正确取穴、施术方便,患者感到舒适自然,并持久留针为原则。

临床针刺时常用体位如下:

①仰卧位(图2.4),适用于前身部的腧穴;

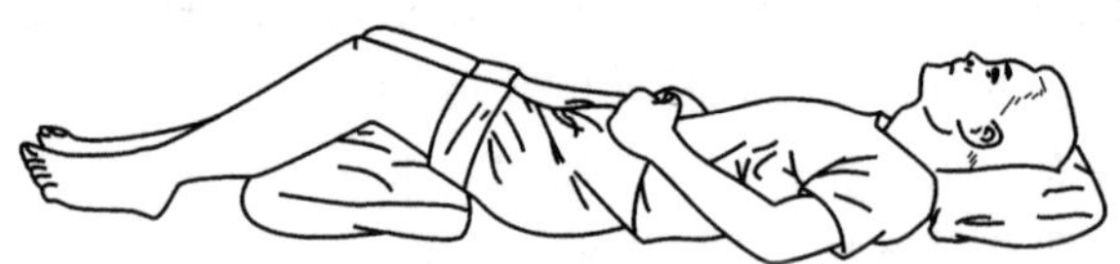

图2.4 仰卧位

②俯卧位(图2.5),适用于后身部的腧穴;

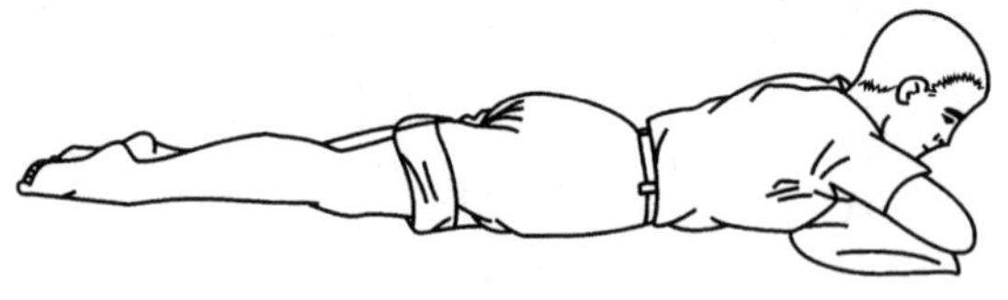

图2.5 俯卧位

③侧卧位(图2.6),适用于侧身部的腧穴;

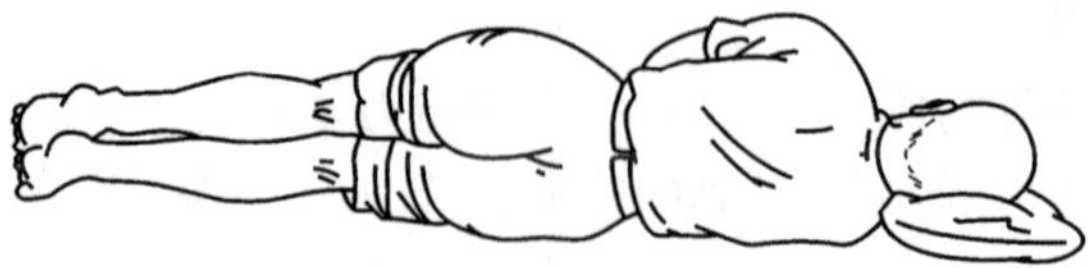

图2.6 侧卧位

④仰靠坐位(图2.7),适用于前额、颜面、颈前和上胸部的腧穴;

⑤俯伏坐位(图2.8),适用于头顶、枕项、背部的腧穴;

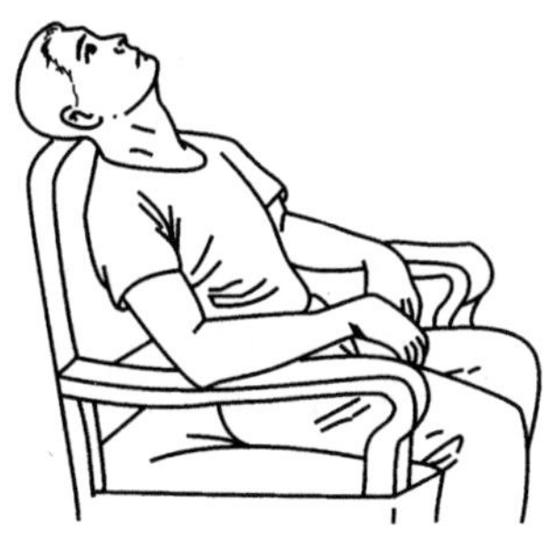

图2.7　仰靠坐位

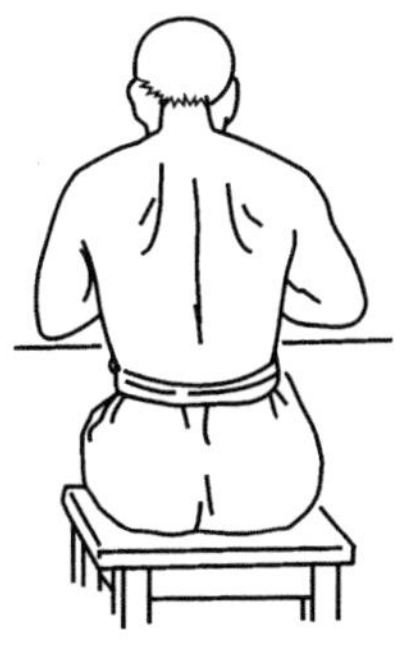

图2.8　俯伏坐位

⑥侧伏坐位(图2.9),适用于头颞、面颊、颈侧、耳部的腧穴。

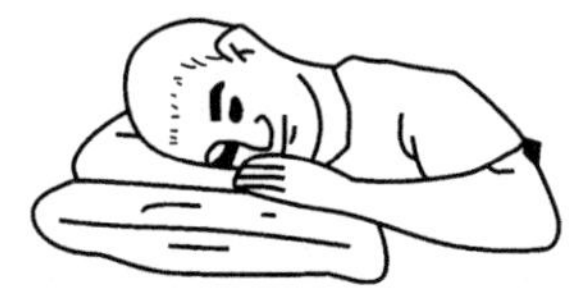

图2.9　侧伏坐位

(2)选择体位的注意事项

①向初诊患者做好解释工作,消除紧张情绪,树立治病信心。

②施针腧穴部位要充分暴露,体位得当并使肌肉放松,以利于针刺和留针。

③体位选定后,要求患者不要随意改变或移动,以免影响施术。

④施术时,施术者亦应根据患者的体位,选好适当位置,神态要自然镇定,操作要认真。

4.消毒

针刺前应该做好消毒工作,防止造成病毒交叉感染,消毒范围应包括针具器械、施术者的双手、患者的受术部位、治疗室用具等。

(1)针具器械消毒

针具、器械的消毒方法很多,以高压蒸气灭菌法为佳(见表2.3)。

表2.3　针具器械消毒

序号	消毒种类	方　法
1	高压蒸气灭菌法	将毫针等针具用布包好,放在密闭的高压蒸气锅内灭菌。一般在98 066.5~137 293.1 Pa(1.0~1.4 at)的压力、115~123 ℃的高温下保持30 min以上,可达到消毒灭菌的要求

续表

序号	消毒种类	方 法
2	药液浸泡消毒法	将针具放入75%乙醇内浸泡30~60 min,取出用无菌巾或消毒棉球擦干后使用。也可置于一般器械消毒液内浸泡,如84消毒液,可按规定浓度和时间,进行浸泡消毒。直接与毫针接触的针盘、针管、针盒、镊子等,可用2%来苏尔溶液或1∶1 000 L汞溶液浸泡1~2 h,达到消毒目的
3	煮沸消毒法	将毫针等器具用纱布包扎后,放入盛有清水的消毒煮锅内煮沸。一般在水沸后再煮15~20 min,亦可达到消毒目的。但煮沸消毒法易使锋利的金属器械锋刃变钝。如在水中加入重碳酸钠使成2%溶液,可以提高沸点至120 ℃,且可降低沸水对器械的腐蚀作用

注:已消毒过的毫针,应用时只能一针一穴。消毒毫针只能使用一次,不能重复使用。

(2)施术者手指消毒

临针刺前,施术者应先用肥皂水将手洗刷干净,待干,再用75%乙醇棉球擦拭后,方可持针操作。持针施术时,施术者应尽量避免手指直接接触针身,如某些刺法需要触及针身时,必须用消毒干棉球作间隔物,以确保针身无菌。

(3)针刺部位消毒

在患者需要针刺的腧穴皮肤上用75%乙醇棉球擦拭消毒,或先用2%碘酊涂擦,稍干后,再用75%乙醇棉球擦拭脱碘。擦拭时应从腧穴部位的中心点向外绕圈消毒。当腧穴皮肤消毒后,切忌接触污物,一定要保持洁净,防止重新污染。

(4)治疗室内消毒

针灸治疗室内的消毒,包括治疗台上用的床垫、枕巾、毛毯、垫席等物品,要按时换洗晾晒,如采用一人一用的消毒垫布、垫纸、枕巾则更好。治疗室也应定期消毒净化,保持空气流通、环境卫生洁净。

2.1.1.2 针刺操作

毫针基本操作技术包括毫针的持针法、进针法、行针法、补泻法、留针法、出针法等针刺方法。

1. 持针法

持针法,是施术者操持毫针保持其端直坚挺的方法。施术者持针行针的右手称为"刺手",按压局部的左手称"押手"。持针法有单手持针法和双手刺针法,单手持针法又可分为两指持针法、三指持针法、四指持针法,其中以三指持针法为主。

(1)单手持针法

①两指持针法。用拇、食指末节指腹捏住针柄,适用于短小的针具。

②三指持针法。用拇、食、中指末节指腹捏拿针柄,拇指在内,食、中指在外,三指协同,以保持较长针具的端直坚挺状态。

③四指持针法。用拇、食、中指捏持针柄,以无名指抵住针身,称四指持针法。适于长针操持,以免针体的弯曲。

(2)两手持针法

用右手拇、食、中三指持针柄,左手拇、食两指握固针体末端,稍留出针尖5 mm。适于长针、芒针操持。

2. 进针法

进针法又称下针法,是将毫针刺入腧穴皮下的技术方法。临床常用的进针法有双手、单手、管针三类。

(1)双手进针法

双手进针法即左手辅助,右手持针刺入,双手配合进针的操作方法(表2.4)。

表2.4 双手进针法

序号	进针法	技 法	应 用	图示
1	指切进针法	又称爪切进针法,临床最为常用。左手拇指或食指的指甲掐切固定针穴皮肤,右手持针,针尖紧靠左手指甲缘迅速刺入穴位	多用于短毫针的进针	见图2.10
2	夹持进针法	左手拇、食指捏持针体下段,露出针尖,右手拇、食指持针柄,将针尖对准穴位,双手配合,迅速将针刺人皮下,直至所要求的深度	多用于75 mm(3 in)以上长针	见图2.11
3	舒张进针法	左手五指平伸,食、中指分张置于穴位两旁将皮肤向旁边撑开,右手持针从左手食、中指之间刺入穴位。也可用左手拇、食指撑开皮肤	多用于皮肤松弛或有皱纹部位穴位的进针	见图2.12
4	提捏进针法	左手拇、食指将欲刺穴两旁皮肤轻轻提捏起,右手持针从提起部的上端刺入	多用于皮肉浅薄处穴位进针	见图2.13

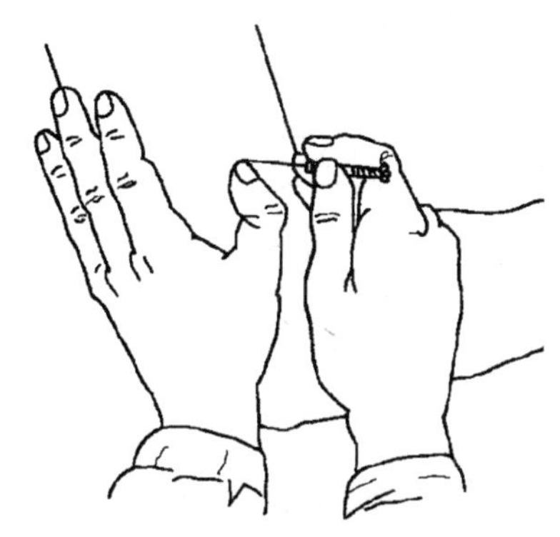
图2.10 指切进针法

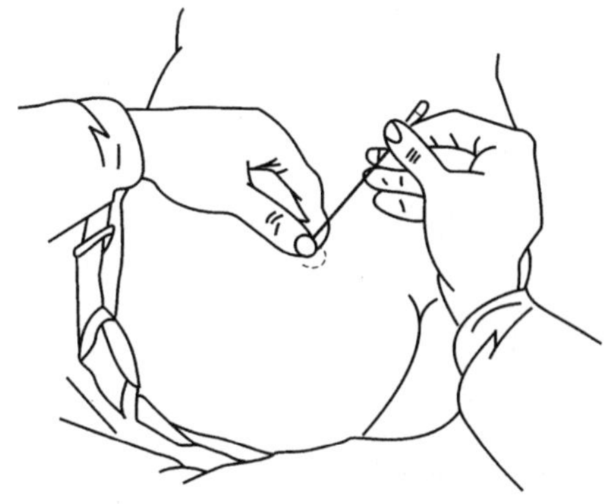
图2.11 夹持进针法

(2)单手进针法

如图2.14所示,用右手拇、食指持针,中指端紧靠穴位,指腹抵住针体下段;当拇、食指向下用力按压时,中指随之屈曲,将针刺入,直刺至所要求的深度。此法三指两用,在双穴同进针时尤为适宜,多用于较短的毫针。

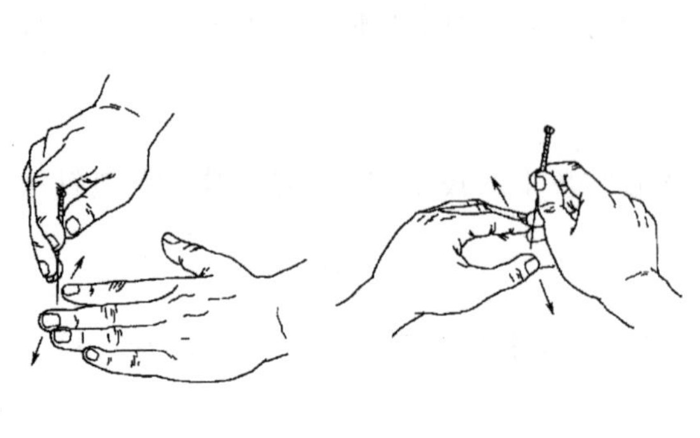

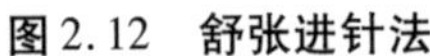

图2.12 舒张进针法

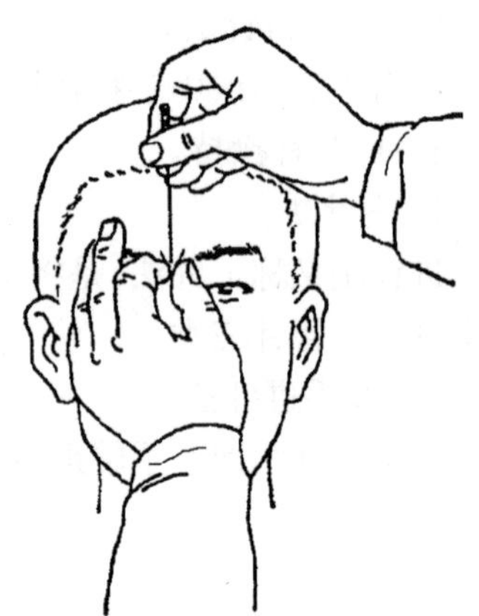

图2.13 提捏进针法

(3)针管进针法

如图2.15所示，将针先插入用玻璃、塑料或金属制成的比针短5 mm左右的小针管内，放在穴位皮肤上；左手压紧针管，右手食指对准针柄一击，使针尖迅速刺入皮肤；然后将针管去掉，再将针刺入穴内。此法进针不痛，多用于儿童和惧针者。也有用安装弹簧的特制进针器进针者。

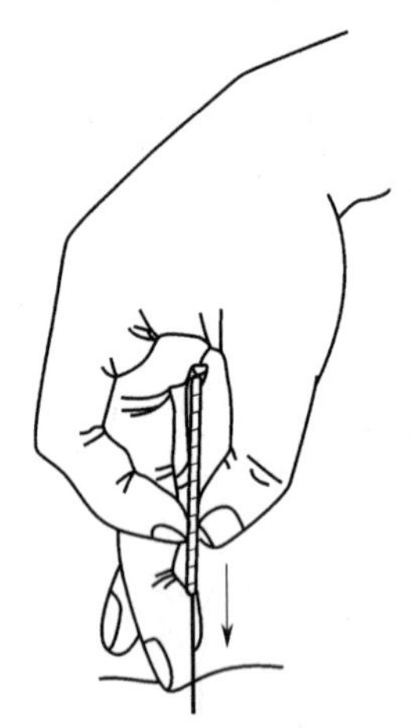

图2.14 单手进针法

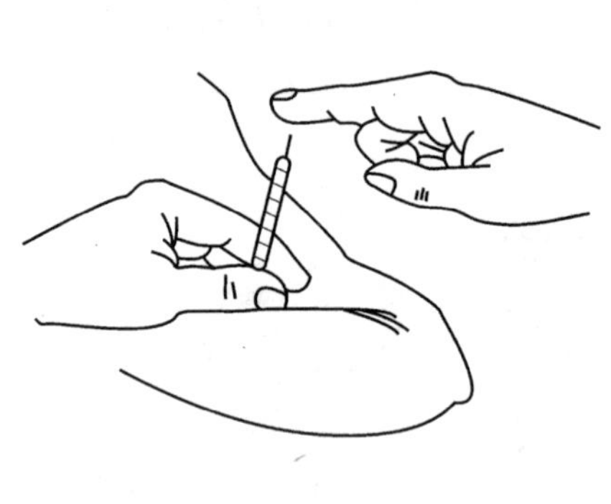

图2.15 针管进针法

3. 针刺的角度、方向和深度

针刺的角度、方向和深度，是指毫针刺入皮下后的具体操作要求。在针刺操作过程中，掌握正确的针刺角度、方向和深度，是获得针感、施行补泻、发挥针刺效应、提高针治疗效、防止针刺意外发生的重要环节。取穴的正确性，不仅指其皮肤表面的位置，还必须与正确的针刺角度、方向和深度结合起来，才能发挥腧穴的治疗作用。因此，不能简单地将腧穴看作是一个小点，而应有一个立体的腧穴概念。临床上针刺同一个腧穴,如果角度、方向和深度不同,那么刺达的组织结构、产生的针刺感应和治疗的效果都会有一定的差异。

(1)针刺的角度

针刺角度,是指进针时针身与皮肤表面所构成的夹角。其角度的大小,应根据腧穴部位、病性病位、手法要求等特点而定。针刺角度一般分为直刺、斜刺、平刺三类(表2.5和图2.16)。如头面部腧穴多用平刺,颈项、咽喉部腧穴多用横刺,胸部正中线腧穴多用平刺,侧胸部腧穴多用斜刺,腹部腧穴多用直刺,腰背部腧穴多用斜刺或直刺,四肢部腧穴一般用直刺等。

表2.5 针刺的角度

序号	针刺角度	技法	应用	图示
1	直刺	针身与皮肤表面呈90°角,垂直刺入腧穴	适用于针刺大部分腧穴,尤其是肌肉丰厚部位的腧穴	见图2.16
2	斜刺	针身与皮肤表面呈45°角左右,倾斜刺入腧穴	适用于针刺皮肉较为浅薄处,或内有重要脏器,或不宜直刺深刺的腧穴和在关节部位的腧穴	
3	平刺	针身与皮肤表面呈15°角左右,横向刺入腧穴	用于皮薄肉少处的腧穴	

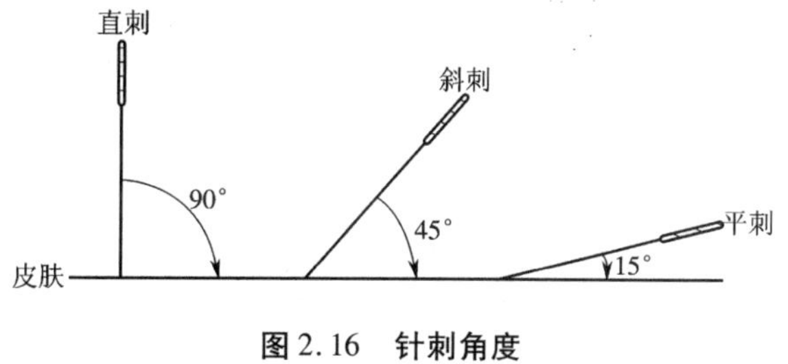

图2.16 针刺角度

(2)针刺的方向

针刺方向,是指进针时和进针后针尖所朝的方向,简称针向。针刺方向,一般根据经脉循行方向、腧穴分布部位和所要求达到的组织结构等情况而定。针刺方向虽与针刺角度相关,但进针角度主要以穴位所在部位的特点为准,而针刺方向则是根据不同病证治疗的需要而定。仅以颊车穴为例,若用作治疗颔病、颊痛、口噤不开等证时,针尖应朝向颞部斜刺,使针感放射至整个颊部;当治疗面瘫、口眼㖞斜时,针尖向口吻横刺;而治疗痄腮时,针尖向腮腺部斜刺;但治疗牙痛时则用直刺。

(3)针刺的深度

针刺深度,是指针身刺入腧穴皮肉的深浅。掌握针刺的深度,应以既要有针下气至感觉,又不伤及组织器官为原则。每个腧穴的针刺深度,在临床实际操作时,还必须结合患者的年龄、体质、病情、腧穴部位、经脉循行深浅、季节时令、施术者针法经验和得气的需要等诸多因素作综合考虑,灵活掌握(表2.6)。

表 2.6 针刺深度

针刺深度	浅 刺	深 刺
年龄	老年体弱,气血衰退;小儿娇嫩,稚阴稚阳	青壮之龄,血气方刚
体质、体形	形瘦体弱	形盛体强
部位	头面和胸背部腧穴	四肢和臀腹部腧穴
经络	络脉;阳经	经脉;阴经
病情	阳证、新病	阴证、久病
时令	春夏	秋冬
针感	施针时针下酸麻胀重感应大、出现快的,以及精神紧张、惧怕针刺的患者	感应迟钝或感应小的患者

针刺的角度、方向和深度,这三者之间有着不可分割的关系。一般而言,深刺多用直刺,浅刺多用斜刺或平刺。对延髓部、眼区、胸腹、背腰部的腧穴,由于穴位所在处有重要脏腑、器官,更要掌握好针刺的角度、方向和深度,以防针刺意外的发生。

4. 行针法

行针法指毫针进针后,为了使患者产生针感,或进一步调整针感的强弱以及使针感向某一方向传导、扩散而采用的操作方法。

(1)基本手法

基本手法如表 2.7 所示。

表 2.7 基本手法

序号	基本手法	技 法	应 用	图示
1	提插法	进针后,将针从浅层插至深层,再由深层提到浅层。前者为下插,又称按、推;后者为上提,又称伸、引。下插与上提的幅度、速度相同,均不分层操作,如此一上一下均匀的提插动作,是为提插法	①催气。针刺未得气,可用提插、捻转结合,促使气至。单独运用提插手法,也有催气作用 ②行气。在针刺得气基础上,针体在1分左右范围内连续均匀提插,可使针感扩散	见图 2.17
2	捻转法	针体进入穴位一定深度以后,用拇指和食指持针,并用中指微抵针体,通过拇、食指来回旋转捻动,反复交替而使针体捻转	①进针。一般可用轻微、缓慢、幅度小于 90°的捻转手法进针 ②催气。针刺至一定深度,患者尚未得气时,可将针上下均匀地提插,并左右来回地作小幅度的捻转 ③行气。配合针刺方向行气,出现针刺感应且循经传导时,将针体连续捻转	见图 2.18

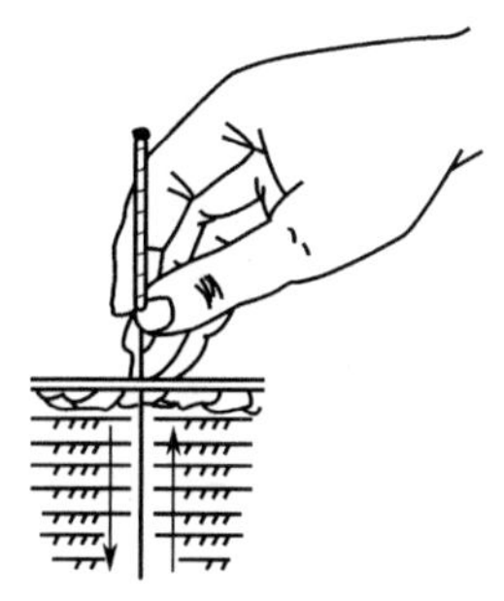

图 2.17 提插法

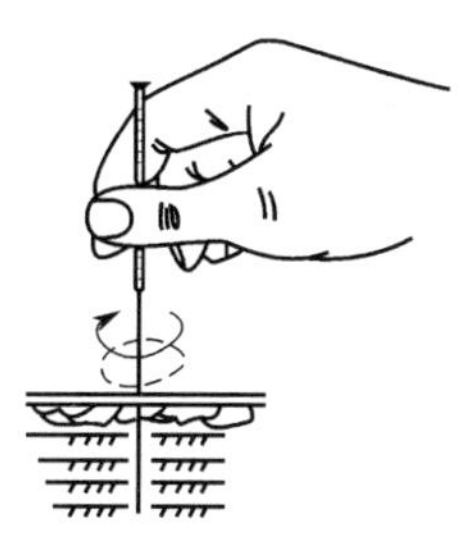

图 2.18 捻转法

(2)辅助手法

行针的辅助手法,是行针基本手法的补充,是为了促使针后得气和加强针刺感应的操作手法。临床常用的行针辅助手法如表 2.8 所示。

表 2.8 辅助手法

序号	辅助手法	技 法	作 用	图示
1	循法	施术者用指顺着经脉的循行径路,在腧穴的上下部轻柔地循按	推动气血,激发经气,促使针后易于得气	见图 2.19
2	刮法	毫针刺入一定深度后,经气未至,以拇指或食指的指腹,抵住针尾,用拇、食指或中指指甲,由下而上频频刮动针柄	针刺不得气时用之可以激发经气,如已得气者可以加强针刺感应的传导与扩散	见图 2.20
3	摇法	针刺入一定深度后,手持针柄,将针轻轻摇动;摇法有二,一是直立针身而摇,一是卧倒针身而摇	加强得气感应,使经气向一定方向传导	见图 2.21
4	弹法	以手指轻弹针尾或针柄,使针体微微振动	催气、行气	见图 2.22
5	震颤法	针刺入一定深度后,右手持针柄,用小幅度、快频率的提插、捻转手法,使针身轻微震颤	促使针下得气,增强针刺感应	
6	飞法	用右手拇、食两指持针柄,细细捻搓数次,然后张开两指,一搓一放,反复数次,状如飞鸟展翅	催气、行气,并使针刺感应增强	见图 2.23

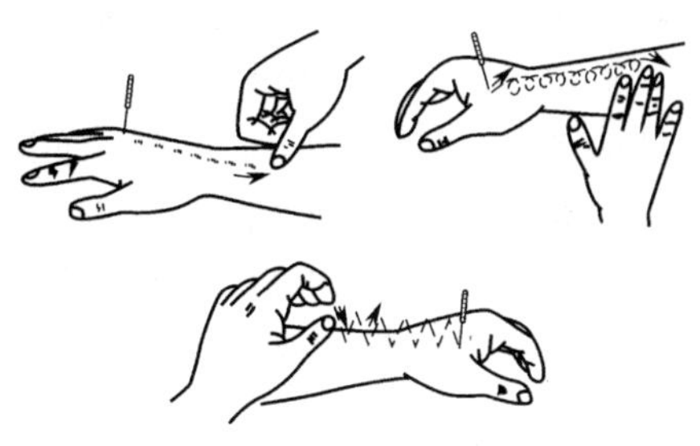

图 2.19 循法

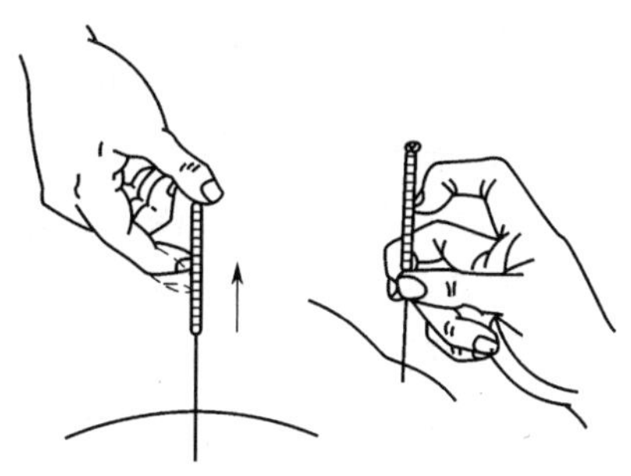

图 2.20 刮法

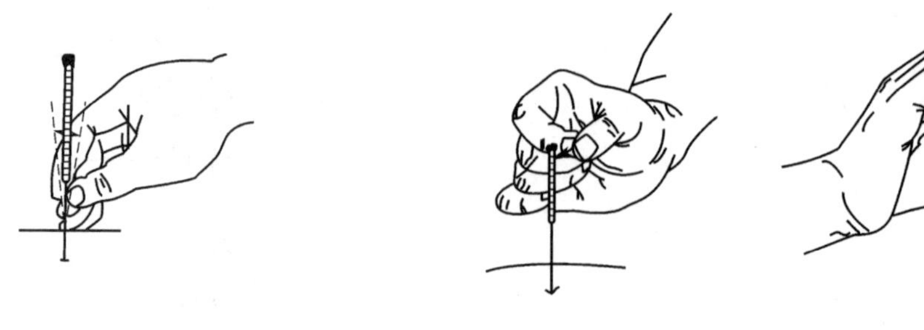

图2.21 摇法

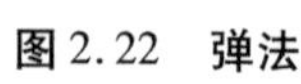

图2.22 弹法

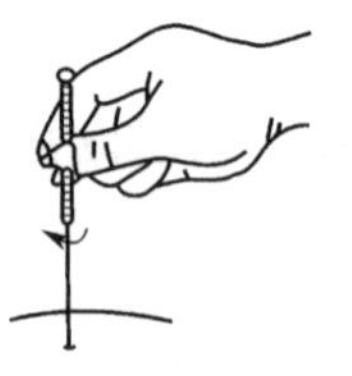

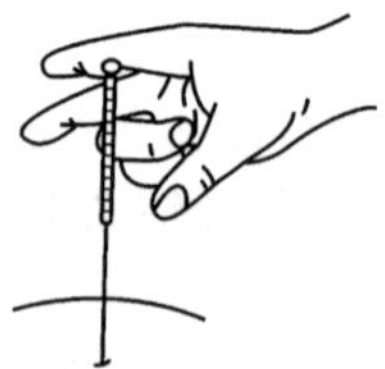

图2.23 飞法

毫针行针手法以提插、捻转为基本操作方法，并根据临证情况，选用相应的辅助手法。如刮法、弹法，可应用于一些不宜施行大角度捻转的腧穴；飞法，可应用于某些肌肉丰厚部位的腧穴；摇法、震颤法，可用于较为浅表部位的腧穴。通过行针基本手法和辅助手法的施用，主要促使针后气至或加强针刺感应，以疏通经络、调和气血，达到防治疾病的目的。

5. 针刺得气

得气，古称“气至”，近称“针感”，是指毫针刺入腧穴一定深度后，施以提插或捻转等行针手法，使针刺部位获得“经气”感应。

(1)得气的临床表现

针下是否得气，可从两方面来分析判断。一是患者对针刺的感觉和反应，另一是施术者对刺手指下的感觉。当针刺腧穴得气时，患者的针刺部位有酸胀、麻重等自觉反应，有时或出现热、凉、痒、痛、抽搐、蚁行等感觉，或呈现沿着一定的方向和部位传导和扩散现象。少数患者还会出现循经性肌肤震颤等反应，有的还可见到受刺腧穴部位循经性皮疹带或红、白线状现象。当患者有自觉反应的同时，施术者的刺手亦能体会到针下沉紧、涩滞或针体颤动等反应。若针刺后未得气，患者则无任何特殊感觉或反应，施术者刺手亦感到针下空松、虚滑。历代医家对针刺得气的临床表现也做了生动细致的形象描述，都说明了针刺得气的临床表现以及得气与未得气反应迥然不同的体会。

(2)得气的意义

得气，是施行针刺产生治疗作用的关键，也是判定患者经气盛衰、疾病预后、正确定穴、行针手法、针治效应的依据。

1)得气与否和疗效有关 《灵枢·九针十二原》说:“刺之要,气至而有效。”针刺的根本作用在于通过针刺腧穴,激发经气,调整阴阳,补虚泻实,达到治病的目的。针刺气至,说明经气通畅,气血调和,并通过经脉、气血的通畅,调整“元神”(人体内在调整功能),使元神发挥主宰功能,则相应的脏腑器官、四肢百骸功能亦起到平衡协调,消除病痛的作用。所以,针刺得气与否和针治疗效有极其密切的关系。

2)得气速迟与疗效有关 针下得气,是人体正气在受刺腧穴的应有反应。针下气至的速迟,虽然表现于腧穴局部或所属经络范围,但是能够观测机体的正气盛衰和病邪轻重,从而对判断病候好转或加重的趋向以及针治效果的快慢等有一个基本了解。《针灸大成》说:“言下针若得气来速,则病易痊,而效亦速也。若气来迟,则病难愈,而有不治之忧。”一般而论,针后得气迅速,多为正气充沛、经气旺盛的表现。正气足,机体反应敏捷,取效相应也快,疾病易愈。若针后经气迟迟不至者,多因正气虚损、经气衰弱的表现。正气虚,机体反应迟缓,收效则相对缓慢,疾病缠绵难愈。若经反复施用各种行针候气、催气手法后,经气仍不至者,多属正气衰竭,预后每多不良。初诊时针刺得气较迟或不得气者,经过针灸等方法治疗后,逐渐出现得气较速或有气至现象,说明机体正气渐复,疾病向愈。

3)得气与补泻手法有关 针下得气,是施行补泻手法的基础和前提。《针灸大成》说“若针下气至,当察其邪正,分清虚实”,说明针下得气,尚有正气、邪气之分。如何分辨,则根据《灵枢·终始》所说“邪气来也紧而疾,谷气来也徐而和”的不同,辨别机体的气血、阴阳、正邪等盛衰情况,施以或补或泻的刺法。

(3)影响得气的因素

一般情况下,毫针刺中腧穴后,运用一定的行针手法即能得气。如不得气或气至不够理想时,就要分析原因,针对有关影响得气的因素,采取相应方法,促使得气。影响针刺得气的因素很多,主要有下述几个方面。

1)与患者的关系 针刺得气与患者的精神状态、体质强弱和机体阴阳盛衰等情况密切相关。一般地说,新病、体形强壮、病证属实者,针后出现感应较快、较强;久病体衰、病证属虚者,针下出现感应较慢、较弱,甚或不得气。有些患者阳气偏盛、神气敏感,容易得气,并可出现循经感传。多数患者机体阴阳之气无明显偏颇者,气血润泽通畅,脏腑功能较好,故针刺时感应既不迟钝,亦不过于敏感,得气适时而平和。如属阴气偏盛的患者,多需经过一定的行针过程方有感应,或出针后针感仍然明显存在等,必须因人而异。

2)与施术者的关系 “中气穴,则针游于巷”(《灵枢·邪气脏腑病形》),如取穴不准,操作不熟练,未能正确掌握好针刺的角度、方向、深度和强度,或施术时患者的体位和行针手法选用不当等,都是影响针刺不能得气或得气较慢、较弱的因素。若施术者在施术时精神不集中、注意力分散、不能“治神”,也会影响针刺得气。

3)与环境的关系 环境对于机体无时无刻不在发生影响,就气候而言,在晴天、气候较温暖时,针刺容易得气;而阴天、气候较寒冷时,针刺得气较慢或不易得气。环境的因素很多,除气候的阴晴、冷热外,还有空气、光线、湿度、海拔高度、电磁、音响、气味、卫生等,都会对针刺得气产生直接或间接的影响。

(4)促使得气的方法

针刺时,如不得气或得气较迟者,在分析其原因后,要采取相应措施,促使得气,以发挥针刺治疗的效果。具体方法如下。

1)纠偏法　针刺不得气或得气不满意,可能是因为腧穴的体表定位不准确,或者虽然腧穴定位准确而针刺入腧穴内的角度、方向、深度和强度不恰当所致。腧穴是脏腑、经络之气输注于体表的特定部位,刺中腧穴,才能得气。所以,针刺时既要取穴准确,更要掌握好不同穴位的针刺角度、方向、深度和强度,以达到得气为准。如果腧穴的定位相差较大,应出针重新定准腧穴正确位置后,再行针刺。

2)候气法　《针灸大成》说:"用针之法,以候气为先"。当针下不得气时,需取留针候气的方法等待气至;亦可采用间歇运针,施以提插、捻转等手法,以待气至。前者为静留针候气法,后者为动留针候气法。留针候气,要有耐心,不可操之过急。

3)益气法　对于少数机体虚弱、正气不足而致针刺不易得气的患者,可根据其具体情况,在其他已得气的腧穴(多用具有强身保健的腧穴,如足三里、气海、关元等)上加强补的手法,或在未得气的腧穴上施以温针灸法、艾灸法以温经益气,或加服适当的补益药物,使机体正气渐复,经气充实,促使针刺得气。

6.补泻手法

针刺补泻手法,是根据《灵枢·经脉》"盛则泻之,虚则补之"这一针灸治病的基本原则而确立的以补虚泻实为目的的两类针刺手法。现介绍两种简单而常用的针刺补泻的手法(表2.9)。

表2.9　基本补泻手法

序号	基本补泻手法	技法		应用	
		补法	泻法	补法	泻法
1	提插补泻法	针刺得气后,在针下得气处小幅度上下提插,重插轻提(即慢提急按)。针上提时速度宜慢,用力宜轻;针下插时速度宜快,用力宜重	针刺得气后,在针下得气处小幅度上下提插,轻插重提(即急提慢按)。针上提时速度宜快,用力宜重;针下插时速度宜慢,用力宜轻	引导阳气入内,阳气充实,故有温补作用,治疗经气不足,表现为虚寒证候者	引导阴气外出,邪气得泄,故有凉泻的作用,治疗经气有余,表现为实热证候者
2	捻转补泻法	针刺得气后,在针下得气处小幅度捻转,拇指向前左转时用力重,指力沉重向下;拇指向后右转还原时用力轻,反复操作	针刺得气后,在针下得气处小幅度捻转,拇指向后右转时用力重,指力浮起向上;拇指向前左转还原时用力轻,反复操作	用于虚证	用于实证

7. 留针法

留针法,是针刺得气以后,将针体留置穴内,让它停留一段时间后,再予出针的方法。临床可分为静留针法和动留针法两种,根据病情和患者体质不同而分别使用。此外,还有不少患者不适宜留针,有的留针反而会影响疗效。因此,对是否需要留针以及留针时间的长短,都必须辨证而施,不可机械。

(1)静留针法

针刺入穴内,让其安静自然地留置一段时间,其间不施行任何针刺手法。可根据病证情况的不同,分别采取短时间静留针和长时间静留针法。短时间静留针法,可静留针 20 ~30 min;长时间静留针法,可静留针几小时,甚而几十小时,现代大多用皮内针埋植代替。

(2)动留针法

将针刺入穴内,得气后仍留置一段时间,其间间歇行针,施以各种手法。短时间动留针法,可留针 20 ~30 min,其间行针 1 ~3 次;长时间动留针法,可留针几小时,甚而几十小时,每 10 ~30 min 行针 1 次,在症状发作时尤当及时行针,加大刺激量。

8. 出针法

出针是毫针技术操作过程的最后步骤,是针刺达到要求后将针取出的方法。在临床上,出针法应根据病证虚实、患者体质、针刺深浅和腧穴特点等具体情况正确施行,否则会影响疗效,甚而引起出血、血肿、针刺后遗感等不良后果。

出针前,稍捻针柄,待针下轻松滑利时方可出针。出针时,左手持一消毒干棉球按压穴位(或夹持针体底部),右手拇、食指持针柄,捻针退出皮肤。出针后,一般宜用棉球按压针孔,以防出血。

2.1.1.3 针刺运用

1. 适应证

①痛证:关节炎、风湿痛、头痛、偏头痛、三叉神经痛、落枕、颈痛、肩痛、五十肩、凝肩、网球肘、高尔夫球肘、投手肘、腕痛、肋间神经痛、背痛、腰痛、坐骨神经痛、退化性膝痛、跟腱周围炎、足底痛、扭伤、神经痛、肌肉酸痛、肌腱炎、退化性关节炎、外伤后遗症、运动伤害、癌症疼痛、慢性酸痛、顽固疼痛等。

②耳鼻喉疾患:过敏性鼻炎、鼻窦炎、重听、耳鸣、眩晕、美尼尔氏症候群等。

③肠胃系统:胃痛、呃逆、便秘、泄泻、痔疮、消化性功能障碍等。

④呼吸系统:气喘、慢性支气管炎、咽喉炎、久咳、胸闷、梅核气等。

⑤精神系统:失眠、焦虑、精神官能症、神经衰弱、性机能障碍等。

⑥神经系统:颜面神经麻痹、脑中风后遗症、偏瘫、肌肉萎缩、帕金森氏病、手足麻木、脑性麻痹、颈椎压迫症候群、神经功能障碍等。

⑦皮肤系统:过敏性皮肤炎、带状疱疹疼痛、痤疮、全身痒疹等。

⑧妇科系统:痛经、月经不调、更年期障碍等。

2. 针刺注意事项及禁忌证

①孕妇不宜针刺下腹部穴位，怀孕3个月以上者，腹部、腰骶部腧穴也不宜针刺，三阴交、合谷、至阴等可引起子宫收缩的腧穴也应禁刺。妇女行经时，若非为了调经，亦不宜针刺。

②针刺哑门、风府等危险部位的穴位，应严格掌握方向和深度，以免损伤重要的组织器官。

③针刺小腹部穴位时，应先排小便，以免刺伤膀胱。

④小儿囟门未合时，头顶部的腧穴不宜针刺。

⑤皮肤有感染、溃疡、瘢痕或肿瘤的部位，不宜针刺。

⑥有自发性出血倾向或血友病者不宜针刺。

3. 常见意外的处理和预防

一般情况下，针刺治疗是一种既简便又安全的疗法，但由于种种原因如操作不慎，疏忽大意，或触犯针刺禁忌，或针刺手法不适当，或对人体解剖部位缺乏全面的了解，有时也会出现某种不应有的异常情况，如晕针、滞针、弯针、折针、针后异常感、损伤内脏等。一旦出现上述情况，应立即进行有效的处理，不然，将会给患者造成不必要的痛苦，甚至危及生命。因此，针灸工作者应注意加以预防。现就常见的针刺异常情况分述如下。

(1)晕针

该针刺异常情况如表2.10所示。

表2.10 晕针

定义	晕针是指在针刺过程中患者发生的晕厥现象
症状	轻者感觉精神疲倦，头晕目眩，恶心欲吐；重者突然出现心慌气短，面色苍白，出冷汗，四肢厥冷，脉细弱而数或沉伏；甚而神志不清，猝然仆倒，唇甲青紫，大汗淋漓，二便失禁，脉细微欲绝
原因	可因情绪紧张、素体虚弱、劳累过度、饥饿，或大汗后、大泻后、大失血后；也有的是因体位不当，施术者手法过重，或因诊室内空气闷热、过于寒冷、临时的恶性刺激等，而导致针刺时或留针过程中患者发生此证
处理	立即停止针刺，或停止留针，退出全部已刺之针，扶患者平卧，头部放低，松解衣带，注意保暖。轻者静卧片刻，给饮温茶或温开水，即可恢复。不能缓解者，在行上述处理后，可指按或针刺急救穴，如人中、素髎、合谷、内关、足三里、涌泉、太冲等。也可灸百会、关元、气海。若仍人事不省、呼吸细微、脉细弱者，可采取现代急救措施。在病情缓解后，仍需适当休息
预防	对初次接受针治者，要做好解释工作，解除恐惧心理，对体质虚弱或年迈者应采取卧位，且体位适当、舒适，少留针；取穴宜适当，不宜过多；手法宜轻，切勿过重。对过累、过饥、过饱的患者，推迟针刺时间，应待其体力恢复、进食后再进行针刺。注意室内空气流通，消除过热、过冷因素。施术者在针刺过程中应密切观察患者的神态变化，询问其感觉

(2)滞针

该针刺异常情况如表2.11所示。

表 2.11 滞针

定义	滞针是指在行针时或留针后施术者感觉针下涩滞，捻转、提插、出针均感困难，而患者则感觉疼痛的现象
现象	在行针时或留针后施术者感觉针在穴内捻转不动，发现捻转、提插和退针均感困难，若勉强捻转、提插时，则患者痛不可忍
原因	患者精神紧张，或因病痛，当针刺入腧穴后引起局部肌肉强烈痉挛；或行针手法不当，捻针朝一个方向角度过大，肌纤维缠绕于针体；或针后患者移动体位所致。若留针时间过长，有时也可出现滞针
处理	如因患者精神紧张，或肌肉痉挛而引起的滞针，须作耐心解释，消除紧张情绪，延长留针时间，或用手在邻近部位作按摩，以求松解，或在邻近部位再刺一针，或弹动针柄，以宣散气血、缓解痉挛；如因单向捻转过度，需向反方向捻转；如因患者体位移动，需帮助其恢复原来体位。滞针切忌强力硬拔
预防	对初次接受针治者和精神紧张者，做好针前解释工作，消除紧张情绪。进针时应避开肌腱，行针时手法宜轻，不可捻转角度过大，切忌单向捻转。选择较舒适体位，避免留针时移动体位

(3)弯针

该针刺异常情况如表 2.12 所示。

表 2.12 弯针

定义	弯针是指进针和行针时，或当针刺入腧穴及留针后，针身在体内弯曲的现象
现象	针柄改变了进针时的方向和角度，针身在体内形成弯曲，提插、捻转、退针滞涩而困难，患者自觉疼痛或扭胀
原因	施术者进针手法不熟练，用力过猛且不正，或针下碰到坚硬组织，或进针后患者体位有移动，或外力碰撞、压迫针柄，或因滞针处理不当，而造成弯针
处理	出现弯针后，不要再行任何手法。弯曲度较小的，可按一般拔针法，将针慢慢拔出；针身弯曲度较大的，可顺着弯曲方向慢慢将针退出；体位移动所致的弯针，先协助患者恢复进针时的体位，之后始可退出；针体弯曲不止一处者，须结合针柄扭转倾斜的方向逐次分段外引。总之要避免强拔猛抽而引起折针、出血等
预防	施术者手法要轻巧，用力适当，不偏不倚；患者体位适当，留针过程中不可移动体位；针刺部位和针柄要防止受外物碰压

(4)折针

该针刺异常情况如表 2.13 所示。

表 2.13 折针

定义	折针又称断针，是指针体折断在人体内的现象
现象	行针或退针过程中，突然针体折断，或出针后发现针身折断，有时针身部分露于皮肤之外，有时全部没于皮肤之内
原因	主要是针前检查工作遗漏，用了质量低劣或有隐伤之针具。其次进针后患者体位有移动；或外力碰撞、压迫针柄。再次是遇有弯针、滞针等异常，处理不当，并强力抽拔；或针刺时将针身全部刺入，强力提插、捻转，引起肌肉痉挛

续表

处理	施术者应头脑冷静,态度沉着。交代患者不要恐惧,保持原有体位,以防残段隐陷。如皮肤尚露有残端,可用镊子钳出。若残段与皮肤相平,折面仍可看见,可用左手拇、食两指在针旁按压皮肤,使之下陷,相应地使残段露出皮肤,右手持镊子轻巧地拔出。如残段没于皮内,须视所在部位,采用外科手术切开寻取
预防	针前必须仔细检查针具,特别是针根部分,更应认真刮拭。凡接过电针机的毫针,应定期更换淘汰。针刺时不应使针体全部进入腧穴,绝对不能进至针根,体外应留一定的长度。行针和退针时,如果发现有弯针、滞针等异常情况,应按上述方法处理,不可强力硬拔

(5)针后异常感

该针刺异常情况如表2.14所示。

表2.14　针后异常感

定义	针后异常感是指出针后患者遗留酸痛、沉重、麻木、酸胀等不适的感觉
现象	出针后患者不能挪动体位,或遗留酸痛、沉重、麻木、酸胀等不适的感觉,或原症状加重
原因	多半是行针手法过重,或留针时间过长,或体位不适
处理	一般出针后让患者休息片刻,不要急于离去。用手指在局部上下循按,或可加艾条施灸,不适即可消失或改善
预防	行针手法要匀称适当,避免手法过强和留针时间过长。一般病证,出针后用手指在局部上下循按,避免出现针后异常感

(6)出血和皮下血肿

该针刺异常情况如表2.15所示。

表2.15　出血和皮下血肿

定义	出血是指出针后针刺部位出血;皮下血肿是指针刺部位出现皮下出血而引起肿痛的现象
现象	出针后针刺部位出血;针刺部位出现肿胀疼痛,继而皮肤呈现青紫、结节等
原因	多是刺伤血管所致,有的则为凝血机能障碍
处理	出血者,可用棉球按压较长的时间和稍施按摩。若微量的皮下出血而引起局部小块青紫,一般不必处理,可自行消退。若局部肿胀疼痛较剧,青紫面积大而且影响活动功能时,可先作冷敷止血后,再作热敷,以促使局部淤血消散吸收
预防	仔细检查针具,熟悉人体解剖病位,避开血管针刺。行针手法要匀称适当,避免手法过强,并嘱患者不可随意改变体位。出针时立即用消毒干棉球按压针孔

(7)针穴疼痛

该针刺异常情况如表2.16所示。

表 2.16 针穴疼痛

定义	针穴疼痛是指进针和行针时,或留针后,针刺部位出现疼痛的现象
现象	针刺部位出现疼痛
原因	进针时针尖停留表皮时间过长;或针前检查工作遗漏,用了质量低劣如针尖弯曲带钩之针具,使皮肤受损;或进针后患者体位有移动;或行针手法过重;或操作手法不熟练;或外力碰撞、压迫针柄;或刺及骨骼、肌腱、血管
处理	调整针刺深浅和方向;或将有针尖钩曲的针退出,用手指在局部上下循按
预防	仔细检查针具,熟悉人体解剖病位。进针要迅速透皮,操作手法要熟练,行针手法要匀称适当,避免手法过强,并嘱患者不可随意改变体位

(8)针刺引起创伤性气胸

该针刺异常情况如表 2.17 所示。

表 2.17 针刺引起创伤性气胸

定义	针刺引起创伤性气胸是指针具刺穿了胸腔且伤及肺组织,气体积聚于胸腔,从而造成气胸,出现呼吸困难等现象
现象	患者突感胸闷、胸痛、气短、心悸,严重者呼吸困难、发绀、冷汗、烦躁、恐惧,到一定程度会发生血压下降、休克等危急现象。检查:患侧肋间隙变宽,胸廓饱满,叩诊鼓音,听诊肺呼吸音减弱或消失,气管可向健侧移位;如气窜至皮下,患侧胸部、颈部可出现握雪音,X 线胸部透视可见肺组织被压缩现象。有的病情轻的,出针后并不出现症状,而是过一定时间才慢慢感到胸闷、疼痛、呼吸困难
原因	主要是针刺胸部、背部和锁骨附近的穴位过深,针具刺穿了胸腔且伤及肺组织,气体积聚于胸腔而造成气胸
处理	一旦发生气胸,应立即出针,采取半卧位休息,要求患者心情平静,切勿恐惧而反转体位。一般漏气量少者,可自然吸收。同时要密切观察,随时对症处理,如给予镇咳、消炎药物,以防止肺组织因咳嗽扩大创孔,加重漏气和感染。对严重病例如发现呼吸困难、发绀、休克等现象须组织抢救,如胸腔排气、少量慢速输氧、抗休克等
预防	针刺治疗时,施术者须思想集中,选好体位,注意选穴,根据患者体形肥瘦,掌握进针深度,施行提插手法的幅度不宜过大。对于胸部、背部及缺盆部位的腧穴,最好平刺或斜刺,且不宜太深,一般避免直刺,不宜留针时间过长。如有四肢部位的同效穴,尽量不用胸背部腧穴,更不可粗针深刺该部腧穴

(9)针刺引起神经损伤

针刺对神经系统的损伤,包括中枢神经和外周神经。针刺损伤涉及大脑、小脑、脑干、脊髓、四肢及头面的一些神经干、支,还有内脏神经的损伤。

1)刺伤脑脊髓　该针刺异常情况如表 2.18 所示。

表 2.18 刺伤脑脊髓

定义	针刺颈项、背部腧穴过深,针具刺入脑脊髓,引起头痛、恶心等现象
现象	如误伤延脑时,可出现头痛、恶心、呕吐、抽搐、呼吸困难、休克和神志不清等。如刺伤脊髓,可出现触电样感觉向肢端放射引起暂时性瘫痪,有时可危及生命

续表

原因	脑脊髓是中枢神经统帅周身各种机体组织的总枢纽、总通道,而它的表层却分布有督脉及华佗夹脊等许多针刺要穴,如风府、哑门、大椎、风池、华佗夹脊等。针刺过深或进针方向不当,均可伤及脑脊髓,造成严重后果
处理	应立即出针。轻者,应安静休息,经过一段时间,可自行恢复。重者应配合有关科室如神经外科,进行及时的抢救
预防	凡针刺督脉腧穴(12 胸椎以上的项、背部)及华佗夹脊穴,都要认真掌握进针深度和进针方向。风府、哑门,针刺方向不可向上斜刺,也不可过深。悬枢穴以上的督脉穴及华佗夹脊穴均不可过深。行针中只可用捻转手法,尽量避免提插,更不可行捣刺

2)刺伤周围神经　该针刺异常情况如表 2.19 所示。

表 2.19　刺伤周围神经

定义	针刺引起的周围神经损伤,出现损伤部位感觉异常、肌肉萎缩等现象
现象	如误伤外周神经,当即出现一种向末梢分散的麻木感,一旦造成损伤,该神经分布区可出现感觉障碍,包括麻木、发热、痛觉、触觉及温觉减退等。同时,有程度不等的功能障碍、肌肉萎缩
原因	在有神经干或主要分支分布的穴位上,行针手法过重,刺激手法时间过长;或操作手法不熟练;或留针时间过长
处理	在损伤后 24 h 内即采取针灸、按摩治疗措施,并嘱患者加强功能锻炼
预防	在有神经干或主要分支分布的腧穴上,行针手法不宜过重,刺激手法时间不宜过长,操作手法要熟练,留针时间不宜过长

(10)针刺引起内脏损伤

该针刺异常情况如表 2.20 所示。

表 2.20　针刺引起内脏损伤

定义	针刺内脏周围腧穴过深,针具刺入内脏引起内脏损伤,损伤内脏出现各种症状的现象
现象	刺伤肝、脾时,可引起内出血,患者会感到肝区或脾区疼痛,有的向背部放射;如出血不止,腹腔内聚血过多,会出现腹痛、腹肌紧张,并有压痛及反跳痛等急腹症症状。刺伤心脏时,轻者可出现强烈的刺痛;重者有剧烈的撕裂痛,引起心外射血,立即导致休克、死亡。刺伤肾脏时,可出现腰痛,肾区叩击痛,呈血尿,严重时血压下降、休克。刺伤胆囊、膀胱、胃、肠等空腔脏器时,可引起局部疼痛、腹膜刺激征或急腹症症状
原因	主要是施术者缺乏解剖学和腧穴学知识,对腧穴和脏器的部位不熟悉,加之进针过深而引起的后果
处理	伤轻者,卧床休息后一般即可自愈。如果损伤严重或出血明显者,应密切观察,注意病情变化,特别是要定时检测血压。对于休克、腹膜刺激征,应立即采取相应措施,及时进行抢救
预防	注意学习腧穴理论,掌握腧穴结构,明了穴下的脏器组织。操作时,注意凡有脏器组织、大的血管、粗的神经处都应改变针刺方向,避免深刺。同时注意体位,避免视角产生的谬误。肝、脾、胆囊肿大、心脏扩大的患者,如针刺胸、背、胁、腋的穴位不宜深刺;对尿潴留、肠粘连的患者,腹部的穴位不宜深刺

2.1.2　其他常用针法

临床上，除了毫针刺法，还有其他几种常用针法也用于康复，介绍如下。

2.1.2.1　三棱针刺法

三棱针刺法是用三棱针刺破血络或腧穴，放出适量血液，或挤出少量液体，或挑断皮下纤维组织，以治疗疾病的方法。其中放出适量血液以治疗疾病的方法属刺络法或刺血法，又称放血疗法。三棱针刺法有点刺法、散刺法和挑刺法三种，多用于淤血证、热证、实证和急证及疼痛等。

1. 针具

三棱针（图 2.24）用不锈钢制成，全长 6.5 cm，针柄呈圆柱体，针身呈三棱锥体，三棱为刃，针尖锋利，常用规格有大号和小号两种。

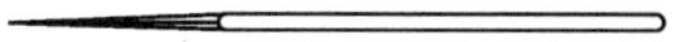

图 2.24　三棱针

针具使用前应进行灭菌或消毒处理，可采用高温灭菌，或将针具用 70% ~ 75% 乙醇浸泡 30 min 消毒。

2. 操作方法

1）持针姿势　一般以右手持针，用拇、食两指捏住针柄中段，中指指腹紧靠针体的侧面，露出针尖 2 ~ 3 mm。

2）操作方法　三棱针的操作方法一般分为点刺法、散刺法和挑刺法三种（表 2.21）。

表 2.21　三棱针法

<table>
<tr><th>序号</th><th colspan="3">三棱针法</th><th>定义</th><th>技法</th><th>应用</th><th>图示</th></tr>
<tr><td rowspan="3">1</td><td rowspan="3">点刺法</td><td colspan="2">点刺穴位</td><td>点刺腧穴出血或挤出少量液体的方法</td><td>先用手指推按局部，使血液积聚，常规消毒后，左手拇、食指固定点刺部位，右手持针直刺 2 ~ 3 mm，快进快出，出血数滴，或挤出液体少许，右手捏干棉球将血液或液体及时擦去</td><td>多用于指趾末端、面部、耳部的穴位</td><td>见图 2.25</td></tr>
<tr><td rowspan="2">点刺血络</td><td>浅刺</td><td>点刺随病显现的浅表小静脉出血的方法</td><td>常规消毒后，右手持针垂直点刺，快进快出，动作要求稳、准、快</td><td>多用于有小静脉随病显现的部位</td><td rowspan="2">见图 2.26</td></tr>
<tr><td>深刺</td><td>点刺随病显现的较深、较大静脉放出一定量血液的方法</td><td>先用橡皮管结扎在针刺部位的近心端，使相应的静脉显现，局部消毒，左手拇指按压在被刺部位的下端，右手持三棱针对准淤血的静脉向心斜刺，迅速出针，让血液自然流出，松开橡皮管，待出血停止后，以无菌干棉球按压针孔，并以 75% 乙醇棉球清理创口周围的血液</td><td>多用于肘窝、腘窝部的静脉</td></tr>
<tr><td>2</td><td colspan="3">散刺法</td><td>在病变局部及其周围进行连续点刺以治疗疾病的方法</td><td>局部消毒，根据病变部位的大小，连续垂直点刺 10 ~ 20 针以上，由病变外缘环行向中心点刺</td><td>多用于淤热、水肿、脓肿局部</td><td>见图 2.27</td></tr>
</table>

续表

序号	三棱针法	定义	技法	应用	图示
3	挑刺法	三棱针挑断穴位皮下纤维组织治疗疾病的方法	局部消毒，左手捏起施术部位皮肤，右手持针先横刺进入皮肤，挑破皮肤 2 ~ 3 mm，再将针深入皮下，挑断皮下白色纤维组织，以挑尽为止，然后以胶布固定无菌敷料保护创口	常用于血管神经性头痛、肩周炎、胃脘痛、支气管哮喘等	

3. 临床应用

(1)适应范围

三棱针刺法具有行气活血、消肿止痛、泻热开窍等作用，临床主要用于气滞证、血淤证、实热证等所表现的以疼痛、发热、肿胀等症状为主要表现的疾病，并常用于急证的治疗。采用三棱针刺法放出一定量的血液对疑难杂证有特殊的疗效。

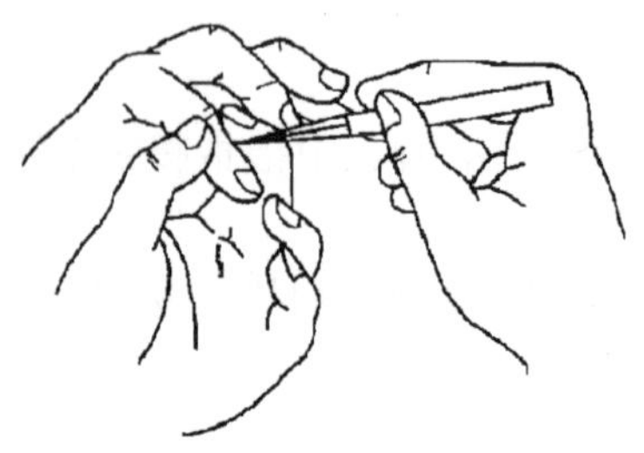

图 2.25　点刺穴位

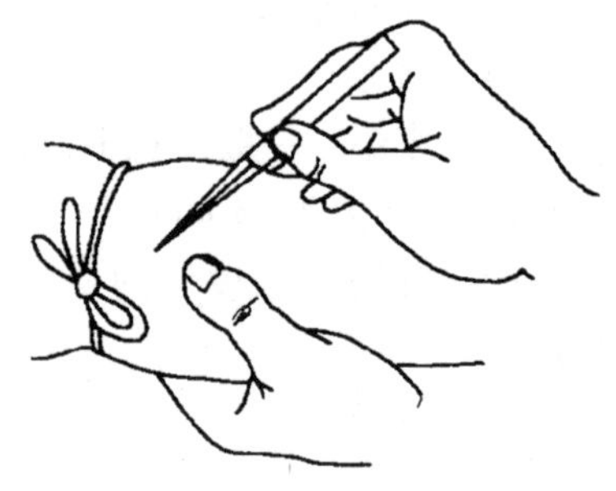

图 2.26　点刺血络

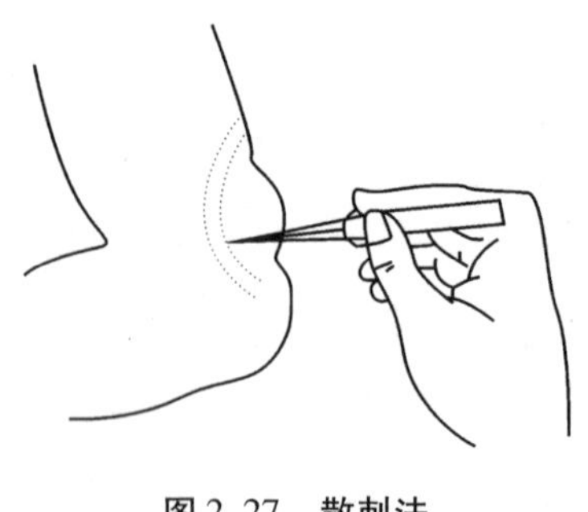

图 2.27　散刺法

(2)注意事项

①对于放血量较大患者，术前做好解释工作。

②由于创面较大，必须无菌操作，以防感染。

③操作手法要稳、准、快，一针见血。

④若穴位和血络不吻合，施术时宁失其穴，勿失其络。

⑤点刺穴位不宜太浅，深刺血络要深浅适宜。

⑥为了提高疗效，应保证出血量，出针后可立即加用拔罐。

⑦点刺、散刺法可 1 次/日或隔日，挑刺、泻血法宜 1 次/(5 ~7 日)。

⑧避开动脉血管，若误伤动脉出现血肿，以无菌干棉球按压局部止血。

⑨大病体弱、明显贫血、孕妇和有自发性出血倾向者慎用。

⑩重度下肢静脉曲张者禁用。

2.1.2.2 埋针法

埋针法是以皮内针刺入并固定于腧穴部位的皮内或皮下进行较长时间刺激以治疗疾病的方法。取法于《素问·离合真邪论》"静以久留"的刺法,适用于需要持续留针的慢性疾病以及经常发作的疼痛性疾病。

1. 针具

皮内针是用不锈钢制成的小针,有图钉型和麦粒型两种。

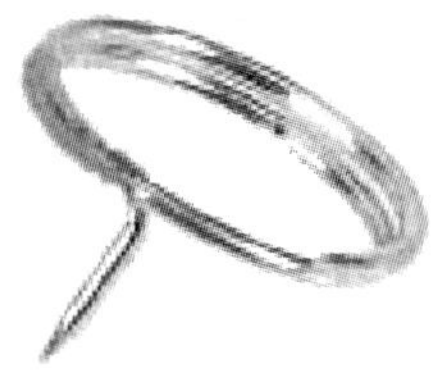

图 2.28 皮内针

(1)图钉型

图钉型皮内针如图 2.28 所示,针身长 2 ~25 mm,针身粗 30 ~32 号(直径 0.28 ~0.32 mm),针柄呈圆形,其直径 4 mm,针身与针柄垂直。临床以针身长度为 2 mm 和针身粗细为 32 号(直径 0.28 mm)者最常用。图钉型也称揿钉型。

(2)麦粒型

麦粒型皮内针身长 5 mm,针身粗 32 号(直径 0.28 mm),针柄呈圆形,其直径 3 mm,针身与针柄在同一平面。麦粒型也称颗粒型。

针刺前针具灭菌,或以 75% 乙醇浸泡 30 min 消毒。

2. 操作方法

局部皮肤常规消毒后,图钉型和麦粒型皮内针的针刺方法有所差异。

(1)图钉型皮内针法

以镊子或持针钳夹住针柄,将针尖对准选定的穴位垂直刺入,然后以 10 mm × 10 mm 胶布将针柄固定于皮肤。此外,也可将针柄放在预先剪好的如前大小的胶布上粘住,用镊子捏起胶布的一角,针尖对准穴位直刺并按压固定。此法常用于耳穴和面部穴位。

(2)麦粒型皮内针法

左手拇、食指将穴位的皮肤向两侧撑开绷紧,右手用镊子夹住针柄,针尖对准穴位将针体平刺入穴位的真皮。针刺方向一般与穴位所在的经脉呈十字交叉。针刺入后,在针柄和相应的皮肤之间,粘贴一块小胶布,然后再用一块较大的胶布覆盖在针柄上。这样就可以将针身固定于真皮内,防止因运动等影响而致针具移动或脱落。此法适用于多数穴位。

皮肤针埋藏的时间一般 1 ~2 天,多则 6 ~7 天,暑热天不宜超过 2 天,平时注意检查,以防感染。埋针期间,可每天按压数次,以增加刺激量。

3. 临床运用

(1)适应范围

皮内针刺法适用于一些慢性疾病以及经常发作的疼痛性疾病。如高血压病、偏头痛、神经衰弱、三叉神经痛、面肌痉挛、支气管哮喘、胸痹、胃脘痛、胆绞痛、关节痛、软组织损伤、月经不调、痛经、小儿遗尿等病证。此外,还常用于戒毒、减肥等。

(2)注意事项

①埋针宜选用较易固定和不妨碍肢体运动的穴位。

②埋针后,若受术者感觉局部刺痛,应将针取出重埋或改用其他穴位。

③埋针期间,针处不要着水,以免感染。

④热天出汗较多,埋针时间不宜过长。

⑤若发现埋针局部感染,应将针取出,并对症处理。

⑥溃疡、炎症、不明原因的肿块,禁忌埋针。

2.1.2.3 皮肤针法

皮肤针刺法是用皮肤针叩刺皮部以治疗疾病的方法。皮肤针刺法就是采用皮肤针叩刺皮部,通过孙脉、络脉和经脉以调整脏腑功能,通行气血,平衡阴阳,从而达到内病外治的目的。同时,也可治疗皮部病证。

1.针具

皮肤针外形似小锤。针柄有软柄和硬柄两种类型,软柄一般用牛角制成,富有弹性;硬柄一般用有机玻璃或硬塑制作。头部附有莲蓬状针盘,针盘上均匀地嵌着不锈钢短针。

针具使用前应进行灭菌或消毒处理。为避免高温或乙醇损坏针具的非金属部分,可卸下所嵌的金属短针,将金属短针以高温灭菌或用70% ~75%乙醇浸泡30 min消毒。

2.操作方法

(1)持针姿势

软柄和硬柄皮肤针的持针姿势不同,分述如下。

1)硬柄皮肤针　用拇指和中指挟持针柄两侧,食指置于针柄中段的上面,无名指和小指将针柄末端固定于大小鱼际之间。

2)软柄皮肤针　将针柄末端置于掌心,拇指居上,食指在下,余指呈握拳状固定针柄末端。

(2)叩刺方法

皮肤常规消毒后,针尖对准叩刺部位,运用灵活的腕力垂直叩刺,即将针尖垂直叩击在皮肤上,并立刻弹起,如此反复进行。

叩刺时要运用灵活的腕力直刺、弹刺、速刺。不可斜刺、压刺、慢刺、拖刺,避免使用臂力。

(3)刺激强度

根据患者病情、体质、年龄和叩刺部位的不同,可分别采用弱刺激、中等刺激和强刺激。

1)弱刺激　用较轻的腕力叩刺,冲力小,针尖接触皮肤时间较短,局部皮肤略见潮红,患者无疼痛感觉。适用于年老体弱者、小儿、初诊患者以及头面五官肌肉浅薄处。

2)强刺激 用较重的腕力叩刺,冲力大,针尖接触皮肤时间稍长,局部皮肤可见出血,患者有明显疼痛感觉。适用于年壮体强者以及肩、背、腰、臀、四肢等肌肉丰厚处。

3)中等刺激 叩刺的腕力介于强、弱刺激之间,冲力中等,局部皮肤潮红,但无出血,患者稍觉疼痛。适用于多数患者,除头面五官等肌肉浅薄处,其他部位均可选用。

(4)叩刺部位

可通过以下三种方式选择叩刺部位。

1)循经叩刺 循经叩刺指沿着与疾病有关的经脉循行路线叩刺。主要用于项、背、腰、骶部的督脉和膀胱经,其次是四肢肘、膝以下的三阴、三阳经。可治疗相应脏腑经络病变。

2)穴位叩刺 穴位叩刺指选取与疾病相关的穴位叩刺。主要用于背俞穴、夹脊穴、某些特定穴和阳性反应点。

3)局部叩刺 局部叩刺指在病变局部叩刺。如治疗头面五官疾病、关节疾病、局部扭伤、顽癣等疾病可叩刺病变局部。

3. 临床应用

(1)适应范围

皮肤针刺法主要用于头痛、失眠、痴呆、脑瘫、弱智、半身不遂、口眼㖞斜、颈椎病、肩周炎、胸胁痛、腰腿痛、胃脘痛、腹痛、痹证、荨麻疹、斑秃、肌肤麻木、阳痿、痛经等病证。

(2)注意事项

①施术前应检查针具,对于针尖有钩曲、缺损、参差不齐,针柄有松动的针具,须及时修理或更换,方可使用。

②操作时运用灵活的腕力垂直叩刺,并立即弹起。避免斜刺、拖刺、压刺。

③针具及针刺局部皮肤必须消毒。叩刺后皮肤如有出血,须用消毒干棉球擦拭干净,保持清洁,以防感染。

④局部皮肤有创伤、溃疡、疤痕等不宜使用本法。

⑤皮肤针刺法多配合拔火罐,应在治疗前做好准备工作。

2.1.2.4 头皮针法

头皮针法又称头针法,是针刺头部经络腧穴,以治疗全身病证的方法。因头部肌肉浅薄、血管丰富,在临床上常采用沿皮刺透穴的针法,并结合捻转、提插等手法施术。

1. 头皮针刺激部位及主治

头皮针刺激部位及主治如表2.22所示。

表 2.22　头皮针刺激部位及主治

序号	头穴线	定　位	主　治	图示
1	额中线	额部正中发际内，发际上 5 分处神庭穴起，向下 1 寸，属督脉	神志病，头、鼻、舌、眼、咽喉病等，如神昏、失眠、头痛、鼻塞、目赤、咽痛	见图 2.29
2	额旁1线	额部，位于额中线外侧，直对目内眦，自发际上 0.5 寸处眉冲穴起，向下 1 寸，属足太阳膀胱经	主治肺、心等上焦病证，如咳嗽、胸痛、感冒、气喘、失眠、眩晕、心悸怔忡、胸痹心痛等	
3	额旁2线	额部，位于额旁 1 线外侧，直对瞳孔，自发际上 5 分处即头临泣穴起，向下 1 寸，属足少阳胆经	主治脾、胃、肝、胆等中焦病证，如胃痛、脘痞、泄泻、腹胀、胁痛等	
4	额旁3线	额部，位于额旁 2 线外侧，直对眼外角，在头维穴内侧 0.75 寸处（即本神穴与头维穴之间）发际上 5 分处，向下刺 1 寸	主治肾、膀胱等下焦病证，如遗精、阳痿、癃闭、尿频、遗尿等	
5	顶中线	头顶部，位于前后正中线上，自百会穴至前顶穴，属督脉	主治腰腿足病证，如瘫痪、麻木、疼痛及脱肛、阴挺、小儿遗尿、尿频、眩晕、头痛等	见图 2.30
6	顶颞前斜线	头部侧面，头顶至头颞部，自前神聪穴起至悬厘穴的连线	主治运动功能障碍病证如瘫痪等，将全线分为 5 等份，上 1/5 治对侧下肢瘫痪，中 2/5 治对侧上肢瘫痪，下 2/5 治面瘫、运动性失语、流涎	见图 2.31
7	顶颞后斜线	头部侧面，头顶至头颞部，自百会穴起至曲鬓穴的连线	主治感觉功能障碍病证，如疼痛、麻木、瘙痒等，可将全线分为 5 等份，上 1/5 治对侧下肢感觉异常，中 2/5 治对侧上肢感觉异常，下 2/5 治头面部感觉异常	
8	枕上正中线	头枕部，枕外粗隆上方正中的垂直线，自强间穴起至脑户穴的连线，属督脉	主治眼病、腰脊痛等	见图 2.32
9	枕上旁线	头枕部，与枕上正中线平行，并与之相距 0.5 寸处的直线		
10	枕下旁线	头枕部，为枕外粗隆下方两侧 2 寸长的垂直线，即自玉枕穴至天柱穴，属足太阳膀胱经	主治小脑疾病引起的平衡障碍症状、后头痛等	
11	顶旁1线	头顶部，顶中线外侧，自通天穴起沿经向后刺 1.5 寸，属足太阳膀胱经	主治腰腿足病证，如下肢瘫痪、麻木、疼痛等	见图 2.33
12	顶旁2线	头顶部，位于顶旁 1 线外侧，自正营穴起沿经向后刺 1.5 寸，属足少阳胆经	主治肩臂手病证，如上肢瘫痪、麻木、疼痛等	
13	颞前线	头颞部鬓发内，自颔厌穴至悬厘穴的连线，属足少阳胆经	主治偏头痛、运动性失语、周围性面瘫及口腔病证等	
14	颞后线	头颞部，自率谷穴至曲鬓穴的连线，属足少阳胆经	主治偏头痛、眩晕、耳鸣、耳聋等	

头皮针常以国际通用的头皮针标准治疗线为刺激部位（图 2.29～图 2.33），沿皮透刺。

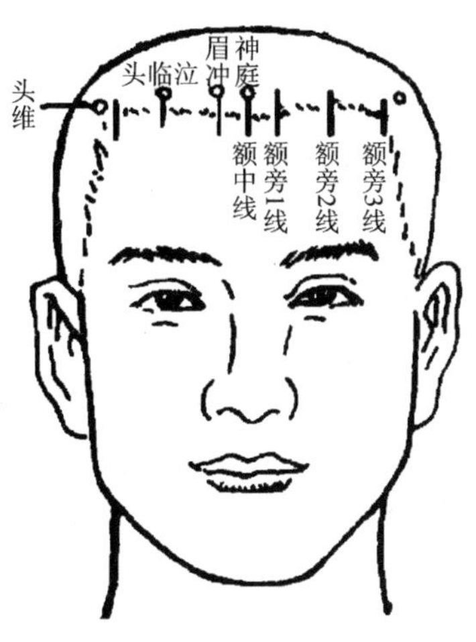

图2.29 标准头穴线(1)

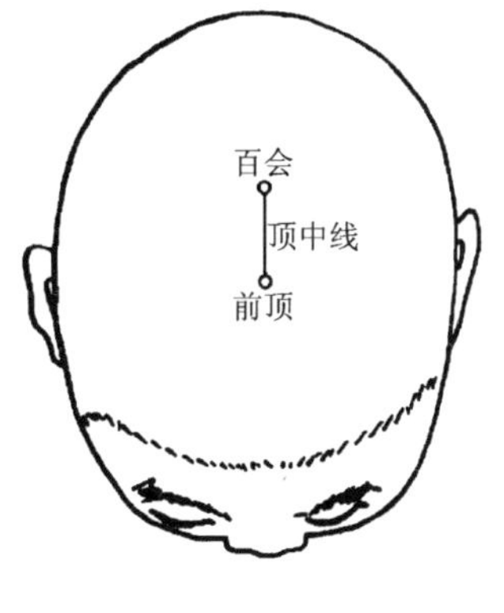

图2.30 标准头穴线(2)

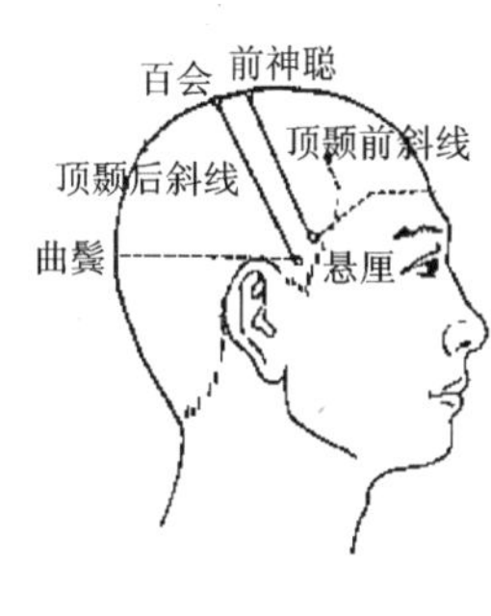

图2.31 标准头穴线(3)

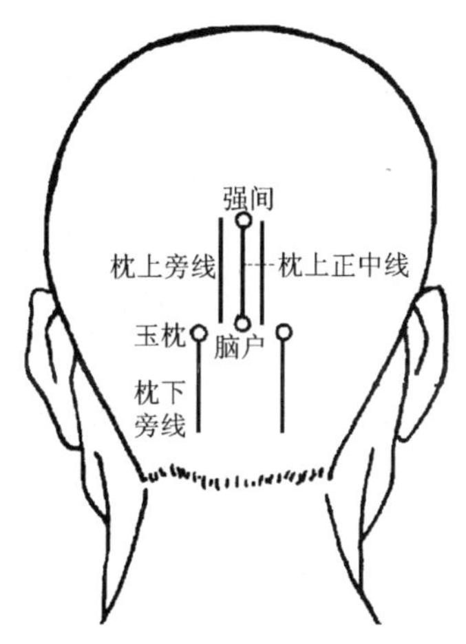

图2.32 标准头穴线(4)

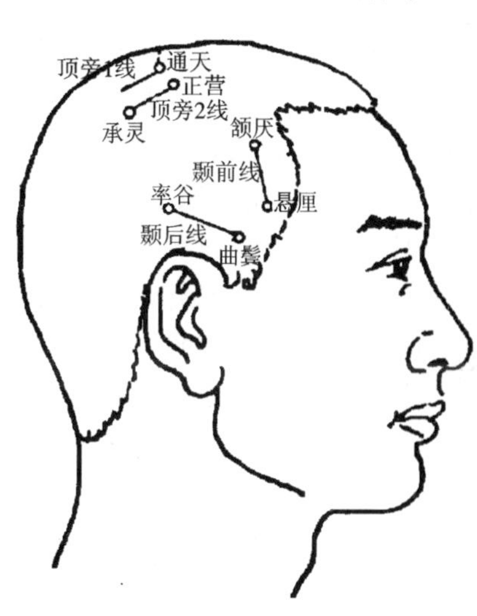

图2.33 标准头穴线(5)

2. 头皮针操作技术

(1)进针法

一般选用28～30号毫针，根据治疗需要，常用25～40 mm(1～1.5 in)者，婴幼儿可用13 mm针点刺。在进针前，首先要暴露头皮，分开局部头发，以免刺入发囊而引起疼痛。在受术者体位合适的前提下，取穴定位并进行局部消毒。

1)快速进针法　用一手拇、食指尖捏住针体下端(距针尖2 cm处)，使针尖对准进针点，手指尖距头皮5～10 cm，手腕背屈后，再突然手腕掌屈，利用腕部的一屈一伸，使针尖快速冲进头皮下或肌层，如此可减少进针疼痛。临床亦可用指切进针，沿皮刺入，但必须快速透皮，进入皮下或帽状腱膜下层。

2）快速推针法　进针后，一手拇、食指尖捏住针柄下半部，中指紧贴针体末端，沿皮将针体快速推进至帽状腱膜下层。本法也可用双手配合操作，即一手拇、食指尖捏住针柄下半部，中指紧贴针体，另一手拇、食指尖轻轻捏住针体近皮处，以免针体弯曲，然后将针体快速沿皮推进至帽状腱膜下层。

3）注意事项　进针时务必避开发囊、瘢痕及局部感染处，以免疼痛。额、颞部头穴痛感较强，进针时可嘱病人憋气（屏息），深吸气一口，暂停呼吸，进针则无痛感。针体一般宜与头皮呈15°～30°角，亦即采用沿皮刺的方法，以免刺入头皮下的肌层或骨膜，引起疼痛和出血。对头皮坚韧者，推进针体时可稍作捻转，以助推进针体；推针时如发生疼痛或针下有阻力感，应停止继续推进，可将针体退出少许，改变针刺角度和方向，再行推进。针刺的深浅和方向，应根据治疗要求，并结合患者年龄、体质及其对针刺的耐受程度而决定。

（2）针刺手法

针体进入帽状腱膜下层之后，施术者可采用捻转、提插等手法，激发经气，达到有效刺激量，并根据病证性质和部位，扶正祛邪。

1）快速捻转手法　要求针体进入帽状腱膜下层后，在一定深度时固定针体，不能上下移动，一般要求施术者肩、肘、腕各关节和拇指固定不动。食指呈半屈曲状态，用食指第一节桡侧面和拇指第一节的掌侧面捏住针柄，利用食指掌指关节的伸屈动作，使针体快速旋转。每分钟使毫针左右捻转达200次左右，持续2～3 min。其特点在于速度快、频率高，较易激发针感，能在较短时间内达到有效刺激量，从而使患部出现气至病所的感应，如温热、抽动感等。

2）抽添手法　抽添手法分为抽提法和进插法两种，以向外抽提、“一抽数抽”或向内进插、“一按数按”的手法动作为主要特点，实际上应属于小幅度提插手法的范畴。

①抽提法。针体进入帽状腱膜下层，针体平卧，右手拇、食指紧捏针柄，左手按压进针点处以固定头皮，用爆发力将针迅速向外抽提3次，然后再缓慢地向内推回原处（插至1寸处），以紧提慢插为主，是为泻法。

②进插法。针体进入帽状腱膜下层，针体平卧，右手拇、食指紧捏针柄，左手按压进针点以固定头皮，用爆发力将针迅速向内进插3次，然后再缓慢地向外退回原处（提至1寸处），以紧插慢提为主，是为补法。

以上方法可反复施行，每次行针0.5～1 min。其施术要领有二：一是要用全身力量带动肩、肘、腕，运气于指，行抽提或进插；二是每次抽提或进插都要迅速，而且要在1分范围的幅度内进行，针体毋左右转动。值得指出的是，用上法时并不要求频率，而着重于瞬间速度，因此施术者手指并不疲劳，受术者局部亦较少疼痛。此法能在短时间内达到有效刺激量，从而迅速取得相应效果。

头针的留针和出针，基本上与毫针刺法相同。在留针期间，常采取长时间动留针法，并适当配合患部的按摩导引。出针时，要及时按压针孔，以免出血。

3. 头皮针临床应用

(1)头皮针适应范围

据大量实践证明，头皮针可广泛用于临床治疗常见病证。

1)中枢神经系统疾患　中枢神经系统疾患为头皮针主要适应证，包括脑血管病引起的偏瘫、失语、假性球麻痹，小儿神经发育不全和脑性瘫痪，颅脑外伤后遗症，脑炎后遗症。对上述病证的疗效主要表现在运动、智力和语言功能障碍的康复，能不同程度地缓解症状、改善体征、缩短病程，达到治疗目的。还可应用于癫痫、舞蹈病和震颤麻痹等疾痛。

2)精神病证　头皮针有调节大脑皮层功能状态的作用，可用于精神分裂症、癔病、考场综合征、抑郁症，也有用于老年性痴呆和小儿先天愚型者，有提高智力、缓解症状、恢复大脑正常思维和兴奋抑制功能状态的临床效果。

3)疼痛和感觉异常　临床可用于头痛、三叉神经痛、颈项痛、肩痛、腰背痛、坐骨神经痛、胆绞痛、胃痛、痛经等各种急慢性疼痛病证，有显著止痛作用。此外还可用于多发性神经炎所致的肢体远端麻木和皮肤瘙痒症、荨麻疹、皮炎、湿疹等皮肤病引起的瘙痒症状，有迅速缓解临床症状、恢复正常感觉功能的效果。

4)皮层内脏功能失调所致的疾患　这种疾患包括高血压病、冠心病、溃疡病、男子性功能障碍和妇女月经不调(功能性者)以及神经性呕吐、功能性腹泻等。

(2)头皮针注意事项

①孕妇及囟门和骨缝尚未骨化的婴儿不宜用头皮针治疗。

②头颅手术部位，头皮严重感染、溃疡和创伤处不宜针刺，可在其对侧取相应头皮针治疗线进行针刺。

③头皮针刺入时要迅速，注意避开发囊、疤痕。针具要注意检查，以免因针尖不锐等引起疼痛。行针要随时注意针下感觉，如有阻力感或局部疼痛时，要及时调整针刺方向与深度，要保证针体在帽状腱膜下层。

④留针时不要随意碰撞针柄，以免发生弯针和疼痛。如局部疼痛、瘙痒、沉重而无法忍受时，可将针体稍向外提，如此则异常感觉可随即消失。

⑤有脑出血病史者，用头皮针治疗必须谨慎从事。治疗前要认真进行各种检查，治疗时要避免过强的手法刺激，尽量少留针或不留针，加强严密监护。

2.1.2.5　电针法

电针法是用电针仪输出脉冲电流，通过毫针等作用于人体经络腧穴以治疗疾病的一种方法。电针法是毫针与电生理效应的结合，可以提高治疗效果，减轻手法捻针的工作量，已经成为临床普遍使用的治疗方法。

1. 电针仪器

目前我国普遍使用的电针仪都是属于脉冲发生器的类型，以 G6805 型为例，其基本结构由电源电路、方波发生器电路、控制电路、脉冲主振电路和输出电路五部分组成。电针仪种类很多，本节介绍两种比较通用的电针治疗仪。

(1)G6805 型电针治疗仪

G6805—Ⅱ型治疗仪是在 G6805—Ⅰ型的基础上,根据临床需要而设计的电针治疗仪,该仪器采用电子集成电路,具有体积小、易于操作、便于携带等优点。其性能比较稳定,可使用交直流两用电源,能够输出连续波、疏密波、断续波。连续波频率为 1～100 Hz 可调;疏密波其疏波为 4 Hz,密波为 20 Hz;断续波为 1～100 Hz 可调。正脉冲幅度(峰值)为 50 V,负脉冲幅度(峰值)为 35 V。正脉冲波宽为 500 μs,负脉冲波宽为 250 μs。

2)WQ1002 韩氏多功能电针治疗仪

WQ1002 韩氏多功能电针治疗仪采用电子集成电路,结构小巧,功能多样。本机性能比较稳定,内装直流 9 V 电池或外接电源,可以输出多种波形的脉冲电,其输出为双路,四电极。调制方式是连续波 2～100 Hz 可调。簇形每 s 发出 2 串脉冲,脉冲频率 15～100 Hz 可调。疏密波,是疏波(2 Hz)和密波(15～100 Hz)脉冲串交替出现,每种波形持续 2.5 s。频率范围 2～100 Hz,脉冲幅度负载为 250 Ω 时,峰值电压 0～60 V(电针疗法用),脉冲宽度 300 μs。

2. 操作方法

现以 G6805—Ⅱ型电针治疗仪为例,介绍仪器的使用方法。

(1)使用方法

在使用本仪器前,应该首先检查各部位旋钮是否都处于关闭状态(逆时针方向旋到底),然后将电源插头插入 220 V 交流电插座内。该仪器有 5 个并排旋钮,每只旋钮调节强度是与相应输出插孔相对应的;治疗时,每路输出可以根据临床需要和患者耐受性任意调节。

治疗时,将输出导线夹于毫针上,通常电针治疗大都选择 2 个穴位为一对,形成电流回路。如遇只需单穴电针时,可选取有主要神经干通过的穴位(如下肢的环跳穴),将针刺入后,接通电针仪的一个电极;另一个电极则用盐水浸湿的纱布裹上,作无关电极,固定在同侧经络的皮肤上。一般将同一对输出电极连接在身体的同侧,在胸、背部的穴位上使用电针时,不可将 2 个电极跨接在身体两侧,避免电流回路经过心脏。通电时应注意逐渐加大电流强度,以免给患者造成突然的刺激。

在调节好波形及强度后,轻轻按上定时键,一般持续通电 15～20 min,在治疗过程中,使患者出现酸、胀、热等感觉,或局部肌肉作节律性收缩。如作较长时间的电针治疗,患者会逐渐产生电适应性,即感到刺激渐渐变弱,此时可适当增加刺激强度,或采用间歇通电的方法。

各种不同疾病的疗程不尽相同,一般 5～10 天为一疗程,每日或隔日治疗 1 次,急证患者每天电针 2 次。2 个疗程中间可以间隔 3～5 天。治疗完毕,将各个旋钮重新转至零位。

(2)电针选穴

电针的选穴方法除了按经络辨证、脏腑辨证取穴外,通常还可用神经干通过和肌肉神经运动点取穴。举例如下。

头面部：听会、翳风（面神经），下关、阳白、四白、夹承浆（三叉神经）。

上肢部：颈夹脊 6～7、天鼎（臂丛神经），青灵、小海（尺神经），手五里、曲池（桡神经），曲泽、郄门、内关（正中神经）。

下肢部：环跳、殷门（坐骨神经），委中（胫神经），阳陵泉（腓总神经），冲门（股神经）。

腰骶部：气海俞（腰神经），八髎（骶神经）。

穴位的配对，如属神经功能受损，可按照神经分布特点取穴。如面神经麻痹，可取听会、翳风为主，皱额障碍配阳白、鱼腰，鼻唇沟变浅配人中。口角㖞斜配地仓、颊车。坐骨神经痛取环跳、大肠俞外，配殷门、委中、阳陵泉等穴。

（3）刺激参数

电针仪输出的是脉冲电。所谓脉冲电是指在极短时间内出现的电压或电流的突然变化，即电量的突然变化构成了电的脉冲。图 2.34 所示为交流电脉冲，一般电针仪器输出的基本波形称为双向尖脉冲。

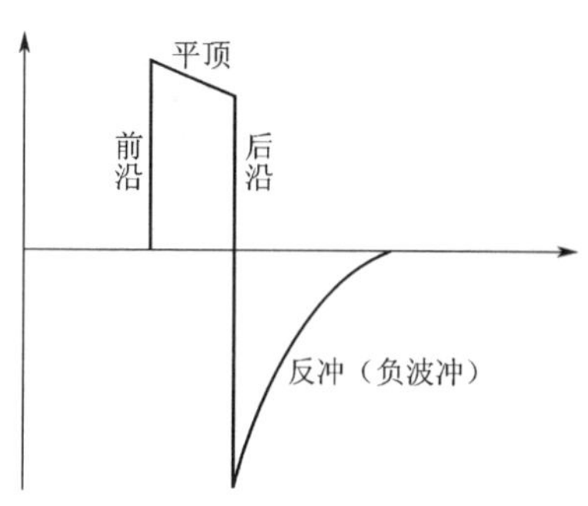

图 2.34　交流电脉冲波形

电针刺激参数包括波形、波幅、波宽、频率和持续时间等，集中体现为刺激量问题。电针的刺激量如同针刺手法和药物剂量一样，对临床治疗具有指导意义。

1）波形　常见的脉冲波形有方形波、尖峰波、三角波和锯齿波（图 2.35），也有正向是方形波，负向是尖峰波的。单个脉冲波可以不同方式组合而形成连续波、疏密波、断续波（图 2.36）和锯齿波等。

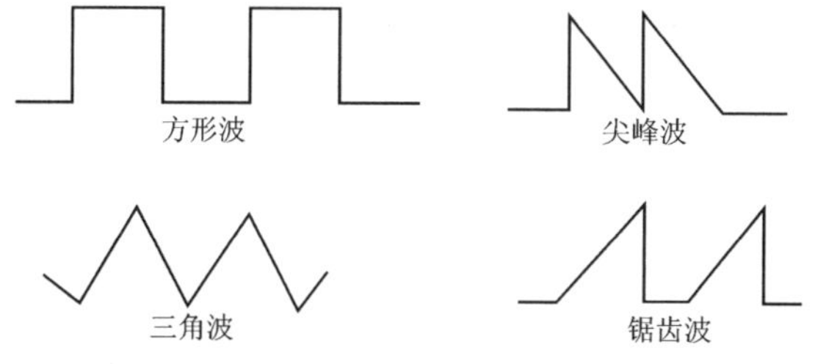

图 2.35　直流电脉冲波形

①密波。一般频率高于 30 Hz 的连续波称为密波。密波能降低神经应激功能，常用于止痛、镇静、缓解肌肉和血管痉挛，也用于针刺麻醉等。

②疏波。一般频率低于 30 Hz 的连续波称为疏波。疏波刺激作用较强，能引起肌肉收缩，提高肌肉韧带张力。常用于治疗痿证，各种肌肉、关节及韧带的损伤。

③疏密波。疏密波是疏波和密波交替出现的一种波形，疏密交替持续的时间各约 1.5 s。该波能克服单一波形产生电适应的特点，并能促进代谢、血液循环，改善组织营养，消除炎症水肿等。常用于外伤、关节炎、痛证、面瘫、肌肉无力等。

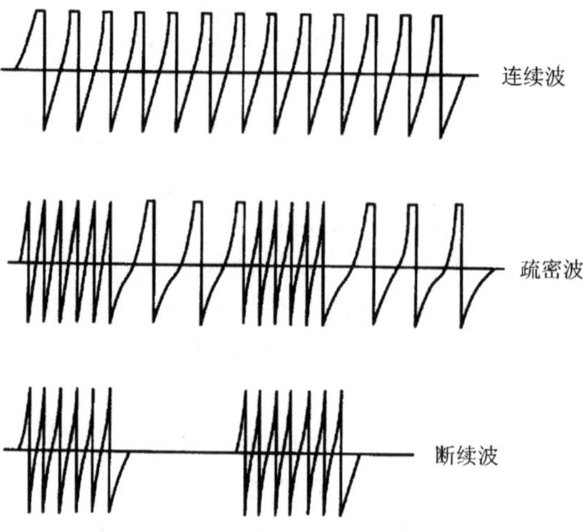

图 2.36 连续波、疏密波、断续波波形

④断续波。断续波是有节奏地时断时续自动出现的组合波。断时在 1.5 s 时间内无脉冲电输出；续时，密波连续工作 1.5 s。对这种波形机体不易产生电适应性，其刺激作用较强，能提高肌肉组织的兴奋性，对横纹肌有良好的刺激收缩作用。常用于治疗痿证、瘫痪。

⑤锯齿波。锯齿波是脉冲波幅按锯齿状自动改变的起伏波。每分钟 16～20 次，或 20～25 次，其频率接近人体呼吸频率，故可用于刺激膈神经，作人工电动呼吸，配合抢救呼吸衰竭。

2）波幅　波幅一般指脉冲电压或电流的最大值与最小值之差，也指它们从一种状态变化到另一种状态的跳变幅度值。电针的刺激强度主要取决于波幅的高低，波幅的计量单位是伏特（V），如电压从 0～30 V 间进行反复的突然跳变，则脉冲的幅度为 30 V，治疗时通常不超过 20 V。若以电流表示，一般不超过 2 mA，多在 1 mA 以下。也有以电压和电流乘积表示的。

3）波宽　波宽即指脉冲的持续时间，脉冲宽度也与刺激强度有关，宽度越大则意味着给患者的刺激量越大。电针仪一般采用适合人体的输出脉冲，宽度约为 0.4 ms。

4）频率　频率是指每秒钟内出现的脉冲个数，其单位为赫兹（Hz）。脉冲的频率不同，其治疗作用也不同，临床使用时应根据不同病情适当选择。

关于电针刺激参数与疗效的关系方面，从刺激强度来说，主要取决于波幅的大小，刺激强度要因人而异，一般以中等强度、患者能耐受为宜，过强或过弱的刺激都会影响疗效。从频率来说，一般认为变量刺激为最好。

3. 临床应用

（1）适应范围

电针的适应范围和毫针刺法基本相同，可广泛应用于内、外、妇、儿、眼、耳鼻咽喉、骨伤等各种疾病，并可用于针刺麻醉，如头痛、三叉神经痛、坐骨神经痛、牙痛、痛经、面神经麻痹、多发性神经炎、精神分裂症、癫痫、神经衰弱、视神经萎缩、肩周炎、风湿性关节炎、类风湿性关节炎、腰肌劳损、骨质增生、关节扭挫伤、脑血管病后遗症、耳鸣、耳聋、子宫脱垂、遗尿、尿潴留等。

(2)注意事项

①电针仪使用前必须检查其性能是否良好,输出值是否正常。

②调节输出量应缓慢,开机时输出强度应逐渐从小到大,切勿突然增大,以免发生意外。

③靠近延脑、脊髓等部位使用电针时,电流量宜小,不可过强刺激。孕妇慎用电针。

④作为温针使用过的毫针,针柄表面往往氧化而不导电,应用时须将输出线夹在毫针的针体上或使用新的毫针。

⑤年老、体弱、醉酒、饥饿、过饱、过劳患者等,不宜使用电针。

2.2 指针康复保健

指针康复保健法是以手指按压或爪切某些穴位,代替针刺治病的一种治疗方法。它是一种无创伤性非介入性疗法,具有方法简单、易于掌握、施用灵活、安全性强、适用范围广等方面的优点。

2.2.1 操作方法

指针的基本手法可分为点、按、揉、切、捏、叩法六种,下面主要介绍切法,其他的手法参考保健推拿手法。

切法也叫爪刺法,施术者以拇指或食指爪甲对选定部位进行切掐的一种治疗手法。临床主要用于人体手足指节及人体狭窄部位等。切法可分为切甲法、切关节法、切穴法三种不同操作方法(图 2.37 ~ 图 2.39)。

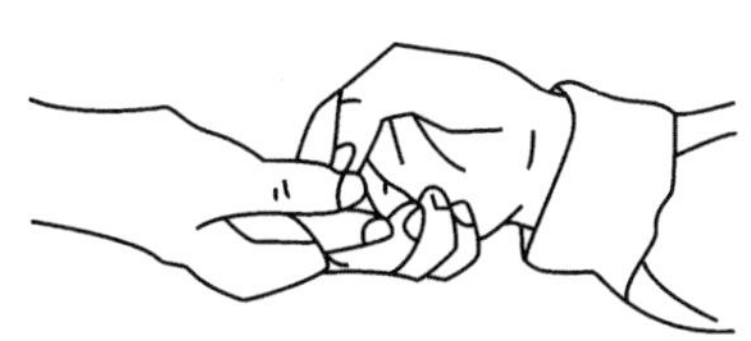

图 2.37 切甲法

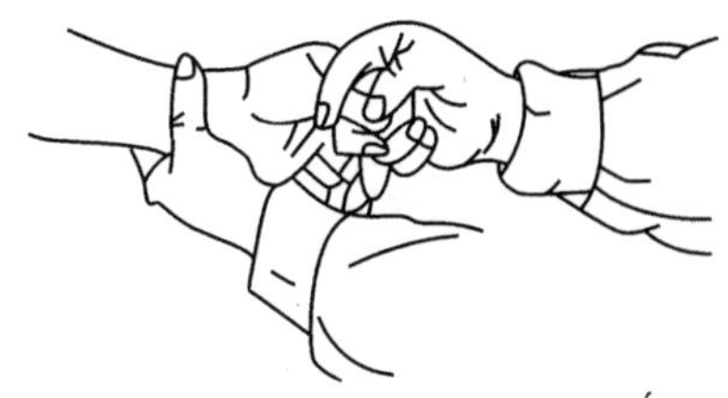

图 2.38 切关节法

在应用切法时,应根据患者病证需要与体质的虚实、强弱程度而决定施术时间、力度轻重等。但原则上讲,切法不宜长时间进行,即使病情需要,也大多施术于 1 min 之内,或休息片刻后再施,以免施用力度超越患者忍受限度而发生晕针、虚脱等现象。

2.2.2 适用范围

由于指针疗法不需要任何操作器械及穴位消毒,可以随时随地应用,因此可应用

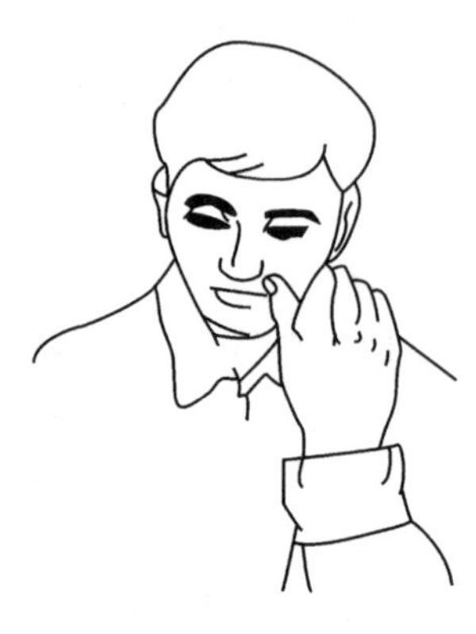

图2.39 切穴法

于多种急证的处理，如晕厥、剧烈疼痛等。又因指针疗法具有疼痛小的特点，因此广泛适用于年老体弱者、儿童、惧怕针刺者及孕妇等。也可作为患者自我治疗及预防疾病的一种方法。

①外科疾病：对急慢性软组织损伤、呼吸肌痉挛（岔气）、四肢关节病、颈椎病、落枕、腰肌病、腰椎间盘突出症、坐骨神经痛等病证疗效较为迅速。

②内科疾病：可用于慢性胃炎、胃痉挛、呃逆、呕吐、消化不良、腹泻、头痛、神经衰弱、失眠、眩晕、高血压、低血压、心动过缓、心动过速、心律不齐、脑血管疾病后遗症、哮喘、气管炎等病证。

③妇、儿科疾病：可用于痛经、月经不调、小儿消化不良、遗尿、近视等。

④疑难病症：可用于截瘫、神经麻痹、半身不遂、神经性耳鸣、阳痿、不孕等。

⑤急证：可用于昏厥、癫痫、癔病发作、中暑等。

2.2.3 注意事项

①施术者注意手的消毒，以免交叉感染；指甲宜常剪，以免切伤受术者皮肤。

②指力的轻重以受术者能耐受为宜，以免受术者产生不适或晕针；对年老体弱者和儿童，施术时指力不可过重。

③指针的施术时间以1～3 min为标准，亦可根据病情增减。

④急性传染病、皮肤病、肿瘤以及腹痛拒按的受术者，不宜使用指针。

⑤小儿头部的囟门区和孕妇的合谷、三阴交以及腹部穴位等，不宜用指针。

⑥过饥、过饱、酒醉、劳累过度时，不宜用指针。

附：指针保健法操作流程图

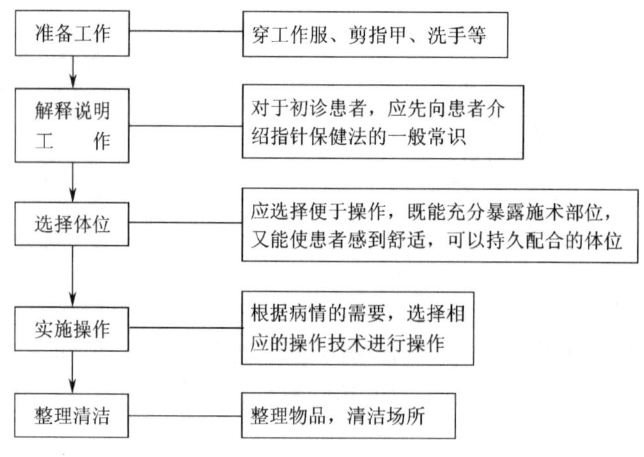

2.3 耳穴康复保健

2.3.1 概述

耳穴康复保健法是指用毫针或其他方法刺激耳穴，以防治疾病的一种方法。其治疗范围较广，操作方便。

耳与经脉和五脏六腑的关系十分密切，是机体体表与内脏联系的重要部位，与脏腑在生理方面是息息相关的，针刺或贴压耳穴可调节脏腑和器官功能活动，从而起到治疗疾病的作用。同时耳廓的神经很丰富，用不同方法刺激耳穴，兴奋了多种感觉器尤其是痛觉感觉器，接受和传递各种感觉冲动汇集到三叉神经脊束核，然后，由该核传递冲动至脑干的网状结构，从而对各种内脏活动和各种感觉机能的调节产生重要的影响。

2.3.2 耳廓表面解剖

耳廓表面解剖如表 2.23 和图 2.40 所示。

表 2.23 耳廓表面解剖

名称		定位
耳廓正面	耳垂	耳廓下部无软骨的部分
	耳垂前沟	耳垂与面部之间的浅沟
	耳轮	耳廓卷曲的游离部分
	耳轮脚	耳轮深入耳甲的部分
	耳轮脚棘	耳轮脚与耳轮之间的软骨隆起
	耳轮脚切迹	耳轮脚棘前方的凹陷处
	耳轮结节	耳轮后上部的膨大部分
	耳轮尾	耳轮前下移行于耳垂的部分
	轮垂切迹	耳轮和耳垂后缘之间的凹陷处
	耳轮前沟	耳轮与面部之间的浅沟
	对耳轮	与耳轮相对呈“丫”字形的隆起部，由对耳轮体、对耳轮上脚和对耳轮下脚三部分组成
	对耳轮体	对耳轮下部呈上下走向的主体部分
	对耳轮上脚	对耳轮向上分支的部分
	对耳轮下脚	对耳轮向前分支的部分
	轮屏切迹	对耳轮与对耳屏之间的凹陷处
	耳舟	耳轮与对耳轮之间的凹沟
	三角窝	对耳轮上、下脚与相应耳轮之间的三角形凹窝

续表

名称		定位
耳廓正面	耳甲	部分耳轮与对耳轮、对耳屏、耳屏及外耳门之间的凹窝,由耳甲艇、耳甲腔两部分组成
	耳甲艇	耳轮脚以上的耳甲部
	耳甲腔	耳轮脚以下的耳甲部
	耳廓	前方呈瓣状的隆起
	屏上切迹	耳屏与耳轮之间的凹陷处
	上屏尖	耳屏游离缘上隆起部
	下屏尖	耳屏游离缘下隆起部
	耳屏前沟	耳屏与面部之间的浅沟
	对耳屏	耳垂上方,与耳屏相对的瓣状隆起
	屏间切迹	耳屏和对耳屏之间的凹陷处
	外耳门	耳甲腔前方的孔窍
耳廓背面	耳轮背面	耳轮背部的平坦部分
	耳轮尾背面	耳轮尾背部的平坦部分
	耳垂背面	耳垂背部的平坦部分
	耳舟隆起	耳舟在耳背呈现的隆起
	三角窝隆起	三角窝在耳背呈现的隆起
	耳甲艇隆起	耳甲艇在耳背呈现的隆起
	耳甲腔隆起	耳甲腔在耳背呈现的隆起
	对耳轮上脚沟	对耳轮上脚在耳背呈现的凹沟
	对耳轮下脚沟	对耳轮下脚在耳背呈现的凹沟
	对耳轮沟	对耳轮体在耳背呈现的凹沟
	耳轮脚沟	耳轮脚在耳背呈现的凹沟
	对耳屏沟	对耳屏在耳背呈现的凹沟
耳根	上耳根	耳廓与头部相连的最上部
	下耳根	耳廓与头部相连的最下部

2.3.3 耳穴的分布

耳穴在耳廓的分布有一定规律,耳穴在耳廓的分布犹如一个倒置在子宫内的胎儿,头部朝下,臀部朝上(图 2.41)。其分布的规律是:与面颊相应的穴位在耳垂;与上肢相应的穴位在耳舟;与躯干相应的穴位在对耳轮体部;与下肢相应的穴位在对耳轮上、下脚;与腹腔相应的穴位在耳甲艇;与胸腔相应的穴位在耳甲腔;与消化道相应的穴位在耳轮脚周围等。

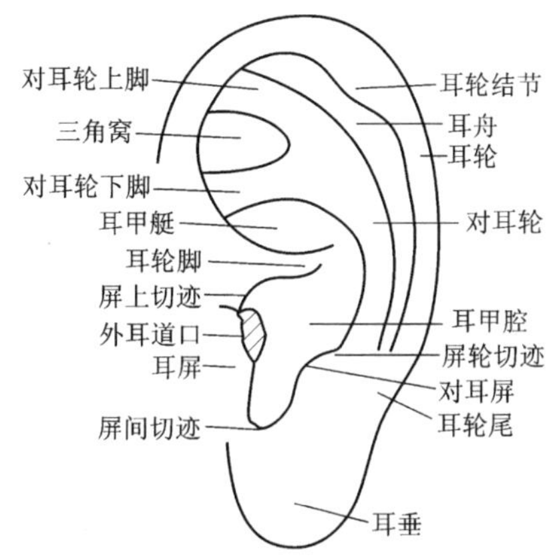

图 2.40 耳廓正面解剖图

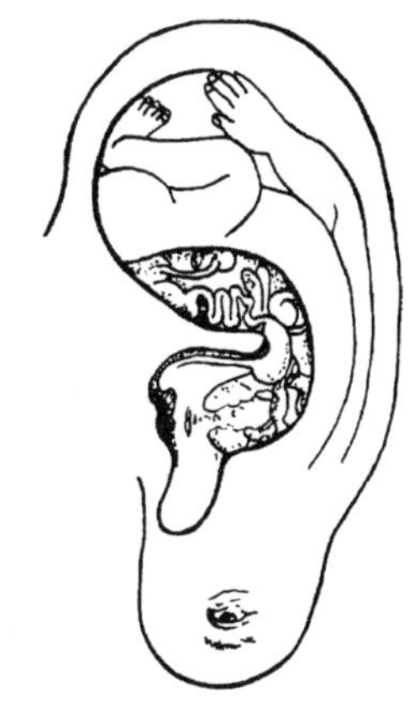

图 2.41 耳穴分布形状图

2.3.4 常用耳穴的定位和主治

常用耳区及耳穴分布如图 2.42 和图 2.43 所示。

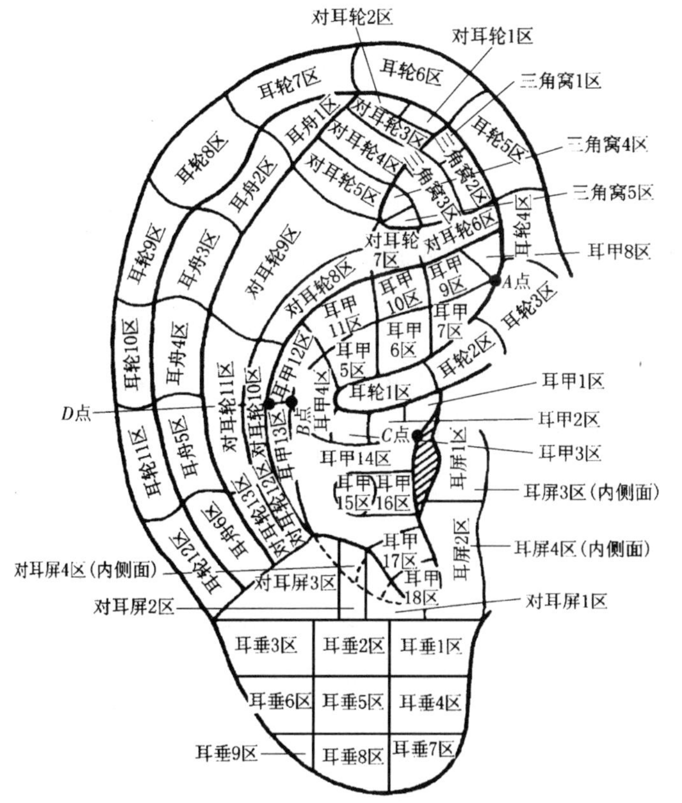

图 2.42 耳区分布图

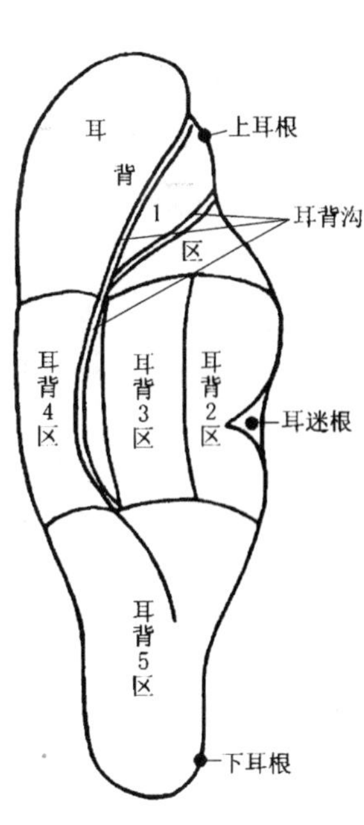

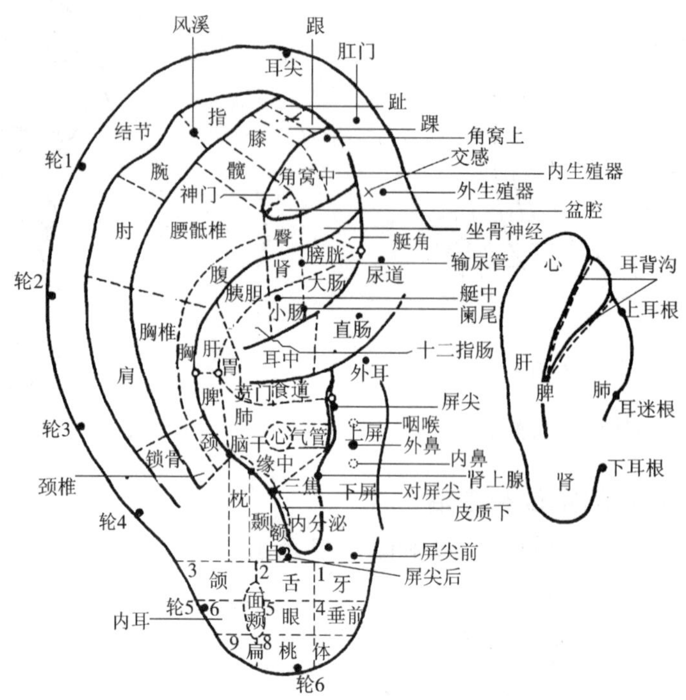

图 2.43 耳穴分布图

2.3.4.1 耳轮穴位

将耳轮分为 12 区。耳轮脚为耳轮 1 区。耳轮脚切迹到对耳轮下脚上缘之间的耳轮分为 3 等份，自下而上依次为耳轮 2 区、3 区、4 区。对耳轮下脚上缘到对耳轮上脚前缘之间的耳轮为耳轮 5 区。对耳轮上脚前缘到耳尖之间的耳轮为耳轮 6 区。耳尖到耳轮结节上缘为耳轮 7 区。耳轮结节上缘到耳轮结节下缘为耳轮 8 区。耳轮结节下缘到轮垂切迹之间的耳轮分为 4 等份，自上而下依次为耳轮 9 区、10 区、11 区和 12 区。

耳轮穴位如表 2.24 所示。

表 2.24 耳轮穴位简表

穴名	定 位	主 治
耳中	在耳轮脚处，即耳轮 1 区	呃逆、荨麻疹、皮肤瘙痒症、小儿遗尿、咯血、出血性疾病
直肠	在耳轮脚棘前上方耳轮处，即耳轮 2 区	便秘、腹泻、脱肛、痔疮
尿道	在直肠上方的耳轮处，即耳轮 3 区	尿频、尿急、尿痛、尿潴留
外生殖器	对耳轮下脚前方的耳轮处，即耳轮 4 区	睾丸炎、附睾炎、外阴瘙痒症
肛门	在三角窝前方的耳轮处，即耳轮 5 区	痔疮、肛裂

续表

穴名	定位	主治
耳尖	在耳廓向前对折的上部尖端处,即耳轮6区、7区交界处	发热、高血压、急性结膜炎、麦粒肿、牙痛、失眠
结节	在耳轮结节处,即耳轮8区	头痛、头晕、高血压
轮1	在耳轮结节下方的耳轮处,即耳轮9区	发热、扁桃体炎、上呼吸道感染
轮2	在轮1下方的耳轮处,即耳轮10区	发热、扁桃体炎、上呼吸道感染
轮3	在轮2下方的耳轮处,即耳轮11区	发热、扁桃体炎、上呼吸道感染
轮4	在轮3下方的耳轮处,即耳轮12区	发热、扁桃体炎、上呼吸道感染

2.3.4.2 耳舟穴位

将耳舟分为6等份,自上而下依次为耳舟1区、2区、3区、4区、5区、6区。

耳舟穴位如表2.25所示。

表2.25 耳舟穴位简表

穴名	定位	主治
指	在耳舟的上方处,即耳舟1区	甲沟炎、手指麻木和疼痛
腕	在指区的下方处,即耳舟2区	腕部疼痛
风溪	在耳轮结节前方,指区与腕区之间,即耳舟1区与2区交界处	荨麻疹、皮肤瘙痒症、过敏性鼻炎
肘	在腕区的下方处,即耳舟3区	肱骨外上髁炎、肘部疼痛
肩	在肘区的下方处,即耳舟4区、5区	肩关节周围炎、肩部疼痛
锁骨	在肩区的下方处,即耳舟6区	肩关节周围炎

2.3.4.3 对耳轮穴位

对耳轮上脚分为上、中、下3等份,下1/3为对耳轮5区,中1/3为对耳轮4区;再将上1/3分为上、下2等份,下1/2为对耳轮3区;再将上1/2分为前后2等份,后1/2为对耳轮2区,前1/2为对耳轮1区。

对耳轮下脚分为前、中、后3等份,中、前2/3为对耳轮6区,后1/3为对耳轮7区。

对耳轮体从对耳轮上、下脚分叉处至轮屏切迹分为5等份,再沿对耳轮耳甲缘将对耳轮体分为前1/4和后3/4两部分,前上2/5为对耳轮8区,后上2/5为对耳轮9区,前中2/5为对耳轮10区,后中2/5为对耳轮11区,前下1/5为对耳轮12区,后下1/5为对耳轮13区。

对耳轮穴位如表2.26所示。

表 2.26 对耳轮穴位简表

穴名	定 位	主 治
跟	在对耳轮上脚前上部,即对耳轮 1 区	足跟痛
趾	在耳尖下方的对耳轮上脚后上部,即对耳轮 2 区	甲沟炎、趾部疼痛
踝	在趾、跟区下方处,即对耳轮 3 区	踝关节扭伤
膝	在对耳轮上脚的中 1/3 处,即对耳轮 4 区	膝关节疼痛、坐骨神经痛
髋	在对耳轮上脚的下 1/3 处,即对耳轮 5 区	髋关节疼痛、坐骨神经痛、腰骶部疼痛
坐骨神经	在对耳轮下脚的前 2/3 处,即对耳轮 6 区	坐骨神经痛、下肢瘫痪
交感	在对耳轮下脚末端与耳轮内缘相交处,即对耳轮 6 区前端	胃肠痉挛、心绞痛、胆绞痛、输尿管结石、自主神经功能紊乱
臀	在对耳轮下脚的后 1/3 处,即对耳轮 7 区	坐骨神经痛、臀筋膜炎
腹	在对耳轮体前部上 2/5 处,即对耳轮 8 区	腹痛、腹胀、腹泻、急性腰扭伤、痛经、产后宫缩痛
腰骶椎	在腹区后方,即对耳轮 9 区	腰骶部疼痛
胸	在对耳轮体前部中 2/5 处,即对耳轮 10 区	胸胁疼痛、肋间神经痛、胸闷、乳腺炎
胸椎	在胸区后方,即对耳轮 11 区	胸痛、经前乳房胀痛、乳腺炎、产后泌乳不足
颈	在对耳轮体前部下 1/5 处,即对耳轮 12 区	落枕、颈椎疼痛
颈椎	在颈区后方,即对耳轮 13 区	落枕、颈椎综合征

2.3.4.4 三角窝穴位

将三角窝由耳轮内缘至对耳轮上、下脚分叉处分为前、中、后 3 等份,中 1/3 为三角窝 3 区;再将前 1/3 分为上、中、下 3 等份,上 1/3 为三角窝 1 区,中、下 2/3 为三角窝 2 区;再将后 1/3 分为上、下 2 等份,上 1/2 为三角窝 4 区,下 1/2 为三角窝 5 区。

三角窝穴位如表 2.27 所示。

表 2.27 三角窝穴位简表

穴名	定 位	主 治
角窝上	在三角窝前 1/3 的上部,即三角窝 1 区	高血压
内生殖器	在三角窝前 1/3 的下部,即三角窝 2 区	痛经、月经不调、功能性子宫出血、阳痿、遗精、早泄
角窝中	在三角窝中 1/3 处,即三角窝 3 区	哮喘
神门	在三角窝后 1/3 的上部,即三角窝 4 区	失眠、多梦、戒断综合征、癫痫、高血压、神经衰弱
盆腔	在三角窝后 1/3 的下部,即三角窝 5 区	盆腔炎、附件炎

2.3.4.5 耳屏穴位

将耳屏分成4 区。耳屏外侧面分为上、下 2 等份,上部为耳屏 1 区,下部为耳屏 2

区;将耳屏内侧面分为上、下2等份,上部为耳屏3区,下部为耳屏4区。

耳屏穴位如表2.28所示。

表2.28 耳屏穴位简表

穴名	定 位	主 治
上屏	在耳屏外侧面上1/2处,即耳屏1区	咽炎、鼻炎
下屏	在耳屏外侧面下1/2处,即耳屏2区	鼻炎、鼻塞
外耳	在屏上切迹前方近耳轮部,即耳屏1区上缘处	外耳道炎、中耳炎、耳鸣
屏尖	在耳屏游离缘上部尖端,即耳屏1区后缘处	发热、牙痛、斜视
外鼻	在耳屏外侧面中部,即耳屏1、2区之间	鼻前庭炎、鼻炎
肾上腺	在耳屏游离缘下部尖端,即耳屏2区后缘处	低血压、风湿性关节炎、腮腺炎、链霉素中毒、眩晕、哮喘、休克
咽喉	在耳屏内侧面上1/2处,即耳屏3区	声音嘶哑、咽炎、扁桃体炎、失语、哮喘
内鼻	在耳屏内侧面下1/2处,即耳屏4区	鼻炎、上颌窦炎、鼻衄
屏间前	在屏间切迹前方耳屏最下部,即耳屏2区下缘处	咽炎、口腔炎

2.3.4.6 对耳屏穴位

将对耳屏分为4区。由对屏尖及对屏尖至轮屏切迹连线之中点,分别向耳垂上线作两条垂线,将对耳屏外侧面及其后部分成前、中、后3区,前为对耳屏1区、中为对耳屏2区、后为对耳屏3区。对耳屏内侧面为对耳屏4区。

对耳屏穴位如表2.29所示。

表2.29 对耳屏穴位简表

穴名	定 位	主 治
额	在对耳屏外侧面的前部,即对耳屏1区	偏头痛、头晕
屏间后	在屏间切迹后方对耳屏前下部,即对耳屏1区下缘处	额窦炎
颞	在对耳屏外侧面的中部,即对耳屏2区	偏头痛、头晕
枕	在对耳屏外侧面的后部,即对耳屏3区	头晕、头痛、癫痫、哮喘、神经衰弱
皮质下	在对耳屏内侧面,即对耳屏4区	痛、间日疟、神经衰弱、假性近视、失眠
对屏尖	在对耳屏游离缘的尖端,即对耳屏1、2、4区交点处	哮喘、腮腺炎、睾丸炎、附睾炎、神经性皮炎
缘中	在对耳屏游离缘上,对屏尖与轮屏切迹之中点处,即对耳屏2、3、4区交点处	遗尿、内耳性眩晕、尿崩证、功能性子宫出血
脑干	在轮屏切迹处,即对耳屏3、4区之间	眩晕、后头痛、假性近视

2.3.4.7 耳甲穴位

将耳甲分为18等份。在耳轮的内缘上,设耳轮脚切迹至对耳轮下脚间中、上1/3交界处为A点;在耳甲内,由耳轮脚消失处向后作一水平线与对耳轮耳甲缘相交,设交点为D点;设耳轮脚消失处至D点连线中、后1/3交界处为B点;设外耳道口后缘上1/4与下1/3交界处为C点。

耳甲穴位如表2.30所示。

表2.30 耳甲穴位简表

穴名	定位	主治
口	在耳轮脚下方前1/3处,即耳甲1区	面瘫、口腔炎、胆囊炎、胆石症、戒断综合征、牙周炎
食道	在耳轮脚下方中1/3处,即耳甲2区	食管炎、食管痉挛
贲门	在耳轮脚下方后1/3处,即耳甲3区	贲门痉挛、神经性呕吐
胃	在耳轮脚消失处,即耳甲4区	胃痉挛、胃炎、胃溃疡、消化不良、恶心呕吐、牙痛、失眠
十二指肠	在耳轮脚及部分耳轮与AB线之间的后1/3处,即耳甲5区	十二指肠溃疡、胆囊炎、胆石症、幽门痉挛、腹胀、腹泻、腹痛
小肠	在耳轮脚及部分耳轮与AB线之间的中1/3处,即耳甲6区	消化不良、腹痛、腹胀
大肠	在耳轮脚及部分耳轮与AB线之间的前1/3处,即耳甲7区	腹泻、便秘、咳嗽、牙痛、痤疮
阑尾	在小肠区与大肠区之间,即耳甲6、7区交界处	单纯性阑尾炎、腹泻
艇角	在对耳轮下脚下方前部,即耳甲8区	前列腺炎、尿道炎
膀胱	在对耳轮下脚下方中部,即耳甲9区	膀胱炎、遗尿、尿潴留、腰痛、坐骨神经痛、后头痛
肾	在对耳轮下脚下方中部,即耳甲10区	腰痛、耳鸣、神经衰弱、遗尿、遗精、阳痿、哮喘、月经不调
输尿管	肾区与膀胱区之间,即耳甲9、10区交界处	输尿管结石绞痛
胰胆	在耳甲艇的后上部,即耳甲11区	胆囊炎、胆石症、胆道蛔虫、偏头痛、带状疱疹、中耳炎、耳鸣
肝	在耳甲艇的后下部,即耳甲12区	胁痛、眩晕、经前期紧张症、月经不调、高血压、近视
艇中	在小肠区与肾区之间,即耳甲6、10区交界处	腹痛、腹胀、胆道蛔虫症
脾	在BD线下方,耳甲腔的后上部,即耳甲13区	腹胀、腹泻、便秘、食欲不振、功能性子宫出血、内耳性眩晕
气管	在心区与外耳门之间,即耳甲16区	哮喘、支气管炎
肺	在心、气管区周围处,即耳甲14区	咳嗽、胸闷、声嘶、皮肤瘙痒症、荨麻疹、便秘、戒断综合征
三焦	在外耳门后下,肺与内分泌区之间,即耳甲17区	便秘、腹胀、上肢外侧疼痛
内分泌	在屏间切迹内,耳甲腔的前下部,即耳甲18区	痛经、月经不调、更年期综合征、痤疮、甲状腺功能减退或亢进症

2.3.4.8 耳垂穴位

将耳垂分为9区。在耳垂上线至耳垂下缘最低点之间作两条等距离平行线，于上平行线上引两条垂直等分线，将耳垂分为9个区，上部由前到后依次为耳垂1区、2区、3区；中部由前到后依次为耳垂4区、5区、6区；下部由前到后依次为耳垂7区、8区、9区。

耳垂穴位如表2.31所示。

表2.31 耳垂穴位简表

穴名	定 位	主 治
牙	在耳垂正面前上部，即耳垂1区	牙痛、牙周炎、低血压
舌	在耳垂正面中上部，即耳垂2区	舌炎、口腔炎
颌	在耳垂正面后上部，即耳垂3区	牙痛、颞颌关节功能紊乱症
垂前	在耳垂正面前中部，即耳垂4区	神经衰弱、牙痛
眼	在耳垂正面中央部，即耳垂5区	急性结膜炎、麦粒肿、近视
内耳	在耳垂正面后中部，即耳垂6区	内耳性眩晕症、耳鸣、中耳炎
面颊	在耳垂正面后中部，即耳垂5、6区交界处	面瘫、三叉神经痛、痤疮、腮腺炎
扁桃体	在耳垂正面下部，即耳垂7、8、9区	扁桃体炎、咽炎

2.3.4.9 耳背穴位

将耳背分为5区。分别过对耳轮上、下脚分叉处耳背对应点和轮屏切迹耳背对应点作两条水平线，将耳背分为上、中、下3部，上部为耳背1区，下部为耳背5区，再将中部分为内、中、外3等份，内1/3为耳背2区，中1/3为耳背3区，外1/3为耳背4区。

耳背穴位如表2.32所示。

表2.32 耳背穴位简表

穴名	定 位	主 治
耳背心	在耳背上部，即耳背1区	心悸、失眠、多梦
耳背肺	在耳背中内部，即耳背2区	哮喘、皮肤瘙痒症
耳背脾	在耳背中央部，即耳背3区	胃痛、消化不良、食欲不振
耳背肝	在耳背中外部，即耳背4区	胆囊炎、胆石症、胁痛
耳背肾	在耳背下部，即耳背5区	头痛、头晕、神经衰弱
耳背沟	在对耳轮沟和对耳轮上、下脚沟处	高血压、皮肤瘙痒症

2.3.4.10 耳根穴位

耳根穴位如表2.33所示。

表 2.33 耳根穴位简表

穴名	定 位	主 治
上耳根	在耳根最上处	鼻衄
耳迷根	在耳轮脚后沟的耳根处	胆囊炎、胆石症、胆道蛔虫症、腹痛、腹泻、鼻塞、心动过速
下耳根	在耳根最下处	低血压、下肢瘫痪、小儿麻痹后遗症

2.3.5 耳穴保健法常用的刺激方法及操作

2.3.5.1 操作程序

1. 选穴

诊断明确后,根据耳穴的选穴原则,或在耳廓上所获得阳性反应点,确立处方。

2. 消毒

在针刺耳穴时,必须严格消毒,一是针具的消毒;二是施术者手指消毒;三是耳穴皮肤的消毒。耳穴皮肤消毒先用2%碘酊消毒,再用75%乙醇消毒并脱碘,或用络合碘消毒。

2.3.5.2 刺激方法

1. 毫针刺法

一般采用坐位,如年老体弱、病重或精神紧张者宜采用卧位。针具选用28~30号粗细的13~25 mm(0.5~1 in)长的毫针针刺耳穴。进针时,术者用左手拇、食两指固定耳廓,中指托着针刺部的耳背,这样既可掌握针刺的深度,又可减轻针刺的疼痛。然后用右手拇、食指持针,在所选耳穴进针。进针方法可用速刺法。刺激的强度和手法应视患者的病情、体质和耐痛度等综合决定。针刺的深度也应根据患者耳廓局部的厚薄而灵活掌握,一般刺入皮肤3~4 mm即可。刺入耳穴后,如局部感应强烈,患者症状即刻有所减轻;若局部无针感,应调整毫针针尖方向。留针时间一般为20~30 min,慢性病、疼痛性疾病留针时间可适当延长,儿童、老年人不宜多留。出针时左手托住耳背,右手起针,并用消毒干棉球压迫针孔,以免出血,再用碘酒涂擦一次。

2. 电针法

电针法是将毫针法与脉冲电流刺激相结合的一种方法。利用不同波形的脉冲电刺激以强化针刺耳穴的调节功能,达到增强疗效的目的。凡适宜耳针治疗的疾病均可应用,临床上常用于治疗一些神经系统疾病、内脏痉挛、哮喘等。还应用于耳针麻醉。关于具体操作方法可参见电针一节。

3. 埋针法

埋针法是将皮内针埋于耳穴内治疗疾病的一种方法。此法适用于一些疼痛性疾病和慢性病,可起到持续刺激,巩固疗效或防止复发的功用。

使用时,消毒局部皮肤,左手固定耳廓,绷紧埋针处皮肤,右手用镊子夹住消毒的皮内针柄,轻轻刺入所选穴位皮内,一般刺入针体2/3,再用胶布固定。一般仅埋患侧单耳,必要时可埋双耳。每日自行按压3次,留针3~5天。如埋针处痛甚而影响睡眠时,应适当调整针尖方向或深浅度。埋针处不宜淋湿浸泡,夏季埋针时间不宜过长,以免感染。局部有胀痛不适需及时检查,如针眼处皮肤红肿有炎症时应立即出针,并采取相应措施。耳廓有炎症、冻疮则不宜埋针。

4. 压丸法

压丸法又称压籽法,是在耳穴表面贴敷小颗粒药物的一种简易刺激方法。本法可治疗常见病证,不仅能收到毫针、埋针法同样的疗效,而且安全无痛,副作用少,不易引起耳软骨膜炎,适用于老年人、儿童及惧痛的患者。本法能起到持续刺激的作用,患者可以不定时地在贴敷处按压以加强刺激。对于一些老年性慢性支气管炎病、高血压、胆石症、小儿遗尿等慢性病更为适用。

压丸法所选材料可就地取材,如油菜籽、小米、莱菔子、王不留行籽等,以王不留行籽为常用。使用前用沸水烫洗后晒干,贮瓶中备用。应用时,将其贴于5 mm×5 mm小方块胶布中央,然后贴敷于耳穴上,并给予适当按压,使耳廓有发热、胀痛感。一般每天患者可自行按压数次,3~5天更换1次,复诊时可按病情酌情增减或更换穴位。

使用中应防止胶布潮湿或污染,以免引起皮肤炎症。个别患者可能对胶布过敏,局部出现红色粟粒样丘疹并伴有痒感,可加用肾上腺穴或改用毫针法治疗。一般孕妇用本法时按压宜轻,但习惯性流产者须慎用。耳廓皮肤有炎性病变、冻疮等不宜采用。

5. 灸法

用温热作用刺激耳廓以治疗疾病的方法,有温经散寒、疏通经络的功效,多用于虚证、寒证、痹证等,灸的材料可用艾条、灯芯草、线香等。

艾条灸可灸整个耳廓或较集中的部分耳穴。灯芯草灸,即将灯芯草的一端浸蘸香油后,用火柴点燃,对准耳穴迅速点灸,每次1~2穴,两耳交替,适用于痄腮、目赤肿痛、缠腰火丹等。若需对单个耳穴施灸时,可将卫生线香点燃后,对准选好的耳穴施灸,香火距皮肤约1 cm,以局部有温热感为度,每穴灸3~5 min,适用于腰腿痛、落枕、肩周炎等。

施灸时注意不可引起烫伤,以免继发感染而造成耳软骨膜炎;如呈现小水泡时,可任其自然吸收;复灸时,应更换耳穴;精神紧张、严重心脏病患者、孕妇等均应慎用。

6. 刺血法

刺血法是用三棱针在耳穴处刺血的一种治疗方法。凡属淤血不散所致的疼痛,邪热炽盛所致的高热抽搐,肝阳上亢所致的头晕目眩、目赤肿痛等证,均可采用刺血法。本法具有祛淤生新、清热泻火的作用,临床应用较多。

刺血前必须按摩耳廓使其充血,施术时必须严格消毒。隔日1次,急性病可1日2次。

四肢或躯干急性扭伤、急性结膜炎可在耳尖和病变相应处刺出血;高血压病可在耳背沟、耳尖处刺出血；小儿湿疹、神经性皮炎可在耳背寻找一充血最明显处刺出血。虚弱患者最好不用刺血法；孕妇、患出血性疾病或凝血功能障碍的患者忌用本法。

7. 按摩法

按摩法是在耳廓不同部位用手进行按摩、提捏、点压、切掐以防治疾病的方法，常用的方法有自身耳廓按摩法和耳廓穴位按摩法。前者包括全耳按摩、手摩耳轮和提捏耳垂。全耳按摩，是用两手掌心依次按摩耳廓前后两侧至耳廓充血发热为止；手摩耳轮，是两手握空拳，以拇、食两指沿着外耳轮上下来回按摩至耳轮充血发热为止；提捏耳垂，是用两手由轻到重提捏耳垂 3 ~ 5 min。以上方法可用于多种疾病的辅助治疗和养生保健。耳廓穴位按摩，术者用压力棒点压、按揉耳穴，也可用拇、食指同时在耳廓前后相对掐切耳穴，适用于临床治疗。

2.3.6 适应范围

目前我国用耳穴治疗病证已达 200 多种，病种涉及内、外、妇、儿、神经、五官、皮肤各科。其中以痛证的治疗效果为佳。同时对于变态反应疾病、各种炎症性疾病、功能性疾病等也有较好的疗效。

1）各种疼痛性病证　如对头痛、偏头痛、三叉神经痛、肋间神经痛、带状疱疹、坐骨神经痛等神经性疼痛，扭伤、挫伤、落枕等外伤性疼痛，五官、颅脑、胸腹、四肢各种外科手术后所产生的伤口痛，胆绞痛、肾绞痛、胃痛等内脏痛，麻醉后头痛、腰痛等手术后遗痛，均有较好的止痛作用。

2）各种炎症性病证　如对急性结膜炎、中耳炎、牙周炎、咽喉炎、扁桃体炎、腮腺炎、气管炎、肠炎、风湿性关节炎、面神经炎、末梢神经炎等有一定的消炎止痛作用。

3）功能紊乱性病证　如对心律不齐、高血压、多汗症、肠功能紊乱、月经不调、神经衰弱、癔病等具有良好的调节作用，促进病证的缓解和痊愈。

4）过敏与变态反应性疾病　如对过敏性鼻炎、支气管哮喘、过敏性结肠炎、荨麻疹等能消炎、脱敏，改善免疫功能。

5）内分泌代谢性疾病　如单纯性肥胖症、甲状腺功能亢进、绝经期综合征等，耳针有减肥、改善症状、减少常规服药量等辅助治疗作用。

6）传染病　如对菌痢、疟疾等，耳针能恢复和提高机体的免疫力，从而加速疾病的痊愈。

7）用于手术麻醉　耳针麻醉是一种比较安全的麻醉方法，于 1965 年应用于临床。

除上述病证外，耳针还可以用于预防感冒、晕车、晕船，治疗输液反应，戒烟、戒毒等。

2.4 灸法

2.4.1 概述

灸法，古称灸焫。灸法是用艾绒或药物为主要灸材，点燃后放置腧穴或病变部位，进行烧灼和熏熨，借其温热刺激及药物作用，温通气血、扶正祛邪，以防治疾病的一种外治方法。

2.4.2 灸法的作用和适应范围

灸法通过温热刺激、施灸材料的药性，激发经络之气，调节机体各组织器官功能，从而达到防治疾病的目的。根据灸法的特点，其适应证以虚证、寒证和阴证为主。主要作用分述如下。

①温经通络：寒凝血滞、经络痹阻所致的风寒湿痹、痛经、经闭、寒疝、腹痛等。

②祛风解表、温中散寒：风寒外袭之表证，脾胃寒盛的呕吐、胃痛、泄泻。

③温肾健脾：脾肾阳虚之久泄、久痢、遗尿、阳痿、早泄。

④回阳固脱：阳气虚脱之大汗淋漓、四肢厥冷、脉微欲绝。

⑤益气升阳：气虚下陷之内脏下垂、阴挺、脱肛、崩漏日久不愈等。

⑥消淤散结、拔毒泄热：疮疡、痈疽初起，疖肿未化脓者；瘰疬及疮疡溃后久不愈合者。

⑦防病保健。《千金要方》说："凡入吴蜀地宦游，体上常须三两处灸之，勿令疮暂瘥，则瘴疠、温疟、毒气不能着人也。"由此可见，灸法用于防病保健有着悠久的历史，可以激发人体正气，增强抗病能力。

2.4.3 灸法的分类

灸法根据灸材的不同可分为艾灸法和非艾灸法两大类，本节主要介绍艾灸法。灸法分类见图 2.44。

1. 艾炷

以艾绒施灸时，所燃烧的圆锥体艾绒团，称艾炷。常用于艾炷灸，每燃尽 1 个艾炷，则称 1 壮。根据其大小可分为以下三种（图 2.45）：小炷，如麦粒大，常置于穴位或病变部烧灼，以作直接灸用；中炷，如半截枣核大，相当于大炷的一半，常作间接灸用；大炷，如半截橄榄大，炷高 1 cm，炷底直径约 1 cm，可燃烧 3 ~ 5 min，常作间接灸用。艾炷无论大小，直径与高度大致相等。

2. 艾条

艾条又名艾卷，系用艾绒卷成的圆柱形长条。一般长 20 cm、直径 1.5 cm，常用于悬起灸、实按灸等。根据内含药物之有无，可分为纯艾条和药艾条两种。

(1)纯艾条

取制好的陈艾绒 24 g，平铺在 26 cm 长、20 cm 宽，质地柔软疏松而又坚韧的桑皮纸上，将其卷成直径约 1.5 cm 的圆柱形艾条，越紧越好，用胶水或糨糊封口。

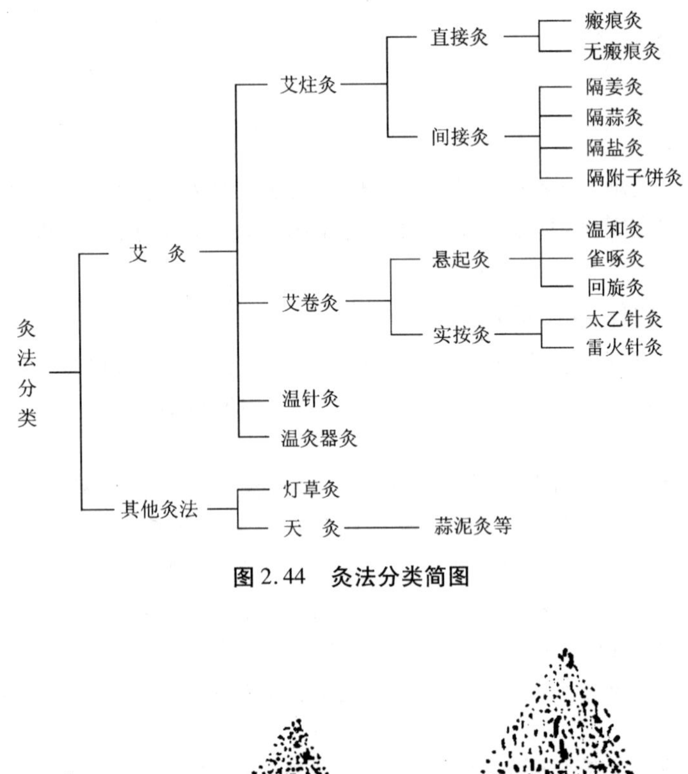

图 2.44　灸法分类简图

图 2.45　艾炷

(2)药艾条

药艾条有以下三种。

1)常用药艾条　取肉桂、干姜、木香、独活、细辛、白芷、雄黄、苍术、没药、乳香、川椒各等份,研成细末。将药末混入艾绒中,每支艾条加药末 6 g。制法同纯艾条。

2)太乙针灸艾条　配方历代各异。近代处方:人参 125 g,参三七 250 g,山羊血 62.5 g,千年健 500 g,钻地风 500 g,肉桂 500 g,川椒 500 g,乳香 500 g,没药 500 g,穿山甲(土炮)250 g,小茴香 500 g,苍术 500 g,蕲艾 2 000 g,甘草 1 000g,防风 2 000 g,麝香少许,共研为末。取绵纸一层,高方纸二层(41 cm×40 cm),内置药末约 25 g,卷紧成爆竹状,外用桑皮纸厚糊 6~7 层,阴干待用。

3)雷火针灸艾条　用艾绒 94 g,沉香、木香、乳香、茵陈、羌活、干姜、穿山甲各 9 g,研为细末,过筛后,加入麝香少许。取棉皮纸二方,一方平置桌上,一方双折重复于上。铺洁净艾绒于上,用木尺轻轻叩打艾绒,使之均匀成一正方形,然后将药料匀铺于艾绒上，卷成爆竹状，以桑皮纸厚糊6～7层，阴干、勿令泄气以备用。

2.4.4 灸法的操作

2.4.4.1 艾炷灸法

艾炷灸法可分为直接灸和间接灸两类。

1. 直接灸

将艾炷直接置于施灸部位皮肤上烧灼的方法称为直接灸（图2.46）。根据灸后有无烧伤化脓，又可分为化脓灸和非化脓灸。

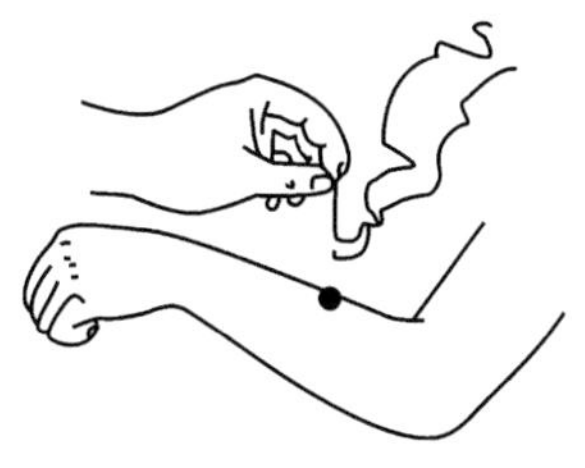
图2.46 直接灸

（1）化脓灸法

用黄豆大或枣核大艾炷直接置于腧穴进行施灸，局部组织经烧伤后产生无菌性化脓现象的灸法。这种烧伤化脓现象，古称灸疮。因灸疮愈合之后，多有瘢痕形成，故又称瘢痕灸。适用于全身各系统顽固病证而又适于灸法者，如哮喘、瘰疬、肺结核、慢性肠胃病、骨髓炎、关节病等。

化脓灸施行方法如下：

点穴（按病证不同，采取适当体位，取穴要准确，穴位定好后，用指甲掐个十字印）→固定艾炷（将艾炷的底面放在涂好蒜汁的穴位上，借此固定艾炷）→点燃艾炷（艾炷用蒜汁黏着皮肤后，用线香或纸媒的暗火点燃艾炷上端）→减痛（在艾火燃到1/2或2/3时，患者局部稍感灼痛时，用双手掌面在灸穴的四周处，轮回地轻轻拍打）→换炷（第一壮艾炷燃尽后，即用镊子持湿棉球先将灸处余灰及黏附物濡湿，再用干棉球将余灰擦拭干净，取第二个艾炷放在涂好蒜汁的穴位上，点燃施灸）→灸疮保护（施灸完毕，将灸处用棉球擦拭干净，贴膏药）→灸后调养

（2）非化脓灸法

主要是麦粒灸，即用麦粒大的小艾炷直接在腧穴施灸，灸后不引起化脓的方法。因其艾炷小，刺激强，时间短，收效快，仅有轻微灼伤或发泡，不留瘢痕，故目前在临床应用较多，适用于气血虚弱、小儿发育不良及虚寒轻证等。

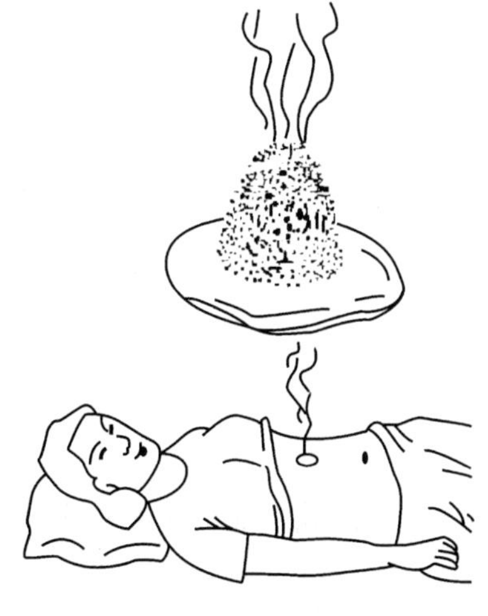
图2.47 间接灸

先在施灸部位皮肤上涂上少量凡士林，以使艾炷易于黏附，然后放上中或小的艾炷用火点燃，随着艾火向下燃烧，局部热感逐渐增强，等艾炷燃剩2/5左右，患者感到热微有灼痛时，用镊子挟去艾炷，换炷再灸，灸至局部皮肤出现红晕不起泡为度，每次可灸5～7壮，每天或隔天一次。因皮肤无灼伤，故灸后不化脓，不留瘢痕。

2. 间接灸

又称隔物灸、间隔灸，是在艾炷与皮肤之间衬垫某些药物而施灸的一种方法（图2.47、表2.34）。此法具有艾灸与药物的双重作用，火力

温和，患者易于接受。

表 2.34 间接灸法简表

序号	间接灸法	技 法	作用	应 用
1	隔姜灸	将鲜生姜切成厚约 3 mm 的片，用针扎孔数个，置于施灸穴位上，用大、中艾炷点燃放在姜片中心施灸。若患者有灼痛感可将姜片提起，使之离开皮肤片刻，旋即放下，再行灸治，反复进行。以局部皮肤潮红湿润为度。一般每次施灸 5～10 壮	温中、祛寒、止呕、解表	感冒、呕吐、腹痛、泄泻、遗精、阳痿、早泄、不孕、痛经、面瘫及风寒湿痹等
2	隔蒜灸	有隔蒜片灸和隔蒜泥灸两种。前者是将独头大蒜横切成约 3 mm 的薄片，用针扎孔数个，放在患处或施灸穴位上，用大、中艾炷点燃放在蒜片中心施灸，每施灸 4～5 壮，须更换新蒜片，继续灸治。后者将大蒜捣成蒜泥状，置患处或施灸穴位上，在蒜泥上铺上艾绒或艾炷，点燃施灸。此两种隔蒜灸法，每穴每次宜灸足 7 壮，以灸处泛红为度	消肿、拔毒、散结、止痛	临床适用于治疗痈、疽、疮、疖、肺痨、腹中积块及蛇蝎毒虫所伤等病证
3	隔盐灸	将干燥的食盐纳入脐中，填平脐孔，上置大艾炷施灸。患者有灼痛，即更换艾炷。亦有于盐上放置姜片施灸，待患者有灼痛时，可将姜片提起，保留余热至燃完一炷。一般可灸 3～7 壮。急性病可多灸，不限制壮数	回阳、救逆、固脱	急性腹痛、吐泻、痢疾、四肢厥冷和脱证等
4	隔附子灸	有附子片灸与附子饼灸两种。前者将附子用水浸透后，切成 3～5 mm 的薄片，用针扎数孔，放施灸部位施灸（同隔姜灸法）。后者取生附子切细研末，用黄酒调和为饼，大小适度，厚 4 mm，中间用针扎孔，置穴位上，再以大艾炷点燃施灸，附子饼干焦后再换新饼，直灸至肌肤内温热、局部肌肤红晕为度。日灸 1 次	温肾壮阳	各种阳虚证，如阳痿、早泄、遗精、疮疡久溃不敛等证

此外，还有隔葱灸、豆豉饼灸、黄土灸、蛴螬灸、胡椒灸、巴豆灸等。

2.4.4.2 艾条灸法

可分为悬起灸、实按灸两类。

1. 悬起灸

悬起灸可分为温和灸、雀啄灸和回旋灸三种。

(1)温和灸

温和灸如图 2.48 所示，将艾卷的一端点燃，对准应灸的腧穴部位或患处，距离皮肤 20～30 mm，进行熏烤，使患者局部有温热感而无灼痛为宜，一般每穴灸 10～15 min，至皮肤红晕潮湿为度。如遇到昏厥或局部知觉减退的患者及小儿时，施术者可将食、中两指置于施灸部位两侧，这样可以通过医生的手指来测知患者局部受热程度，以便随时调节施灸距离，掌握施灸时间，防止烫伤。此法临床应用广泛，适应于一切灸法主治病证。

(2)雀啄灸

雀啄灸如图2.49所示，置点燃的艾条于穴位上约30 mm高处，艾条一起一落，忽近忽远上下移动，如鸟雀啄食样。一般每穴灸5 min。多用于昏厥急救、小儿疾患、胎位不正、无乳等。此法热感较强，注意防止烧伤皮肤。

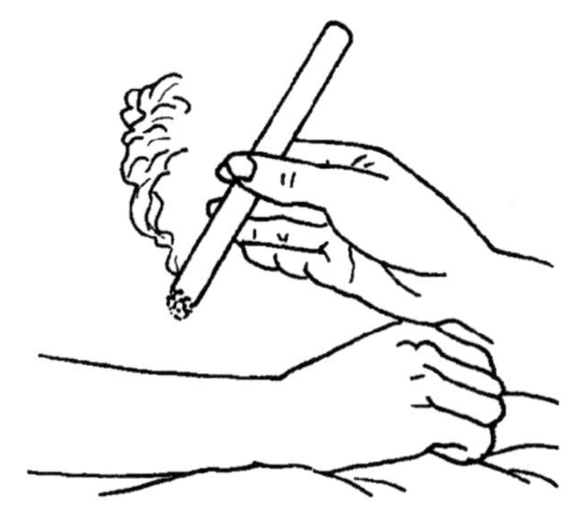

图2.48 温和灸

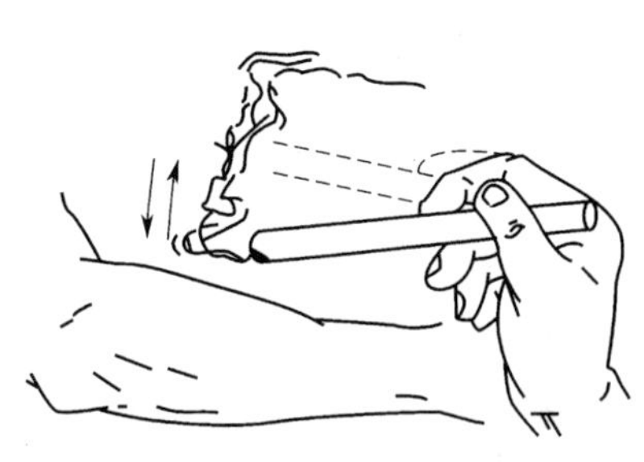

图2.49 雀啄灸

(3)回旋灸

回旋灸如图2.50所示，点燃艾条，悬于施灸部位上方约30 mm高处。艾条在施灸部位上左右往返移动，或反复旋转进行灸治，使皮肤有温热感而不致灼痛。一般每穴灸10～15 min，移动范围在30 mm左右。适用于风寒湿痹及瘫痪。

2. 实按灸

实按灸如图2.51所示，用加药艾条施灸。因临床需要不同，艾条里掺进的药品处方亦异。此法又分为雷火神针、太乙神针、百发神针等。之所以称为“针”，是因为操作时，将药艾条实按在穴位上，犹如针刺。

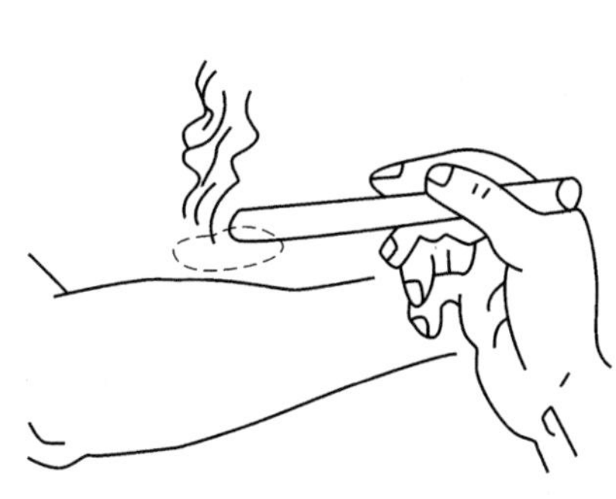

图2.50 回旋灸

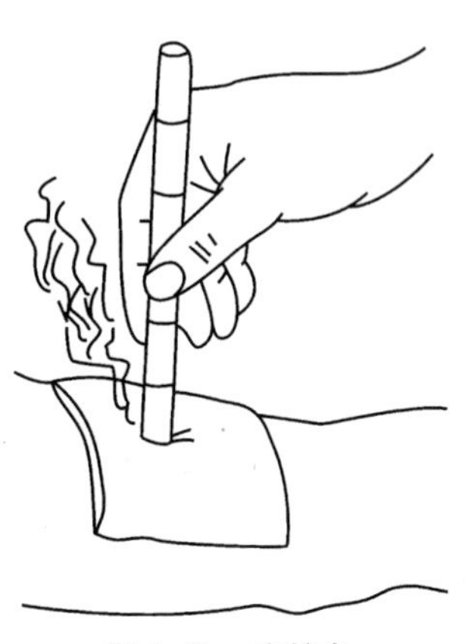

图2.51 实按灸

操作方法为：操作时，在施灸部位铺上 6～7 层棉纸或布，将艾条点燃，对准穴位直按其上，稍停 1～2 s，使热气透达深部；若艾火熄灭，可再点再按，每次每穴约按灸 5～7 下，至皮肤红晕为度。适用于风寒湿痹、痿证及虚寒证。

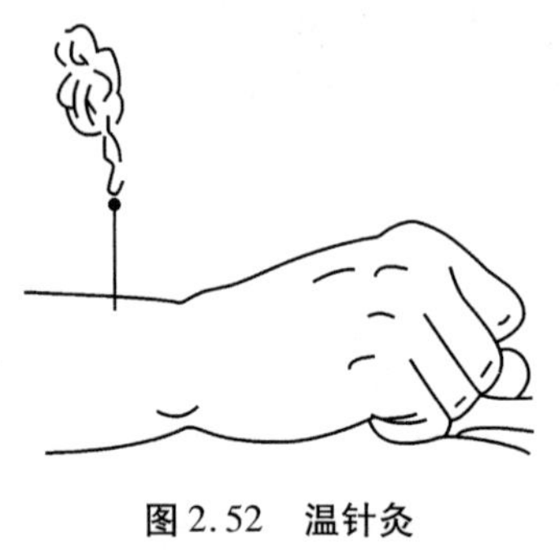
图 2.52　温针灸

2.4.4.3　温针灸法

温针灸是针刺与艾灸结合应用的一种方法，适用于既需要留针而又适宜用艾灸的病证。操作方法是，将针刺入腧穴得气后并给予适当补泻手法，而留针时，将纯净细软的艾绒捏在针尾上，或用艾条一段长 10～20 mm 左右，插在针柄上，点燃施灸（图2.52）。待艾绒或艾条烧完后除去灰烬，将针取出。此法是一种简而易行的针灸并用方法，值得推广。

2.4.4.4　温灸器灸法

温灸器是专门用于施灸的器具，用温灸器施灸的方法称为温灸器灸。目前临床常用的有温灸器、灸筒、灸盒等。

1. 温筒器灸

温筒器的式样很多，大多底部均有数十个小孔，内有小筒一个，可以装置艾绒和药物施灸。灸筒（图 2.53）由内筒、外筒两个相套而成，均用 2～5 mm 厚度的铁片或铜片制成。内筒和外筒的底、壁均有孔，外筒上用一活动顶盖扣住，无走烟孔，施灸时可使热力下返，作用加强。内筒安置一定位架，使内筒与外筒间距固定。外筒上安置一手柄以便挟持或取下。亦可在外筒上安置 2 个小铁丝钩，其尾端可系松紧带以固定灸筒于腧穴上。凡适于艾灸的病证，可用本法施灸。

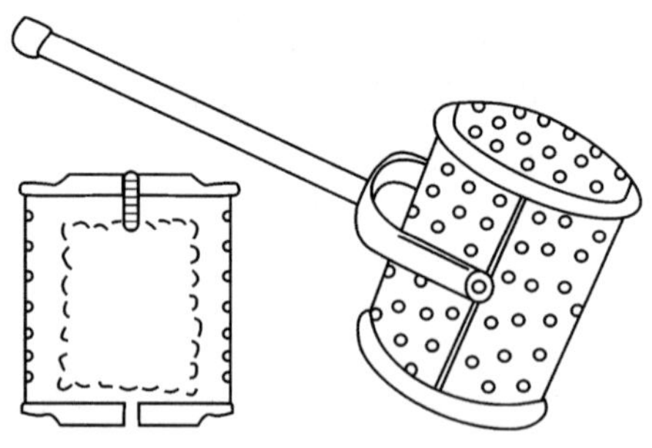
图 2.53　温灸筒

（1）操作方法

①装艾。取出灸筒的内筒，装入艾绒至大半筒，然后用手指轻按表面艾绒，但不要按实。

②点火预燃。将内筒装入外筒，用火点燃中央部的艾绒（不能见火苗），放置室外，灸筒底面触之烫手而艾烟较少时，可盖上顶盖，取回施用。但必须注意，预燃不足

则施灸时艾火易灭,过度则使用时艾火不易持久。

③施灸。将灸筒(底面向下)隔几层布放置于腧穴上即可,以患者感到舒适、热力足够而不烫伤皮肤为佳。

④固定。若灸筒上预置小铁丝钩,其尾端可系以一绳(或松紧带)之两端,如灸四肢偏外侧的穴位(如足三里),将两个铁丝钩分别钩住绳的两端,如此灸筒即可固定在穴位上。

⑤灸后处置。一般在下次灸时再将筒内艾灰倒出为妥。

⑥灸量:久病羸弱者,进食少而喜凉恶热者,可用小火灸治。前15天的灸量,腹部穴每次灸20 min,背部、四肢穴每穴每次灸15 min。待进食增多、体力增长后再用一般的灸量,头部灸10 min,背部、四肢灸20 min,腹部灸30 min。

(2)注意事项

①极少数患者灸后可见头晕、口干、鼻衄、纳呆、乏力,此时宜减少灸量。

②温灸时如觉过热,可增加隔布层数。若仍觉过热,可用布块罩在灸筒上,如此进入空气减少,热度即可下降。不热时则减少隔布,或将顶盖敞开片刻,但不可将筒倾倒。也有用灸筒,将艾绒、药末放入点燃,然后在灸穴或相应部位上来回熏熨,其实是熨法的一种。

2. 温盒灸法

温盒灸法是用一种特制的盒形木制灸具,内装艾卷固定在一个部位而施灸的方法。温盒按其规格分大、中、小三种。温灸盒(图2.54)的制作:取规格不同的木板,厚约5 mm,制成长方形木盒,下面不安底,上面制作一个可随时取下的盖,与盒之外廓大小相同,在盒内中下部安铁窗纱一块,距底边30~40 mm。

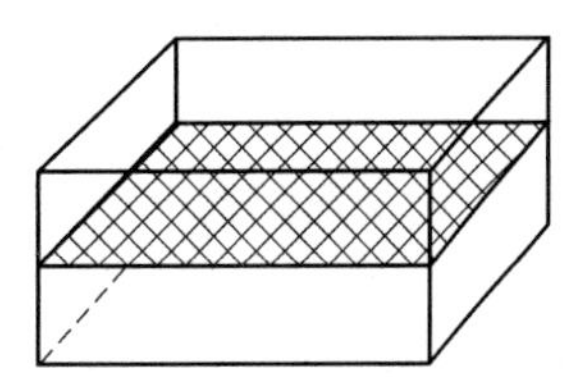

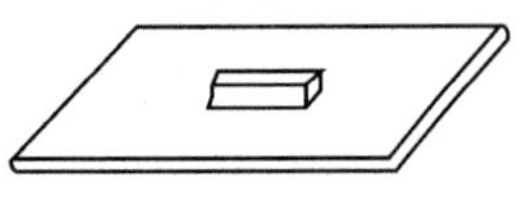

图2.54 温灸盒

施灸时,把温灸盒安放于应灸部位的中央,点燃艾卷后,置于铁纱上,盖上盒盖,放置穴位或患处。每次可灸15~30 min。此法适用较大面积的灸治,尤其适于腰、背、臀、腹部等处。

2.4.5 施灸禁忌及注意事项

2.4.5.1 禁忌

(1)禁灸病证

无论外感或阴虚内热证,凡脉象数疾者禁灸;高热、抽搐或极度衰竭、形瘦骨弱者,亦不宜灸治。

(2)禁灸部位

心脏虚里处、大血管处、皮薄肌少筋肉积聚部位,妊娠期妇女下腹部以及腰骶部,睾丸、乳头、阴部不可灸。颜面部不宜着肤灸。关节活动处不能瘢痕灸。

2.4.5.2 注意事项

①施术者应严肃认真,专心致志,精心操作。施灸前应对患者说明施灸要求,消

除恐惧心理。若需瘢痕灸，必须先征得患者同意。并应处理好灸疮，防止感染。

②根据患者的体质和病证施灸，取穴要准，灸穴勿过多，热力应充足，火力宜均匀，切勿乱灸暴灸。

③灸治中，出现晕灸者罕见。若一旦发生晕灸，则应按晕针处理方法而行急救。

④施灸过程中，应防止艾火烧伤衣物、被褥等。施灸完毕，必须将艾条或艾炷熄灭，以防止发生火灾。对于昏迷、反应迟钝或局部感觉消失的患者，应注意勿灸过量，避免烧烫伤。

附：艾炷制作方法

①手工制作法：小炷可先将艾绒搓成大小适合的艾团，夹在左手拇、食指腹之间，食指要在上，拇指要在下，再用右手拇、食指将艾团向内向左挤压，即可将圆形艾团压缩成上尖下平之三棱形艾炷，随做随用，极为简便。中、大炷则须将艾绒置于平板上，用拇、食、中三指边捏边旋转，将艾绒捏成上尖下平的圆锥体（图5.2）。要求搓捏紧实，能放置平稳，燃烧时火力由弱到强，患者易于耐受，且耐燃而不易爆。艾炷大小可随治疗需要而定。

②艾炷器制作法：艾炷器中铸有锥形空洞，洞下留一小孔，将艾绒放入艾炷器空洞中，另用金属制成下端适于压入洞孔的圆棒，直插孔内紧压成圆锥体，倒出即成艾炷。用艾炷器制作的艾炷，艾绒紧密，大小一致，更便于应用。

2.5 拔罐法

2.5.1 概述

拔罐法是利用燃烧、抽吸、挤压等方法排出罐内空气，造成负压，使罐吸附于体表腧穴或患处产生刺激，以防病、治病的方法。古代常以筒形兽角作罐具，且多用燃烧火力排气拔罐，故又称“角法”、“吸筒法”、“火罐气”。本法具有操作简便、使用安全、适应广泛等优点，临床十分常用。

2.5.2 拔罐的作用

拔罐法是在中医理论指导下发展而成的外治法。中医认为，本法有祛风除湿、温经散寒、活血通络、消肿止痛、清热降火、解毒泄浊、吸毒拔脓、祛腐生新、益气温阳、扶正固本等作用。随着对拔罐疗法的不断深入研究与发展，目前对其作用已有进一步的认识。

2.5.3 拔罐的适应范围

随罐具的不断创新，吸拔方法与罐法的增多，加之作用机理的深入研究，拔罐疗法的适应证也相应增多。除主要用于治疗疾病外，还可用于预防保健。

①内科病：感冒、发热、中暑；急慢性支气管炎、支气管哮喘；高血压病、动脉硬化；面神经麻痹、头痛、三叉神经痛、神经衰弱、中风后遗症；呕吐、便秘、胃肠痉挛、慢性阑尾炎、慢性腹泻、慢性肝炎；尿潴留、尿失禁。

②妇科病:痛经、月经不调、闭经、带下、盆腔炎、功能性子宫出血、产后病证、更年期综合征、乳腺炎。

③儿科病:发热、厌食症、腹泻、消化不良、遗尿、百日咳、流行性腮腺炎。

④外科病:疖、疔、痈、疽、丹毒、痔疮、脱肛、虫蛇咬伤。

⑤皮肤病:痤疮、湿疹、荨麻疹、神经性皮炎、皮肤瘙痒症、白癜风、带状疱疹。

⑥五官科:结膜炎、鼻炎、牙痛、口腔溃疡、慢性咽喉炎、扁桃体炎。

2.5.4 罐具的分类

罐的种类主要有竹罐、玻璃罐和陶罐(图2.55),古代"角法"所用的兽角罐和近代的金属罐已被淘汰。

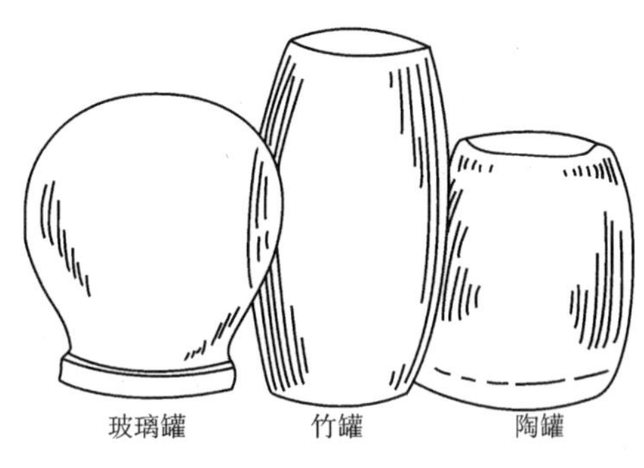

图2.55 常用罐

1. 竹罐

用直径30～50 mm坚固无损的竹子,截成60～100 mm不同长度磨光而成。其优点是取材容易,制作简便,轻巧价廉,不易摔碎。缺点是易爆裂、漏气。

2. 玻璃罐

用耐热透明玻璃制成,中央呈球形,罐口厚实平滑。分大、中、小三型。其优点是可直接观察罐内皮肤充血、淤血等情况,便于掌握时间。缺点是容易破碎。

3. 陶罐

陶土烧制而成,罐口平滑厚实。其优点是吸附力强,缺点是质重易碎。

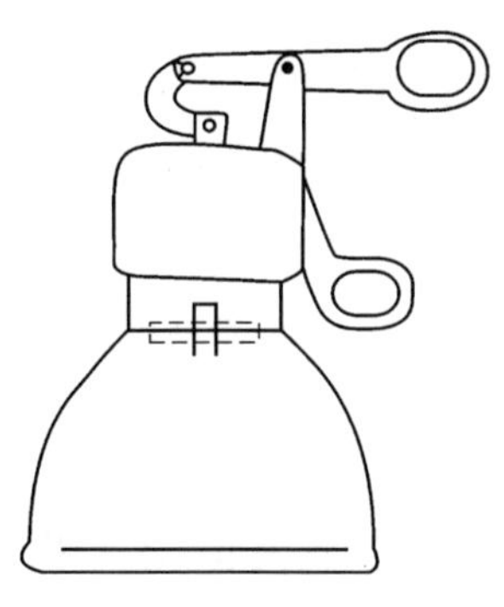

图2.56 抽气罐(连体式)

4. 抽气罐

分为连体式和分体式两类,现介绍连体式抽气罐(图2.56)。连体式抽气罐将罐与抽气器连结为一体,其上半部为圆柱形抽气唧筒,下半部为碗形罐体,采用双逆止阀产生负压,负压值为0～1 765 kPa(0～18 at)。其优点是吸附力可随意调节,不易破损,不会烫伤。其缺点是没有火罐的温热刺激。

5. 代用罐

凡是口部光滑平整、耐热的玻璃、陶瓷、竹器具都可作为代用罐。如玻璃杯、量米竹升、玻璃罐头瓶等。

2.5.5 拔罐的分类及操作

根据罐具的种类,目前罐具的吸拔方法(主要指排气方法)已有多种,常用的有火罐法和水罐法。

1. 火罐法

火罐法系借燃烧火力排出罐内空气成负压,将罐吸附于体表的吸拔法(见表2.35)。

表2.35 火罐法简表

序号	火罐法	技法	应用	图示
1	投火法	将蘸酒精的棉球或折叠的软质白色纸片(卷)点燃后投入罐内,趁火旺时迅速将罐扣于应拔部位	多用于身体侧面横向拔罐	见图2.57
2	闪火法	用镊子夹住略蘸酒精的棉球,一手握罐体,将棉球或纱布点燃后立即伸入罐内闪火即退出,速将罐扣于应拔部位	适用于各部位,临床最常用	见图2.58
3	贴棉法	将直径约10~20 mm的薄脱脂棉片略蘸酒精后贴于罐体内侧壁,点燃后迅速将罐扣于吸拔部位	用于身体侧面横向拔罐	
4	架火法	置胶木瓶盖或薄小面饼、中药饮片(据病情而选)于应拔部位,并在其上放置酒精棉球,点燃后迅速将罐吸拔于该部	肌肉丰厚而平坦部位拔留罐、排罐	

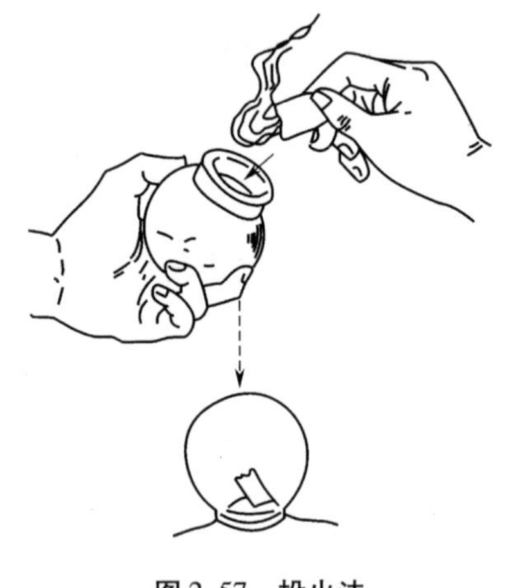

图2.57 投火法

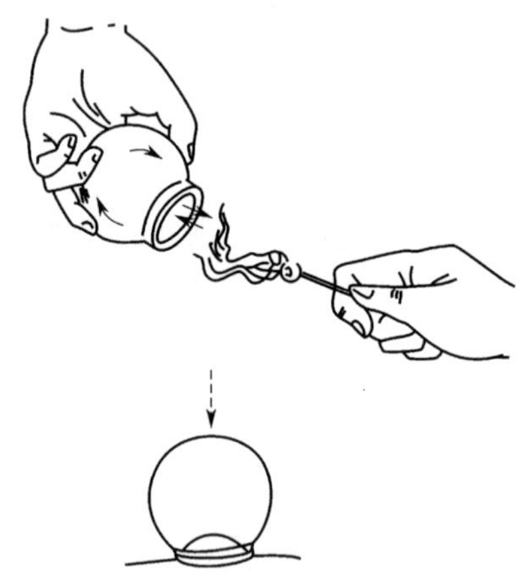

图2.58 闪火法

2. 水罐法

水罐法是指拔罐时用水热排出罐内空气的方法。根据用水的方式,常有以下几种。

(1)水煮法

将竹罐放入水中或药液中煮沸2~3 min,然后用镊子将罐倒置夹起,迅速用干毛巾捂住罐口片刻,以吸去罐内的水液,降低罐口温度(但保持罐内热气),趁热将罐拔于应拔部位,拔后轻按罐具0.5 min左右,令其吸牢。此法消毒彻底,温热作用强,且可罐药结合,适用于任何部位拔留罐、排罐。但操作应适时,出水后拔罐过快易烫伤皮肤,过慢又易致吸拔力不足。

(2)蒸气法

将水或药液(勿超过壶嘴)在小水壶内煮沸,至水蒸气从壶嘴或套于壶嘴的皮管内大量喷出时,将壶嘴或皮管插入罐内 2 ~ 3 min 后取出,速将罐扣于吸拔部位。扣上后用手轻按罐 30 s,使之拔牢。此法适用于身体各部拔留罐、排罐。

3. 抽气罐法

先将抽气罐紧扣于需要拔罐的部位上,用注射器从橡皮塞中抽出瓶内空气,使产生负压,即能吸住。或用抽气筒套在塑料罐活塞上,将空气抽出,即能吸住。

2.5.6 拔罐法的临床应用

根据病变部位与疾病性质,拔罐法尚有不同的应用方法。拔罐法的临床应用如表 2.36 所示。

表 2.36 拔罐法的临床应用

<table>
<tr><th>序号</th><th colspan="2">拔罐法</th><th>操 作</th><th>应 用</th></tr>
<tr><td>1</td><td colspan="2">单罐法</td><td>一罐独拔</td><td>用于病变部位明确、范围局限,或有固定压痛点的病证</td></tr>
<tr><td>2</td><td colspan="2">多罐法</td><td>多罐并用</td><td>宜于病变范围广泛或选穴较多的病证</td></tr>
<tr><td>3</td><td colspan="2">留罐法</td><td>又名坐罐法,拔罐后将罐留置 5 ~ 15 min,使浅层皮肤和肌肉吸入罐内,轻者皮肤潮红,重者皮下淤血紫黑</td><td>多用于深部组织损伤、颈肩腰腿痛、关节病变以及临床各科多种疾病</td></tr>
<tr><td>4</td><td colspan="2">闪罐法</td><td>用闪火法将玻璃罐吸拔于应拔部位,随即取下,再吸拔、再取下,反复吸拔至皮肤潮红,或罐体底部发热为度</td><td>风湿痹痛、中风后遗症以及肌肤麻木、肌肉痿弱的病证</td></tr>
<tr><td>5</td><td colspan="2">走罐法</td><td>亦名推罐法、拉罐法。先于施罐部位涂上润滑剂,用闪火法吸拔后,以手握住罐底,稍倾斜,稍用力将罐沿着肌肉、骨骼、经络循行路线推拉,反复运作至走罐区皮肤紫红色为度(见图 2.59)</td><td>适用于病变范围较广,肌肉丰厚而平整部位;可用于治疗急性热病、瘫痪麻木、风湿痹证、肌肉萎缩等病证</td></tr>
<tr><td rowspan="3">6</td><td rowspan="3">针罐法</td><td>留针罐法</td><td>于相关腧穴上针刺得气后留针,再以针为中心拔留罐 5 ~ 10 min 后启罐、出针</td><td>用于治疗风湿痹症</td></tr>
<tr><td>出针罐法</td><td>于有关穴位针刺得气后,留针或持续快速行针后,出针,立即于该部拔留罐,吸出少许血液或组织液后启罐,用消毒药棉擦净</td><td></td></tr>
<tr><td>刺络罐法</td><td>即拔罐与刺血疗法配合应用的治法。于施术穴位或患处常规消毒后,用皮肤针或三棱针、注射针、粗毫针点刺皮肤渗血,或挑刺皮下血络或纤维数根,然后拔留罐,至拔出少量恶血为度</td><td>热证、实证、实寒证、淤血证及某些皮肤病等</td></tr>
</table>

续表

序号	拔罐法	操　作	应　用
7	药罐法	指拔罐配合药物的罐药并用法。常用方法有药煮罐法、药蒸气罐法、贮药罐法等。此外，尚有将备用药液（水）、药乳、药油、药膏、药糊涂于应拔部位或罐内壁而拔罐的	

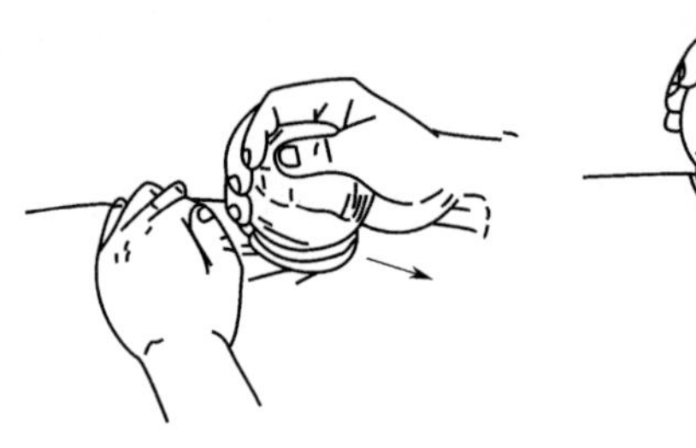

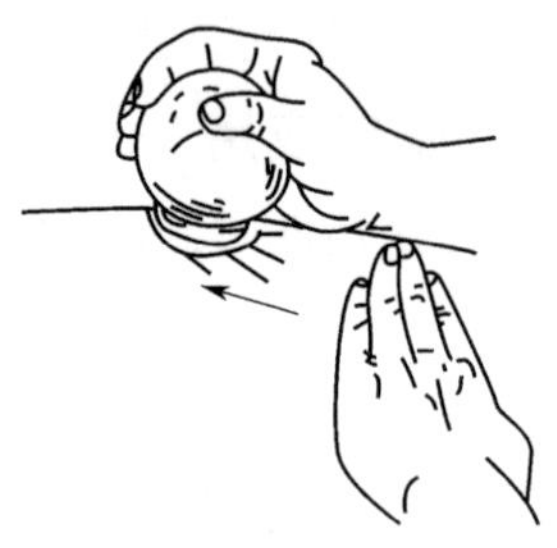

图 2.59　走罐法

2.5.7　启罐方法

启罐亦名起罐，即将吸拔牢稳的留罐取下的方法。

1. 一般罐的启法

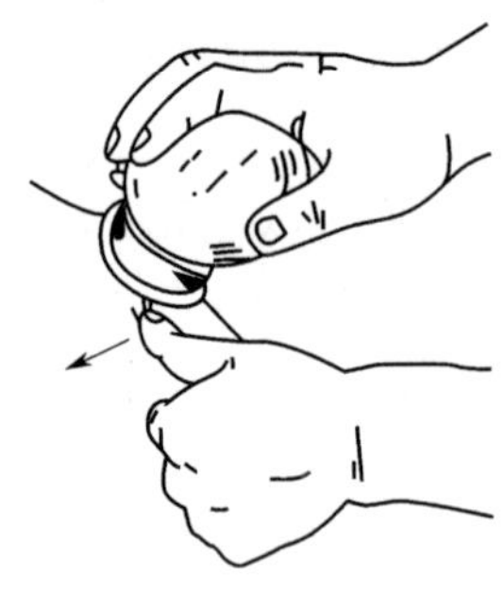

图 2.60　起罐法

一手握住罐体腰底部稍倾斜，另一手拇指或食指按住罐口边缘的皮肤，使罐口与皮肤之间形成空隙，空气进入罐内，则罐自落（图 2.60）。切不可硬拉或旋转罐具，否则会引起疼痛，甚至损伤皮肤。

2. 抽气罐的启法

注射器抽气罐、空气唧筒抽气罐，向罐内注入空气，罐具即脱。

3. 水（药）罐的启法

应防止水（药液）漏出，若吸拔部位呈水平面，应先将拔罐部位调整为侧面后再启罐。

2.5.8　注意事项

①施术部位：选用肌肉丰满、毛发较少、无骨骼凸凹的部位。

②禁忌部位：皮肤有溃疡、感染、肿瘤、疤痕、静脉曲张、过敏处；五官部位、大血管处、心尖搏动处；孕妇腰骶与腹部。

③拔罐动作要领：稳、准、轻、快。

④体位舒适，患者合作，拔罐后不要移动体位。

⑤罐间距离不宜太近，针罐时避免火罐碰压针柄。

⑥有出血倾向疾病、高热、抽搐等忌拔罐。

2.6 刮痧法

刮痧法是指用刮痧板(或汤匙、瓷碗、硬币)蘸香油或润滑剂于患者相应的部位轻轻上下刮动,并逐渐加重,干则再蘸,再刮,以出现红紫斑点或斑块为度,用以治疗疾病的一种外治方法,属于物理疗法。其特点是简便易行,可收立竿见影的疗效,在民间流传不衰,也被医家广泛重视。

刮痧法,起于民间,其确切的发明年代及发明人难以考证。较早记载这一疗法的,是元代医家危亦林在公元1337年撰成的《世医得效方》。刮痧法作为一种简便易行的外治法,以其立竿见影的疗效,既在民间流传不衰,又被医家广泛重视。

2.6.1 "痧"的概念

"痧"的含义主要有两个方面,一是指病理反应的"痧",也就是"痧象",二是指刮痧刺激后反应的"痧",也就是"痧痕",二者在形态、色泽上均有差异。

1. 痧象

痧象也有两方面的含义。

一指皮肤表面出现的色红如粟的疹子。如风疹出现的疹子叫风痧,猩红热出现的疹子叫丹痧。这是病理阳性反应物的一种,临床上很多疾病都有发痧现象,因此有"百病皆可发痧"之说。

二指痧证,也叫痧胀、痧气,是疾病的一种,多发生于夏秋之交,因感受风、寒、暑、湿、燥、火之邪或疫疠之秽浊所出现的一些病证。临床上春季多发风痧、温痧;夏秋季多发暑痧等。这些都不是单一的一种疾病,实际上是一种毒性综合反应的临床症状。

2. 痧痕

痧痕是指刮拭皮肤后所出现的各种皮肤形态和色泽的变化。常见的痧痕包括体表局部组织潮红、紫红、紫黑色淤斑或点状紫红色小疹子,并经常伴有不同程度的热感。痧痕对疾病的诊断、治疗及预后判断有一定的临床指导意义。

总之,痧象是一切疾病在体表的病理反应,而刮痧疗法利用特定的工具,在体表的某些特殊部位施以特定手法,使皮肤局部出现片状或点状淤血或出血的刺激反应(痧痕),以达到防病、治病的目的。

2.6.2 刮痧的用具

刮痧的工具有很多,但都十分简单、方便。刮痧常见的工具主要有以下两大类。

1. 刮痧板

只要是边缘比较圆滑的东西,如梳子、搪瓷杯盖等,都可以用来刮痧。当然,如果长期使用或用于治疗,应使用专为刮痧制作的正规刮痧板。如选用天然水牛角为材料制成的刮痧板。水牛角刮痧板有以下特点:①纯天然、无副作用、光滑、美观、不易损坏等,更加体现了自然刮痧法的特点,没有其他类别器械所造成的疼痛、皮肤伤害、静电等不良反应;②根据人体表面生理结构特点设计,既可尽最大可能满足人体各个部位刮痧,又可作为点穴、手指关节部位点按、足底穴位按摩、全身按摩等的理想保健治疗工具。对人体肌表无毒性刺激和化学不良反应,水牛角本身也是一种中药,具有发散行气,活血和润养作用。常见刮痧板如图 2.61 和图 2.62 所示。

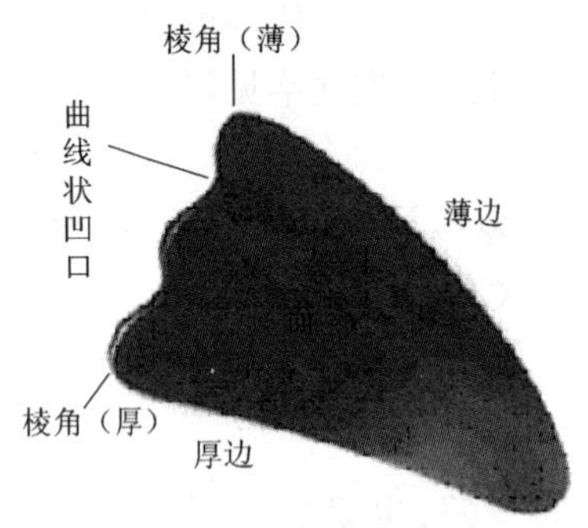

图 2.61　三焦多功能刮痧板

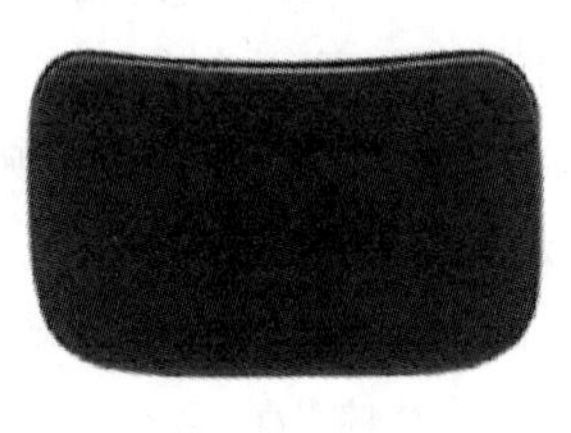

图 2.62　四方刮痧板

如图 2.61 所示,刮痧板凸起的薄边可用于人体平坦部位的治疗;凹陷的厚边具有按摩作用;刮痧板的棱角可用于点按穴位,也可用于人体凹陷部位以及头部的刮拭;曲线状的凹口可用于脊柱部位的刮拭。

2. 刮痧润滑剂

在开展刮痧之前,为了有效防止划破刮拭部位的皮肤,需要在皮肤表面涂一层润滑剂,如麻油、色拉油都可以作为润滑剂使用。但最好使用专为刮痧目的而生产的专用刮痧润滑剂。

2.6.3　刮痧法的操作

刮痧刮拭方法可分为刮痧法、撮痧法、挑痧法和放痧法。

2.6.3.1　刮痧法

1. 持板方法

用手握住刮板,刮板的底边横靠在手掌心部位,大拇指及另外四个手指呈弯曲状,分别放在刮板两侧(图 2.63)。

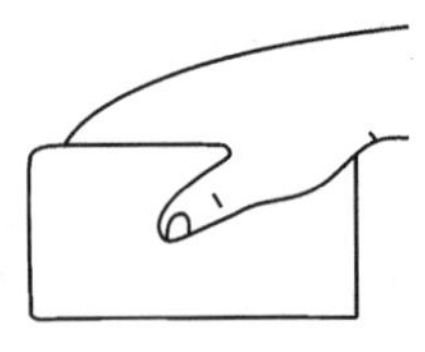

图 2.63　持板方法

2. 刮拭方法

刮拭方法如表 2.37 所示。

表 2.37 刮拭方法

序号	方法	操作	应用	图示
1	面刮法	用手持刮板，刮拭时用刮板的 1/3 边缘接触皮肤，刮板向刮拭的方向倾斜 30°至 60°，以 45°角应用最为广泛，利用腕力多次向同一方向刮拭，有一定刮拭长度	适用于身体比较平坦部位的经络和穴位	见图 2.64
2	角刮法	用刮板角部在穴位上自上而下刮拭，刮板面与刮拭皮肤呈 45°角倾斜	多用于肩部肩贞穴、胸部中府、云门穴	
3	点按法	用刮板角与穴位呈 90°角，由轻到重，逐渐加力，片刻后猛然抬起，使肌肉复原，多次重复，手法连贯	适用于无骨骼的软组织处和骨骼凹陷部位	见图 2.65
4	拍打法	用刮板一端的平面拍打体表部位的经穴。拍打法多在四肢特别是肘窝和膝窝进行，拍打时一定要在拍打部位先涂刮痧润滑剂	治疗四肢疼痛、麻木及心肺疾病	
5	按揉法	用刮板角部 20°角倾斜按压在穴位上，作柔和的旋转运动，刮板角平面始终不离开所接触的皮肤，速度较慢，按揉力度应深透至皮下组织或肌肉	常用于有强壮作用的穴位以及后颈背腰部全息穴区中痛点的治疗	
6	厉刮法	用刮板角部与穴区呈 90°角，刮板始终不离皮肤，并施以一定的压力作短距离（约 1 寸长）前后或左右摩擦		
7	疏理经气法	按经络走向，用刮板自下而上或自上而下循经刮拭，用力轻柔均匀，平稳和缓，连续不断	常用于治疗刮痧结束后或保健刮痧	

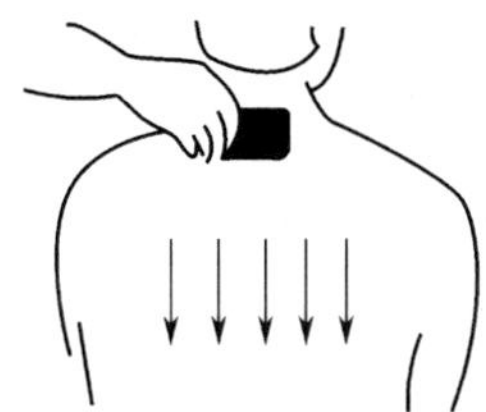

图 2.64 面刮法

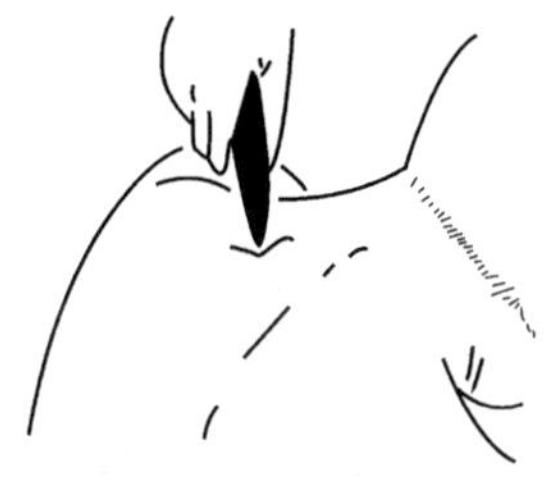

图 2.65 点按法

3. 刮拭角度

进行刮痧时，一般以右手掌握刮痧用具，灵活运用腕力、臂力，切忌用蛮力。用硬质刮具刮拭时，最好与皮肤呈 45°角（图 2.66），否则会将肌肉和皮肤推起造成疼痛或损伤。

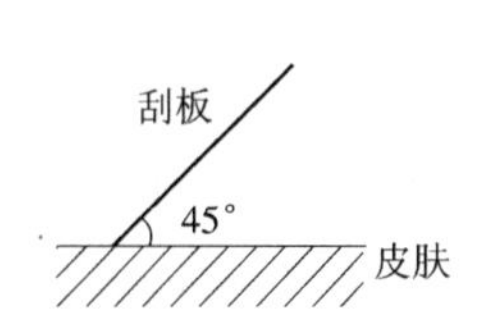

图 2.66 刮拭角度

4. 刮拭力度

刮痧时除向刮拭方向用力外，更重要的是要有对肌肤向下的按压力，因为经脉在人体内有一定的深度，须使刮拭的作用力传导到深层组织，才有治疗作用。刮板作用力透及的深度应达到皮下组织或肌肉，如作用力大，可达到骨骼和内肌。刮痧最忌不使用按力，仅在皮肤表面摩擦，这种刮法，不但没有治疗效果，还会因反复摩擦，形成表皮水肿。但并不是按压力越大越好，人的体质、病情不同，治疗时按压力强度也不同。各部位的局部解剖结构不同，所能承受的压力强度也不相同，在骨骼凸起部位按压力应较其他部位适当减轻。力度大小可根据患者体质、病情及承受能力决定。正确的刮拭手法，应始终保持按压力。每次刮拭应速度均匀、力度平稳，不要忽轻忽重、头轻尾重或头重尾轻。

5. 刮拭顺序与方向

根据人体各部位的解剖特点选用刮拭方法，根据病证需要决定刮拭顺序。治疗过程中，同一部位的经穴刮拭完毕后，再进行另一部位的经穴刮拭。治疗时应使患者体位舒适，有利于配合治疗，尽量减少穿脱衣服的次数。

(1)人体各部位的刮拭方法

1)头部　头部有头发覆盖，须在头发上面用面刮法刮拭。不必涂刮痧润滑剂。为增强刮拭效果可使用刮板薄面边缘或刮板角部刮拭，每个部位刮 30 次左右，刮至头皮有发热感为宜。头部刮拭方向如图 2.67 ~ 图 2.69 所示。

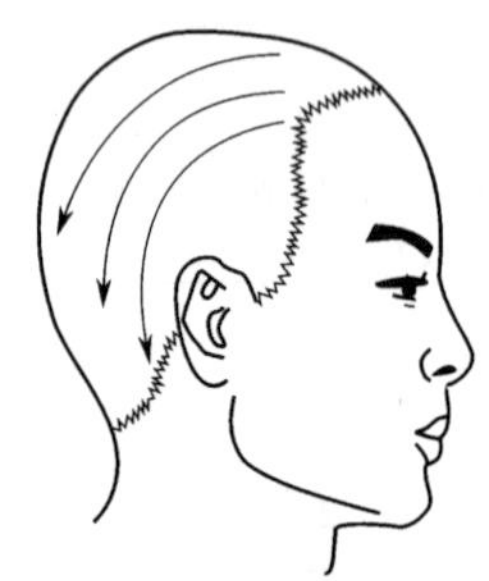

图 2.67　侧头刮拭方向

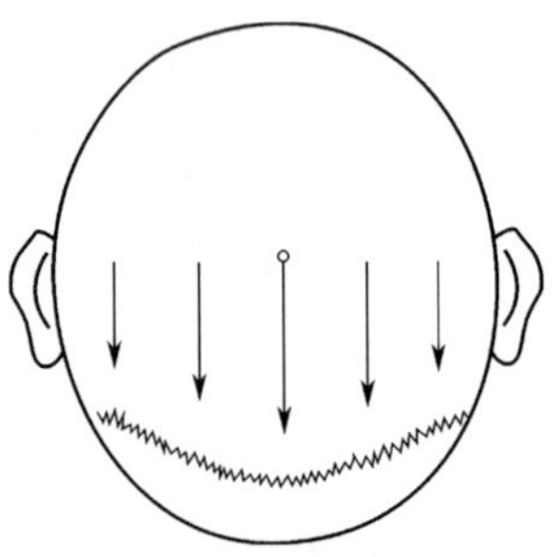

图 2.68　前头刮拭方向

①太阳穴：太阳穴用刮板角部从前向后或从上向下刮拭。

②头部两侧：刮板竖放在头维穴至下鬓角处，沿耳上发际向后下方刮至后发际处。

③头顶部：头顶部以百会穴为界，向前额发际处或从前额发际处向百会穴处，由左至右依次刮拭。

④后头部：后头部从百会穴向下刮至后颈部发际处，从左至右依次刮拭。风池穴处可用刮板角部刮拭。

头部也可采取以百会穴为中心，向四周呈放射状刮拭。

2)面部　面部由内向外按肌肉走向刮拭(图 2.70)。面部刮痧手法须轻柔，忌用重力大面积刮拭，以免影响美观。眼、口腔、耳、鼻病的治疗须经本人同意，才可刮出痧。刮拭的按力、方向、角度、次数均以刮拭方便和病患局部能耐受为准则。

3)后项部　人体后项部有六条阳经通过，经常刮拭后项部，可以滋阴潜阳，补益人体之正气，从而达到防治疾病的作用。后项部刮拭方向如图 2.71 所示。

4)背部　背部由上向下刮拭(图 2.72)。一般先刮后背正中线的督脉，再刮两侧的膀胱经和夹脊穴。肩部应从颈部分别向两侧肩峰处刮拭。用全息刮痧法时，先对

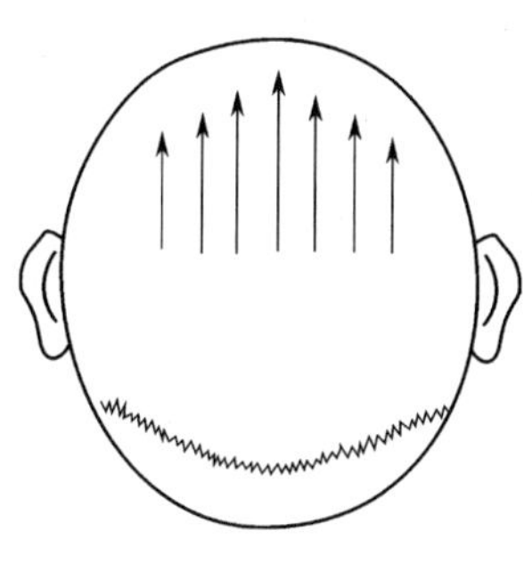

图 2.69 后头刮拭方向

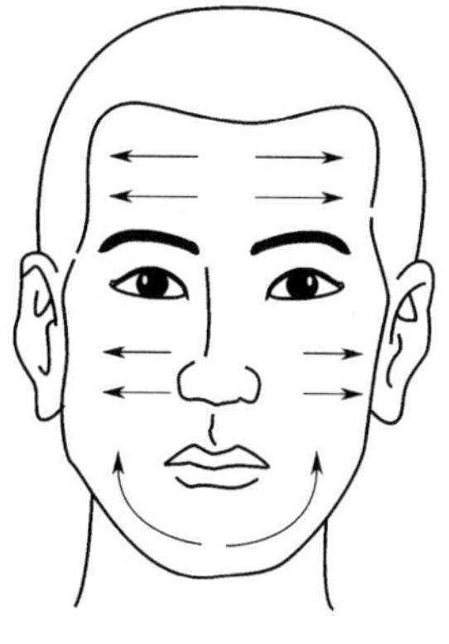

图 2.70 面部刮拭方向

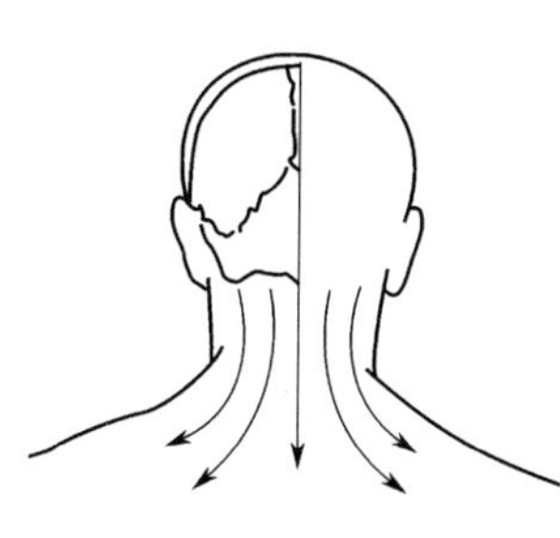

图 2.71 后项部刮拭方向

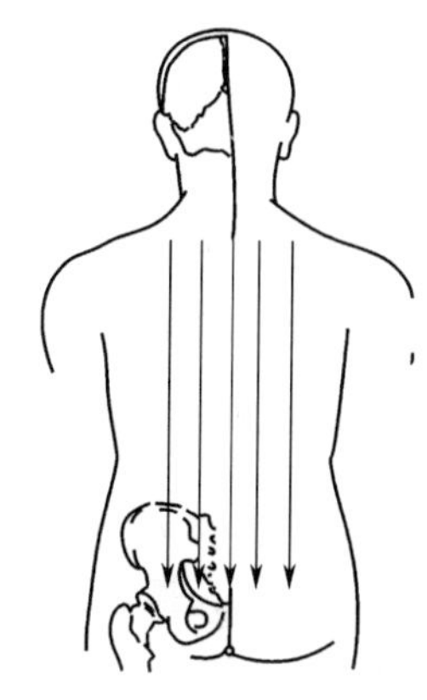

图 2.72 背部刮拭方向

穴区内督脉及两侧膀胱经附近的敏感压痛点采用局部按揉法，再从上向下刮拭穴区内的经脉。

5)胸部 胸部正中线任脉天突穴到膻中穴，用刮板角部自上向下刮拭。胸部两侧以身体前正中线任脉为界，分别向左右(先左后右)用刮板整个边缘由内向外沿肋骨走向刮拭(图 2.73)，注意隔过乳头部位。中府穴处宜用刮板角部从上向下刮拭。

6)腹部 腹部由上向下刮拭(图 2.74)。可用刮板的整个边缘或 1/3 边缘，自左侧依次向右侧刮。有内脏下垂者，应由下向上刮拭。

7)四肢 四肢由近端向远端刮拭(图 2.75、图 2.76)，下肢静脉曲张及下肢浮肿患者，应从肢体末端向近端刮拭，关节骨骼凸起部位应顺势减轻力度。

(2)整体刮拭的顺序

整体刮拭的顺序是自上向下，先头部、背、腰部或胸、腹部，后四肢。背、腰及胸、腹部可根据病情决定刮拭的先后顺序。每个部位一般先阳后阴，先左后右。

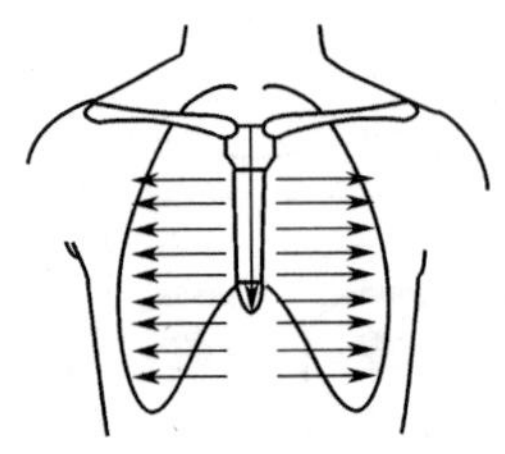

图 2.73 胸部刮拭方向

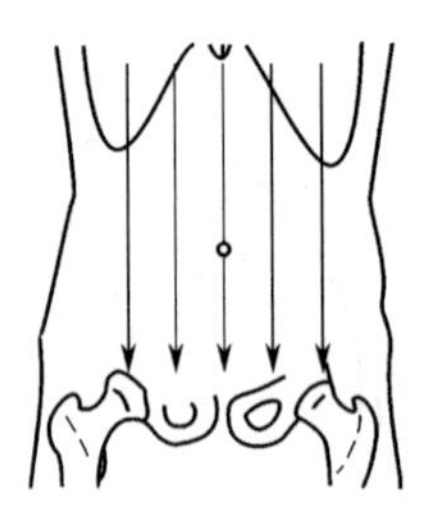

图 2.74 腹部刮拭方向

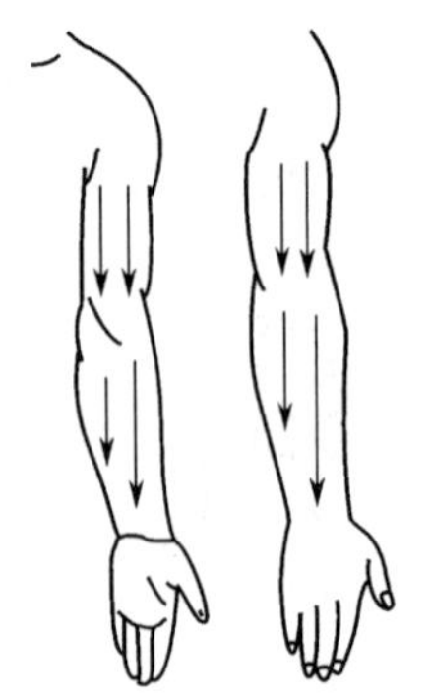

图 2.75 上肢刮拭方向

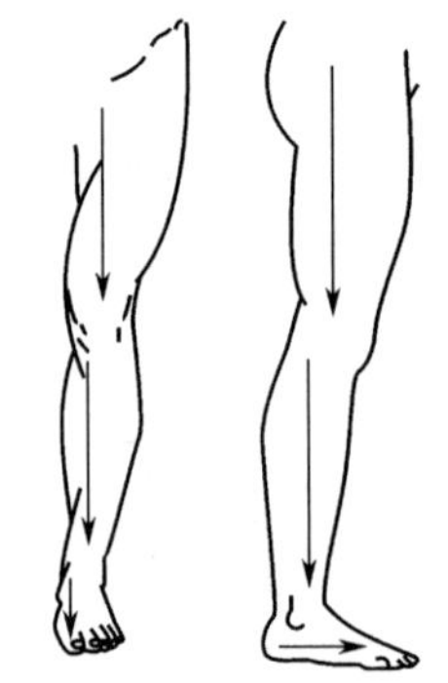

图 2.76 下肢刮拭方向

2.6.3.2 撮痧法

根据手法,撮痧法又可分为挟痧法、扯痧法、挤痧法、拍痧法。

1. 挟痧法

又称揪痧法,是指在患者的刮拭部位涂上刮痧介质,然后施术者五指屈曲,将中指和食指等弯曲如钩状,蘸刮痧介质后挟揪皮肤,把皮肤和肌肉挟起然后用力向外滑动再松开,一挟一放,反复进行,并连续发出"巴巴"的声响,在同一部位可连续操作6~7遍,被挟起的部位就会出现痧痕,造成局部淤血,使皮肤出现血痕的除痧方法。

2. 扯痧法

在患者的一定部位或穴位上,用大拇指与食指用力提扯患者的皮肤,使扯痧部位表皮出现紫红色或暗红色的痧点,以达到治疗疾病的方法,称之为扯痧疗法。

扯痧时患者采取坐位或卧位,充分暴露局部皮肤。施术者用拇指指腹和食指第二指节蘸冷水后,扯起一部分皮肤及皮下组织,并向一侧牵拉拧扯,然后急速放开还原。也可用拇、食、中三指的指腹夹扯皮肤,依上述手法连续地向一定的方向拧扯,重复往返数次,以所扯皮肤处发红(紫)为止。

此法主要应用于头部、颈项、背部及面额的太阳穴和印堂穴。本方法简便,容易掌握,容易施用,效果较好。

3. 挤痧法

对因痧引起的疾患,用两手或单手大拇指与食指互相挤压皮肤,连续挤出一块块或一小排紫红痧斑为止的治疗方法，叫作挤痧疗法。

患者采取坐位或卧位，施术者用两手或单手大拇指在施治部位作有规律、有秩序的互相挤压，直至局部皮肤出现“红点”为止。依病施治，“红点”可大可小，一般要求大如“黄豆”，小似“米粒”。

4. 拍痧法

拍痧法系用虚掌拍打或用刮痧板拍打患者的刮拭部位，一般为痛痒、胀麻的部位。

2.6.3.3 挑痧法

施术者用针刺挑患者体表的一定部位，以治疗疾病的方法。本法主要用于治疗暗痧、宿痧、郁痧、闷痧等病证。

挑痧前须准备75%酒精、消毒棉签和经过消毒处理的三棱针、中缝衣针1枚，或916号注射针头1个。施术者先用棉签消毒局部皮肤，在挑刺的部位上，用左手捏起皮肉，右手持针，轻快地刺入并向外挑，每个部位挑3下，同时用双手挤出紫暗色的淤血，反复5~6次，最后用消毒棉球擦净。

2.6.3.4 放痧法

放痧法又称刺络疗法，以针刺静脉或点刺穴位出血，用于放出淤血或痧而达到防病治病目的的一种方法。具体施行方法见三棱针法。

2.6.4 刮痧的作用

刮痧是根据中医十二经脉及奇经八脉、遵循“急则治其标”的原则，运用手法强刺激经络，使局部皮肤发红充血，从而起到醒神救厥、解毒祛邪、清热解表、行气止痛、健脾和胃的效用。

刮痧施术于皮部，对机体的作用大致可分为两大类，一是预防保健作用，二是治疗作用。

2.6.4.1 预防保健作用

刮痧疗法的预防保健作用又包括健康保健预防与疾病防变两类。刮痧疗法作用部位是体表皮肤，皮肤是机体暴露于外的最浅表部分，直接接触外界，且对外界气候等变化起适应与防卫作用。皮肤所以具有这些功能，主要依靠机体内卫气的作用。卫气出于上焦，由肺气推送，先循行于皮肤之中，卫气调和，则“皮肤调柔，腠理致密”（《灵枢·本脏》）。健康人常作刮痧（如取背俞穴、足三里穴等）可增强卫气，卫气强则护表能力强，外邪不易侵表，机体自可安康。若外邪侵表，出现恶寒、发热、鼻塞、流涕等表证，及时刮痧（如取肺俞、中府等）可将表邪及时祛除，以免表邪不祛，蔓延进入五脏六腑而生大病。

2.6.4.2 治疗作用

1. 活血祛淤

刮痧可调节肌肉的收缩和舒张，使组织间压力得到缓解，以促进刮拭组织周围的血液循环，增加组织流量，从而起到“活血化淤”、“祛淤生新”的作用。

2. 调整阴阳

刮痧对内脏功能有明显的调整阴阳平衡的作用,如肠蠕动亢进者,在腹部和背部等处使用刮痧手法可使亢进者受到抑制而恢复正常。反之,肠蠕动功能减退者,则可促进其蠕动恢复正常。这说明刮痧可以改善和调整脏腑功能,使脏腑阴阳得到平衡。

3. 舒筋通络

肌肉附着点和筋膜、韧带、关节囊等受损伤的软组织,可发出疼痛信号,通过神经的反射作用,使有关组织处于警觉状态,肌肉的收缩、紧张直到痉挛便是这一警觉状态的反映,其目的是为了减少肢体活动,从而减轻疼痛,这是人体自然的保护反应。此时,若不及时治疗,或是治疗不彻底,损伤组织可形成不同程度的粘连、纤维化或疤痕化,以致不断地发出有害的冲动,加重疼痛、压痛和肌肉收缩紧张,继而又可在周围组织引起继发性疼痛病灶,形成新陈代谢障碍,进一步加重"不通则痛"的病理变化。

4. 信息调整

人体的各个脏器都有其特定的生物信息,当脏器发生病变时有关的生物信息就会发生变化,而脏器生物信息的改变可影响整个系统乃至全身的机能平衡。

5. 排除毒素

刮痧过程可使局部组织形成高度充血,血管神经受到刺激使血管扩张,血液及淋巴液流动增快,吞噬作用及搬运力量加强,使体内废物、毒素加速排除,组织细胞得到营养,从而使血液得到净化,增加了全身抵抗力,可以减轻病势,促进康复。

6. 行气活血

气血(通过经络系统)的传输对人体起着濡养、温煦等作用。刮痧作用于肌表,使经络通畅,气血通达,则淤血化散,凝滞固塞得以崩解消除,全身气血通达无碍,局部疼痛得以减轻或消失。

2.6.5 刮痧的运用

2.6.5.1 刮痧的补泻手法

刮痧疗法分为补法、泻法和平补平泻法。补和泻是相互对立、作用相反又相互联系的两种手法,其与刮拭力量的轻重、速度的快慢、时间的长短、刮拭的长短、刮拭的方向等诸多因素有关。

1. 刮痧的补法

补法刮拭按压力小,速度慢,能激发人体正气,使低下的机能恢复旺盛。临床多用于年老、体弱,久病、重病或形体瘦弱之虚证患者。

2. 刮痧的泻法

泻法刮拭按压力大,速度快,能疏泄病邪、使亢进的机能恢复正常。临床多用于年轻、体壮,新病、急病或形体壮实的实证患者。

3. 刮痧的平补平泻法

平补平泻法亦称平刮法,有三种刮拭手法。第一种为按压力大,速度慢;第二种为按压力小,速度快;第三种为按压力中等,速度适中。具体应用时可根据患者病情和体质灵活选用。其中按压力中等、速度适中的手法易被患者接受。平补平泻法介于补法和泻法之间,常用于正常人保健或虚实兼见证的治疗。

2.6.5.2 刮痧常用部位和体位

1. 常用部位

①头部:眉心、太阳穴、鼻梁等。

②颈项部:后项、颈部两侧。

③胸部:各肋间隙、胸骨中线。

④肩背部:两肩部、背部脊柱旁两侧。

⑤上下肢:上臂内侧、肘窝,下肢大腿内侧、委中穴上下,足后跟腱两侧。

2. 常用体位

①仰卧位:适用于头面部、颈部、胸腹部、四肢前侧的刮拭。

②俯卧位:适用于头颈部、肩背部、腰部、四肢后侧的刮拭。

③侧卧位:适用于头面侧部、前胸后背肋骨间隙及上下肢侧面的刮拭。

④仰靠坐位:适用于前头、面部、颈前及上胸部的刮拭。

⑤俯伏坐位:适用于后头、后项及后背的刮拭。

⑥侧伏坐位:适用于侧头、面颊、颈侧及耳部的刮拭。

2.6.5.3 刮痧的时间

1. 治疗刮痧时间

治疗刮痧时,汗孔开泄,消耗正气。为有利于扶正祛邪,或祛邪而不损正气,故治疗时间一般限制在 25 min 之内,每次宜治疗一种病证。如采用泻刮手法超过 25 min 时,正气消耗过多,会出现疲劳反应。

治疗刮痧应在饭后 30 min 以后进行。

第一次治疗刮痧完毕,出痧部位应待痧消退后,方可进行第二次治疗。痧消退的时间与患者体质、病情、出痧部位以及刮痧次数有直接的关系,一般 5 至 7 天。因此两次治疗刮痧应间隔 5 至 7 天。为促进痧的消退,在两次治疗刮痧之间可进行保健刮痧。如需连续治疗,可选其他部位的全息穴区刮拭。

2. 保健刮痧时间

保健刮痧刮拭力度较轻,每个部位刮拭时间短,无痧出现,因此保健刮痧不受时间限制,亦无间隔之说,每天都可以进行。

2.6.5.4 刮痧的疗程

刮痧疗法属自然疗法。用刮痧板在皮肤表面进行治疗,刮痧板和润滑剂虽然有一定的药物作用,但二者只接触皮肤表面,起保护滋润皮肤、加强疏通经络、刺激全息穴区的效果,进入体内的药量微乎其微。因此,刮痧治疗无严格的疗程之分。在治疗刮痧时,为便于观察治疗反应及疗效,根据病情的轻重缓急,大致确定疗程如下:急性病 2 次治疗为 1 个疗程,慢性病 4 次治疗为 1 个疗程。

2.6.5.5 适应证与慎用证、禁忌证

1. 适应证

①内科病证:感受风寒、暑湿之邪引起的感冒发热、头痛、咳嗽、呕吐、腹泻以及高温中暑等,急慢性支气管炎、肺部感染、哮喘、心脑血管疾病、急慢性胃炎、肠炎、便秘、腹泻、高血压、眩晕、糖尿病、甲状腺疾病、胆囊炎、肝炎、水肿,各种神经痛、脏腑痉挛性疼痛等,诸如神经性头痛、血管性头痛、三叉神经痛、胆绞痛、胃肠痉挛等病证。

②外科病证:以疼痛为主要症状的各种外科病证,如急性扭伤,感受风寒湿邪导致的各种软组织疼痛,各种骨关节疾病,坐骨神经痛,肩周炎,落枕,慢性腰痛,风湿性关节炎,类风湿性关节炎,颈椎、腰椎、膝关节骨质增生,股骨头坏死,痔疮等病证。

③儿科病证:营养不良、食欲不振、生长发育迟缓、小儿感冒发热、腹泻等病证。

④五官科病证:牙痛、鼻炎、鼻窦炎、咽喉肿痛、视力减退、弱视、青少年假性近视、急性结膜炎、耳聋、耳鸣等病证。

⑤妇科病证:痛经、闭经、月经不调、乳腺增生、产后病等。

⑥其他各科病证:皮肤瘙痒症、荨麻疹、痤疮、湿疹、失眠、多梦、癫痫、精神分裂症、肢体震颤、麻痹等病证。

⑦保健:预防疾病、强身健体、减肥、美容等。

2. 慎用证与禁忌证

①有出血倾向的疾病,如血小板减少症、白血病、过敏性紫癜症等不宜用泻刮手法,宜用补刮或平刮法。如出血倾向严重者应暂停刮痧。

②新发生的骨折患部不宜刮痧,须待骨折愈合后方可在患部补刮。外科手术疤痕处亦应在两个月以后方可局部刮痧。恶性肿瘤患者手术后,疤痕局部处慎刮。

③化脓性炎症、渗液溃烂的局部皮肤表面(如湿疹、疱疹、疔、疖、痈、疮等病证)以及传染性皮肤病的病变局部禁刮,可在皮损处周围刮拭。

④原因不明的肿块及恶性肿瘤部位禁刮,可在肿瘤部位周围进行补刮。

⑤妇女月经期下腹部慎刮,妊娠期下腹部禁刮。

2.6.5.6 其他注意事项

1. 治疗刮痧时应避风和注意保暖

治疗刮痧时应避风,注意保暖。室温较低时应尽量减少暴露部位,夏季高温时不可在电扇处或有对流风处刮痧。因刮痧时皮肤汗孔开泄,如遇风寒之邪,邪气可通过开泄的毛孔直接入里,不但影响刮痧的疗效,还会因感受风寒引发新的疾病。

2. 治疗刮痧后饮热水一杯

治疗刮痧使汗孔排泄,邪气外排,要消耗部分体内的津液,刮痧后饮热水一杯,不但可以补充消耗部分,还能促进新陈代谢,加速代谢产物的排出。

3. 刮痧后洗浴的时间

治疗刮痧后,为避免风寒之邪侵袭,须待皮肤毛孔闭合恢复原状后(一般为 3 h 左右)方可洗浴。但在洗浴过程中,水渍未干时,可以刮痧。因洗浴时毛孔微微开泄,此时刮痧用时少,效果显著,但应注意保暖。

4. 不同种类的皮肤病刮拭方法

皮肤病患者，皮损处干燥，无炎症、渗液、溃烂者（如神经性皮炎、白癜风、牛皮癣等病证），可直接在皮损处刮拭，皮肤及皮下无痛性的良性结节部位亦可直接刮拭。如皮损处有化脓性炎症、渗液、溃烂的以及急性炎症红、肿、热、痛者（如湿疹、疱疹、疔、疖、痈、疮等病证），不可在皮损处或炎症局部直接刮拭，可在皮损处周围刮拭。

5. 糖尿病及下肢静脉曲张者刮拭方法

糖尿病患者皮肤抵抗力降低，血管脆性增加，不宜用泻刮法。下肢静脉曲张局部及下肢浮肿者，宜用补刮法或平刮法从肢体末端向近端刮拭以促进血液循环。

6. 不可片面追求出痧

刮痧治疗时，不可过分追求痧的出现。因为出痧多少受多方面因素的影响。患者体质、病情、寒热虚实状态、平时服用药物多少及室内的温度都是影响出痧的因素。一般情况下，血淤之证出痧多；虚证出痧少；实证、热证比虚证、寒证容易出痧；服药多者特别是服用激素类药物后，不易出痧；肥胖之人与肌肉丰满发达者不易出痧；与阳经比较，阴经不易出痧；室温较低时不易出痧。出痧多少与治疗效果不完全成正比。如实证、热证出痧多少与疗效关系密切，而对不易出痧的病证和部位只要刮拭方法和部位正确，就有治疗效果。

7. 危重患者采用综合疗法

各种急性传染性疾病、急性感染性疾病、心脑血管病急性期、各种急腹症、危重症或诊断不明确的疑难病症，须在专业医务人员指导下，应用本法治疗。

附：刮痧法的操作流程图

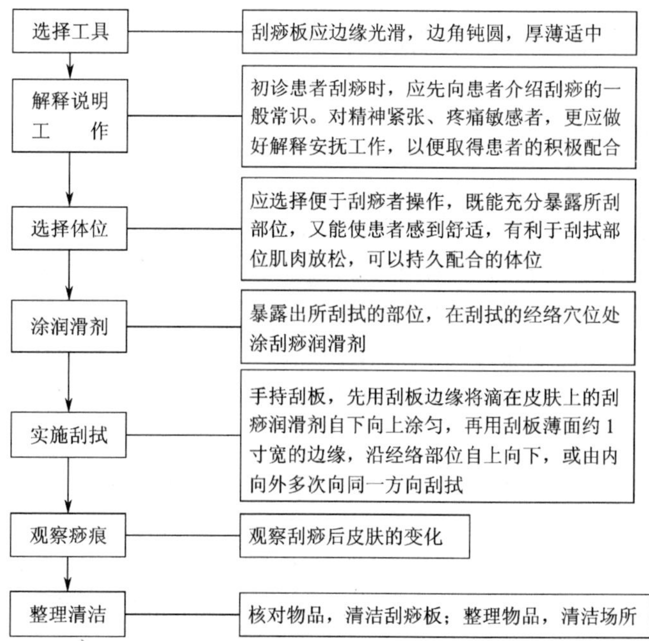

3

按摩康复保健

3.1 概述

3.1.1 概念

按摩又称“推拿”,古称“按跷”。按摩历史悠久,是我国传统医学中独特的康复保健方法之一。按摩是施术者用手、肢体其他部位或工具,运用各种特定手法施于人体,达到健身防病、消除疲劳、促进疾病康复、提高生存质量、延年益寿目的的专业技能。

3.1.2 按摩的发展

3.1.2.1 按摩的起源和形成

按摩的起源是与人们的日常生活分不开的。

原始社会,人类在与大自然作斗争的过程中,自身难免会遭到损伤或发生疾病。当人体的某一部位受到损伤出血时,人们便本能地用手按压以止血;当损伤使局部部位隆起时,人们又本能地通过抚摩、揉动使隆起变小或消失,从而缓解了肿痛。在长期的实践过程中,按摩逐渐从无意识的偶然动作演变成为人们自由运用的系统的治疗方法。

按摩是我国最古老的医疗方法。远在两千年前的春秋战国时期,就有民间医生扁鹊用按摩、针灸等方法成功地抢救虢太子的例子。我国现存最早的医典——《黄帝内经》,共36卷162篇,其中《素问》9篇论及按摩,《灵枢》有5篇论述按摩。如《素问·血气形志篇》云:“形数惊恐,经络不通,病生于不仁,治之以按摩醪药。”《黄帝内经》对按摩疗法有了较为具体的论述,为后世继承和发扬按摩奠定了理论基础。

秦汉时期,按摩已经成为主要的康复保健手段之一。根据《汉书 · 艺文志》记载,《黄帝岐伯按摩十卷》(已佚)在此期间问世。《内经》中曾有按摩工具的记载,《九针十二原》中的"圆针",既用于针灸,也用于按摩,常配合使用。

在三国时期,开始形成按摩与导引、外用药物配合应用的方法,出现膏摩、火灸。名医华佗曰:"伤寒得始,一日在皮肤,当膏摩火灸即愈。"他还根据虎、鹿、熊、猿、鸟的动作,创造了最早的按摩导引术——五禽戏。

3.1.2.2　按摩的兴盛、流传和衰落

魏晋之后,按摩的发展逐渐兴盛,甚至陆续传到了周边国家。

魏、晋、隋、唐时期,设有按摩科,又相应建立了按摩医政。《隋书 · 五官志》中有按摩博士2人的记载,说明隋代已设有按摩博士的官职。《旧唐书 · 职官志》载有按摩博士1人,保健施术者4人,按摩工16人,按摩生15人。按摩博士在保健按摩师和按摩工的协助下,指导按摩生学习按摩导引之法,开始了在官府重视下有组织地开展按摩教学活动。有按摩专著问世,如《按摩导引经十卷》。《千金要方》云:"小儿虽无病,早起常以膏摩囟上及足心,甚逼风寒。"《唐六典》曰:"按摩可除八疾,'风、寒、暑、湿、饥、饱、劳、逸'。"在这一时期,已经基本上形成了系统的按摩疗法。自我保健按摩也日渐兴盛,如隋代巢元方的《诸病源候论》每卷末都记载有导引按摩之法,主要论述自我养生保健按摩,有摩面、摩腹等法;《千金要方》中更是用了大量的篇幅谈论按摩保健的方法。

这一时期,随着对外交流的日益兴盛,按摩保健术也传到了朝鲜、日本、印度等国家。

宋、金、元时期,按摩疗法得到了进一步的发展。这时,不仅其治疗范围扩大了,而且还将按摩用于妇科催产。宋代庞安"为人治病率十愈八九……有民间孕妇将产,七日而子不下,百术无所效……令其家人以汤温其腰腹,自为上下抚摩,孕者觉肠胃微痛,呻吟间生一男子",这说明当时按摩对处理难产已经积累了丰富的实践经验。

到了明代,太医院将按摩列为医政十三科之一。随着按摩的进一步发展,许多按摩专著相继问世,以小儿推拿方面的专著居多,如我国现存最早的小儿按摩书籍《小儿按摩经》、《小儿推拿方脉活婴秘旨全书》和《小儿推拿秘诀》等。

清代,"崇儒尊道"的封建礼教占据统治地位,认为按摩"有伤大雅",属劳力者的"贱技",系非"奉君之道",遂使按摩术遭到政府的冷落。但由于按摩疗效显著,故在民间仍有发展,特别是小儿推拿比较盛行。这一时期出现了大量的小儿推拿专著,如熊应雄的《小儿推拿广意》、骆如龙的《优科推拿法》、钱怀村的《小儿推拿直录》、张振钧的《厘正按摩要术》、夏云集的《保赤推拿法》等。这一时期对伤科病也进行了系统的总结,在《医宗金鉴》中把"摸、接、端、提、按、摩、推、拿"列为伤科八法。随着经验的丰富,在理论方面有了很大的提高,对按摩的治疗法则和适应证也有较为系统和全面的论述。

鸦片战争以后,由于帝国主义侵略,按摩疗法和中医同遭凄惨命运。国民党政府崇洋媚外,对中医学特别是按摩采取民族虚无主义态度。1929 年提出“废止旧医,以扫除医事卫生之障碍”的方针,又在 1936 年提出“国医……在科学上实无根据”,一律不许执业,从而排斥了中医的社会地位,按摩更被人们视为医家小道。于是,从事按摩职业者寥寥无几。与此相反,巫神之道却趁机行事,假借按摩手技为其说教涂脂抹粉、故弄玄虚,严重歪曲了按摩疗法。真正的按摩疗法却仅仅停留在家传口授的窘境。

3.1.2.3 按摩的振兴与发展

新中国成立以后,党和政府的中医政策保证了中医的研究和发展,全国各地办起了按摩推拿学校、专科医院。按摩推拿的治疗范围包括了内、外、妇、儿、五官等各科疾病。同时还开展了按摩作用和治病机理的初步研究以及按摩推拿历史文献的整理工作,出版了《按摩疗法》、《中医推拿讲义》、《中医按摩学简编》、《脏腑图点穴法:按摩疗法》、《新推拿十八法详解》等按摩专著。

20 世纪 70 年代末,国家进一步重视中医的发展,按摩教育和医疗机构也纷纷建立或恢复。上海、北京、河南、陕西、山西等省市相继恢复兴办了按摩学校,一些中医院校增设了针推系,培养了数已千计的按摩人才。80 年代,长春大学、南京中医药大学、新疆中医学院、北京联合大学,相继开办了盲人按摩大专班和本科班。90 年代,中国残疾人联合会成立了中国盲人按摩中心,对全国盲人保健按摩和医疗按摩实施规范化行业管理。目前,全国盲人按摩事业正沿着健康的轨道蓬勃发展。

总之,按摩具有独特的医疗保健作用,已引起国际上多方面的重视,许多国家已开展了这方面的研究工作。我国古老的按摩法必将为人类的医疗保健事业作出贡献。

3.1.3 按摩的保健作用

1. 按摩的基本作用

①疏通经络:激发和调整经气的作用,并通过经络途径影响到所连属的脏腑。

②促进气血运行:促进局部气血运行,消肿祛淤,改善局部营养,促进新陈代谢。

③调整脏腑功能。

④滑利关节:松解粘连,纠正关节错缝。

⑤增强人体抗病能力:刺激经络,疏通经络,调和气血,调整脏腑功能,激发、增强机体的抗病能力。

2. 推拿手法的现代研究

①对皮肤的影响:引起毛细血管扩张,促进血流加快、流量加大,从而改善皮肤营养、增强皮肤弹性。

②对肌肉、关节的影响:加强血液循环,改善营养,促进关节腔滑液分泌,从而疏通关节,强健筋骨。

③对代谢的作用:促进局部或全身新陈代谢,尿量增加,代谢产物排泄加快。

④对呼吸系统的影响:提高肺活量,改善呼吸功能,对感冒、支气管炎等疾病有一定保健作用。

⑤对消化系统的影响:促进胃肠的消化、吸收、排泄功能,对消化不良、腹泻、便秘有一定保健作用。

⑥对循环系统的影响:加速静脉血液和淋巴液的回流,使毛细血管通透性增加,血流加快,对局部淤肿、低血压、高血压等都有一定保健作用。

⑦对神经系统的影响:根据手法不同具有兴奋和镇静双向调节作用,对疼痛、疲乏、失眠等有一定保健作用。

3.2 按摩手法

按摩手法是指施术者用手或肢体其他部位(包括手的替代物)按照一定的操作要求和动作技法作用于被施术者身体,从而实现治疗或保健目的的方法。

3.2.1 手法的基本要求

每一种手法都有其特定的技术操作要求,但一般认为均必须符合持久、有力、均匀、柔和从而达到深透的基本技术要求。

3.2.1.1 持久

手法在操作过程中,能够严格按照规定的技术要求和操作规范持续运用,在足够的时间内不走样,保持动作和力量的连贯性,以保证手法对人体的刺激足够累积到临界点,起到调整内脏功能、改变病理状态的作用。

欲保持手法的持久性,首先要选择比较省力的姿势,避免弯腰和低头。其次患者也要保持比较舒适的体位,例如按揉肩井时多采用俯卧位。最后还要选择消耗力量少的手法,并通过不断变换手法来改变姿势,避免长时间使用单一手法和肌肉发力。

施术者操作时一定要保持不使自己太劳累的姿势,例如滚法操作时不能低头,腰部不能太弯,才能避免腰背劳损和颈项劳损,以便更好地发挥手法。首先要保护自己,其次才是按摩保健。

3.2.1.2 有力

手法发挥作用的标志是使病变部位产生酸胀感,才能促进新陈代谢。手法在操作过程中,必须具备一定的力度和功力,使手法具有一定的刺激量。有力一是指手法直接作用于体表的力;二是指维持手法所需要的力。即使手法力量过大,稍微超出了损伤部位所能承受的耐受力,也是按摩临床所允许的。按摩要取得疗效必须使损伤部位产生按摩反应,只要不是过大力量造成损伤,也算良性反应。

要使手法有力量,要加强力量训练,例如三指捏法或三指捏橡皮圈。只有大幅度提高手指的力量,才能在手法操作中应用自如,避免手指的劳累和体力的消耗。还要采取恰当的姿势,例如肘按揉时多利用上身的重量,重心尽量接近患者。掌按揉时脚后跟翘起,利用全身的重量。多利用指间关节按揉,代替拇指按揉,以避免拇指损伤。

操作按揉手法时可借助按摩棒,操作滚法时掌下可借助牛角棒滚动。手法的方向要得当,避免消耗无谓的力量,例如按风池时力量要朝斜上方向。手法的力量要集中在软组织的损伤部位,力量要稍重、时间要稍久。适当的施术姿势能让术者轻松自如地发挥出手法的力量,又能保护自己。不同的体位,每个部位都可以选择几个最佳手法。

3.2.1.3 均匀

操作时,手法压力的轻重、动作的幅度、速度的快慢,都必须保持相对的一致,使手法操作既平稳又有节奏性。不同的部位选择的力量有差异,例如腰部的手法力量要稍重。

按摩操作频率要恰当,掌揉法的频率和呼吸频率相近,滚法、弹拨法的频率和心跳的频率相近。通过节律性的良性刺激,才能达到舒适、良好的效果。

3.2.1.4 柔和

手法操作时,动作轻柔灵活,手法变换时,自然协调,手法轻而不浮,重而不滞。《医宗金鉴》中指出:“法之所施,使患者不知其苦,方称为手法也。”

手法操作时避免产生疼痛感,避免碰击骨骼,避免进一步损伤软组织。一般情况下操作面积越大,舒适感越强。例如拿法、捏法、拇指按揉时避免指端接触,要用螺纹面和指间关节接触。手法力量由轻到重,幅度由小到大,治疗部位先周围后痛点,不同部位选择恰当的力量。

按摩操作时首先要询问受术者对力量的承受力,操作过程当中也要不断询问不同部位对力量的承受力,或通过观察被施术者的面部表情来判断手法力量是否恰当。

3.2.1.5 深透

受术者对手法刺激的感应和手法对疾病的治疗效应,要求手法的刺激不仅作用于体表而且能够克服各种阻力,使手法的效应达到疾病的深处、经脉骨肉甚至脏腑,同时还要避免对正常组织造成损伤。初学按摩者手法力量往往在表皮,使受术者产生痛感而没有治疗作用的酸胀感。操作手法强调吸定部位,力量集中,又要保持一定治疗时间。

按摩操作时要产生酸胀感,或略带一点“痛感”,此“痛感”是损伤部位接受按摩操作后新陈代谢加强,炎症介质加快分解、稀释和排泄,按摩后有轻松感,即先痛后快。力量并非越大越好,要避免对正常组织造成损伤。第一次就诊患者手法不宜过重。一般情况下按摩操作后一天左右,治疗部位有一些酸胀感,属正常的按摩反应。只有使损伤部位产生按摩反应才有治疗效果。若治疗部位酸胀感明显,或酸胀感维持时间两三天以上则说明按摩反应过甚,要暂时停止按摩,等反应过后再操作。

总之,持久、有力、均匀、柔和、深透是密切相关、相辅相成、互相渗透的。持续运用的手法可以降低肌肉的张力和组织的黏滞性,使手法能逐渐渗透到组织深部;均匀协调的动作使手法更趋柔和而更具有渗透性;力量和技巧相结合使手法有力又柔和,达到“刚中有柔,刚柔相济”。《医宗金鉴·正骨心法要旨》中所说:“一旦临证,机触于外，巧生于内，手随心转，法从手出。”

3.2.2 手法操作的注意事项

3.2.2.1 手法操作前要求

按摩属于中医外治法之一，除了对骨伤、内、外、妇、儿等各科疾病均有较好的治疗效果，还具有强身保健、预防疾病、祛病延年的作用。当然，也有许多疾病不适合用按摩治疗，因此我们运用手法治疗前一定要明确按摩的适应证和禁忌证。按摩保健时，应对患者身体状况进行了解，以便合理地选择手法。

3.2.2.2 按摩适应证

①各种软组织病变、关节错缝、腰痛、胸胁迸伤、椎间盘突出症、颈椎病、落枕、漏肩风、类风湿性关节炎、颞颌关节功能紊乱症和骨折后遗症等。

②内科中的头痛、失眠、胃脘痛、胃下垂、便秘、腹泻、呃逆、肺气肿、癃闭、胆囊炎、哮喘、高血压病、心绞痛与糖尿病等。

③外科中的乳痈初期、褥疮和手术后肠粘连等。

④妇科中的痛经、闭经、月经不调、盆腔炎与产后耻骨联合分离症等。

⑤儿科中的发热、腹泻、呕吐、便秘、痢疾、疳积、咳嗽、百日咳、遗尿、尿闭、夜啼、惊风、肌性斜颈与小儿麻痹症等。

⑥耳鼻喉科中的近视眼、鼻炎、声门闭合不全、耳鸣耳聋、咽喉痛等。

3.2.2.3 按摩禁忌证

①严重心、脑、肺疾病患者或内脏功能极度衰弱者。

②有出血倾向和血液病患者。

③局部有严重皮肤损伤及皮肤病者。

④严重的感染性疾病、传染性疾病、恶性肿瘤患者。

⑤诊断不明的骨关节病、急性脊柱损伤患者。

⑥下肢静脉炎或有栓塞者。

⑦经期或妊娠期妇女，不宜作腹部、腰部及肩井、合谷、三阴交等穴位的手法刺激。

⑧过饥过饱者。饭前0.5 h及饭后1 h以内最好不做。另外，过于疲劳和饮酒过量者要禁用或慎用按摩。经期的女子或孕妇的腰腹部禁用按摩。

3.2.3 运用手法的其他要求

3.2.3.1 体位的选择

手法操作前要指导患者选择好正确的体位。要指导患者选择感觉舒适、自然放松，既能维持较长时间，又有利于施术者手法操作的体位。当然，施术者也要选择好自己合适的体位，宜选择一个手法操作方便，并有利于手法运用、力量发挥的操作体位。同时要做到意到、身到、手到，步法随手法相应变化。在整个操作过程中，施术者身体各部位动作要协调一致。患者主要的体位有以下五种。

(1)仰卧位

患者仰面朝上,两下肢伸直,上肢自然置于身体两侧,或根据治疗需要,令患者一侧上肢或下肢外展、内收、上举或屈曲等。

(2)俯卧位

患者背部朝上,两下肢伸直,上肢自然置于身体两侧,或屈肘前置于头部两侧,或根据治疗需要,令患者一侧上肢或下肢外展、内收、上举、屈曲等。

(3)侧卧位

患者面部朝左或右,两下肢自然屈曲,或一屈一伸,在上的一侧上肢自然伸直,靠床面一侧上肢置于床面或屈曲置于面部前方。

(4)端坐位

患者端正而坐,两脚自然分开与肩同宽,大腿与地面平行,两上肢自然下垂,两手置于两膝上。

(5)俯坐位

患者端坐后上身前倾,二肘屈曲置于大腿上。

3.2.3.2 手法的选择

在按摩过程中运用什么手法,应根据施术对象、受术者身体状况、施术部位,并结合各手法的特点,灵活地选择。例如:头部保健者,常用指揉法、鱼际揉法、抹法等;四肢保健者,常选拿、揉、抖、搓等手法;如果范围较广,可选用接触面较大的手法,如滚法、揉法等;如果范围较小,或仅限于某一点上,可选用接触面较小的手法,如一指禅推法、指揉法、点法、压法等;形体健壮肥胖者,可选择刺激性较强的手法,如压法、肘揉法、踩跷法等;形体瘦弱者,可选择刺激性较弱的手法,如揉法、摩法等。此外,对于某些特定疾病康复保健的手法,施术者既要掌握一般规律与常法,又要注意临证变通,随着病情的进退,主要痛点与次要痛点的增减、转化、消失等,综合分析并及时进行手法的增减。

3.2.3.3 力量的运用

一般而言,手法的力量与刺激性成正比关系。即手法力量越重,刺激性越强;手法力量越轻,刺激性越弱。因此,手法在应用过程中,力量要辨证应用,力量的大小,要根据病人的年龄、性别、体质、病情等情况灵活掌握。一般来讲,形体健壮者,手法的力量宜重;形体瘦弱者,手法的力量宜轻。软组织损伤的初期、局部肿胀,手法用力宜轻;软组织损伤后期,手法用力宜重。年老体弱,用力宜轻;初病体实,用力宜加重。另外,就一个完整的手法操作过程而言,一般宜遵循“轻—重—轻”的原则,即前、后1/4 的时间手法用力宜轻一些,中间一段时间手法用力量相对宜重一些,体现出一定的轻重节奏变化。而具体在某一部位操作时,又需注意手法操作的轻重交替,以及点、线、面的结合运用。不可在某一点上持续性运用重手法刺激。对于感觉障碍者,用力要慎重。

3.2.3.4 时间的把握

手法操作时间的长短对疗效有一定的影响。时间过短,往往达不到疗效;时间过长,往往对局部组织产生损伤,或耗伤人体正气令患者疲劳。所以,手法操作的时间,应根据患者的病情、体质、病变部位、所应用手法的特点等各方面因素灵活确定。每次过程一般以 10 ~ 20 min 为宜,对久证、重证可适当增加时间。

3.2.3.5 手法操作的顺序

手法操作要有一定的顺序,一般是自上而下,先左后右(或男左女右,即男性患者先操作左侧后操作右侧,女性患者则反之),从前到后,由浅入深,循序渐进,并可依具体病情适当调整。局部康复保健,则按手法的主次进行。

3.2.4 常用按摩手法

按摩保健要达到良好的效果,关键在于两个方面:一是按摩的部位能否找准,包括按摩施治的关节、筋肉、腧穴等部位;二是按摩的手法是否到位,包括手法的动作、程序、要领、注意事项等诸多方面。本节主要讨论按摩手法的问题。

按摩手法一般可以根据其动作要求分为以下六大类。

3.2.4.1 摆动类手法

通过腕关节有节奏的摆动,使手法产生的力轻重交替、持续不断地作用于所施部位的手法归类为摆动类手法。主要包括滚法、揉法和一指禅推法三种。

1.滚法

用手背近小指侧部分或小指、无名指、中指掌指关节,附着在一定部位上,运用腕关节的伸屈和前臂的旋转连续活动,产生压力轻重交替、持续不断地作用于治疗部位的方法称为滚法。

(1)操作方法

滚法是由腕关节的伸屈运动和前臂的旋转运动复合而成的。伸屈腕关节是以第2到第4掌指关节背侧为轴来完成的;前臂的旋转运动是以手背的尺侧为轴来完成的。因此滚法的吸定点是上述两轴的交点,即小指掌指关节背侧(图 3.1),这点附着在一定部位,以肘部为支点,前臂作主动摆动,带动腕部作伸屈和前臂旋转(图 3.2 和图 3.3)的复合运动。

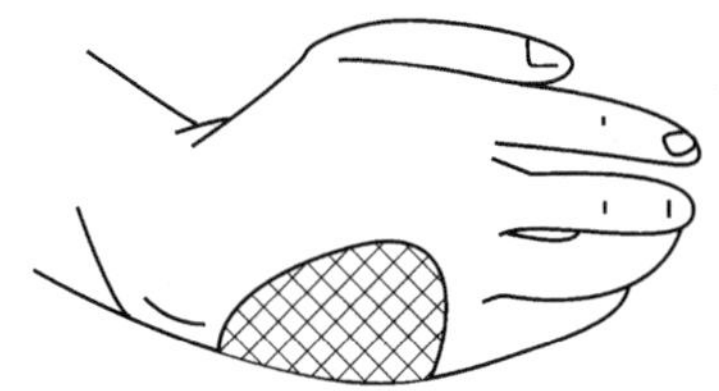

图 3.1 第 4、5 掌指关节处吸定接触部位

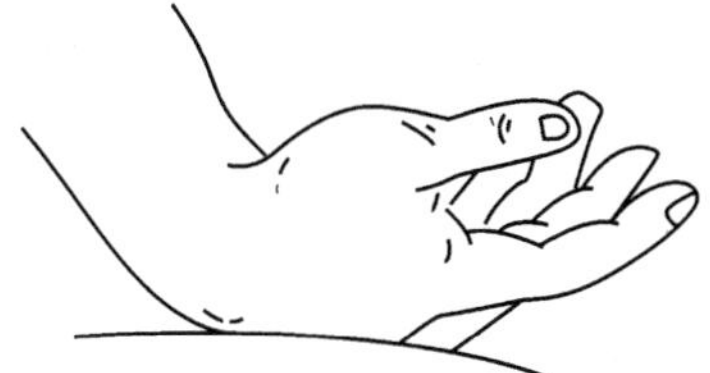

图 3.2 屈腕前臂旋后

滚法包括掌背滚法、指关节滚法、拳滚法、肘滚法。

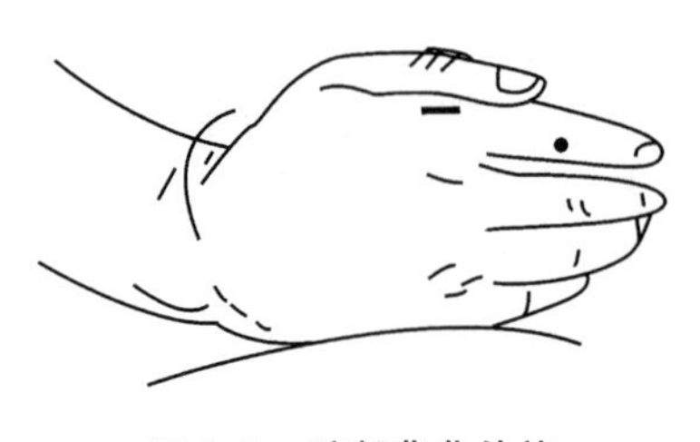
图 3.3 腕部背曲外旋

(2)动作要领

着力部位:第 4、5 掌指关节背侧。

活动关节:以肘为支点,前臂摆动带动腕部作屈伸和前臂旋转的复合运动。

要点:

①手半握拳(空拳);

②前臂与施术部位呈 30°夹角,肘自然屈曲 120°;

③肩、臂、腕都要放松,不要摩擦、拖动或跳动;

④斜向前方 45°用力;

⑤桡骨茎突要有一拳左右(约 10 cm)的运动距离;

⑥频率为每分钟 120 次左右;

⑦均匀(包括压力、摆动、频率);

⑧"滚三回一"——滚法对体表产生轻重交替的刺激,前滚和回滚时着力轻重之比约为 3:1。

(3)注意事项

①手法吸定的部位要紧贴体表,不能拖动、碾动或跳动。

②压力、频率、摆动幅度要均匀,动作要协调而有节律。

(4)康复应用

【手法特点】滚法由于腕关节屈伸幅度较大,有接触面积广、压力大等特点。

【作用】具有活血祛淤、舒筋通络、滑利关节的作用,有较好的缓解肌肉痉挛、增强肌肉和韧带运动的功能,此外,还可促进肌肉的血液循环及消除肌肉疲劳等功效。

【应用】适用于颈项部、肩背部、腰臀部以及四肢肌肉丰厚的地方。常用于治疗运动系统疾病和神经系统疾病,如急性腰扭伤或慢性劳损、风湿酸痛、机体瘫痪、运动功能障碍以及肢体麻木不仁等疾患。

小贴士:

沙袋制作方法:先缝制一个 28 cm×18 cm的布袋,内装4/5的大米、小米或细沙等物,之后缝合。外面再做一个耐磨的布质外套。将袋口缝合即可。

(5)技能训练

1)沙袋练习　首先在特制的沙袋上练习手法,可以避免手法生疏时对人体的伤害,也可让练习者放心练习技巧与力量。

①动作模仿练习。这一步主要是练习动作,习者应尽量模仿老师操作,按照动作要领努力使其接近标准。在这一过程中,习者不必用力,只要动作模拟类似即可,直至熟练。双手轮换。

②力量练习。这一步应在动作已经熟练的基础上再开始。此时习者不但要将动作做得比较标准，而且要逐渐施加一点压力在沙袋上，并且应该能够维持一定的时间。初时可 3 min 换手一次，逐渐增加到 6 min 换手一次，最后应能达到持续操作 15 min 为合格。

③单手走线练习。沿沙袋中轴线，自下而上，再由上而下，反复往返作滚法单手走线练习。

④双手走线练习。双手分别沿沙袋左右旁中线，反复往返作滚法双手走线练习。

2）人体练习　人体练习务必在已经熟练掌握沙袋练习之后才能开始，否则可能引起受术者不适甚至受伤，而且首先应在自身练习，然后再在同伴身上练习。

①习者正坐，双腿分开与肩等宽，双手放在自己大腿下段进行双手同步定点滚法练习。

②可分别选取受术者颈项部、肩部、背腰部、臀部、大腿后侧等处进行人体单手定点或走线练习。

习者应仔细体会不同部位施用滚法操作时的不同手感，并且询问受术者的感受，据此调整自己的手法，应尽量达到持久、有力、柔和、均匀和渗透的按摩要诀。

2. 揉法

用肢体某部位着力，揉动所施部位皮下组织的一种手法，称为揉法。根据所用部位不同，可将其分为指揉、掌揉、拳揉、前臂揉、肘揉、足揉等，应用时可根据不同部位特点和治疗需要灵活选用。

（1）操作方法

施术者体态自然、舒展，用肢体某部位在所施部位上作富有节奏的环旋揉动，有时亦可作上下或左右揉动。

1）指揉法　手指伸直，腕关节微屈，螺纹面着力于治疗部位或穴位，前臂作主动运动，中指螺纹面在施术部位上作轻柔的小幅度的环旋运动。

2）掌根揉法　肘关节微屈，腕关节放松并略背伸，手指自然弯曲，以掌根附着于施术部位，前臂作主动运动，带动腕及手掌连同前臂作小幅度揉动，并带动该处的皮下组织一起运动，（全）掌揉法是以整个手掌掌面着力，操作术式与掌根揉法相同（图3.4）。

3）大鱼际揉法　沉肩，垂肘，腕关节放松，呈微屈或水平状。手指自然伸直，用大鱼际附着于施术部位上，以手腕带动手掌作扇形摆动。

（2）动作要领

【着力部位】手掌大、小鱼际，掌根或手指螺纹面。

【活动关节】以肘为支点，前臂摆动带动腕或手指作轻柔和缓摆动或旋转。

【要点】

①操作时腕关节放松，压力轻柔、恒定，动作协调，有节奏；

②所施压力不宜过大，而且不能有体表的摩擦运动；

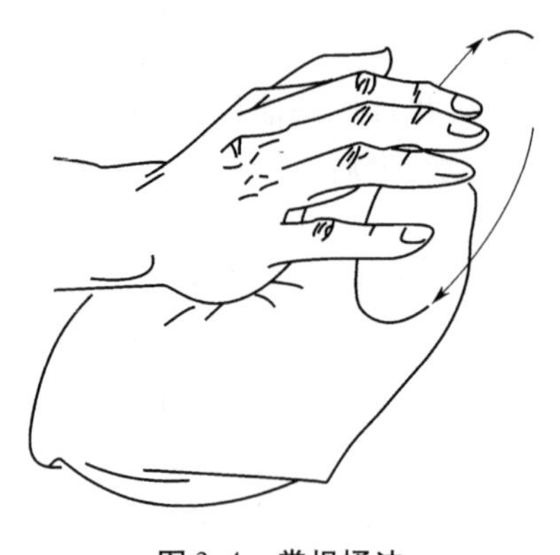

图 3.4 掌根揉法

③往返移动时应在吸定的基础上进行；

④须带动皮下组织一起运动；

⑤频率为每分钟 120 ~ 160 次。

(3)注意事项

①揉法应吸定于施术部位，带动皮下组织一起运动，不能在体表上有摩擦运动。

②操作时向下的压力不可太大。

③指揉法操作应以指腹为接触面，不可用指尖。

④指揉的幅度要小，频率要快。

(4)康复应用

【适用部位】揉法是推拿临床常用手法之一，适用于全身各部位。大鱼际揉法适用于头面、胸腹部及四肢急性损伤所致的肿痛处；掌根揉法、肘揉法、前臂揉法多用于腰背、臀及四肢肌肉丰厚处；指揉法用于全身各部经穴以及需要作点状刺激的部位。

【作用】揉法可起到宽胸理气、健脾和胃、活血散淤、消肿止痛、温经通络、祛风散寒、安神镇静等功效。

【应用】常用于头痛、眩晕、失眠、面瘫、胸闷胁痛、脘腹胀痛、便秘、泄泻以及腰背、四肢软组织损伤等病证的康复保健。

(5)技能训练

可参考前面滚法技能训练部分。

3. 一指禅推法

用拇指某部位着力，通过前臂与腕的摆动，带动拇指的联合动作，使着力部对施术部位进行活动性、深透性压力刺激的一种手法，称为一指禅推法。临床可将其分为一指禅指峰推法、一指禅偏峰推法和一指禅屈指推法，应用时可根据不同的部位特点和治疗需要灵活选用。

(1)操作方法

①一指禅指峰推法：以拇指的指端螺纹面为着力面，运用腕部摆动带动拇指关节的屈伸活动，使轻重交替且持续之力作用于部位(图 3.5)。

②一指禅偏峰推法：以拇指桡侧偏峰(相当于少商穴)为着力面，动作要求同上。

③一指禅屈指推法：以拇指指间关节桡侧为着力点，掌指关节不动，沉肩、垂肘、悬腕，前臂作主动摆动，带动腕关节作往返摆动，使产生的功力轻重交替、持续不断地作用于治疗部位。

(2)动作要领

【着力部位】大拇指指端、螺纹面、偏峰、指间关节。

【活动关节】以肘为支点，前臂摆动带动腕部摆动和指关节屈伸运动。

【要点】

①沉肩：肩关节放松。

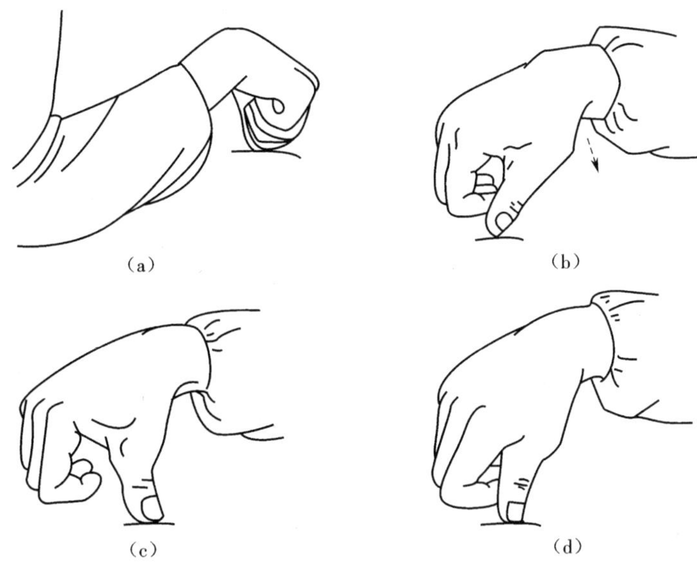

图 3.5 一指禅指峰推法

(a)坐位姿势 (b)悬腕、手握空拳,拇指自然着力
(c)腕部向外摆动 (d)腕部向内摆动

②垂肘:肘关节自然下垂,使肘尖处于最低点,肘尖距胸壁约 3 个拳头的距离。

③悬腕:腕关节自然悬曲,在保持腕关节放松情况下,尽量使腕关节悬曲 90°。

④掌虚:手掌部与其余四指放松,自然弯曲。

⑤指实:拇指自然着力,使拇指螺纹面吸定于一点,不可摩擦。

⑥蓄力于掌,发力于指。

⑦摆动方向左右偏 40°,频率为 120 次/ min 左右,柔和均匀用力。

⑧以肘关节为支点,运用腕部摆动带动拇指关节的屈伸活动,使轻重交替且持续之力作用于施术部位。

⑨紧推、慢移:移动时要在吸定的基础上做到缓慢、均速、均压。

(3)康复应用

【手法特点】一指禅推法的特点是接触面积小、深透性好、刺激柔和、应用广泛。临床主要用于全身各经络、穴位及各种线状与点状部位。

【作用】具有舒经活络、调和营卫、祛淤消积、开窍醒脑等功能。

【应用】临床上以颈项部、四肢关节部位以及头面部、胸腹等常用。尤以经络穴位为佳,即所谓循经络、推穴道。因此,凡是经络阻滞、气血失调、营卫不和以及脏腑功能失调等因素所致的病证均可应用。常用于头痛、失眠、面瘫、高血压、消化道疾病以及关节酸痛等病证的康复保健。

3.2.4.2 挤压类手法

挤压类手法包括按压与捏拿两类手法。

按压类手法是以按压的方式作用于机体的一类手法,操作时宜垂直用力,使刺激缓缓透达体内,其作用浅至肌表,深达脏腑。按压类手法是最早应用于推拿康复的手法之一。推拿古称按摩,按跷即源于此。按压类手法主要包括按法、点法、压法、拨法和踩跷法等,其代表手法是按法,其他手法皆由此衍化或发展而来。

捏拿类手法是以对称性挤捏的方式作用于体表或肢体的一类手法,操作宜对称性用力,既柔和又深透,舒适自然。捏拿类手法主要包括捏法、拿法、捻法等。因按压与捏拿两类手法操作时均能使肢体受到挤压之力,只是前者是单侧受力,而后者是两侧对称性受力,故将按压与捏拿两类手法统称为挤压类手法,一并论述。

1. 按法

用指或掌着力,对施术部位施以按压的一种手法,称为按法。根据接触面的不同按法可分为指按法、掌按法(图3.6)、指间关节按法、肘按法(图3.7)。

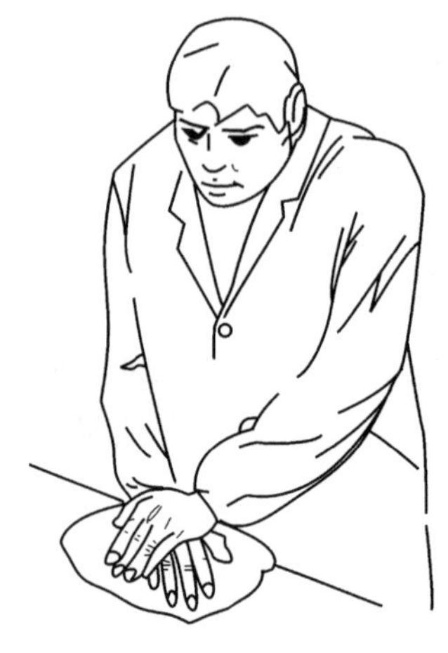

图3.6 掌按法

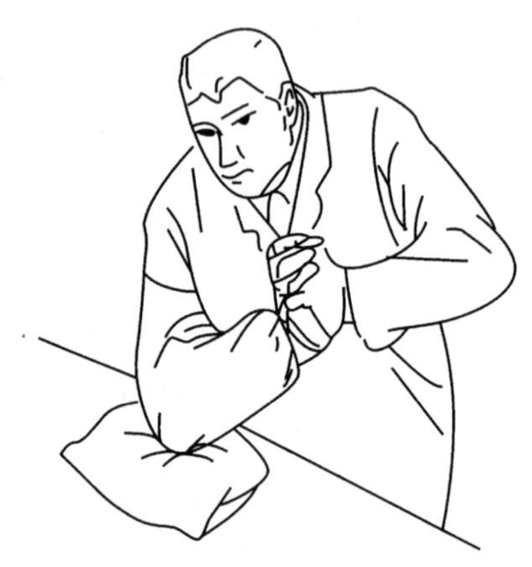

图3.7 肘按法

(1)操作方法

1)指按法　以拇指指腹着力于施术部位,其余四指张开,置于相应位置以支撑助力,腕关节屈曲40°~60°。拇指主动用力,垂直向下按压,使刺激充分达到肌体组织深层,以产生酸、胀、麻等感觉。当按压力达到所需的力度后,要稍停片刻,即所谓的"按而留之",然后松劲撤力,如此反复操作。

2)掌按法　以单手或双手叠掌掌面置于施术部位,利用身体上半部的重量,通过上、前臂传至手掌部,垂直向下按压,用力原则同指按法。

(2)动作要领

①指按法宜悬腕。当腕关节悬屈40°~60°时,拇指易于发力,其余四指也容易支撑助力。

②掌按法以肩关节为支点。当肩关节成为支点后,身体上半部的重量很容易通过上肢上臂和前臂传到手掌部,使施术者不易疲劳,用力又沉稳着实。如将肘关节作

为支点,则须上、前臂用力,既容易使施术者疲乏,力度又难以控制。

③按压的用力方向多为垂直向下或与受力面相垂直。

④用力要由轻到重,稳而持续,使刺激充分达到肌体组织深部。

⑤做到“按而留之”,持续 2 ~3 s,使患处产生酸胀感。

⑥要有缓慢的节奏性。

(3)注意事项

①不可突施暴力,无论指按法还是掌按法,其用力原则均是由轻而重,再由重而轻。

②手法操作忌突发突止,暴起暴落,应逐渐施力并逐渐减轻按压的力量。

③指按法接触面积较小,刺激较强,常在按后施以揉法,有按一揉三之说,即重按一下,轻揉三下,形成有规律的按后予揉的连续手法操作。

④一定要掌握好患者(尤其是老年患者)的骨质情况,诊断必须明确,以避免造成骨折。

⑤须选择恰当的姿势,以利于手法效果的发挥。

⑥施力过程中一定要询问患者的感受,以便及时调整手法刺激量。

(4)康复应用

【适用部位】指按法适于全身各部,尤以经穴及阿是穴为常用;指间关节按法除了同指按法外,还常用于足底部;掌按法适于背部(如竖脊肌各旁开 0.5 寸)、腰部、下肢后侧以及胸部、腹部等面积较大而又较为平坦的部位;肘按法主要用于腰背部。

【作用】具有行气活血、疏经通络、温中散寒、缓急止痛的功效。

【应用】常用于头痛、腹部痛、腰背痛、下肢痛、痛经等各种痛证以及风寒感冒等病证。

2. 点法

用指端或屈曲的指间关节等部位着力,对施术部位点压的一种手法,称为点法。点法主要有拇指点、屈指点、中指点等(图 3.8 ~图 3.10)。

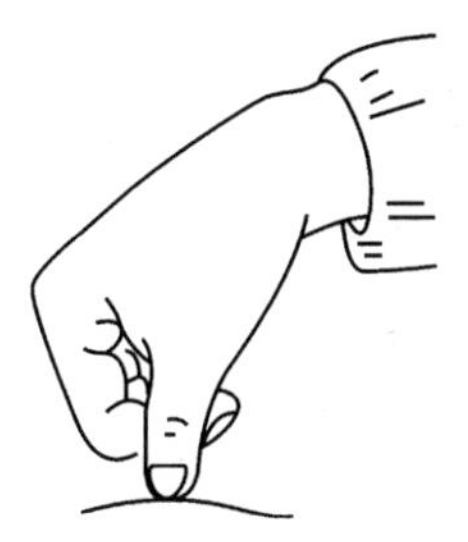

图 3.8 拇指点

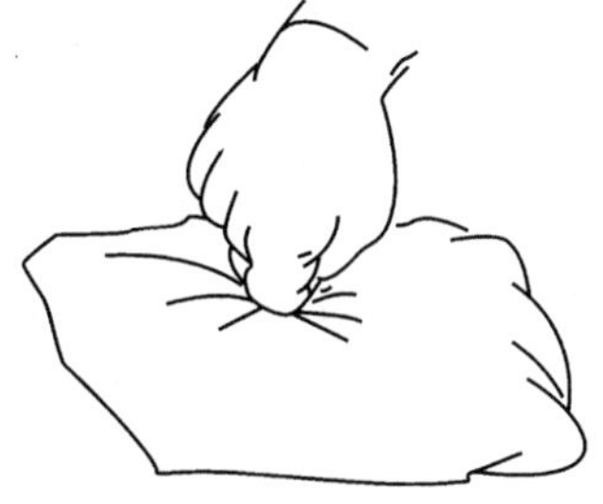

图 3.9 屈指点

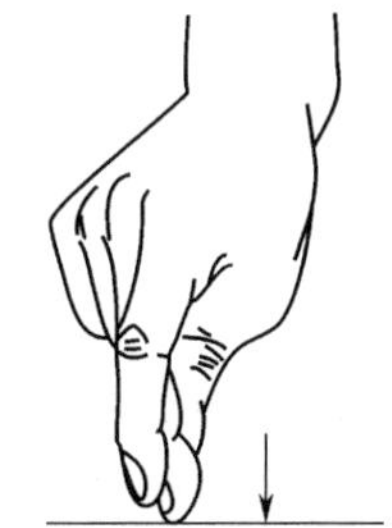

图 3.10 中指点

(1)操作方法

拇指点:手握空拳,拇指伸直并紧靠于食指中节,或其余四指置一旁以固定助力,以拇指端着力，发力进行点压。

屈指点：食指屈曲，其他手指相握，以食指第一指间关节突起部着力，施力进行点压。

(2)动作要领

【着力部位】拇指指端、拇指指关节、食指第二指关节、肘尖。

【要点】

①着力部位下压；

②旋转90°；

③缓缓提起；

④用力由轻到重，稳而持续，气力透达，有"得气"感，且以能忍受为度。

(3)注意事项

①不可突施暴力，既不能突然发力，也不可突然收力。

②对年老体弱、久病虚衰者用力不可过重，对心功能较弱患者慎用或忌用。

③可点后予揉，以缓解刺激，避免气血积聚，防止软组织损伤。

(4)康复应用

【手法特点】点法具有着力点小、刺激强的特点，主要用于穴位及痛点。

【作用】具有明显的"以痛止痛"的功效，可起到开通闭塞、通经止痛、调整脏腑功能等作用。

【应用】主要用于脘腹挛痛、风湿顽痹、陈伤疼痛、肢痿瘫痪等病证的康复。

3. 拿法

用拇指与其余四指对称用力，对所施部位进行捏而提起，配合揉的手法，称为拿法(图3.11)。根据拇指与其他手指配合数量的多寡，分为三指拿法、五指拿法。

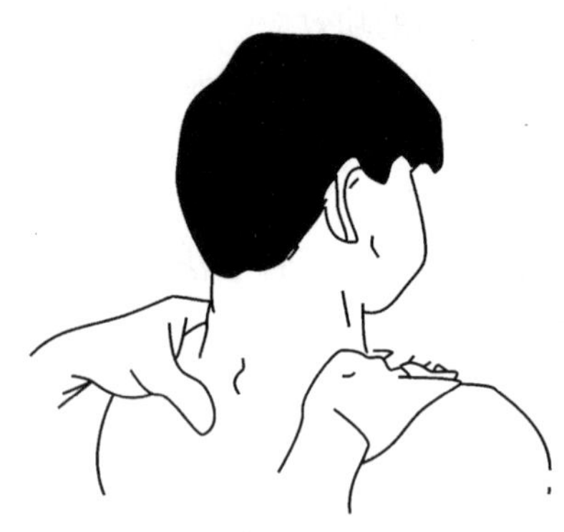

图3.11 拿法

(1)操作方法

拇指和其他手指相对用力，夹住治疗部位进行轻重交替、连续不断的提捏并施以揉动。

(2)动作要领

①施术者使用指腹夹住治疗部位后，逐渐用力内收，将肌筋提起并作轻重交替而连续的一紧一松的提捏和捏揉。

②腕部要放松，使动作柔和灵活，连绵不断，且富有节奏感。

(3)注意事项

①拿法应注意动作的协调性，不可死板僵硬。

②初习者不可用力久拿，以防伤及腕部与手指的屈肌肌腱及腱鞘。

③操作时不可用指端、爪甲内扣，不可突然用力或使用暴力。

④拿法常配以揉法,可缓和刺激,实则为一复合手法,含有捏、提、揉三种成分。

(4)康复应用

【适用部位】常用于颈项部、头部、肩部和四肢部等。

【作用】具有舒筋通络、祛风散寒、发汗解表、开窍明目的功效。

【应用】拿法临床应用比较广泛,常用于颈椎病、四肢酸痛、头痛恶寒等证。

小贴士:

拿风池穴:具有发汗解表、开窍醒神的功效;拿颈项部:具有祛风散寒、开窍明目的功效;拿肩井:具有祛风散寒、调和气血的功效;拿上下肢:具有疏通经络、松解痉挛的功效。

4. 捏法

用拇指与其他手指相对着力,对所施部位的皮肉进行捏挤、提捻刺激的一种手法,称为捏法。根据拇指与其他手指配合数量的多寡,捏法可分为两指捏法(图 3.12)、三指捏法(图 3.13)、五指捏法。

(1)操作方法

两指捏法:用大拇指与食指中节桡侧面相对用力,挤压肌肤或作捻转挤拿扯提。

其他捏法:用大拇指与其他指对称用力,挤压肌肤或挤拿扯提。

(2)动作要领

①手指相对着力,将治疗的肌肤以及皮下组织捏起。

②作快速的捻转前进,或将肌肉捏起作快速的一捏一放的捏挤扯提动作。

③如此反复进行,循序移动。

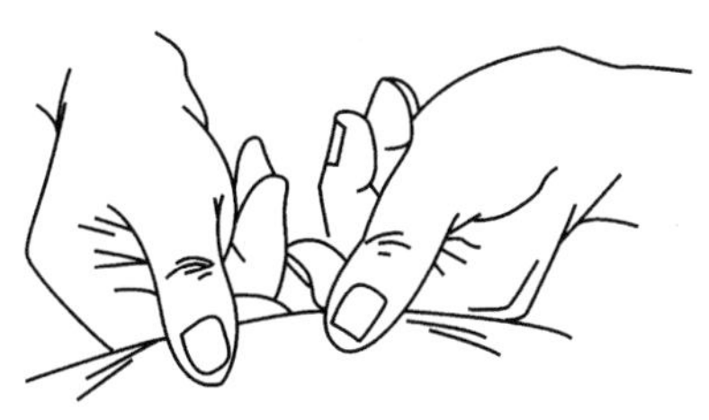

图 3.12 **拇、食指捏**

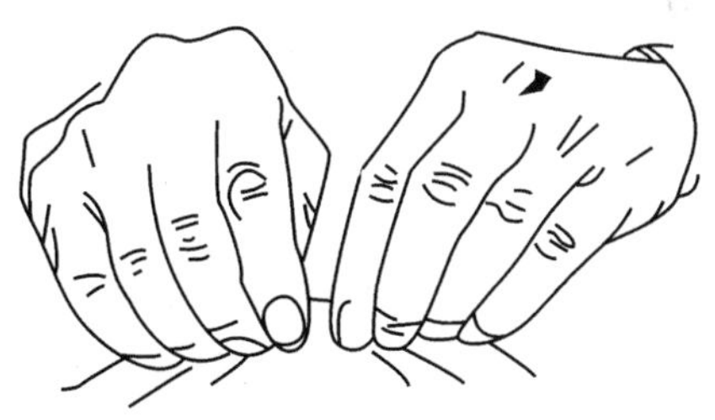

图 3.13 **拇、食、中指捏**

(3)注意事项

①操作时要注意指间的距离(应靠近点)。

②要持续用力 3 ~5 s,使患处有酸胀感。

③捏挤的动作灵活、均匀而有节律性。

④不可用指甲掐压肌肤。

⑤移动应顺着肌肉的外形轮廓循序而上或下。

(4)康复应用

捏法用力较轻,刺激柔和,适用于浅表的肌肤,常用于背脊、四肢及颈项部。

主要治疗食欲不振、消化不良、失眠、小儿疳积、颈部及四肢肌肉酸痛、臂痛、头晕、牙痛等证。

5. 弹拨法

用拇指端等部位着力,对所施部位筋腱等条索状组织进行横向拨动的一种手法,称为弹拨法(图 3.14)。该法又称指拨法、拨法、拨络法。可分为拇指拨法、肘拨法。

(1)操作方法

1)拇指拨法　用拇指指端着力于肌筋施治部位的一侧,其他指置于另一侧,先用力下压至产生一定的酸胀感,再作与肌纤维(或肌腱、韧带)或经络方向垂直的来回推动。

2)肘拨法　用肘尖着力于肌筋施治部位的一侧,动作要求同上。

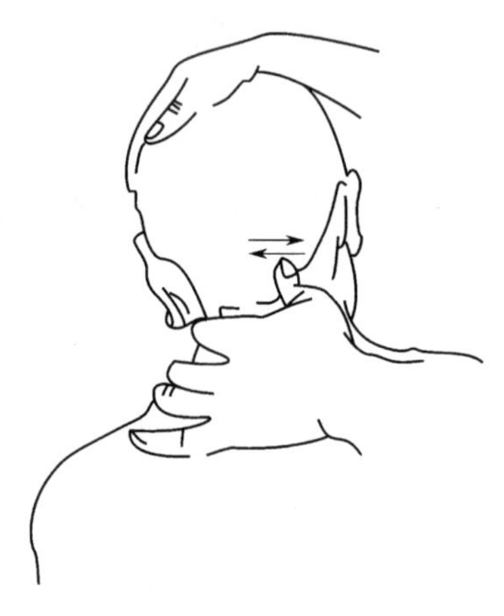

图 3.14　弹拨法

(2)动作要领

①施术者用拇指端和拇指螺纹面按于治疗部位(肌筋施治部位)。

②适当用力下压至一定深度,使受术者有酸胀感。

③拨动方向与肌纤维(或肌腱、韧带)或经络方向垂直。

(3)注意事项

①寻找肌纤维的明确位置,操作方向可为双向或单向。

②施力的大小,应根据部位及辨证而定。

③拨动时,指下应有弹动感,而不能在皮肤表面摩擦移动。

④肘拨法时可通过前臂旋动带动弹拨。

⑤肘部切忌直接撞到脊椎,以免引起剧痛。

(4)康复应用

【适用部位】本法是较强刺激手法之一,临床应用常以“以痛为腧”,或在指下有“筋结”或“条索物”的部位应用。

【作用】具有解痉止痛、松解粘连、疏理肌筋等功效。

【应用】常用于治疗落枕、漏肩风、腰腿痛、肱二头肌长头肌腱腱鞘炎等软组织损伤引起的肌肉痉挛、疼痛。

6. 捻法

用拇、食指夹住手指或足趾,进行捏揉搓捻操作的一种手法,称为捻法。

(1)操作方法

用拇指螺纹面与食指的中、末节螺纹面或食指桡侧缘相对捏住施术部位,拇、食指主动运动,稍用力作对称性快速捏揉搓捻的动作(图 3.15)。可边捻边移,捻动的速度宜快,移动要慢。

(2)注意事项

捻动时动作要灵活连贯,柔和有力,不要僵硬、呆滞。

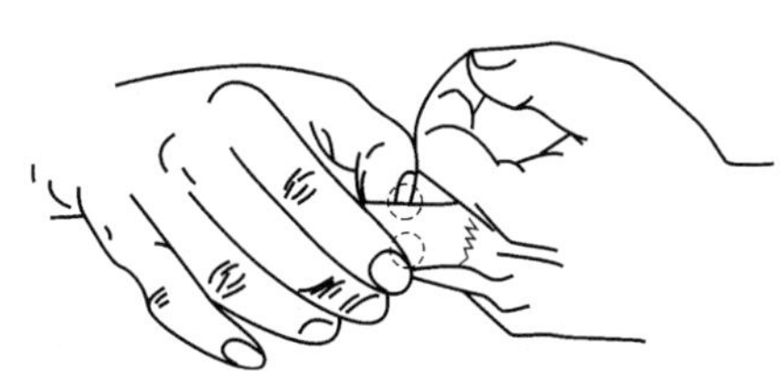

图 3.15 捻法

(3)康复应用

【适用部位】本法适用于手指、足趾。

【作用】具有理筋通络、滑利关节、消肿止痛、活血祛风等功效。

【应用】常用于指、趾间关节疼痛、肿胀、屈伸不利等病证。本法常与搓法、抖法等手法配合,作为结束手法。

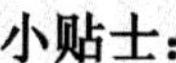

小贴士:

揉法和摩法两者区别主要在于:揉法着力较重,操作时指掌吸定一个部位,带动皮下组织运动,和体表没有摩擦动作;摩法则着力较轻,操作时指掌在体表作环旋摩擦,不带动皮下组织。不过在实际应用时,两者可以结合起来操作,揉中兼摩,摩中兼揉。揉法轻柔,为加强刺激,临床上常和按法结合使用而成按揉法。

3.2.4.3 摩擦类手法

摩擦类手法是指以手的掌面或指面及肘臂部贴附在体表,作直线或环旋移动摩擦的一类手法。其特点是手法作用于体表后,在皮肤表面会形成摩、擦等不同形式的位置移动,运动形式有的为单向直线,有的为直线往返,有的呈环形,有的则呈弧形。此法包括摩法、擦法、推法、搓法、抹法等手法。

1. 摩法

用指面或掌面等部位着力,附着在施力部位进行环旋摩擦刺激的一种手法,称为摩法。分为指摩

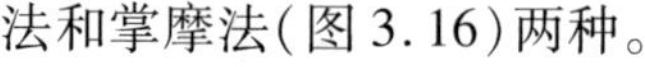

法和掌摩法(图 3.16)两种。

(1)操作方法

手掌或手指自然伸直,将手掌或手指指腹平放于体表施术部位。前臂主动运动,使手掌随腕关节连同前臂作环旋摩动。

(2)动作要领

①肩臂部放松,肘关节屈曲 40°~60°。

②指摩法中腕关节要保持一定的紧张度,掌摩法则腕部要放松。

③摩动的速度、压力宜均匀。一般指摩

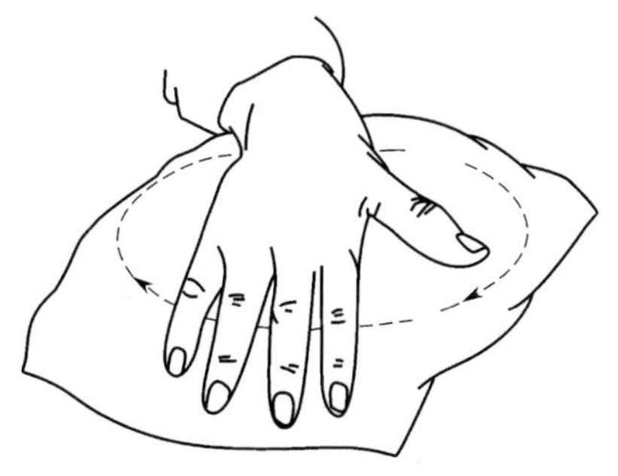

图 3.16 掌摩法

法宜稍轻快,掌摩法宜稍重缓。

④要根据病情的虚实来决定手法的摩动方向。传统以“顺摩为补,逆摩为泻”,故虚证宜顺时针方向摩动,实证宜逆时针方向摩动。但是腹部摩法操作时,顺时针摩为泻法,反之为补法。

(3)注意事项

①速度不宜过快,也不宜过慢。

②压力应均匀,不宜过轻,也不宜过重。

(4)康复应用

①运用部位为全身各部,以腹部应用较多。

②主要用于脘腹胀满、消化不良、泄泻、便秘、咳嗽、气喘、月经不调、痢疾、阳痿、遗精、外伤肿痛等病证。脘腹胀痛、消化不良、泄泻、便秘等胃肠道疾患可摩中脘、天枢。

2. 擦法

用手掌等部位着力,在所施部位作直线往返摩擦运动,使之产生摩擦刺激的一种手法,称之为擦法。分为指擦法、掌擦法(图 3.17)、大鱼际擦法(图 3.18)、小鱼际擦法(图 3.19)等。

(1)操作方法

掌擦法:用全掌面着力,前臂或上臂做主动运动,使手的着力部分在体表作均匀的上下或左右直线往返摩擦移动,使施术部位产生一定的热量。

其他擦法类似。

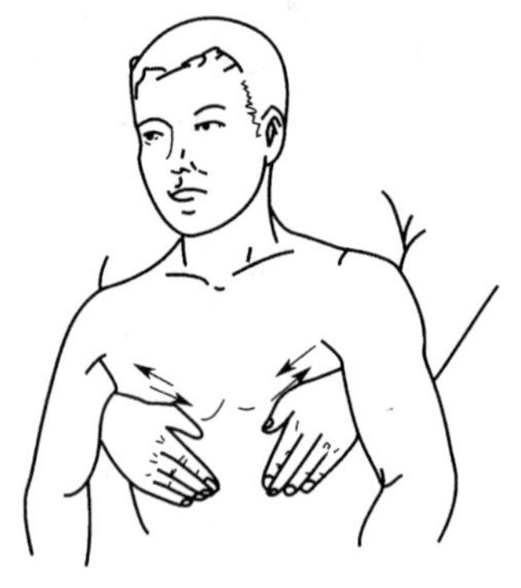

图 3.17 掌擦法

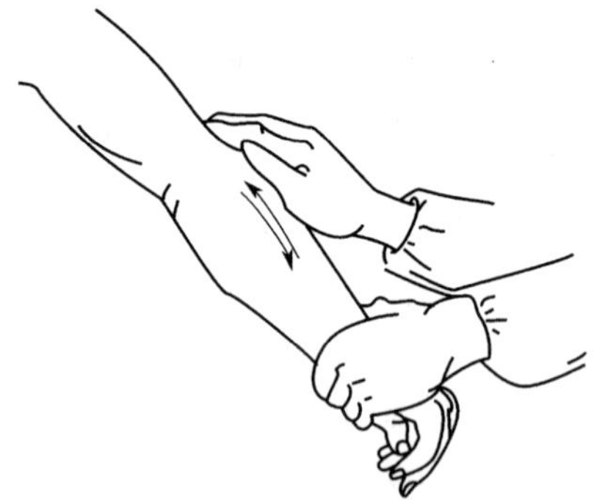

图 3.18 大鱼际擦法

(2)动作要领

①肩关节宜放松,肘关节宜自然下垂并内收。

②操作时,着力部分要紧贴体表,压力要适度,须直线往返运行,往返的距离多数情况下应尽力拉长,而且动作要连续不断,有如拉锯状。

③透热为度。

④注意避免损伤,力量适中(前臂发力,频率较快),可涂少许润滑剂。

⑤呼吸自然，不能屏气（以避免损伤胸廓）。

（3）注意事项

①操作时，压力过大，则手法重滞且易擦破皮肤；如压力过小，则不易生热。

②擦动时运行的线路不可歪斜。

③不可擦破皮肤。为保护皮肤可使用润滑油、红花油等，既可保护皮肤，又可提高手法效应。

④擦法操作完毕，不可再于所擦之处使用其他手法，以免造成破皮。

⑤不可隔衣操作，须暴露施术部位皮肤。

⑥擦法多于手法结束之前使用，为结束手法。

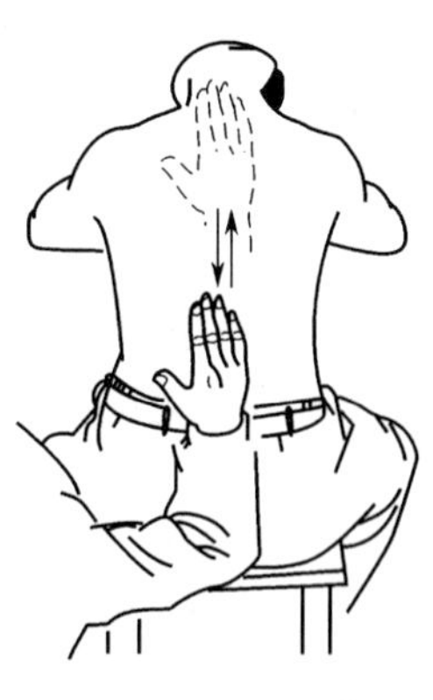

图 3.19　小鱼际擦法

（4）康复应用

【适用部位】擦法是一种柔和温热的刺激手法，适用于全身各部位。

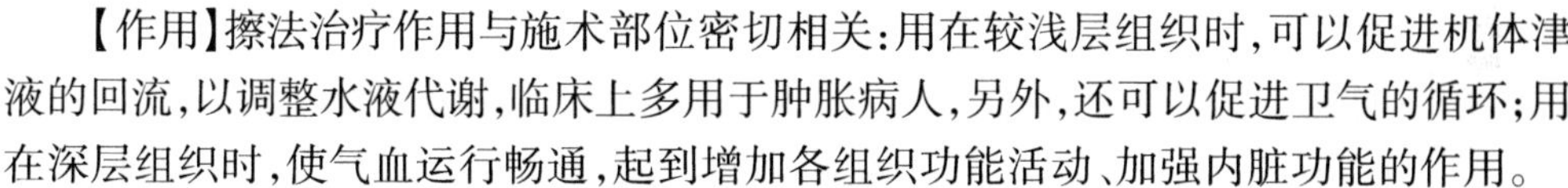

【作用】擦法治疗作用与施术部位密切相关：用在较浅层组织时，可以促进机体津液的回流，以调整水液代谢，临床上多用于肿胀病人，另外，还可以促进卫气的循环；用在深层组织时，使气血运行畅通，起到增加各组织功能活动、加强内脏功能的作用。

3. 推法

用指、掌、拳、肘等部位着力，对所施部位进行单方向直线推压的一种手法，称之为推法。临床上推法分为指推法（其中拇指推法如图 3.20 所示）、掌推法（其中掌平推法如图 3.21 所示）、拳推法、肘推法、指间关节推法。

（1）操作方法

以掌、指等部位着力于施术部位，上臂部主动施加一定向下的压力，均匀地向前作单方向直线推进。

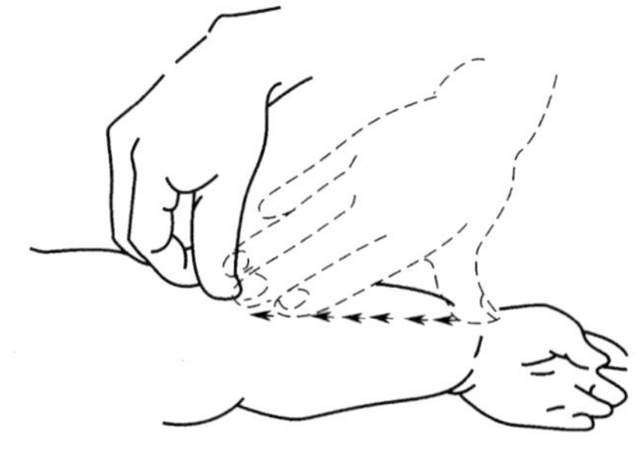

图 3.20　拇指推法

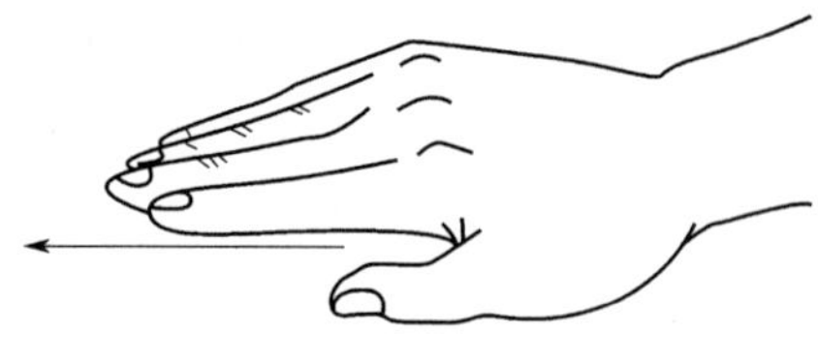

图 3.21　掌平推法

（2）动作要领

①着力部位紧贴体表。

②推进的速度缓慢均匀，压力平稳适中。

③单向直线推进。

④一般宜顺肌纤维走行方向推进。

⑤拇指端推法与拇指平推法推动的距离宜短,属推法中特例。其他推法距离宜长。

(3)注意事项

①推进的速度不可过快,不可滞涩。

②压力不可过重或过轻。

③不可推破皮肤。为防止推破皮肤,可使用冬青膏、滑石粉及红花油等润滑。

④不可歪曲斜推。

⑤施术者呼吸要均匀,不能屏气。

(4)康复应用

【适用部位】指推法适于头面部、颈项部、手部和足部,尤以足部推拿为常用;掌推法适于胸腹部、背腰部和四肢部;拳推法适于背腰部及四肢部;肘推法适于背部、腰部脊柱两侧。

【作用】具有促进气血流通、促进淤血向表皮渗透、放松肌肉的功效。

【应用】用于高血压、头痛、头晕、腰腿痛、腰背部僵硬、风湿痹痛、感觉迟钝、胸闷胁胀、烦躁易怒、腹胀便秘、食积、软组织损伤等病证的康复保健。

4. 搓法

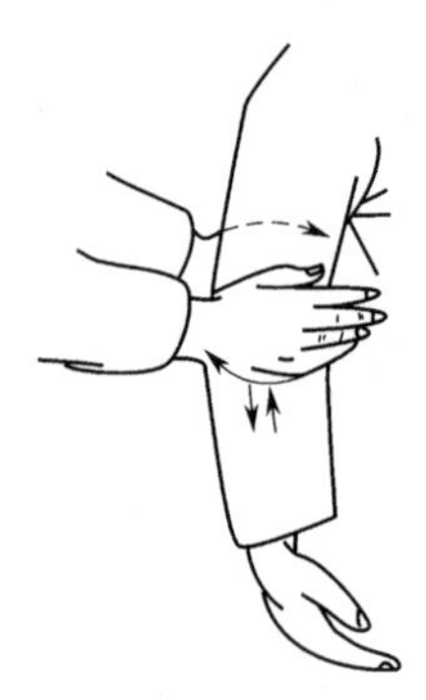

图 3.22 搓法

用双侧手掌等部位相对用力对施术部位进行搓动的一种手法,称为搓法(图 3.22)。该法可分为夹搓法和推搓法。

(1)操作方法

以双手掌面夹住施术部位,令受术者肢体放松。前臂与上臂部主动施力,作相反方向的较快速搓动,同时作上下往返移动。

(2)动作要领

①操作时腕关节放松,动作协调连贯,搓法含有擦、揉、摩、推等多种成分。

②搓动的速度宜快,而上下移动的速度宜慢。

③夹搓法双手用力要对称。

(3)注意事项

治疗部位不宜夹得太紧,施力不可过重,以免造成手法滞涩。

(4)康复应用

【适用部位】适于四肢部、胁肋部,以上肢为常用。

【作用】具有疏松肌筋、调和气血、解痉止痛及疏肝理气等作用,常作为治疗疾病的辅助手法使用,并可作为上肢部治疗的结束手法。

【应用】主要用于肢体酸痛、关节活动不利及胸胁迸伤等病证的康复保健。

5. 抹法

用拇指螺纹面，食指、中指和无名指环三指螺纹面或掌面等部位着力，对施术部位进行单向或来回的轻柔摩擦刺激的一种手法，称为抹法（图 3.23）。该法主要分为指抹法与掌抹法两种。

（1）操作方法

单手或双手拇指螺纹面置于一定的施术部位上，余指置于相应的位置以固定助力。以拇指的掌指关节为支点，拇指主动施力，作上下或左右、直线或弧形曲线的抹动。

（2）动作要领

①操作时手指螺纹面贴紧施术部位皮肤。

②用力轻而均匀，动作和缓、灵活。

③方向取上下、左右往返或单向皆可。

④来回抹动距离长。

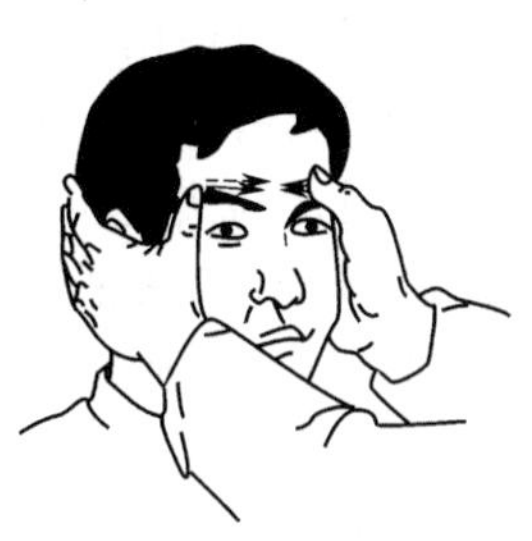

图 3.23 抹法

（3）注意事项

①注意抹法与推法的区别。推法运动特点是单向，直线，有去无回；而抹法则是或上或下，或左或右，或直线往来，或曲线运转，可根据不同的部位灵活运用。

②抹动时施力过轻则手法飘浮，抹而无功；过重则手法重滞，失去了灵活性。

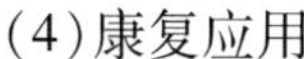

（4）康复应用

【适用部位】抹法主要适用于面额部。

【应用】主要用于感冒、头痛、面瘫及肢体酸痛等病证。

3.2.4.4 叩击类手法

叩击类手法，是指用手掌、拳背、手指或特制的器械有节奏地叩击拍打体表。本类手法操作虽简单，但技巧性较强，须做到击打劲力的收放自如、刚柔相济。叩击类手法种类较多，主要的代表手法有拍法、击法和叩法。

1. 拍法

用虚掌或特制拍子拍打体表的手法，称为拍法（图 3.24）。

（1）操作方法

五指并拢，掌指关节微屈，拇指盖住拳眼，使掌心空虚，腕关节放松，前臂主动运动，上下挥臂平稳而有节奏地用虚掌拍击施术部位。用双掌拍打时，宜双掌交替操作。

（2）动作要领

①拍击时动作平稳，不能摆动，整个掌、指周边同时接触体表，声音清脆而无疼痛感。

②腕部放松，使刚劲化为柔和。

③直接接触皮肤拍打时,以皮肤轻度充血发红为度。

④频率同心跳次数,约 70 次/分,要有节奏感。

⑤力量越大,速度越快。

(3)注意事项

①拍击时力量不可有所偏移、拖动,不可用实心掌,否则拍击皮肤易引起疼痛。

②要掌握好适应证,对结核、肿瘤、冠心病禁用拍法。

③摆好姿势,肩、肘、上肢部要放松。

④双手交替,以免过于劳累。

(4)康复应用

【适用部位】适用于肩背部、腰臀部和下肢后侧。

【作用】具有促进气血运行、放松肌肉、解痉止痛等功效。

【应用】常与滚法、拿法等配合运用,用于急性扭伤、肌肉痉挛、腰背筋膜劳损及腰椎间盘突出症等病证的康复。拍法亦常作为推拿结束手法和保健手法使用。拍打前额还可治疗鼻出血(须用清水为介质)。

2. 击法

用拳背、掌根等部位击打施术部位的一种手法,称为击法。击法包括拳击法、掌击法、侧击法、指击法(图 3.25)等。

(1)操作方法

①拳击法:手握空拳,腕关节伸直,前臂主动施力,用拳背节律性平击施术部位。

②掌击法:手指伸直,腕关节背伸,前臂主动施力,用掌根或小鱼际节律性击打施术部位。

③指击法:手指自然弯曲,四肢分开成爪形,腕关节放松,前臂主动运动,以指端节律性击打施术部位。

小贴士:

叩法简介:叩法刺激程度较击法为轻,有“轻击为叩”之说。常用双手掌相扣或单手空心拳,用小鱼际部位叩击施术(图3.26)。由于该法操作熟练时,常可发出悦耳的有节律的“啪啪”声,又称敲击法。

(2)动作要领

①击打时用力要稳,含力蓄劲,收发自如。

②击打时要有反弹感,一旦触及受术部位即迅速弹起,不要停顿或拖拉。

③击打动作连续而有节奏,快慢适中。

④击打的力量适中,应因人、因病而异。

(3)注意事项

①应避免暴力击打。

②须严格掌握各种击法的适用部位和适应证。

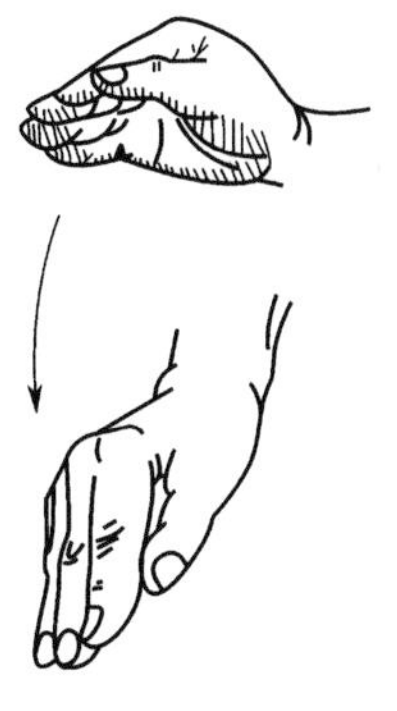

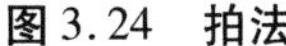

图 3.24 拍法

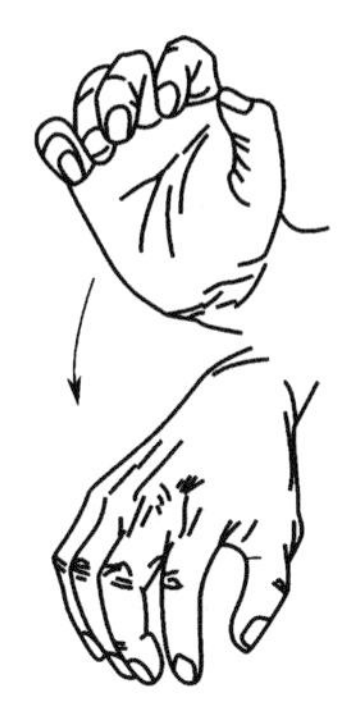

图 3.25 指击法

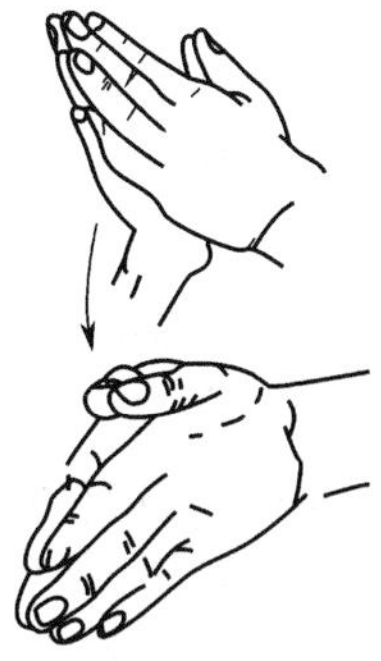

图 3.26 叩击法

③拳背叩击时腕关节要挺直,不能有屈伸动作。

④掌击法叩击时,切忌打击骨骼突出部位,以免引起不必要的疼痛。

⑤侧击时其方向应与肌纤维方向垂直,而且要紧击慢移。

⑥指尖叩击时,腕关节屈伸幅度要小,频率要快。

(4)康复应用

【适用部位】拳击法,适于大椎、腰臀部;掌击法,适于腰臀及下肢肌肉丰厚处;侧击法,适于肩背部、四肢部;指击法,适于头部。

【应用】用于颈腰椎疾患引起的肢体酸痛、麻木、风湿痹痛、疲劳酸痛、肌肉萎缩等病证的康复。

3.2.4.5 振颤类手法

以较高的频率进行节律性的轻重交替刺激,持续作用于人体,使受术部位产生振动、颤动或抖动等运动形式,称为振颤类手法。振颤类手法主要包括抖法、振法和颤法。

1. 抖法

使受术者肢体抖动的一种手法,称为抖法(图 3.27)。抖法依据抖动部位以及姿势、体位的不同可分为多种,临床一般以抖上肢、抖下肢为常用。

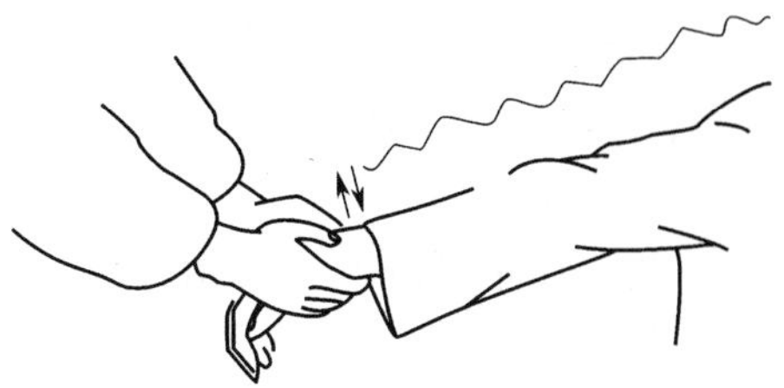

图 3.27 抖法(上肢)

(1)操作方法

受术者放松肢体。施术者用双手握住其肢体末端,慢慢将被抖动的肢体向前外方拉直,然后两前臂微用力作连续的小幅度的上下抖动,使抖动所产生的抖动波似波浪般地传递到肢体的近端。

(2)动作要领

①被抖动的肢体要自然伸直,并应使肌肉处于最佳松弛状态。

②抖动所产生的抖动波应从肢体的远端传向近端。

③抖动的幅度要小,频率要快。一般抖动幅度控制在 20 ~ 30 mm 以内;上肢部抖动频率在每分钟 250 次左右,下肢部抖动频率宜稍慢,一般在每分钟 100 次左右即可。

(3)注意事项

①操作时施术者呼吸自然,不可屏气,操作频率由中速到快速。

②操作时肩部应放松,取弓步位或摆好姿势。

③受术者站、坐位对手法操作影响差别不大,受术者手背应往侧面外展,肘关节应伸直,操作时带有拔伸动作。

④受术者应注意配合,以免耗气。

⑤受术者肩、肘、腕有习惯性脱位者禁用。

(4)康复应用

【作用及适用部位】本法是一种和缓、放松、疏导手法,具有疏松经脉、通利关节、松解粘连、消除疲劳的功效,适用于四肢部及腰部。

【应用】主要用于肩周炎、颈椎病、髋部伤筋、腰椎间盘突出症中后期。

2. 振法

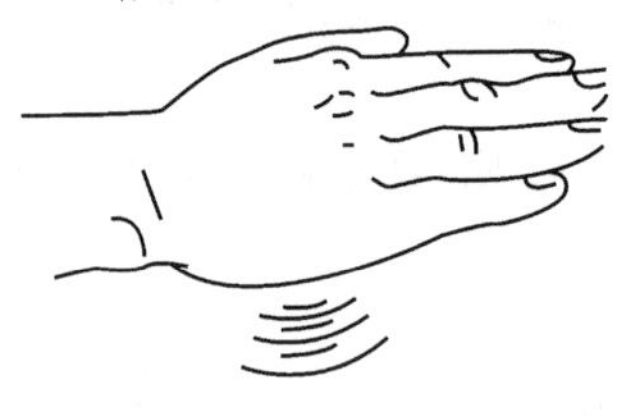

图 3.28　掌振法

能使所施部位振动的手法,称为振法。振法分为指振法与掌振法(图 3.28)两种。

(1)操作方法

以食指、中指螺纹面或以掌面置于施术部位或穴位上,注意力集中于掌或指端,前臂肌群交替性、静止性用力,产生快速而强烈的振动,使受术部位或穴位产生温热感或疏松感。

(2)动作要领

①肩及上臂放松。

②前臂与手部必须静止性用力。所谓静止性用力,即是将前臂与手部肌肉绷紧,但不作主动运动。

③注意力要高度集中于掌指部。

④频率要快而均匀,每分钟 240 ~ 300 次。

⑤以掌指部自然压力为准,不要施加额外压力。

(3)注意事项

①操作时手臂部不要有主动运动,即除手臂部静止性用力外,不能故意摆动或颤动,也不要向受术部位施加压力。

②振法易使施术者术后感到疲乏,应注意自身保护。

③肩、肘应放松。

④前臂肌肉强烈静止性用力,频率越快越好,幅度越小越好。

⑤呼吸自然,不能屏气。

(4)康复应用

【适用部位】指振法适于全身各部穴位,掌振法适于胸腹部。

【应用】主要用于头痛、失眠、胃下垂、胃脘痛、咳嗽、气喘、痛经、月经不调等病证的康复保健。

3.2.4.6 运动关节类手法

对关节作被动性活动,使其在生理活动范围内进行屈伸、旋转、内收、外展等运动,称为运动关节类手法。主要包括摇法、背法、扳法和拔伸法。其特点是手法节奏明快,对某些病证往往能收到立竿见影的效果。但在应用运动关节类手法时,尚需注意以下几点:

①要熟悉人体各关节的正常解剖结构以及各关节的正常生理运动范围;

②做运动关节类手法须有明确的目的和针对性,反对盲目使用;

③做运动关节类手法之前,必须先使用其他手法,将关节周围的软组织放松,以便手法的操作;

④运动关节类手法操作,要讲究技巧性,切忌滥用蛮力,以免造成新的损伤;

⑤做运动关节类手法之前,要排除该类手法的禁忌证,如结核、恶性肿瘤以及骨折病变等。

1.摇法

根据操作部位的不同,摇法包括颈项部、腰部、四肢关节(上肢包括肩关节、肘关节、腕关节、掌指关节和指间关节,下肢包括髋关节、膝关节和踝关节)摇法。

(1)操作方法

1)颈项部摇法 颈项部摇法如图3.29所示。受术者坐位,颈项部放松。施术者立于其背后或侧后方,以一手扶按其头顶后部,另一手托扶于下颌部,两手臂协调运动,反方向施力,使头颈部按顺时针或逆时针方向进行环形摇转。

2)肩关节摇法 肩关节摇法如图3.30所示。肩关节摇法种类较多,可分为托肘摇肩法、握手摇肩法、大幅度摇肩法等。

①托肘摇肩法。受术者坐位,肩部放松,肘关节屈曲,施术者站于其侧,以一手扶按住受术者肩关节上部,另一手托于其肘部,使其前臂放在施术者前臂上。然后手臂协同用力,作肩关节顺时针或逆时针方向的中等幅度的环转摇动。

②握手摇肩法。受术者坐位,肩部放松,肘关节伸直,施术者站于其后侧,以一手固定受术者肩关节,一手握住其腕关节,在略带牵引的力量下,由前向后摇动其肩关节。

3)腰部摇法 本法包括仰卧位摇腰法、俯卧位摇腰法、坐位摇腰法和滚床摇腰法。

①仰卧位摇腰法(图3.31)。受术者仰卧位,两下肢并拢屈髋屈膝。施术者双手分按其两膝部或一手按膝,另一手按于足踝部,协调用力,作顺时针或逆时针方向的

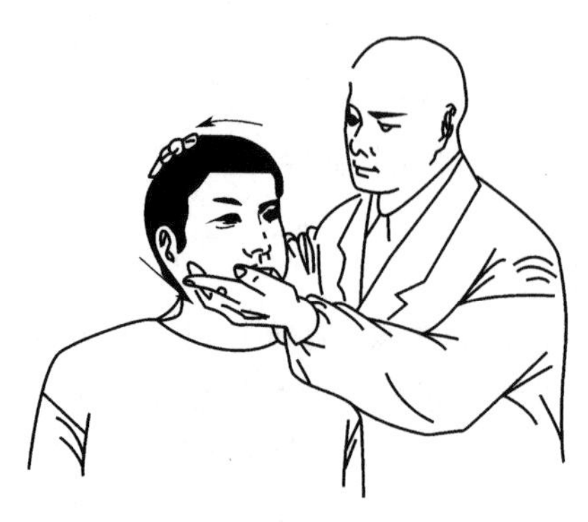

图 3.29 摇颈法

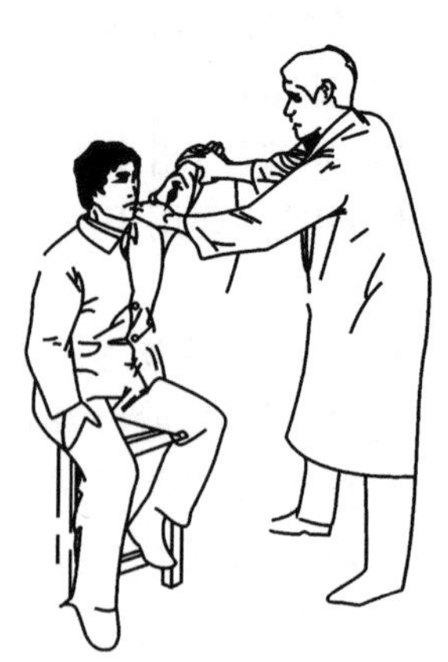

图 3.30 摇肩法

摇转运动。

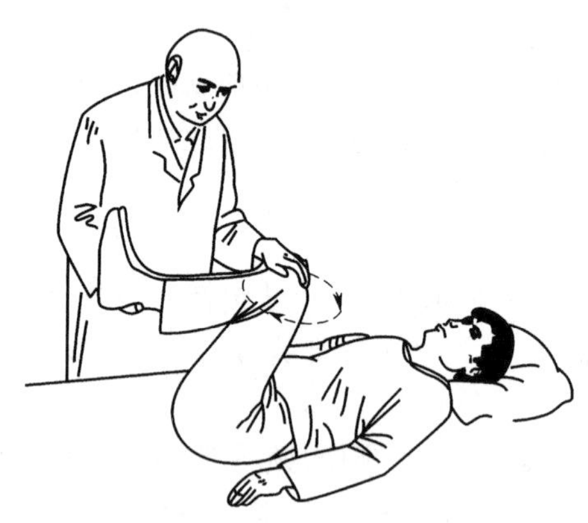

图 3.31 仰卧位摇腰法

②俯卧位摇腰法。受术者俯卧位，两下肢伸直。施术者一手按压其腰部，另一手臂托抱住其双下肢，作顺时针或逆时针方向的摇转。

③坐位摇腰法。受术者坐位，施术者面向受术者站在其侧面，以靠近受术者前方之手从其后方穿过腋下并搭扶于受术者颈部，受术者上肢置于施术者肩上；另一手扶按于其腰部，两手臂协调施力，使其腰部作顺时针或逆时针方向的摇转运动。

④滚床摇腰法。受术者坐于按摩床上，以双手臂环抱胸部并两手扣定对侧肩部，助手扶按受术者双膝以固定，施术者立于受术者后方，以双手环抱受术者胸部，按顺时针、逆时针方向各旋转一次，然后用肩部推受术者背部使其腰部前屈，再抽出一手在受术者腰部拍击数下。

(2)动作要领

①摇转的幅度应由小到大，逐渐增加。人体各关节的活动幅度不同，因此各关节的摇转幅度亦不统一。

②摇转的速度宜慢，尤其是刚开始操作时的速度要缓慢，可随摇转次数的增加及受术者的逐渐适应稍微增快速度。

③摇动时施力协调、稳定，除被摇的关节、肢体运动外，其他部位不应随之晃动。

(3)注意事项

①施术之前要先用其他手法进行放松。

②应在正常生理活动范围内进行摇转。

③不可突然快速摇转，力量应由轻到重，幅度由小到大。

④对习惯性关节脱位者禁用摇法。

⑤对椎动脉型、交感型颈椎病以及颈部外伤、颈椎骨折等病证禁用摇法。

(4)康复应用

【作用及适用部位】摇法具有舒筋活血、滑利关节、松解粘连、增强关节活动功能等作用，适用于颈项部、腰部以及四肢关节。

【应用】主要适用于各种软组织损伤性疾病及运动功能障碍等病证。

2. 扳法

扳法为推拿常用手法之一，也是正骨推拿流派的主要手法，如应用得当，效果立验。扳法种类繁多，包括全身各关节部扳法，这里只介绍几种常用扳法。

(1)操作方法

1)颈部扳法　本法包括颈部斜扳法(图3.32)、颈椎旋转定位扳法(图3.33)、颈椎前屈扳法和颈椎侧扳法。以颈椎旋转定位扳法为例，本法适于全颈椎椎骨错缝，其操作方法如下：

①受术者坐位，施术者立于患侧；

②施术者以一手屈肘托住受术者下颌，手指抱住枕部，另一手拇指顶推偏凸之颈椎棘突；

③令受术者逐渐屈颈，至拇指感觉偏凸棘突之上下间隔开始分离，即维持该屈颈幅度；

④施术者将受术者头部向上牵拉片刻，以克服颈肌反射性收缩；

⑤逐渐将颈部向棘突偏凸侧旋转至弹性限制位，作一突发有控制的扳动，扩大旋转幅度3°~5°，同时拇指用力顶推棘突，使颈椎复位。

2)胸背部扳法　包括扩胸牵引扳法、扳肩式胸椎扳法、胸椎对抗复位扳法和仰卧压肘胸椎整复法，其中前三法较常用。

①扩胸牵引扳法(图3.34)。其操作方法如下：

a. 受术者坐位，其两手十指交叉扣住并抱于枕后部；

b. 施术者站于其后方，以一侧膝关节抵住其背部病变处，两手分别握扶住两肘部；

c. 嘱受术者作前俯后仰运动，并配合深呼吸，即前俯时呼气，后仰时吸气，活动数遍；

d. 待受术者身体后仰至最大限度时，施术者随即用“巧力寸劲”将其两肘部向后方突然拉动，与此同时膝部向前顶抵，常可听到“喀”的弹响声。

②扳肩式胸椎扳法(图3.35)。其操作方法如下：

a. 受术者俯卧位，全身放松；

b. 施术者站于其患侧，以一手拉住对侧肩前上部，另一手以掌根部着力，按压在

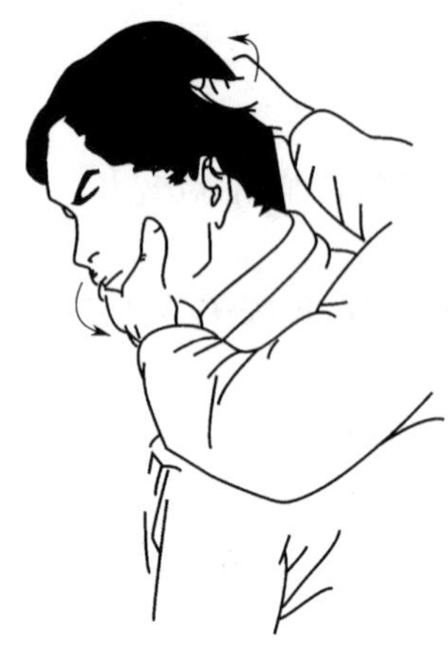

图 3.32 颈部斜扳法

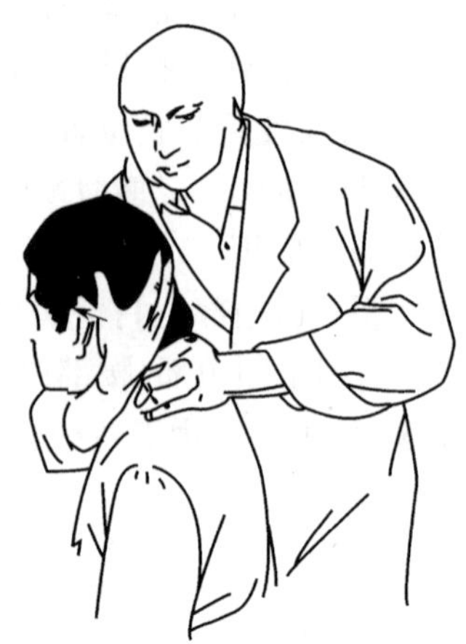

图 3.33 颈部旋转定位扳法

病变胸椎的棘突旁;

c. 拉肩一手将其肩部拉向后上方,同时按压胸椎一手将其病变处胸椎缓缓推向健侧;

d. 当遇到阻力时,略停片刻,随即以"巧力寸劲"作一快速的、有控制的扳动,常可听到"咔嚓"的弹响声。

应用:本法具有纠正小关节错位、理筋整复、松解粘连、恢复关节功能之功效,适用于第 7 胸椎以下节段的椎骨。常用于治疗第 7 胸椎以下椎体小关节错缝引起的腰背部疼痛、板滞和运动障碍等证。

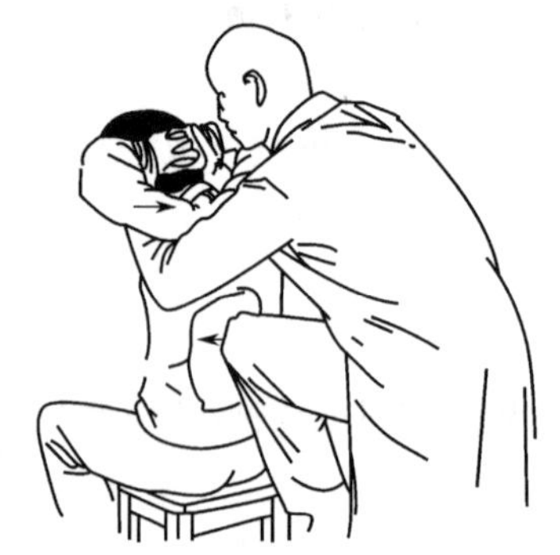

图 3.34 扩胸牵引扳法

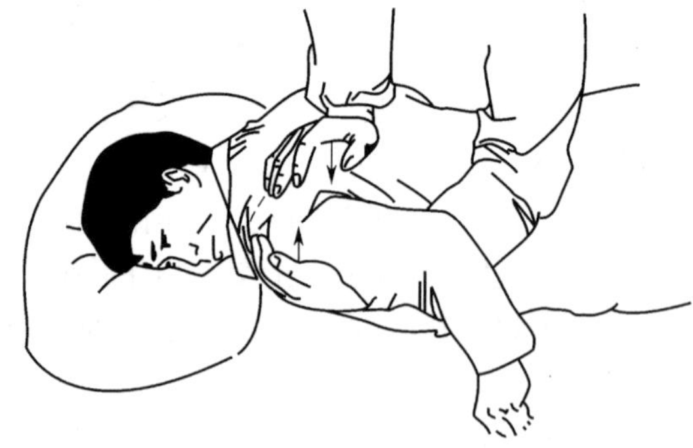

图 3.35 扳肩式胸椎扳法

③胸椎对抗复位扳法。其操作方法如下:

a. 受术者坐位,双上肢上举,挺胸;

b. 施术者立于其身后方,一手环抱其上臂的下端,另一手拇指顶压住偏歪的棘突,俩手协调用力作胸椎伸屈运动;

c. 当胸椎后伸到有阻力时，两手协同用力，作相反方向运劲，扳动胸椎，使其复位。

应用：本法具有整复关节、舒筋通络之功效，适用于胸椎椎骨错缝的整复。

3）腰椎扳法　包括腰斜扳法、腰椎后伸扳法和腰椎旋转定位扳法，均为临床常用手法。

①腰椎斜扳法（图3.36）。其操作方法如下：

a. 受术者侧卧，患侧下肢在上，屈髋屈膝，健侧下肢在下，自然伸直，患侧上肢置于身后；

b. 施术者立于受术者前侧，以一肘或手抵住其肩前部使其后仰，另一肘或手抵于臀部使其向前，两肘或两手反向协调施力，先作数次腰部小幅度的扭转活动；

c. 待腰部完全放松后，再使腰部扭转至有明显阻力时，略停片刻；

d. 施以“巧力寸劲”，作一个突然的、增大幅度的快速扳动，常可听到“喀喀”的弹响声。

②腰椎后伸扳法。其操作方法如下：

a. 受术者俯卧，下肢并拢；

b. 施术者一手按在腰部，另一手臂托抱住受术者两个下肢膝关节上方并缓缓上抬，使其腰部后伸；

c. 当后伸至最大限度时，两手协调施力，以“巧力寸劲”，作一增大幅度的下按腰部与上抬下肢的相反方向的用力扳动。

③腰椎旋转定位扳法（图3.37）。其操作方法如下：

a. 受术者跨坐于长条凳或治疗床上，两手抱头，助手固定其下肢；

b. 施术者站在受术者侧后方，一手拇指顶住腰椎偏凸棘突，另一手从受术者腋下穿过，勾在受术者颈部，使受术者向施术者方向扭转腰部；

c. 当达到弹性限制位时，两手对抗用力，以“巧力寸劲”，扩大扭转幅度3°～5°，即可复位。

（2）动作要领

①要顺应、符合关节的生理功能。各关节的构成要素虽然基本相同，但在结构上各有特点，其生理功能有很大差异。所以要把握好各关节的结构特征、活动范围、活动方向及其特点，宜顺应、符合各关节的各自运动规律来实施扳法操作。

②操作时要分阶段进行。扳法操作第一步是使关节放松，即先使关节作小范围活动或结合摇法而使关节逐渐松弛；第二步是将关节极度地伸展或屈曲，达到“弹性限制位”（此时关节有较大的回弹力，松手即会弹回），旋转并保持在这一位置的基础上，再实施第三步的扳法。

③突发“巧力寸劲”。扳动时所施之力，一为“巧力”，二为“寸劲”。所谓巧力即发力的技巧；所谓寸劲指短促之力，即所施之力比较快速，能够充分地控制扳动幅度，扩大关节屈伸、扭转幅度3°～5°，但决不可超出关节活动的生理范围，作用得快，消

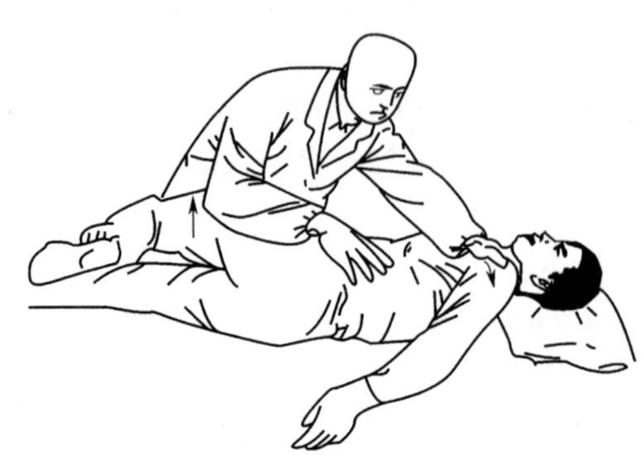

图 3.36 腰椎斜扳法

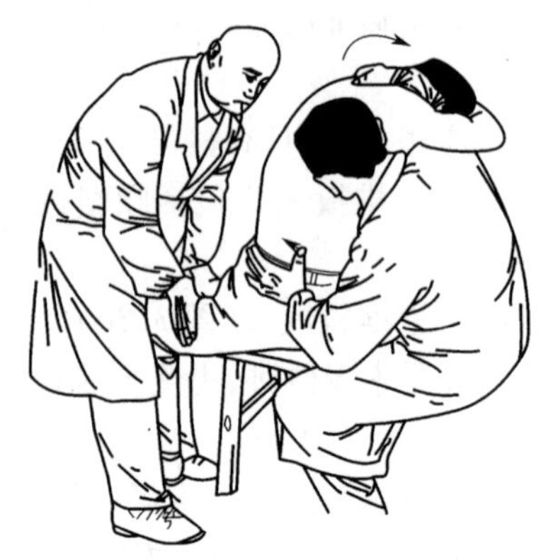

图 3.37 腰椎旋转定位扳法

失得也快,做到中病即止。

④扳动发力的时机要准,用力要适当。如发力时机过早,关节还有松弛的运动余地,则未尽其法;如发力时机过迟,关节在极度伸展或屈曲、旋转的状态下停留时间过长,易使松弛的关节变得紧张,而不易操作。若用力过小,则达不到治疗效果;用力过大,则易导致不良反应。

(3)注意事项

①不可逾越关节运动的生理范围。颈、胸部做扳法时,尤其应加以注意。

②不可粗暴用力和使用蛮力。

③不可强求关节弹响。

④诊断不明确的脊柱外伤及带有脊髓症状体征者禁用扳法。

⑤老年人伴有较严重的骨质增生、骨质疏松者慎用扳法,对于骨关节结核、骨肿瘤患者禁用扳法。

(4)康复应用

【作用及适用部位】扳法具有舒筋活络、滑利关节、松解粘连、整复错缝等功效,适用于脊柱以及四肢关节等处。

【应用】主要用于颈椎病、落枕、环枢关节半脱位、肩周炎、腰椎间盘突出症、脊椎小关节紊乱、四肢关节外伤后功能障碍等病证。

3. 拔伸法

拔伸法又名牵引法、牵拉法、拉法,为正骨推拿流派常用手法之一,包括全身各部关节、半关节的拔伸牵引。

(1)操作方法

1)颈椎拔伸法 此法包括掌托拔伸法(图 3.38)、肘托拔伸法(图 3.39)和仰卧位拔伸法(图 3.40)三种。

①掌托拔伸法。受术者坐位,施术者站于其后,以双手拇指端和螺纹面分别顶按住受术者两侧枕骨下方风池穴处,两掌分置于其两侧下颌部以托挟助力。然后掌指

及臂部同时协调用力,拇指上顶,双掌上托,缓慢地向上拔伸1～2 min,以使颈椎在较短时间内得到持续牵引。

②肘托拔伸法。受术者坐位,术者站于其后方,以一手扶于其枕后部以固定助力,另一侧上肢的肘弯部托住其下颊部,手掌则扶住对侧颜面以加强固定。托住其下额部的肘臂与扶枕后部一手协调用力,向上缓慢地拔伸1～2 min,以使颈椎在较短的时间内得到持续的牵引。

③仰卧位拔伸法。受术者仰卧位,施术者置方凳坐于其头端。以一手托扶其枕后部,另一手托扶其下颌部。双手臂协调施力,向其头端缓慢拔伸,拔伸时间可根据病情需要而定,使颈椎得到持续的水平位牵引。

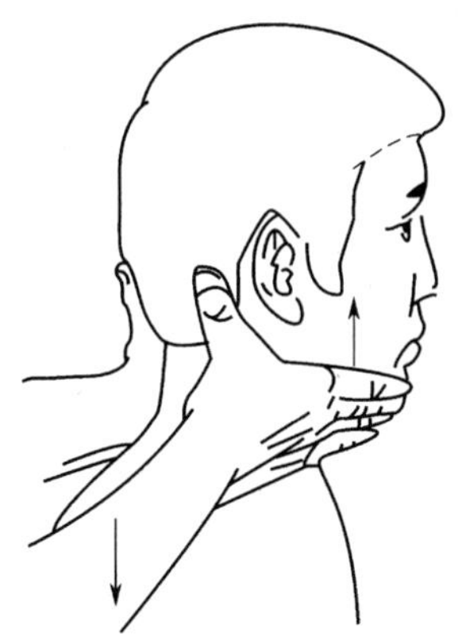

图3.38 掌托拔伸法

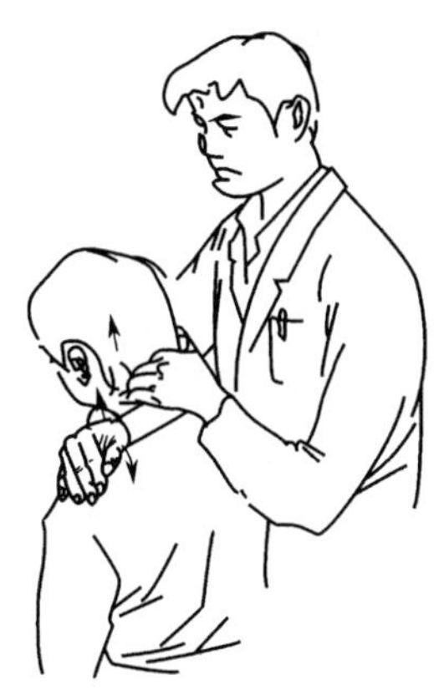

图3.39 肘托拔伸法

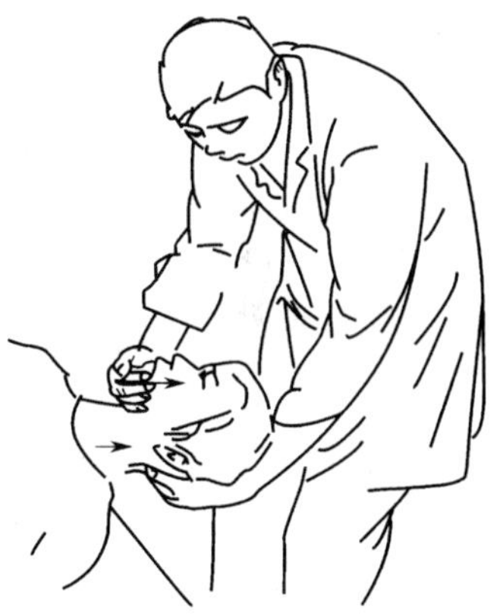

图3.40 仰卧位拔伸法

2)肩关节拔伸法　受术者坐位,施术者立于其患侧。以两手分别握住其腕部和肘部,于肩关节外展位逐渐用力牵拉。同时嘱受术者身体向另一侧倾斜,或有助手协助固定其身体上半部,与牵拉之力相对抗。

3)指间关节拔伸法　以一手握住受术者腕部,另一手捏住患指末节,两手同时施力,向相反方向拔伸。

4)腰部拔伸法　受术者俯卧,双手用力抓住床头。施术者立于其足端,以两手分别握其两踝部,向下逐渐用力牵引。在牵引过程中,身体上半部应顺势后仰,以加强拉伸的力量。

(2)动作要领

①拔伸动作稳而缓,用力均匀而持续,方向相反。

②在拔伸的开始阶段,用力由小到大,逐渐增加,拔伸一定程度后,则需要一个稳定的持续牵引力。

(3)注意事项

①不可用突发性的暴力进行拔伸,以免造成牵拉损伤。

②要注意拔伸的角度和方向。

③在关节复位时不可在疼痛、痉挛较重的情况下拔伸。

(4)康复应用

【适用部位】拔伸法适用于颈椎、腰椎以及四肢关节。

【作用】具有整复关节、肌腱错位,解除关节间隙软组织的嵌顿,松解软组织粘连、挛缩等功能。

【应用】多用于治疗四肢关节伤筋、错位、脱臼以及颈、腰椎关节及椎间盘的病变。

3.2.5 按摩手法综合训练

学会了各类手法的基本操作之后,就需要进行手法综合训练。要求施术者必须熟练地掌握各种手法在人体各部位的运用,并能正确地刺激各特定的部位和穴位;同时还要求施术者必须熟练手法操作的顺序、各手法之间的连接以及手法的变化,要求动作协调自然。

3.2.5.1 头面部手法训练

1. 仰卧位操作

(1)体位

患者面朝天而卧,自然放松,施术者坐于其右侧或头顶后侧。

(2)取穴

印堂、太阳、头维、攒竹、睛明、鱼腰、丝竹空、瞳子髎、承泣、迎香、地仓、颊车、下关等。

(3)训练手法

指揉法、大鱼际揉法、指摩法、指尖击法、指按法、抹法、推法、叩击法等。

(4)操作步骤

1)揉法练习　具体操作步骤如下。

①中指揉印堂(手法操作用力轻柔,频率不宜太快,摆动幅度要小)。

②大鱼际揉前额与面颊部。由印堂至神庭,前额正中至左右太阳,太阳至下关至颊车,下关至地仓,下关至迎香,下关至太阳。(操作时,腕关节要放松,揉至下关后,沿下颌骨向下经颊车,揉至地仓,反折回下关,沿颧弓下缘揉至迎香,反折回下关,再沿下关揉至太阳,来回往返数次。左右同之,后双手同时揉两侧太阳穴。)

③双中指揉按两侧颊车、下关、迎香、太阳等穴。(操作时,手法要求轻柔缓和,以揉带按,以酸胀为度。)

④揉眼眶。用手中指端或食指 、中指端以及大拇指和食指端分别揉按两侧睛明穴。(手法要求轻松灵活,以酸胀为度。)

⑤四指分揉头部两侧(双手四指分开微屈,分别按揉头部两侧)。

2)按压手法练习　具体操作步骤如下。

①按眼眶:用双手大拇指同时分别按两侧攒竹、鱼腰、丝竹空、瞳子髎、承泣(按而留之,以酸胀为度)。

②按印堂至百会:用大拇指螺纹面从印堂按至百会(按而留之,依次移动)。

③按拿肩井:用双手大拇指指端分别按揉肩井,而后拿双肩井以及肩部两侧。

④按前额正中至头部两侧的印堂、太阳、上星、头维：用双手大拇指螺纹面分别向两侧按压。

3）摩擦手法练习　具体操作步骤如下。

①抹前额，沿眼眶、迎香、人中至承浆：用双手拇指的螺纹面由印堂向上抹至上星，再从前额正中依上、中、下三部抹向头部两侧，而后沿上眼眶、下眼眶、眼球抹向太阳，沿鼻翼边抹迎香，沿手口唇、下口唇抹人中、承浆。

②大鱼际抹前额与面颊部：用双手大鱼际，由印堂抹向上星，由前额正中抹向左右太阳，而后单手大鱼际由地仓抹向下关，由迎香抹向下关，由太阳抹向下关，左右同之。

③摩前额与面颊：用食指、中指、无名指指面，分别摩前额以及周游面颊部。

④直推前额与面颊：用食指、中指、无名指以及小指直推，从前额横中直推至头部两侧以及面颊、下颌部）。

4）叩击法练习　具体操作步骤如下。

①指拍前额与面颊部：用双手四指指面轻轻拍打前额与面颊部。

②指击前额：用双手四指指端轻轻叩击前额以及两侧太阳穴。

③侧掌叩击前额至百会：用双手侧掌轻叩击前额，左右来回移动，后由前额轻叩击至百会穴处。

④拳心扣双肩：用双手拳心分别叩击两侧肩部。

5）其他手法练习　具体操作步骤如下。

①小鱼际滚法：滚前额。

②扫散法：扫散头侧颞部。

③拿五经：五指抓拿头顶五经。

2. 坐位操作

(1)体位

受术者端坐，全身自然放松，头稍微后仰，施术者站于其前侧方。

(2)取穴

印堂、太阳、头维、百会、率谷、桥弓、下关等。

(3)训练手法

偏峰推法、指间关节滚法、分法、合法、扫散法等。

(4)操作步骤　具体如下。

①指间关节滚法滚头部督脉、胆经。

②大鱼际揉前额、面颊部。

③五指拿头顶、风池、颈项部。

④推桥弓（左右各30次）。

⑤分推前额、眼眶、迎香、人中、承泣穴。

⑥扫散法（左右各30次）。

⑦合法(双手合扣挤压头部)。

⑧掌推后脑(直推至颈部,操作5~10次)。

3.2.5.2 颈项部手法训练

1.体位

受术者取俯坐位,全身放松,呼吸自然,施术者站于其后侧方。

2.取穴

风池、风府、天柱、大椎、肩井等穴。

3.训练手法

滚法、跪推法、拿法、按法、揉法、弹拨法等。

4.操作步骤

(1)滚法练习

①滚法沿风府至定喘,风池至肩井(走由两侧,来回往返数次)。

②滚法操作时配合作颈部前屈、后伸、左右侧弯以及左右旋转等动作。

(2)挤压类手法练习

①提拿风池、颈项部两侧肌肉以及胸锁乳突肌。

②拿肩井、三角肌,点缺盆穴。

③大拇指按揉颈项部两侧肌肉以及颈椎。沿风池至肩井(用双侧大拇指分别按肩井穴),风府至大椎穴。

④弹拨颈项部两侧大筋、肩部肌肉(肩胛骨周围)。

(3)摩擦类手法练习

①推法(掌、鱼际推法):沿风府至定喘、风池至肩井、华佗夹脊(肩胛骨内侧)施推法。

②擦颈项部:用手掌横擦大椎穴,用小鱼际直擦颈椎,用掌根直擦颈项部两侧肌肉。

③搓揉肩背部。

(4)其他手法练习

①拔伸颈椎(托掌拔伸法或托肘拔伸法)。

②扳颈椎(颈椎左右斜扳法、颈椎旋转定位扳法)。

③叩击颈项部两侧肌肉(小鱼际击法、指尖击法以及叩法)。

④拍击颈背部。

⑤拳背振击大椎。

3.2.5.3 肩与上肢手法训练

1.体位

受术者端坐,一上肢外展,置于施术者大腿上,全身放松。施术者站于其侧方,一足踩于凳子上,取屈膝屈髋位。

2. 取穴

肩髃、肩内陵、肩外陵、天宗、曲池、手三里、极泉、小海、内外关、合谷等。

3. 练习手法

滚法、一指禅推法、按法、拿法、摇法、扳法、搓法、抖法。

4. 操作步骤

(1)坐位操作

1)滚法练习　具体操作步骤如下:

①滚法施于肩关节前侧、外侧,至上臂内侧(肱二头肌),至肘内侧,至前臂内侧(屈肌群),至腕内侧;

②滚法施于肩关节后侧、外侧,至上臂外侧(肱三头肌),至肘外侧,至前臂外侧(伸肌群),至腕背侧,至掌背,至手指背,分别滚各手指背;

③滚法操作时,同时配合作肩部外展、内收、前屈、后伸、内旋、外旋、前上举、后弯等被动运动以及肘部的伸屈、旋转被动运动和腕关节的伸屈、左右侧弯等被动运动。

2)按压类手法练习　具体操作步骤如下:

①拿肩部三角肌(内束、外束、后束),至上臂内侧(二头肌)、外侧(三头肌),至前臂桡侧(伸肌群)、前臂尺侧(屈肌群);

②按揉肩髃、极泉、曲池、手三里、小海、内外关、合谷;

③抱揉肩关节;

④搓肩关节以及上肢;

⑤捻手指(从大拇指捻至余指各关节)。

(3)活动关节类手法练习　具体操作步骤如下:

①摇肩关节(托肘摇肩法、扶肘摇肩法、握手摇肩法)、摇肘关节、摇腕关节、摇掌指以及指间关节;

②抖上肢。

(4)其他手法练习　具体操作步骤如下:

①理手背、手指;

②劈指缝;

③振拳面。

(2)卧位操作

受术者先取俯卧位,至侧卧位,至仰卧位。全身放松,呼吸自然。施术者站于其侧方。

①首先采用俯卧位滚法施于肩后侧(冈上肌、冈下肌、圆肌、三角肌后侧束),至上臂后侧(肱三头肌),至前臂外侧(伸肌群),至腕背,至手掌背,至手指背(分别在各手指背侧施滚法)。

②配合作肩关节外展、后伸等被动运动。

③采用侧卧位滚法施于肩外侧(三角肌外侧束),至上臂外侧,至肘外侧,至前臂外侧。

④配合作肩关节前屈、上举、后弯等被动运动。

⑤采用仰卧位,滚法施于肩关节前侧(三角肌内侧束、胸大肌等),至上臂内侧(肱二头肌),至肘内侧,至前臂内侧(屈肌群),至腕内侧。

⑥配合作肩关节的外展、内收、旋前、旋后、前屈上举等被动运动和肘关节伸屈、旋转被动运动。

⑦按揉肩髃、肩内陵、肩井、天宗、肩外陵、曲池、手三里、内关、合谷、阿是穴。

⑧拿三角肌(内、外、后束),至上臂内外肌肉,至前臂内外肌群。

⑨摇肩关节。

⑩搓肩关节与上肢。

⑪抖肩关节与上肢。

3.2.5.4 腰背部操作

1. 体位

受术者取俯卧位,全身放松,呼吸自然,施术者站于其侧方。

2. 取穴

肺俞、心俞、膈俞、肾俞、华佗夹脊、大肠俞、命门腰阳关、八髎等穴。

3. 训练手法

滚法、一指禅推法、按揉法、点法、掌按法、肘推法、擦法、扳法等。

4. 操作步骤

(1)滚法练习

①滚法施于腰背部两侧膀胱经,掌指滚法施于华佗夹脊,自上而下,往返数次。重点部位:肺俞、心俞、肾俞、大肠俞。

②滚法同时配合腰部后伸、外展等被动运动。

(2)按压类手法练习

①大拇指按揉腰背两侧膀胱经诸穴(肺俞、心俞、膈俞、肝俞、胆俞、脾俞、胃俞、肾俞、大肠俞、八髎等)。

②掌根揉腰背部两侧膀胱经。重点掌揉两侧肾俞(以透热为度)。

③弹拨腰背部两侧膀胱经。

④掌按腰背部脊柱,自上而下,往返数次。

(3)摩擦类手法练习

①肘推华佗夹脊自上而下,用力要稳。

②腰背部二侧顺肌纤维方向施拍法、小鱼际击法。自上而下,来回数次。

③擦法施于腰背部(用手掌横擦命门、腰阳关、八髎;用小鱼际直擦督脉;用手掌直擦腰背部二侧膀胱经)。

(4)运动关节类手法练习

①左右斜扳腰椎。

②膝顶后伸扳腰椎。

③腰部旋转定位扳法(取骑马势)。

④直腰旋转扳腰椎(取端坐位)。

⑤扳胸椎(扩胸扳法、胸椎对抗扳法)。

⑥拳背振命门、腰阳关、八髎。

3.2.5.5 胸腹部手法训练

1. 体位

仰卧位。

2. 取穴

天突、华盖、膻中、中脘、下脘、气海、关元、中极、天枢、大横穴等。

3. 训练手法

大鱼际揉法、偏峰推法、掌指按法、掌根揉法、摩法、振法分推法等。

4. 操作步骤

①大鱼际揉胃脘部,并可顺升结肠至横结肠至降结肠方向移动。

②掌揉中脘、气海。

③指或掌按中脘、气海(顺呼吸起落)。

④指摩中脘、气海。

⑤掌摩腹部(顺时针方向或逆时针方向),同时可配合腹部托法。

⑥配合腹部抄法。

⑦指振中脘。

⑧掌振少腹部。

⑨分推腹部。

3.2.5.6 下肢部手法训练

1. 体位

受术者取俯卧位、仰卧位,双下肢伸直放松,呼吸自然。施术者站于其侧方。

2. 取穴

环跳、居髎、风市、委中、承山、昆仑、足三里、阳陵泉、髀关、梁丘、血海、膝眼等穴。

3. 手法

滚法、拿法、按揉法、肘压法、点法、肘推法、拍法、击法、扳法等。

4. 操作步骤

(1)俯卧位

①滚法施于臀部,至大腿后侧,至腘窝部,至小腿后侧,至足跟。

②患侧下肢作髋关节外展、外旋,并屈膝位时,滚法施于臀部,至大腿外侧,至小腿外侧。

③同时配合作髋关节后伸、外展以及旋内、旋外等被动运动,膝关节伸屈运动,以

及踝关节背屈运动。

④按环跳、居髎、大腿后侧、外侧、委中、承山。

⑤肘推大腿后侧,由髋部到腘窝部。

⑥拍法(小鱼际击法、掌根击法、拳心击法)施于大腿后侧、外侧,至小腿后侧、外侧。

⑦掌推大腿后侧,至小腿后侧,至足跟。

(2)仰卧位

①滚法施于大腿前侧,至小腿外侧。

②患下肢髋关节外展、外旋,并屈膝位时,滚法施于大腿内侧。

③同时配合作髋关节旋转以及外展等被动运动。

④拿大腿前侧(股四头肌)至大腿内侧(内收肌群),至大腿后侧(股二头肌、半腱肌、半膜肌),至小腿后侧(小腿三头肌)。

⑤勾揉委中、承山,按揉足三里、阳陵泉以及昆仑穴。

⑥摇髋关节、膝关节、踝关节。

⑦拔伸骶髂关节。

⑧直腿高举扳法。

⑨搓抖下肢。

附:膝关节手法练习

①掌指关节滚法施于膝周,沿髌骨边缘移动。

②滚法施于髌上缘,向下滚动;施于髌下缘,向上滚动。

③掌揉膝眼。

④大拇指按内外膝眼。

⑤摇髌骨。

⑥一指禅推揉膝眼。

⑦掌根叩击膝眼。

⑧搓、抹膝眼。

3.3 全身保健按摩

全身保健按摩包括目前俗称的“保健推拿”、“沐浴按摩”等。它是将人体头面部、胸腹部、肩和上肢、下肢前部、腰背部、下肢后部等各部位的推拿常规手法合为一体,形成的顺序连贯的程序化整体施术方法。全身保健推拿可以疏通整个经络系统,促进全身气血运行,消除全身疲劳,强筋健骨,改善脏腑组织器官功能。若长期坚持每周接受1~2次全身保健推拿,有强身健体、预防疾病、促进疾病康复和延年益寿的作用。

全身保健按摩施术顺序一般为:仰卧位,头面部—上肢部—胸部—腹部—下肢部,转俯卧位,头颈部—背部—腰部—下肢部—足部。也可根据受术者的身体状况和要求选择局部保健按摩或者局部调理。

3.3.1 头面部保健推拿

1. 手法作用

人体各部分生理功能的正常发挥,有赖于头面部的保健。中医学认为,头为“诸阳之会”、“清净之府”,五脏六腑精华之血,清阳之气,皆上注于头。头又易被邪气所侵袭,当头感受各种内外邪之后,或者当紧张工作之后,头都会出现一些症状,如头痛、眩晕、失眠、嗜睡等,因此头部的保健极为重要。头面部保健推拿可以促进脑部的血液循环和调节血流量,从而改善大脑的营养供给,因而可缓解疲劳,消除紧张、焦虑,对防治头痛、头晕、失眠、耳鸣、耳聋等有较好的作用。

2. 手法要领

头面部推拿手法操作要轻而不浮,柔和深透,由上而下,由前至后,由中到侧,整体连贯,按经络循行规律施术。

操作过程中开始手法需轻松和缓,继而手法逐渐加重,最后手法轻巧柔和,力度转小,速度转缓。

3. 体位

受术者仰卧位,施术者头前端坐位。

4. 时间

8 ~ 10 min。

5. 操作程序

头面部保健推拿操作程序如表 3.1 所示。

表 3.1 头面部保健推拿操作程序

编号	手法名称	操作部位	操作步骤	时间要求	操作要领
1	开天门	印堂至神庭穴	施术者两手拇指指腹稍用力交替推抹受术者印堂至神庭穴	反复操作 20 ~ 30 遍	操作时力量宜轻,速度宜快
2	分抹前额	前额部印堂至太阳穴	施术者以双手拇指螺纹面着力,从受术者两眉弓间印堂穴开始,沿眉弓上缘向两侧分抹至太阳穴	反复施术 5 ~ 10 次	起手时用力稍重,分抹中力量逐渐减轻,并可在太阳、鱼腰等穴稍行揉压;由内向外推抹,不可逆行,速度宜缓慢;推抹时双拇指同时对称着力
3	轻摩眼眶	眼眶周围	施术者用双手拇指指腹部按压受术者两眼目内眦处睛明穴 30 s,然后再以两拇指指腹面自睛明穴起,由内向外,由下至上轻摩眼眶	3 ~ 5 圈	力量宜轻,手法灵活
4	推摩鼻翼至颧髎	鼻翼至颧髎	施术者以两手拇指指腹点按受术者迎香穴 30 s,然后自鼻翼、迎香,经巨髎穴推至颧髎穴	反复 3 ~ 5 次	推摩宜轻,点按稍重

续表

编号	手法名称	操作部位	操作步骤	时间要求	操作要领
5	推抹水沟至地仓	水沟至地仓	施术者双手拇指指腹自受术者水沟穴推抹至地仓穴	反复3～5次	手法操作应轻巧柔和
6	轻摩下颌至颊车	下颌至颊车	施术者双手多指指腹轻摩受术者下颌至颊车	反复3～5次	手法操作应轻巧柔和
7	轻揉颊车至太阳	颊车至太阳	施术者双手食、中、无名三指并拢，以中指指腹为主，自受术者颊车穴轻揉至太阳穴	反复3～5次	手法操作应轻巧柔和
8	点揉督脉印堂至百会穴	印堂至百会	施术者一手拇指指腹自受术者印堂穴起，点揉至百会穴，其中可重点点揉印堂、神庭、百会穴各30 s，双手拇指可交替进行	反复3～5次	点按时力量应由轻到重，点按速度要始终并且要连贯。点按时应注意从前至后依次点压，不要出现跳跃现象
9	点揉膀胱经攒竹至络却穴	攒竹至络却穴	施术者用双手拇指同时点按两侧足太阳膀胱经攒竹至络却穴	反复3～5次	点按时力量应由轻到重，点按速度要始终并且要连贯。点按时应注意从前至后依次点压，不要出现跳跃现象
10	勾压风池、风府穴	风池、风府穴	施术者双手中指指端勾压受术者风池穴（双穴），单手中指指端勾压风府穴各1～2 min，压后缓揉数下	反复2～3遍	勾压穴位以受术者酸胀耐受为度
11	梳理头皮	头皮	施术者双手十指略分开，自然屈曲，以指尖或指腹梳理受术者头部，并双手交替搓动，如洗头状	反复操作数次，时间为2～3 min	操作时，指腹应直接接触皮肤，梳理时以头的两侧为主，头顶为辅。手法应轻快流畅
12	叩击头部、掌振百会穴	头部	施术者双手十指微微分开，手指微屈，以十指指端交替叩击整个头部，连续叩击10～20次，然后掌振百会穴1 min	1～2 min	叩击时须连续不断，腕关节放松，用力不要太大
13	揉捻耳廓	耳廓	施术者两手拇指与食指指腹揉捻受术者两侧耳廓，并向下方牵拉耳垂3～5次	1～2 min	揉捻时力量可稍重，至耳廓发红发热，以受术者耳廓有微痛感为佳
14	头面推拿收势	头面部	施术者以双手拇指螺纹面或大鱼际着力，先行分抹前额，揉运太阳，分抹眼球，推擦鼻梁，并掐人中，按压地仓；然后从耳前到耳上，推理至耳后；继以双手小鱼际着力，沿颈项斜方肌推理至双侧肩井穴，然后捏拿肩井穴2～3次收势	1～2 min	操作宜轻快柔和，自然流畅

3.3.2 胸腹部保健推拿

1. 手法作用

胸腹部保健推拿主要是通过手法作用于胸腹部，起到调节脏腑功能的作用，概括起来有以下几点。

(1)宽胸理气

通过手法作用于胸胁部，可起到宽胸理气、宣肺平喘的作用，可预防和治疗胸闷、气喘、心悸、咳嗽等证。

(2)调理脾胃

通过手法作用于腹部，可起到健运脾胃的作用，可预防和治疗食少、纳呆、腹胀、腹痛、便秘、泄泻等病证。

(3)疏肝理气

通过手法作用于胁肋部位，可起到疏肝理气的作用，可预防和治疗胸胁胀满、疼痛，以及肝脾不和引起的食欲减退、胁肋胀痛等证。

(4)温通下元

通过手法作用于下腹部，可起到温通下元的作用。多用于预防和治疗妇女的月经病以及脾胃虚寒引起的腹痛、腹泻等证。

2. 手法要领

胸腹部推拿操作应重视循经与取穴，配合呼吸节律，由胸及腹，连贯条理，左右照应。胸胁部施术宜手法轻巧，灵活均匀，勿施粗暴，女性应忽略乳房部位；腹部施术应轻松柔和，均匀深透，摩运应热，按揉勿急，和缓顺应，勿伤脏器。

3. 体位

受术者仰卧位，均匀呼吸，放松腹肌；施术者站立或坐于其侧。

4. 时间

8 ~ 10 min。

5. 操作程序

胸腹部保健推拿操作程序如表 3.2 所示。

表 3.2 胸腹部保健推拿操作程序

编号	手法名称	操作部位	操作步骤	时间要求	操作要领
1	掌根按压双肩	肩部	施术者双手掌根同时按压受术者双肩 5 ~ 6 次，并用拇指指端同时点压其中府穴或缺盆穴 30 s	约 1 min	起手时，应用力和缓，继而逐渐加强力度，然后缓缓放松按压
2	分推胸部至两胁	胸部至两胁	施术者双手虎口张开，拇指与余四指抱定受术者胸廓，自正中线向两侧沿肋间隙分推至腋中线	3 ~ 5 次	由上至下操作，力量宜轻，速度不宜太快；对女性受术者分推时应避开敏感区

续表

编号	手法名称	操作部位	操作步骤	时间要求	操作要领
3	摩运膻中	膻中	施术者用指摩法或掌摩法作用于膻中穴，作环旋抚摸	约2 min	操作时力量轻柔，速度宜快
4	按揉胸部腧穴	胸部腧穴	施术者以一手或双手拇指螺纹面着力，从受术者天突穴开始，向下逐个按揉任脉诸穴至膻中穴；再从两侧俞府穴开始，向下逐个按揉足少阴诸穴至神封穴；然后两手分别向外按揉俞府、气户、中府、云门	2~3次	操作时压力不可以过重
5	搓擦胁肋部	胁肋部	施术者双手手掌分别贴于受术者胁肋部两侧	上下往返搓擦3~5遍	搓擦频率宜快，移动宜慢
6	全掌揉腹部	腹部	受术者双膝屈曲，腹部放松。施术者叠掌轻揉受术者腹部，先揉脐周，然后顺时针揉全腹	2~3 min	手法要轻快、柔和、深透
7	轻拿腹直肌	腹直肌	受术者双膝屈曲，腹部放松。施术者以双手拇指置于腹肌一侧，余四指置于腹肌另一侧，自上而下，提拿腹肌	3~5次	手法不宜过重
8	点按腹部穴位	腹部穴位	受术者双膝屈曲，腹部放松。施术者以食、中、无名指指腹沿受术者腹正中线由上至下点压上脘、中脘、下脘穴，以拇指和食指点压天枢穴（双穴）；再以食指、中指指腹点压气海、关元穴	2~3 min	点按穴位时应配合受术者呼吸，呼气时向下施加压力，吸气时放松
9	摩腹	腹部	受术者双膝屈曲，腹部放松。施术者以掌心置于受术者脐部，以脐为中心，先顺时针后逆时针进行摩动	各30次	摩动时宜轻柔缓慢，须摩至局部发热
10	掌振腹部	腹部	以脐为中心掌振腹部	1~2 min	振动幅度要小，频率要快，不可断断续续

3.3.3 上肢部保健推拿

1. 手法作用

上肢是人们从事各种活动的主要部位，因此，在日常生活和工作中常常发生劳损和损伤，常见症状为疼痛、麻木、酸胀、乏力、活动受限等。上肢的保健推拿不仅有局部保健治疗作用，而且还可预防和治疗全身性疾病，如手臂麻木、上肢瘫痪、肩周炎、落枕、颈椎病、胃痛、牙痛、面瘫等。上肢保健推拿概括起来有以下几方面的作用：

①舒筋通络，松弛肌肉，缓解上肢的疲劳；

②松解粘连，滑利关节，改善上肢的运动功能；

③治疗上肢某些病证，如肩周炎、网球肘、腱鞘炎等；

④治疗全身性疾病，如偏瘫、失眠、高血压等。

2. 手法要领

上肢部肌肤相对薄弱，推拿操作手法宜柔和轻快。掐、拿应着重于腧穴，尤其是肩、肘、腕关节部位；揉、滚、推须遵循经络；摇、抖灵巧到位，功力通臂达肩；搓、理手臂要轻松灵活，柔和顺畅。诸法连贯配合，施术轻重有度，切勿强拉硬扯。

3. 体位

受术者仰卧位或坐位，施术者站立其侧。

4. 时间

10 min。

5. 操作程序

上肢部保健推拿操作程序如表3.3所示。

表3.3 上肢部保健推拿操作程序

编号	手法名称	操作部位	操作步骤	时间要求	操作要领
1	推抚上肢	上肢	施术者用手掌从肩部向下推至手背，而后再由手背推至肩部	3 ~ 5 遍	推抚时压力要平稳适中，速度宜缓慢
2	拿揉上肢	上肢	施术者一手托住受术者一侧腕部，另一手拇指与余四指相对，沿经脉(三阴三阳)路线或肌肉轮廓，拿揉上肢肌肉，由肩部至腕部	3 ~ 5 遍	腕关节放松，动作柔和灵活，连绵不断，富有节奏性
3	滚上肢	上肢	施术者用小鱼际滚肩周，掌背滚或掌指关节滚上臂外侧，向下再用小鱼际滚肘关节附近及前臂	3 ~ 5 遍	滚动时压力、频率、摆动幅度要均匀，动作要灵活协调
4	一指禅推上肢经脉	上肢经脉	施术者用一指禅推法推手少阳经及手厥阴经	2 ~ 3 遍	压力、频率、摆动幅度要均匀，移动速度宜缓慢
5	点按揉上肢腧穴	上肢腧穴	施术者一手托起受术者一侧上肢，另一手拇指分别点按肩髃、曲池、手三里、内关、神门、合谷、劳宫穴，点后轻揉，或点揉相结合	2 ~ 3 min	按压穴位要准确，着力部紧贴体表，不可突施暴力
6	拍打、搓抖上肢	上肢	施术者用双掌或双拳由肩部到手部往返拍打，然后双掌相对往返搓动上肢；然后双手同时握住受术者一手大、小鱼际部，在稍用力牵拉的基础上，上下抖动上肢	拍打、搓动各操作 3 ~ 5 遍；抖动 1 ~2 min	拍打应有节奏；搓动频率宜快，移动速度宜慢；抖动幅度要由小缓慢增大，频率要快
7	摇肩关节	肩关节	施术者用一手扶着受术者肘部，另一手握住四指，先顺时针后逆时针，环转摇动肩关节	各 3 ~ 5 次	摇动时力量由轻到重，幅度由小到大，速度由慢到快

续表

编号	手法名称	操作部位	操作步骤	时间要求	操作要领
8	按压极泉	极泉穴	受术者上肢上举于头侧,施术者以掌根着力,双手叠压极泉穴1 min,然后缓慢放开,使受术者感觉上肢有一股热流流向指端	1 min	按压时力量宜由轻到重,不可突施蛮力
9	轻揉腕关节	腕关节	施术者双手握住受术者一手的大、小鱼际,用双拇指交替轻揉腕关节,然后摇动腕关节数次	1~2 min	指揉时宜轻快柔和,受术者腕关节放松
10	推按手掌并拔伸指关节	手掌及手指	施术者一手托住受术者手背或手掌,另一手拇指沿受术者掌骨间隙由下至上推摩3~5次,然后施术者以食指与中指依次夹住受术者拇指、食指、中指、无名指、小指,拔伸指关节,并急速滑脱,施术者两指相撞可发出响声	1~2 min	动作要求连贯灵活
11	叩劳宫穴	劳宫穴	受术者手掌放平,施术者以空心拳叩击劳宫穴	5~8次	力量适中,有节奏地叩击

3.3.4 下肢部保健推拿

1. 手法作用

下肢是人体负重最重要的部分,因此,也是容易发生劳损和损伤的部位。另外,下肢静脉回流较其他部位困难,因此容易导致下肢静脉曲张,使静脉回流受阻。下肢保健推拿主要有以下作用:

①松弛肌肉,缓解下肢疲劳;

②改善下肢血液循环,加快下肢静脉血液回流;

③提高下肢的运动功能;

④治疗下肢的某些病证,如下肢瘫痪、膝关节病变、踝关节扭伤等。

2. 手法要领

下肢部肌肉丰厚、肌腱韧带强劲,推拿操作宜深透有力,均匀持久。滚运揉拿应遵经循筋,由线及面,搓摩须热,叩击轻巧,运动准确有度。诸多手法搭配灵活,不可突施暴力。

3. 体位

下肢前、内、外侧部推拿,受术者仰卧位,施术者站其一侧;下肢后侧推拿,受术者俯卧位,施术者站其一侧。

4. 时间

10~15 min。

5. 操作程序

下肢部保健推拿操作程序如表3.4和表3.5所示。

表 3.4 下肢前、内、外侧部保健推拿操作程序

编号	手法名称	操作部位	操作步骤	时间要求	操作要领
1	直推下肢前、内、外侧	下肢前、内、外侧	施术者以手掌紧贴大腿根部,分别自股内侧直推至足弓,自髀关推至足背,自环跳推至足外踝	各3~5次	推时着力部要紧贴体表,呈单方向直线推移,不可左右滑动
2	拿揉下肢前、内、外侧	下肢前、内、外侧	施术者以双手拇指与余四指分别着力于受术者下肢前内、外侧,自上而下进行拿揉	3~5遍	对称用力,力量由轻到重,有节奏地进行拿揉
3	滚下肢	下肢	掌背滚大腿前侧,掌指关节滚大腿外侧,小鱼际滚膝周,掌背滚小腿外侧,最后小鱼际滚踝关节周围	3~5遍	滚动时压力、频率、摆动幅度要均匀,动作要灵活协调
4	按压腹股沟	腹股沟处动脉	施术者以全手掌着力,按压腹股沟处动脉,然后放松,受术者会感觉一股热流流向小腿	1 min	按压时力量宜由轻到重,不可突施蛮力
5	按揉下肢穴	下肢穴位	施术者以拇指分别按揉受术者风市、梁丘、血海、阳陵泉、足三里、三阴交、解溪等穴,以得气为度	2~3 min	按压穴位要准确,着力部紧贴体表,不可突施暴力
6	抱揉膝关节	膝关节	施术者双手如抱球状抱住受术者膝关节两侧进行轻揉	1~2 min	腕关节放松,揉动时灵活,压力适中
7	拍打下肢前、内、外侧	下肢前、内、外侧	施术者以手握空拳或虚掌,有节奏自上而下分别叩击拍打受术者下肢前、内、外侧	各3~5次	有节奏地进行拍打,力量由轻到重,避开关节及骨性突出部位
8	推磨运动	髋膝关节	将受术者髋膝关节屈曲,施术者一手放在膝盖上方,一手握住踝关节,在膝部施加向下的压力,以髋关节为圆心,分别顺时针和逆时针缓慢摇动3~5圈,再向下施加压力2~3次	2~3遍	摇动的幅度应控制在人体生理活动范围内进行,速度由慢到快
9	拔伸下肢	下肢	施术者一手托足跟,一手握足掌,先使受术者屈髋屈膝,然后迅速拔伸,使膝关节伸直	3~5遍	拔伸动作要稳而缓,用力要均匀而持续
10	推摩足背	足背	施术者以一手托受术者足底,以另一手拇指指腹、鱼际或掌根推摩足背	10~20次	用力适中,推摩至局部微热
11	活动踝关节	踝关节	施术者一手托住受术者踝关节上方,另一手握住其足掌部,使踝关节背曲、背伸及环转摇动,先顺时针后逆时针	2~3次	摇动的幅度应控制在人体生理活动范围内

表 3.5 下肢后侧保健推拿操作程序

编号	手法称	操作部位	操作步骤	时间要求	操作要领
1	推下肢后侧	下肢后侧	施术者一手扶在受术者臀部,一手以全掌着力从受术者臀横纹开始,向下直推至足跟部	3~5遍	推时着力部要紧贴体表,呈单方向直线推移,不可左右滑动

续表

编号	手法称	操作部位	操作步骤	时间要求	操作要领
2	捏拿臀及下肢后侧	臀及下肢后侧	施术者以双手拇指螺纹面与其余四指相对着力,自上而下捏拿受术者臀部及下肢后侧	3~5遍	对称用力,力量由轻到重,有节奏地进行捏拿
3	滚臀部及下肢后侧	臀部及下肢后侧	施术者以掌指关节滚或掌背滚或小鱼际滚臀部及下肢后侧	3~5 min	自上而下操作,滚动时压力、频率、摆动幅度要均匀,动作要灵活协调
4	按揉下肢穴位	下肢穴位	施术者用肘尖或拇指指腹按揉受术者臀部环跳,下肢承扶、阴门、委中、承筋、承山、太溪、昆仑等穴,以得气为度	2~3 min	按压穴位要准确,着力部紧贴体表,不可突施暴力
5	搓臀部	臀部	施术者双掌相对,纵向紧贴受术者臀部,向中间施力搓动,以透热为度	1 min	搓动时动作要协调、连贯,搓动速度应快,移动速度宜慢
6	叩击拍打臀部及下肢后侧	臀部及下肢后侧	施术者以双拳或虚掌有节奏地叩击拍打受术者臀部及下肢后侧	1~2 min	有节奏地进行拍打,力量由轻到重
7	叩足心涌泉穴	涌泉穴	受术者屈膝90°,施术者用空拳叩击涌泉穴	3~5次	有节奏地进行拍打,力量由轻到重
8	膝关节屈膝扳法	膝关节	施术者一手扶于股后以固定,一手握住踝关节处使膝关节屈曲,将足后跟紧贴臀部,并施加一定压力	3~5遍	不可突施蛮力

3.3.5 颈项部保健推拿

1. 手法作用

颈项部是连接头部与躯干的部位,在日常生活中,人们习惯低头伏案工作和学习,睡觉时由于睡姿不当等都容易引起颈部劳损,因此颈项部是疾病易发部位。

颈项部的保健按摩,可以放松局部的肌肉,改善血供,缓解肌肉的紧张痉挛,从而有助于缓解颈项部的疲劳,预防和治疗颈项部的劳损和各种疾病,也能够缓解头部症状,特别是枕后部的疼痛。

2. 手法要领

颈项部肌肉和韧带发达,张力较高,又为诸阳经脉汇聚之所。推拿手法操作要求稳定、渗透、灵活、轻而不浮、重而不滞、轻重适宜、持久柔和。并要注意施术方向、角度的把握,切忌生硬用力。

3. 体位

受术者俯卧位,也可采取坐位或俯伏位,以颈项部放松为宜。施术者站其一侧或身后。

4. 时间

6~10 min。

5. 操作程序

颈项部保健推拿程序如表3.6所示。

表3.6 颈项部保健推拿程序

编号	手法名称	操作部位	操作步骤	时间要求	操作要领
1	拿揉颈项部	颈项部	施术者一手扶着受术者枕部，一手拇指指腹与食、中指指腹或余四指相对，用三指或五指拿揉颈项部肌肉	2~3 min	对称用力，力量由轻到重，有节奏地进行拿揉
2	拿揉肩部	肩部	施术者以双手拇指分别置于受术者两侧肩胛冈上窝，余四指放在肩前部，自内向外拿揉肩部。施术者亦可立于受术者头前，双手拇指分别置于受术者两侧肩前部，余四指置肩胛冈上窝，自内向外拿揉肩部	2~3 min	对称用力，力量由轻到重，有节奏地进行拿揉
3	滚颈项部	颈项部	施术者用小鱼际滚法从后发际风池穴开始，向下滚至大椎穴，再滚至两侧的肩井穴；自肩井穴滚至风池穴	3~5遍	滚动时压力、频率、摆动幅度要均匀，动作要灵活协调
4	一指禅推颈项部	颈项部	施术者以拇指指端或螺纹面推颈项部三线，分别是左风池—左颈根部，风府—大椎，右风池—右颈根部	3~5遍	一指禅推时压力、频率、摆动幅度要均匀，移动速度宜缓慢
5	按揉棘突两侧	颈部棘突两侧	施术者以双手拇指指端分别置受术者项部棘突两侧，自上而下按压，按压同时或按压后可行轻揉法	2~3遍	按压穴位要准确，着力部紧贴体表，不可突施暴力
6	按压肩井、秉风、天宗	肩井、秉风、天宗	施术者以双手拇指指腹分置于受术者两侧秉风、天宗穴上进行按揉，然后立于受术者头前，双手拇指置于受术者两侧肩井穴，余四指抱定肩后部，揉压肩井穴，亦可按压后再行揉法	1~2 min	按压穴位要准确，着力部紧贴体表，不可突施暴力
7	叩击颈项部	颈项部	施术者双掌心相对，五指自然屈曲分开，以小指尺侧端有节奏地交替叩击肩部数次，然后用虚掌拍打两侧肩胛区	1~2 min	有节奏地进行拍打，力量不宜过重

3.3.6 背腰部保健推拿

1. 手法作用

腰脊柱为整个脊柱负重最大的部位，同时腰部也是脊柱活动比较灵活的部位，可作前屈、后伸、侧屈、旋转等动作。脊柱运动的动力是肌肉，在日常生活中，人们要从事各种复杂的运动，运动时机体为了保持重力的平衡，肌肉随时都要发出反射性的收缩，因此腰背部肌肉大部分时间处于紧张状态，这就容易导致腰背部肌肉的劳损，长期的慢性劳损又会加重进一步的损伤，因此，腰背部的保健意义重大。据临床研究，腰背部的保健推拿有以下几方面的作用。

(1)消除疲劳

通过适当的手法可以缓解腰背部肌肉的紧张痉挛,从而起到消除疲劳的作用,使机体轻松愉悦。

(2)预防和治疗腰背部肌肉劳损

通过适当的手法可以松解粘连,改善血液循环,从而减轻腰背部酸痛等症状。

(3)调节脏腑功能

通过刺激腰背部腧穴,可以达到调节脏腑功能的作用。如按压脾俞、胃俞可调节胃肠功能等。

(4)预防和治疗某些妇科疾病

通过适当的手法刺激肝俞、肾俞及腰骶部等,可预防和治疗妇科疾病如痛经、闭经等。

2. 手法要领

腰背部肌肉丰厚宽阔,手法操作接触面大,力求深透。推法宜广而不浮;按压宜重而不滞;滚法均匀有力;叩击节奏规律,轻重有度。诸手法需循经重穴,着力准确。

3. 体位

受术者俯卧位,施术者站其一侧。

4. 时间

10 min。

5. 操作程序

背腰部保健推拿操作程序如表3.7所示。

表3.7 背腰部保健推拿操作程序

编号	手法名称	操作部位	操作步骤	时间要求	操作要领
1	直推背腰部	背腰部	施术者一手扶持受术者肩部,一手以掌根直推脊柱两侧,或手掌同时分推受术者背腰部	3~5次	推时着力部要紧贴体表,不可左右滑动,不可忽快忽慢,压力要平稳适中
2	按揉背腰部	背腰部	施术者以双手掌同时按揉受术者脊柱两侧第一、二条膀胱经。需要增加力量、增强刺激,可双手重叠进行按揉	3~5遍	用力均匀,自上而下操作
3	弹拨足太阳膀胱经	背腰部足太阳膀胱经	施术者双手拇指指端相对,以双手拇指指腹同时自上而下弹拨受术者足太阳膀胱经,如需增加力量、加大刺激,可用双拇指重叠弹拨,拨后应轻揉2遍	3~5次	弹拨时力量由轻到重,移动时不可出现跳跃
4	按压足太阳膀胱经腧穴	背腰部足太阳膀胱经腧穴	施术者以双手重叠置受术者背部膀胱经第一、二条线上,自大杼穴起,自上而下,同时或交替按压“背俞穴”;按完一侧再按另一侧	3~5遍	自上而下操作,按压穴位要准确,着力部紧贴体表,不可突施暴力

续表

编号	手法名称	操作部位	操作步骤	时间要求	操作要领
5	点按华佗夹脊穴	华佗夹脊穴	施术者以双手拇指指端置受术者背部正中线旁开0.5寸侧线夹脊穴上，自上而下，同时点按夹脊穴	3～5遍	自上而下操作，按压穴位要准确，着力部紧贴体表，不可突施暴力
6	按揉肾俞穴	肾俞穴	施术者以两手拇指指端（拇指伸直位）置于受术者双侧肾俞穴，同时着力按、揉或按揉交替；施术者亦可以双手拇指重叠置一侧肾俞穴，双手食、中、无名指并拢重叠置对侧肾俞穴，同时着力拿揉	1～2 min	按压穴位要准确，着力部紧贴体表，按后施以揉法，可“按一揉三”
7	滚脊柱两侧	脊柱两侧	施术者沉肩、垂肘、悬腕，手握空拳，侧掌滚或握拳滚受术者脊柱两侧，自上而下进行	2～3 min	滚动时压力、频率、摆动幅度要均匀，动作要灵活协调，不可撞击脊柱
8	拍打背腰部	背腰部	施术者以双手空拳或虚掌叩击、拍打受术者背腰部	1～2 min	腰部两侧叩击的力量要轻
9	搓擦命门	命门	施术者双手搓热，迅速以 手扶受术者，一手放置于命门穴，快速搓擦肾俞、命门	1～2 min	搓动宜快，宜搓至受术者腰部感到温热为止；搓擦后亦可缓揉，以增加热感的渗透力

3.4　自我保健按摩

衰老在人的一生中是必然要经历的过程。现代科学研究表明，人的寿命应在120～150岁。现今大多数人的衰老，可以说是“早衰”。年纪步入老龄并不意味着一定会伴随老年疾病的发生，关键在于自己要善于进行自我调节。延缓衰老的秘诀，除注意合理膳食、心态调整、培养多方面的兴趣爱好之外，坚持自我保健按摩，也是强身健体、延年益寿的好方法。

3.4.1　强壮养生按摩法

中医所谓“养生”，提倡“治未病”，是强调以预防为主，即通过实施各种方法和手段，达到促进个体健康长寿的目的。强壮养生的按摩即具有此种功效，通过各种手法作用于全身各部相关的经络、腧穴，调整机体各组织器官的功能，促其旺盛；激发人体正气，促进气血生化和运行，使机体处于“阴平阳秘，精神乃治”和“正气存内，邪不可干”的健康状态，从而使个体得以益寿延年。

1. 鸣天鼓

【操作】如图3.41所示，以双掌掌心横向分按双耳，掌根在前，五指在后。以食、中、无名指指端叩击枕部3

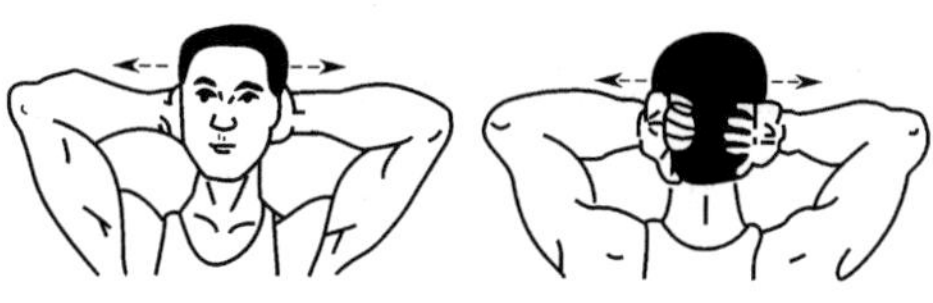

图3.41　鸣天鼓

次后，双手掌骤然离开耳部，如此反复10次。

【功效】益脑安神。

2. 擦玉柱

【操作】如图3.42所示，该操作包括以下两步。

①以一手拇指和余四指分置于颈前喉结旁人迎穴处，柔和缓慢地上下推擦10次。

②单掌横置颈后，掌根和四指分按两侧风池穴，横向来回推擦10次。

【功效】①平肝潜阳，降血压；②祛风散邪，增加脑部供血。

3. 舒气会

【操作】如图3.43所示，双掌相叠，以掌心置于膻中穴，上下推擦30次。

【功效】舒理气机，调畅情志。

4. 摩脘腹

【操作】如图3.44所示，双掌相叠，置于神阙穴（脐眼），先逆时针，从小到大摩脘腹30圈，然后再顺时针，从大到小摩动30圈。

【功效】健脾益胃，促进肠蠕动。

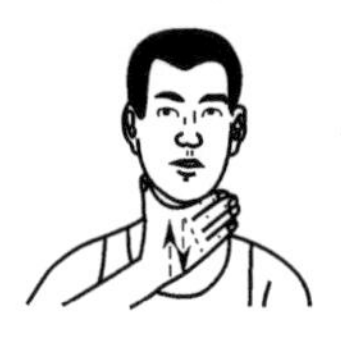
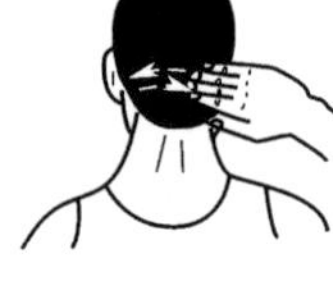
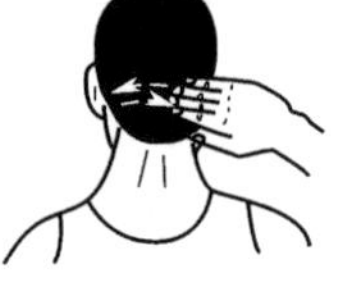

图3.42　擦玉柱

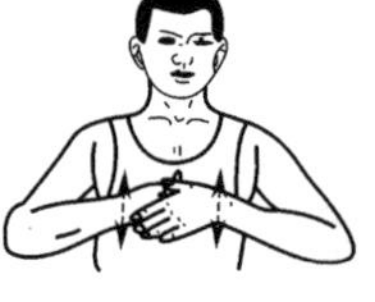

图3.43　舒气会

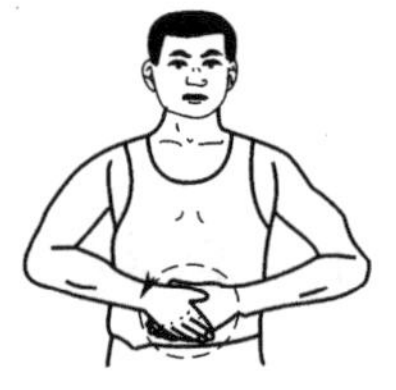

图3.44　摩脘腹

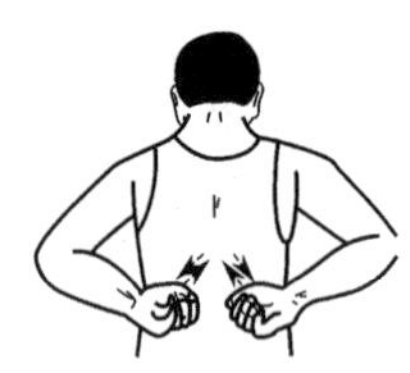

图3.45　叩命门

5. 叩命门

【操作】如图3.45所示，双手握空拳，以拳眼叩击命门穴，并横向两侧肾俞穴，往返叩击20次。

【功效】激发肾气，强腰健膝。

6. 按三里

【操作】双手食、中指相叠，按揉足三里穴50次。

【功效】促进气血生化。

7. 擦涌泉

【操作】单掌横置于涌泉穴，来回推擦50次。

【功效】补益肝肾，平衡阴阳。

3.4.2　振奋精神按摩法

当机体处于睡眠状态时，大脑皮层处于抑制状态，神经功能的兴奋性降低，醒后可出现暂时性的肢体乏力、头脑昏沉。此时实施保健按摩手法，可促进血液、淋巴液的循行，局部组织温度增高，提高神经系统的兴奋性。

1. 鸣天鼓

【操作】以双掌掌心横向分按双耳,掌根在前,五指在后。以食、中、无名指指端叩击枕部3次后,双手掌骤然离开耳部,如此反复10次。

【功效】益脑安神。

2. 震百会

【操作】坐位,两目平视,牙关紧咬,以单掌掌心在百会穴处,以适宜的力量作有节律的拍击10次。

【功效】醒脑开窍,振奋精神。

3. 拿头侧

【操作】坐位,双手五指指间关节屈曲,五指指端附着在与手同侧的发际边缘,指尖同时用力,提拿头皮,一拿一松,逐渐向后移动,过头顶至风池穴止(图3.46),操作10遍。

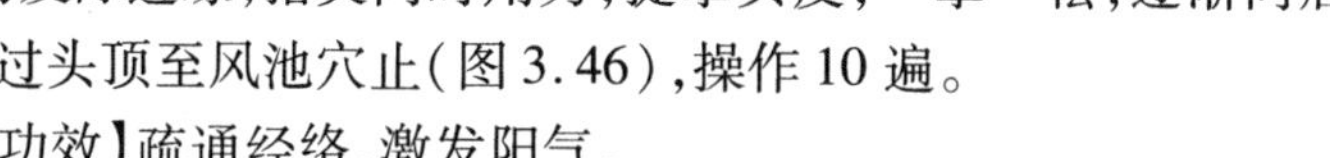

【功效】疏通经络,激发阳气。

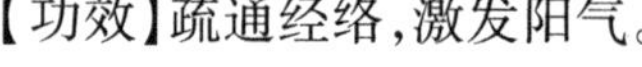

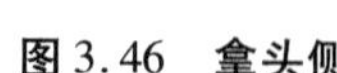

图3.46 拿头侧

4. 推胸腹

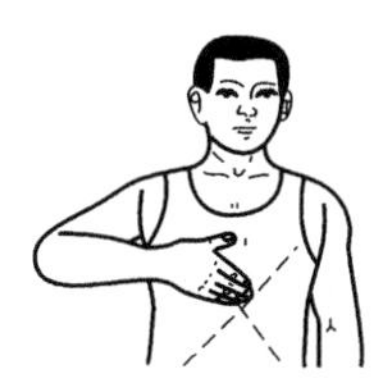

图3.47 推胸腹

【操作】仰卧,先用右手掌按在右乳部上方,五指并拢向下,用力沿胸经腹部推至对侧大腿根部(图3.47)。换手同法操作,交叉进行,各推10次。

【功效】通利三焦,开胸健脾。

5. 擦腰骶

【操作】坐位,身体微前倾。屈肘,两掌尽量上置于两侧腰背上部,以小鱼际着力,由上向下快速推擦至尾骶部,以热为度。

【功效】激发肾中阳气,推动全身经气运行。

6. 推上肢

【操作】坐位,以一手掌紧按另一手掌,用力沿左臂内侧上推到肩部,绕肩周后再由左臂外侧向下推至手背(图3.48),如此反复操作10遍,再换手同法进行。

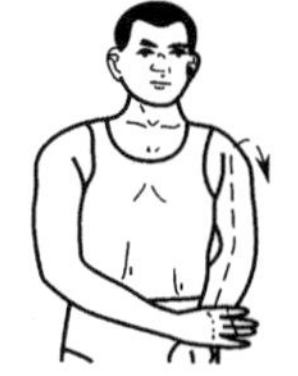

图3.48 推上肢

【功效】疏通上肢三阴、三阳经脉。

7. 拿下肢

【操作】坐位,双下肢平放床上,先以双手掌部紧贴大腿根部前侧,拇指和余四指相对,自上而下,用力提拿至小腿部,以胀为宜。再以双手提拿同侧大腿内侧向下至腓肠肌(小腿肚),5次后换手同法进行。

【功效】疏通下肢三阴、三阳经脉。

8. 勒手指

【操作】以一手食、中指挟持另一手手指根部两侧,两手同时向相反方向用力拔伸,从拇指起,依次进行,然后换手同法操作。

【功效】激发经气,清利头目。

3.4.3 消除疲劳按摩法

疲劳产生的原因是体力或(和)脑力劳动超过了机体的承受能力,导致身体各组织器官功能下降,血液供应不足,淋巴液回流不畅等,从而出现肢体酸痛乏力、头晕、少气懒言、局部肿胀等系列症状。此时,实施保健按摩手法,加快血流速度,提高血液供应,促进淋巴回流,加快体内代谢废物的排出,消除水肿,进一步使肌肉纤维、肌腱、韧带等组织的张力和弹性迅速恢复,从而消除机体疲劳。

1. 搓手掌

【操作】坐位,以两手掌相对用力搓擦,由慢而快,以热为度。

【功效】温通气血,促进周身循环。

2. 擦手背

【操作】坐位,一手掌紧贴另一手背,用力搓擦,以热为度,然后换手同法操作。

【功效】温通气血,促进周身循环。

3. 推头面

【操作】坐位,以两手掌心分按住前额,稍用力向上推动,过头顶至项后枕部,继而经耳前,沿两侧面颊向上推至额角,反复操作 10 次。

【功效】行气活血,清利脑府。

4. 摇颈项

【操作】坐或立位,身体正直,头颈向左后上方尽力摇转,眼望向左后上方,每做一次即向对侧方向摇转,眼望向右后上方,左右各摇 10 次。摇颈时要缓慢,转回时也要缓慢。

【功效】疏通气血,滑利颈椎。

5. 拿肩臂

【操作】坐位,以右手掌指面按在左肩膀上,拇指与余四指相对,分别捏住肩膀内、外侧,掌指协调用力,逐渐向下提拿至腕部,反复操作 5 遍。换手同法操作。

【功效】疏利上肢,通畅经脉。

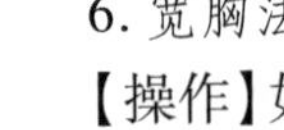

6. 宽胸法

【操作】如图 3.49 所示,该操作包括以下 3 步。

①坐位,右手虚掌置于右乳上方,适度用力拍击,同时逐渐向对侧移动,往返 10 次。

②以两手掌交叉紧贴胸部上下方,横向用力往返推擦,以热为度。

③以两手掌虎口置于两腋下,从上沿腰侧向下至髂骨,往返推擦,以热为度。

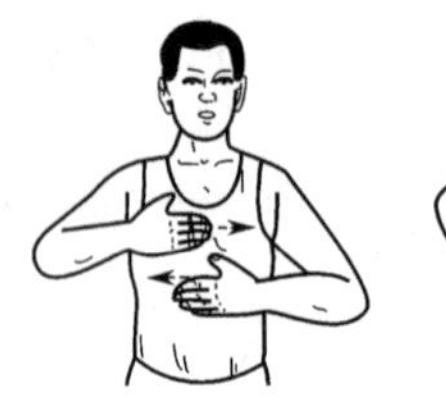

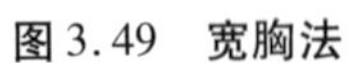

图 3.49 宽胸法

【功效】①、②宽胸理气,③通畅全身气机。

7. 叩腰脊

【操作】坐或直立位,双手握空拳,以拳眼着力自腰上部叩击腰脊两侧逐渐向下至骶部,叩击时可配合弯腰动作,往返操作 20 次。

【功效】激发肾气,促进脏腑机能。

8. 搓腿股

【操作】坐位,以双手挟持住大腿内、外侧,由大腿根部向下搓动至小腿,往返 5 次。换另侧同法操作。

【功效】温通气血,缓解疲劳。

9. 摇膝法

【操作】坐位,以双手掌心紧贴髌骨,先向内旋转按揉 20 次(图 3.50)。向外同法操作。

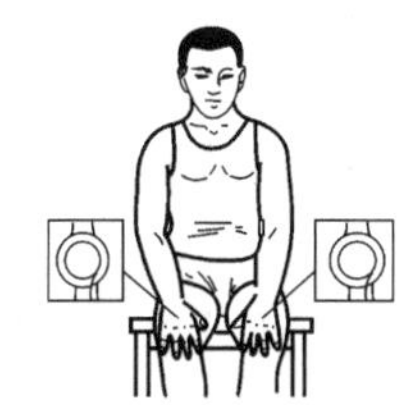

图 3.50 摇膝法

【功效】舒筋活络,强膝健腿。

10. 摇足踝

【操作】坐位,以一手握足趾,使踝关节作左、右或顺、逆时针环旋摇动各 20 次。然后换足同法操作。

【功效】滑利关,以助足力。

3.4.4 镇静催眠按摩法

睡眠为最佳的休息方法。由于各种因素影响,个体出现入睡困难、睡后易醒或多梦,都不能达到睡眠休息的最佳效果。实施按摩手法使紧张亢奋的神经功能得到放松,可抑制大脑皮质的兴奋状态,促进入睡和提高睡眠质量。

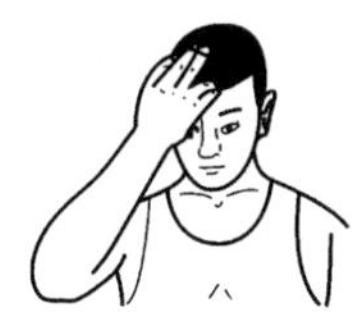

图 3.51 运百会

1. 运百会

【操作】坐位或卧位,以单手食、中指指腹置百会穴处,顺、逆时针按揉(图 3.51),各 30 次。

【功效】提运清阳,安神益脑。

2. 按风池

【操作】坐位,以双手拇指指腹分按在两侧风池穴上,两小指指腹分按在两侧太阳穴上,其余各手指自然分开置于头部两侧,双手协调用力,按揉风池、太阳穴及头侧部 1 min(图 3.52)。

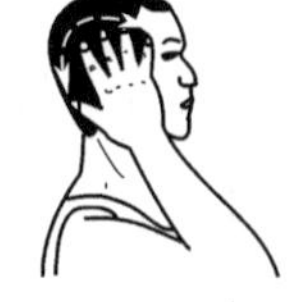

图 3.52 按风池

【功效】疏风散邪,清利头目。

3. 揉神门

【操作】坐位,一手食、中指相叠,以食指指腹按揉另一手神门穴 1 min。换手同法操作。

【功效】宁心安神。

4. 拍心区

【操作】坐或卧位，右手呈虚掌，适度用力有节奏地拍打左乳上部区域50次。

【功效】清心散邪。

5. 按脘腹

【操作】卧位，左右手分别横置于中脘和关元穴，随着呼吸动作，吸气时按压中脘穴，呼气时按压关元穴，一呼一吸为1次，反复操作20次。

【功效】理气和胃。

6. 擦肾俞

【操作】坐位，屈肘，以双手掌根紧贴腰部两侧肾俞穴，稍用力上下推擦，以热为度。

【功效】温肾壮腰。

7. 擦涌泉

【操作】单掌横置于涌泉穴，来回推擦50次。

【功效】滋养肝肾，平衡阴阳。

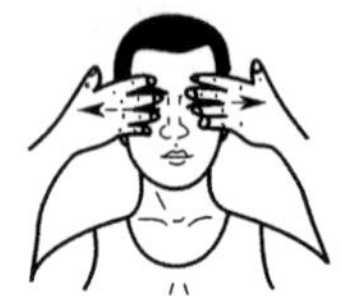

图3.53 运眼球

8. 运眼球

【操作】卧位，闭目。以双手中指分别横置于眼球上缘，无名指分别横置于眼球下缘，适度用力，自内向外轻揉至外眼角处(图3.53)，重复20次。

【功效】益肝明目，镇静安神。

3.4.5 疏肝理气按摩法

肝主疏泄，主升、主动，调畅全身气机，通利经络，促进各脏腑组织器官功能正常，推动全身气血和津液的运行，并增强脾胃的运化功能。如肝失疏泄，可致气机不畅、气机郁结、气机亢逆等病理变化，进一步影响肝藏血功能和津液的输布代谢以及脾胃的运化功能。肝者，络腑为胆，在体主筋，开窍于目。因此中医的肝病范畴，包括了部分消化系统疾病，如肝炎、胆道感染、胆囊炎、胆结石等，一些神经系统疾病如肋间神经痛等以及手足拘挛等筋腱病证，还包括肝阳上亢导致的高血压，相关眼疾等。因此，实施疏肝理气保健按摩手法对上述疾病有良好的防治功效。

1. 舒气会

【操作】双掌相叠，以掌心置于膻中穴，上下推擦30次。

【功效】舒理气机，调畅情志。

2. 宽胸法

【操作】该操作包括以下3步。

①坐位，右手虚掌置于右乳上方，适度用力拍击，同时逐渐向对侧移动，往返10次。

②以两手掌交叉紧贴胸部上下方，横向用力往返推擦，以热为度。

③以两手掌虎口置于两腋下，从上沿腰侧向下至髂骨，往返推擦，以热为度。

【功效】①、②宽胸理气,③通畅全身气机。

3. 疏肋间

【操作】坐位,以双掌横置两腋下,手指张开,置于肋间隙中,指腹紧贴肋间,先用右掌向左推摩至胸骨,再用左掌向右推摩至胸骨,交替推至脐水平线(图 3.54),重复 10 次。用力均匀,以胸肋有温热感为度。

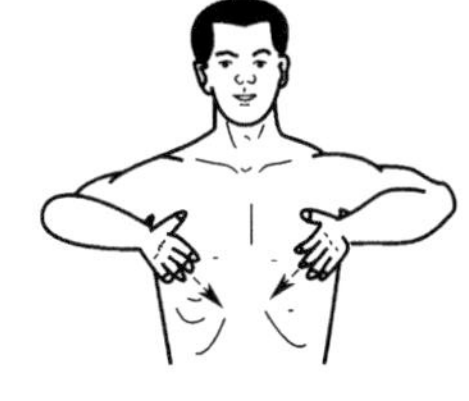

图 3.54 疏肋间

【功效】疏肝理气。

4. 拿腰肌

【操作】坐位,以双手虎口置于两侧腰胁部,由上向下,拿捏腰胁肌肉至髂部,往返操作 10 次。

【功效】健脾强腰。

5. 擦少腹

【操作】坐或卧位,双手掌分置两胁肋下,同时用力斜向少腹推擦至耻骨,往返操作 20 次。

【功效】健脾利气。

6. 理三焦

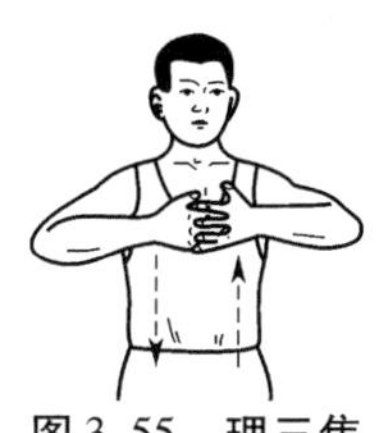

图 3.55 理三焦

【操作】坐或卧位,两手四指分别交叉,横置按于膻中穴,自上而下,稍用力推至腹尽处(图 3.55),反复 20 次。

【功效】通利三焦,理气养肝。

7. 拨阳陵

【操作】坐位,以双手拇指指腹分按于两侧阳陵泉穴(筋之会穴),余四指辅助,先按揉该穴 1 min,再用力弹拨该处肌腱 3 ~5 次,以有酸麻胀感为佳。

【功效】疏肝利胆,理气调经。

8. 振胸膺

【操作】如图 3.56 所示,该操作包括以下两步。

①坐位,以一手从腋下拿捏对侧胸大肌 10 次。换手同法操作。

②双手手指交叉抱持于后枕部,双肘相平,尽力向后扩胸,同时吸气,向前摆时呼气,一呼一吸为一次,反复操作 10 次。

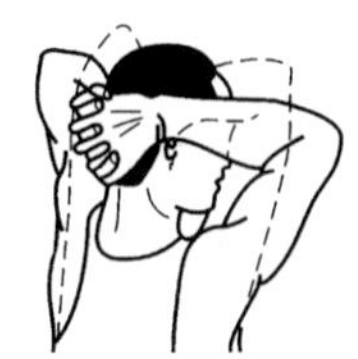

图 3.56 振胸膺

【功效】理气宽胸,振奋胸阳。

3.4.6 宁心安神按摩法

心主血,在心气的推动下,血液在脉管中正常运行,周流不息,营养全身,从而保证正常的生命活动。心藏神,在体合脉,舌为心之苗,与小肠相表里,其功能的盛衰可以通过人的精神、意识、思维活动以及脉象和舌象表现出来。中医所说心病的范畴,包括了心血管系统疾病,如心脏的各种疾患、动脉硬化、脉管炎等;神经系统疾病如神经衰弱、神经官能症、失眠以及一些颅脑内外的疾患等;小肠吸收不良、舌体病等。经常实施宁心安神的保健按摩手法,对上述各类疾病有良好的防治作用。

1. 鸣天鼓

【操作】以双掌掌心横向分按双耳,掌根在前,五指在后。以食、中、无名指指端叩击枕部3次后,双手掌骤然离开耳部,如此反复10次。

【功效】益脑安神。

2. 揉神门

【操作】坐位,一手食、中指相叠,以食指指腹按揉另一手神门穴1 min。换手同法操作。

【功效】宁心安神。

3. 掐中冲

【操作】以一手拇、食指挟持另一手中指尖(中冲穴处),以拇指指甲稍用力掐按数次,反复操作10次。换手同法操作。

【功效】激发心气。

4. 点极泉

【操作】先以右手四指置左侧胸大肌内侧,拇指置按胸大肌外侧,其时食、中指自然点按在腋下极泉穴,边捏拿胸大肌,边以食、中指自然点揉极泉穴(图3.57),操作10次。换手同法操作。

【功效】宁心安神,解郁止惊。

5. 拿心经

【操作】以一手拇指置对侧腋下,余四指置上臂内上侧,沿上臂内侧逐渐向下,拿捏按揉至神门穴止(图3.58),反复10次。换手同法操作。

【功效】疏通心气,和调脏腑。

6. 甩拍法

【操作】立位,双足分开与肩同宽,身体自然放松,双手掌自然伸开,以腰转动带动胳膊,肘部带动手,两臂一前一后自然甩动。到体前时,用手掌拍击对侧胸前区,到体后时,以掌背拍击对侧背心区(图3.59)。力量由轻渐重,以舒适为度,一前一后为1次,反复拍击20次。

【功效】振奋胸阳,活血化淤。

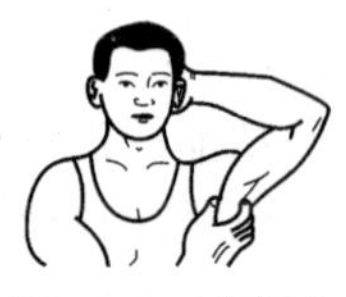

图3.57 点极泉

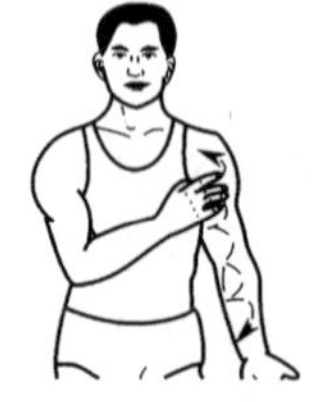

图3.58 拿心经

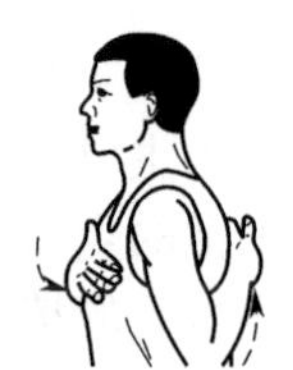

图3.59 甩拍法

7. 摩心胸

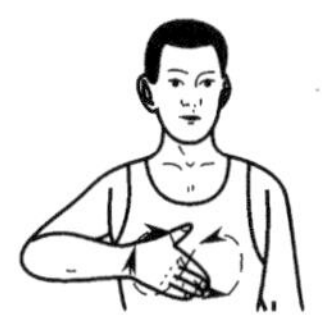
图 3.60 摩心胸

【操作】以一掌按置两乳正中，指尖斜向前下方，先从对侧乳下环行推摩心前区复原，再以掌根在前，沿同侧乳下环行推摩，如此连续呈“∞”形（图 3.60），反复 20 次。

【功效】调和心气，疏利心血。

8. 擦涌泉

【操作】单掌横置于涌泉穴，来回推擦 50 次。

【功效】补益肝肾，平衡阴阳。

3.4.7 健脾益胃按摩法

脾主运化，具有消化、吸收、运输营养物质和促进水液代谢的重要功能，为人体气血生化之源。人体各脏腑组织器官功能的发挥，均依赖脾生化气血的功能，故脾被称为“后天之本”。脾主统血，摄血行于脉中而不溢出脉外。脾与胃相表里，在体主肉，开窍于口。脾胃病的范畴，包括消化系统疾病，如胃炎、胃及十二指肠溃疡、消化不良、肠炎、腹泻、便秘等，还包括肌营养不良、肌肉萎缩、口腔疾病以及贫血、血小板减少等血液系统疾病。实施健脾益胃的保健按摩手法，对于防治上述疾病均有良好作用。

1. 摩脘腹

【操作】双掌相叠，置于神阙穴（脐眼），先逆时针，从小到大摩脘腹 30 圈，然后再顺时针，从大到小摩动 30 圈。

【功效】健脾益胃，促进肠蠕动。

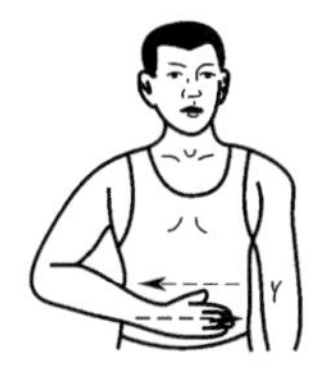
图 3.61 荡胃腑

2. 荡胃腑

【操作】坐或卧位，以一手掌按置于中脘穴上，先以掌根稍用力将胃脘向左推荡，继之再以五指将胃脘稍用力向右推荡（图 3.61），重复 10 次。

【功效】理气和胃，消积导滞。

3. 振中脘

【操作】坐或仰卧，双掌相叠于中脘穴处，以振动手法操作 1 min。

【功效】健运脾胃，补益中气。

4. 捏三线

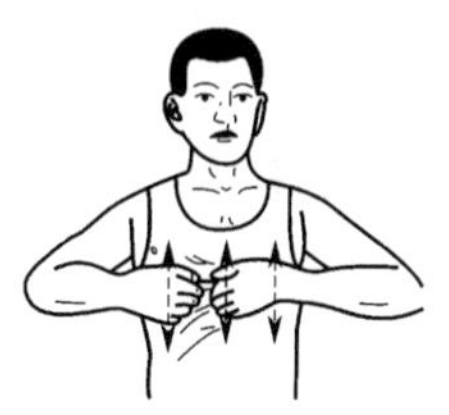
图 3.62 捏三线

【操作】坐或仰卧位，自两乳头及膻中穴向下沿胃经和任脉，以双手逐渐由上至下捏拿，揉捏脘腹部肌肉（图 3.62），3 线操作为 1 次，重复 5 次。

【功效】疏理气机，健脾助运。

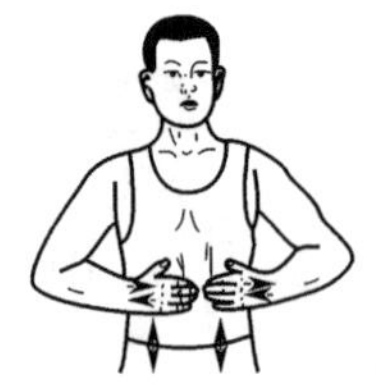

图 3.63 分阴阳

5. 分阴阳

【操作】坐或仰卧位，两手除拇指外其余四指并拢，中指相对于剑突下，全掌紧按皮肤，然后自内向外，沿肋弓向胁肋处分推，并逐渐向小腹移动(图 3.63)，共操作 10 次。

【功效】中医认为，腹左为阳，腹右为阴，分推可平衡阴阳，健脾和胃。

6. 疏肋间

【操作】坐位，以双掌横置两腋下，手指张开，置于肋间隙中，指腹紧贴肋间，先用右掌向左推摩至胸骨，再用左掌向右推摩至胸骨，交替推至脐水平线，重复 10 次。用力均匀，以胸肋有温热感为度。

【功效】疏肝理气。

7. 理三焦

【操作】坐或卧位，两手四指分别交叉，横置按于膻中穴，自上而下，稍用力推至腹尽处，反复 20 次。

【功效】通利三焦，理气养肝。

8. 按三里

【操作】双手食、中指相叠，按揉足三里穴(人体强壮穴)50 次。

【功效】益气生血。

9. 揉血海

【操作】坐位，双手拇指指腹分按于两腿部的血海穴(图 3.64)，按揉 1 min。

【功效】行气通络，健脾益胃。

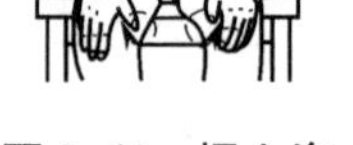

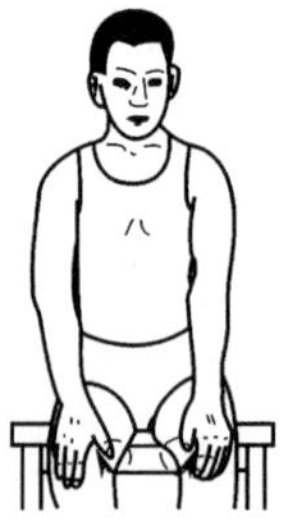

图 3.64 揉血海

3.4.8 宣肺通气按摩法

肺主气，司呼吸。通过肺的呼吸运动，吸入自然界的清气，呼出体内的浊气，实现体内外气体的交换；通过不断的呼浊吸清，促进气的生成，调节气的升降出入运动，从而保证人体气机的正常运行。肺主宣发、肃降，通调水道，与大肠相表里，在体主皮毛，开窍于鼻。肺病范畴，包括呼吸系统的病变，诸如感冒、咳嗽、哮喘、肺炎、肺气肿等，某些大肠疾病如肠炎、便秘以及荨麻疹等皮肤病和鼻炎等鼻部的疾病。实施保健按摩的手法，可以有效防治上述各类疾病。

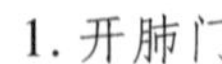

1. 开肺门

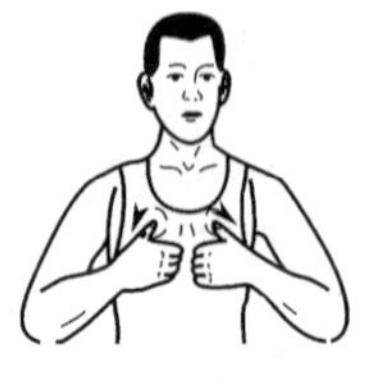

图 3.65 开肺门

【操作】如图 3.65 所示，该操作包括以下两步。

①以双手拇指指腹分置于两侧肺门穴(位于胸部正中线旁开 1 寸，胸骨柄、体联结部相平处)，按揉 1 min。

②双掌重叠以掌心置于膻中穴处，横向两侧胸膺部推擦 20 次。

【功效】宣肺利气。

2. 勾天突

【操作】以食指尖置于天突穴处，向下勾点、揉动 1 min(图 3.66)。

【功效】宣肺利气。

3. 调肺气

【操作】以双手拇指指腹分置按于中府穴，向上推揉至云门穴，以酸胀为度；然后以拇、食、中指指面平放一、二、三肋间，往返推擦 1 min(图 3.67)。

【功效】调理肺气。

4. 按风池

【操作】坐位，以双手拇指指腹分按在两侧风池穴上，两小指指腹分按在两侧太阳穴上，其余各手指自然分开置于头部两侧，双手协调用力，按揉风池、太阳穴及头侧部 1 min。

【功效】疏风散邪，清利头目。

5. 擦大椎

【操作】坐位，单掌横置于大椎穴，以大鱼际及食、中指往返推擦，以热为度(图 3.68)。

【功效】温阳运气。

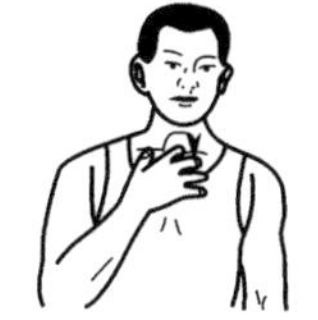

图 3.66 勾天突

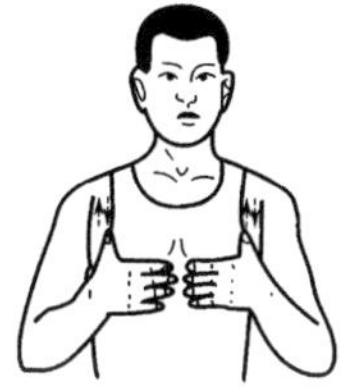

图 3.67 调肺气

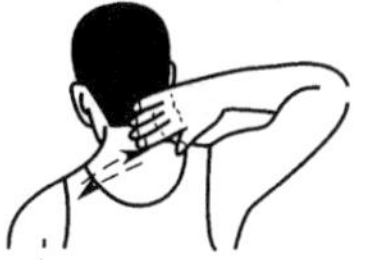

图 3.68 擦大椎

6. 拿合谷

【操作】坐位，以一手拇、食指相对拿按、揉动对侧合谷穴 1 min。换手同法操作。

【功效】和调肺气。

7. 清肺经

【操作】坐位或立位，以手掌先置对侧乳房上方，环摩至热后，以掌沿着肩前、上臂内侧前上方、前臂桡侧至腕、拇、食指背侧，做往返的推擦 20 次(图 3.69)。换手同法操作。

【功效】疏经清肺。

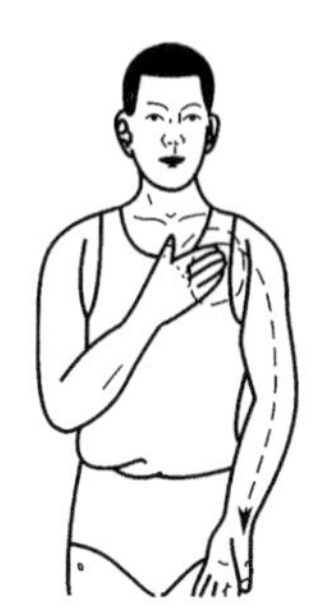

图 3.69 清肺经

8. 振胸膺

【操作】①坐位，以一手从腋下拿捏对侧胸大肌 10 次。换手同法操作。②双手手指交叉抱持于后枕部，双肘相平，尽力向后扩胸，同时吸气，向前摆时呼气，一呼一吸为一次，反复操作 10 次。

【功效】理气宽胸，振奋胸阳。

9. 擦迎香

【操作】以双手大鱼际处分按两侧迎香穴，上下推擦，边擦边快速呼吸，以热为度。

【功效】通利鼻窍。

3.4.9 固肾增精按摩法

肾为"先天之本"，是人体生命的原动力。肾位于腰部，有"腰为肾之府"之喻。肾藏精，主生殖发育；肾主水，调节人体水液代谢，使清者上升于肺而宣发全身，浊者下降于膀胱而排出体外；肾主纳气，与肺共同维持机体的呼吸功能。肾与膀胱相表里，在体主骨，开窍于耳及二阴。肾病的范畴，包括肾炎、膀胱炎、尿路感染、前列腺炎、遗精、早泄、男女不育症和闭经、带下等疾病，以及耳鸣、耳聋等耳部病变。实施保健按摩的手法对上述各种疾病均有较好的防治作用。

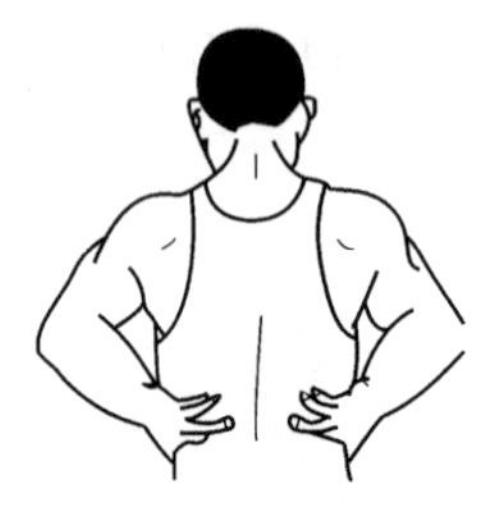

图 3.70 揉肾俞

1. 揉肾俞

【操作】坐位，以双手拇指指面夹腰胁部，食、中指相叠分按在双侧肾俞穴上，稍用力按揉 1 min 左右（图 3.70）。

【功效】激发肾气。

2. 叩腰脊

【操作】坐或直立位，双手握空拳，以拳眼着力自腰上部叩击腰脊两侧逐渐向下至骶部，叩击时可配合弯腰动作，往返操作 20 次。

【功效】激发肾气，促进脏腑机能。

3. 擦腰骶

【操作】坐位，上身微前倾。屈肘，双掌尽量置于两侧腰背上部，以全掌尤以小鱼际着力，向下快速推擦至尾骶部，以热为度。

【功效】激发肾中阳气，推动全身经气运行。

4. 摩关元

【操作】坐位，左掌横按在命门穴，右掌以关元穴为中心，作顺、逆时针摩腹各 50 次，然后随呼吸按压关元穴 10 次。

【功效】培补下元，温脾健胃。

5. 拿阴股

【操作】该操作包括以下两步。

①坐位，以一手拇指与四指分开，从对侧大腿内侧根部起，自上而下，拿揉股内侧肌肉逐渐下移至膝部，反复操作 10 次。换手同法操作。

②以掌面推擦对侧大腿内侧至膝，以热为度。换手同法操作。

【功效】行气活血，通调足三阴经。

6. 擦少腹

【操作】坐或卧位,双手掌分置于两胁肋下,同时稍用力斜向少腹推擦至耻骨,往返操作20次。

【功效】健脾利气。

7. 增髓法

【操作】坐位,以一手拇指指腹按于对侧三阴交穴,食、中指按于绝骨穴(髓之会穴),同时稍用力按揉1 min后,向下移至跟腱处,拇指指腹按于太溪穴,食、中指指腹按于昆仑穴,稍用力按揉1 min。换手同法操作。

【功效】养血生髓,强腰健脾。

8. 擦涌泉

【操作】单掌横置于涌泉穴,来回擦动50次。

【功效】滋养肝肾,平衡人体阴阳。

9. 洗双耳

【操作】该操作包括以下两步。

①坐或立位,以双手掌横置按于两耳上(拇指向下),均匀用力向后推擦,回手时将耳背带倒再向前推擦,往返操作20次。

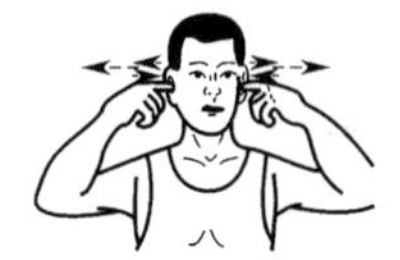

图3.71 洗双耳

②双手拇、食指捏住两耳垂做抖法数次,然后用两食指插入耳孔,做快速的震颤法数次,猛然拔出,重复操作10次。

【功效】调理肾气,通利清窍。

3.5 足部反射区保健按摩

3.5.1 概念

足反射区按摩法,即是在足的一定部位施以按摩,达到治疗某些疾病或养生保健目的的方法。在中国,古人认为,人有四根,即鼻根,苗窍之根;乳根,宗气之根;耳根,神机之根;脚根,精气之根。说明鼻、耳、乳仅是人体精气的三个凝集点,而足才是精气的总集合点。国外有人称之为“第二心脏”。

足反射疗法的“反射”与神经学说的反射不同,是将人的整体缩小、投影、反射到人的足部的一种理论,是以局部反映整体的一种理论,也就是将人体的各组织、器官与足的解剖部位相配,其所相配的部位称为“反射区”。例如:心脏反射区,指的是心脏的部分被反射,投影于足的部位。如果身体某部位有异常时,按压其相应的反射区就会有痛感,称为压痛,对诊断、治疗都有很重要的意义。如胃痛时,胃反射区就会有压痛。也就是说,反射区有压痛或其他不适时,就说明其相应的脏器和组织有某种程度的异常。而反射区既是疾病的反映部位,也是治疗的刺激部位。

3.5.2 足反射区按摩的作用

足反射区按摩为中医按摩疗法的一个独特分支，具有补、泻、温、清、消、散、和、欲、缓、镇等主要功效。

1. 补

(1)健脑提神

健脑提神为足部按摩最显著的功效。脑力工作者经常按摩头、额窦、脑垂体、脑干反射区，尤有裨益。

(2)强心调律

足部按摩能改善血液循环，增加血氧含量，促进代谢，调节心律，年老体弱者及心脏疾患者宜常按摩心脏、横膈膜、肾上腺及胃等反射区。

(3)健脾助运

消化不良者宜常按摩胃、胆、胰、甲状腺、腹腔神经丛等反射区。

(4)益肾壮阳

年迈久病、夜尿频多、腰酸阳痿者，宜常按摩肾、生殖腺、肾上腺、前列腺等反射区。

2. 泻

(1)畅腑通便

大便不畅者，按摩小肠、结肠和直肠等反射区，可促进肠蠕动，而收腑畅便通之功。

(2)利尿泄毒

足部按摩可促使代谢产物从二便排出，肝炎、肾病患者可常按摩肾、输尿管、膀胱和腹部淋巴腺等反射区，可改善症状。

3. 温

(1)温经通脉

遇寒加重的肩周炎、脊椎炎、关节炎等证，可按摩肩、手、腰、膝等反射区，效果良好。

(2)温阳止痛

阳虚寒凝的腹痛、胃痛、痛经患者，常按摩腹腔神经丛、胃、生殖腺等反射区，可缓解疼痛。

4. 清

(1)清热泻火

对急性炎症有退热消炎之效，内脏燔灼所致的目赤、口疮、齿痛等可按摩淋巴及相应反射区。

(2)清热解毒

对红肿热痛的外疡如急性乳腺炎、蜂窝组织炎等证，经按摩淋巴及相关反射区后，可退热消肿。

(3)清热化湿

肝、胆、胰、胃、肾及盆腔等炎症,属中医"湿热"证,可按摩淋巴及相关反射区,取其疏化清利之功。

5. 消

(1)消食导滞

过食肥甘而脘腹痞满者,按摩胃、十二指肠、腹腔神经丛等反射区,有通气宽腹之功。

(2)消痰散结

颈淋巴结、乳房小叶增生属于中医"痰结"证,常按摩颈、淋巴、胸等反射区,可逐渐退去。

(3)消肿化瘕

脾肿大、肝硬化及其他肿瘤属于中医"症瘕",常按摩淋巴、肝、脾等相关反射区,可有消磨之功。

6. 散

(1)解表散邪

凡外邪侵袭所致畏寒、肢冷等表证,按摩头、鼻、扁桃腺、淋巴等反射区,可解表退热。

(2)舒肝解郁

因情志抑郁所致癔症、肋间神经痛、神经症等,常按摩头、脑干、副甲状腺等反射区,可疏解情志。

(3)利官通窍

眼、耳、鼻等官窍功能障碍,常按摩相应五官反射区、甲状腺、副甲状腺、肾上腺等反射区,可使官窍通利。

7. 和

(1)调和阴阳

内分泌失调、更年期综合征属于阴阳失衡,可按摩垂体、头、甲状腺、生殖腺等反射区,可达阴平阳秘。

(2)调节脏腑

脏腑制化失常所致痛泄、呕逆、咳血等证,按摩相关脏腑反射区,可恢复正常。

(3)协调升降

气机升降失调所致失眠、晕厥、内脏下垂等证,常按摩相关脏器及甲状腺、副甲状腺、垂体、肾上腺、平衡器官等反射区,可使升降协调。

8. 欲

(1)止汗

人体汗出不止,可按摩脑、垂体、心、肾、甲状腺、副甲状腺等反射区。

(2)止血

一般出血证者不宜按摩,临床咳血、衄血、尿血、便血等患者可按摩甲状腺、副甲状腺、垂体、肾上腺、平衡器官等反射区。

(3)固精

早泄、遗精等病证,可常摩垂体、肾上腺、生殖腺、前列腺等反射区。

(4)涩肠

久泻者可常摩脑干、下丘脑、肾上腺、结肠和腹部淋巴腺等反射区。

(5)缩尿

遗尿或夜尿频多,可常摩垂体、肾、输尿管、膀胱及肾上腺等反射区。

9. 缓

(1)解痉止痛

肌肉痉挛引起疼痛时,按摩脑干、腹腔神经丛、甲状腺及相关脏器、体位的反射区,疼痛即可缓解。

(2)舒缓心神

焦虑、烦躁时,按摩头、脑干、副甲状腺、垂体等反射区,可使心神得安。

10. 镇

(1)安神

睡眠不佳者常按摩头、脑干、脾、甲状腺、腹腔神经丛等反射区,可改善睡眠。

(2)平喘

老年慢性支气管炎及肺气肿患者常按摩肺、气管、心、甲状腺、肾上腺等反射区,可减轻发作。

(3)降压

高血压患者出现头胀痛、头晕,常按摩脑、额窦、小脑、颈、降压点等反射区,可稳定血压。

3.5.3 足反射区按摩基本手法

1. 单食指叩拳法

【运用方法】以食指第一、二关节弯曲扣紧,余四指握拳以中指及拇指为基垫,于食指第一关节处固定。

【着力点】食指第二指关节。

【施力点】肘、腕、拳。

2. 拇指推掌法

【运用方法】以拇指与余四指分开约60°(视反射区定)。

【着力点】拇指指腹。

【施力点】腕、掌。

3. 扣指法

【运用方法】以拇指与余四指分开成圆弧状,四指为固定点。

【着力点】拇指指端。

【施力点】拇指、掌。

4. 掐指法

【运用方法】以拇指伸直与余四指分开固定。

【着力点】拇指指腹。

【施力点】拇指、掌。

5. 双指钳法

【运用方法】以食指、中指弯曲成钳头。

【着力点】食指第二节内侧。

【施力点】拇指指腹、掌。

6. 握足扣指法

【运用方法】以食指第一、二节弯曲,余四指握拳,单食指叩拳,另一手拇指伸入食指中。

【着力点】食指第二指关节。

【施力点】握拳的手腕,另一手拇指辅助,四指握足固定。

7. 单食指钩掌法

【运用方法】以食指、拇指张开,其余三指成握掌状。

【着力点】食指内侧。

【施力点】拇指固定,食指施力,余三指辅助手掌。

8. 拇食指叩拳法

【运用方法】以双手拇指、食指张开,食指第一、二节弯曲,另三指握拳。

【着力点】食指第二指关节。

【施力点】腕,拇指固定辅助。

9. 双掌握推法

【运用方法】施力手四指与拇指张开,以拇指指腹为着力点,四指扣紧,辅助手紧握脚掌,施力手上推。

【着力点】施力手拇指指腹。

【施力点】腕、掌。

10. 双指拳法

【运用方法】以手握拳,中、食指弯曲,均以第二关节凸出,拇指与余二指握掌拳固定。

【着力点】食、中指第二指关节。

【施力点】腕。

11. 双拇指扣掌法

【运用方法】以双手张开成掌,拇指与余四指分开,两拇指相互重叠。

【着力点】拇指重叠处指腹。

【施力点】以余四指紧扣脚掌,腕及拇指施力。

12. 推掌加压法

【运用方法】以单手拇指与余四指分开,另一手手掌加压于此拇指上。

【着力点】拇指指腹。

【施力点】以余四指为支点,另一手掌加压力以辅助拇指指力的不足。

3.5.4 常用足部反射区

常用足部反射区包括以下各部分,其中足底反射区如图 3.72 所示。

1. 头(大脑)

位于双脚拇指第一节底部肉球全部。右侧大脑的反射区在左脚上,左侧大脑的反射区在右脚上。

2. 额窦

位于双脚趾尖端约 1 cm 的范围,右边额窦在左脚,左边额窦在右脚。

3. 小脑、脑干

位于双脚拇指根部外侧面,靠近第二节趾骨处。右半部小脑、脑干的反射区在左脚上,左半部小脑、脑干的反射区在右脚上。

4. 脑下垂体

位于双脚拇指第一节肉球正中央,在脑部反射区深处。

5. 三叉神经、颞叶(太阳穴)

位于双脚拇指第一节肉球内侧中段在小脑反射区的前方。右侧三叉神经的反射区在左脚上,左侧三叉神经的反射区在右脚上。

6. 鼻

位于双脚拇指第一趾间关节前。右鼻的反射区在左脚上,左鼻的反射区在右脚上。

7. 颈项

位于双脚拇指第二节底部横纹处靠第一关节下方,即小脑反射区下方处。右侧的反射区在左脚上,左侧的反射区在右脚上。

8. 眼睛

位于双脚第二趾与第三趾中间根部(包括脚底和脚背两个位置)。右眼的反射区在左脚上,左眼的反射区在右脚上。

9. 耳

位于双脚第四趾与第五趾双侧掌面及根部位置。右耳反射区在左脚上,左耳反射区在右脚上。

10. 肩

位于双脚掌外侧第五跖趾关节,小趾骨外缘凸起趾骨关节处,肩的反射区在同侧。

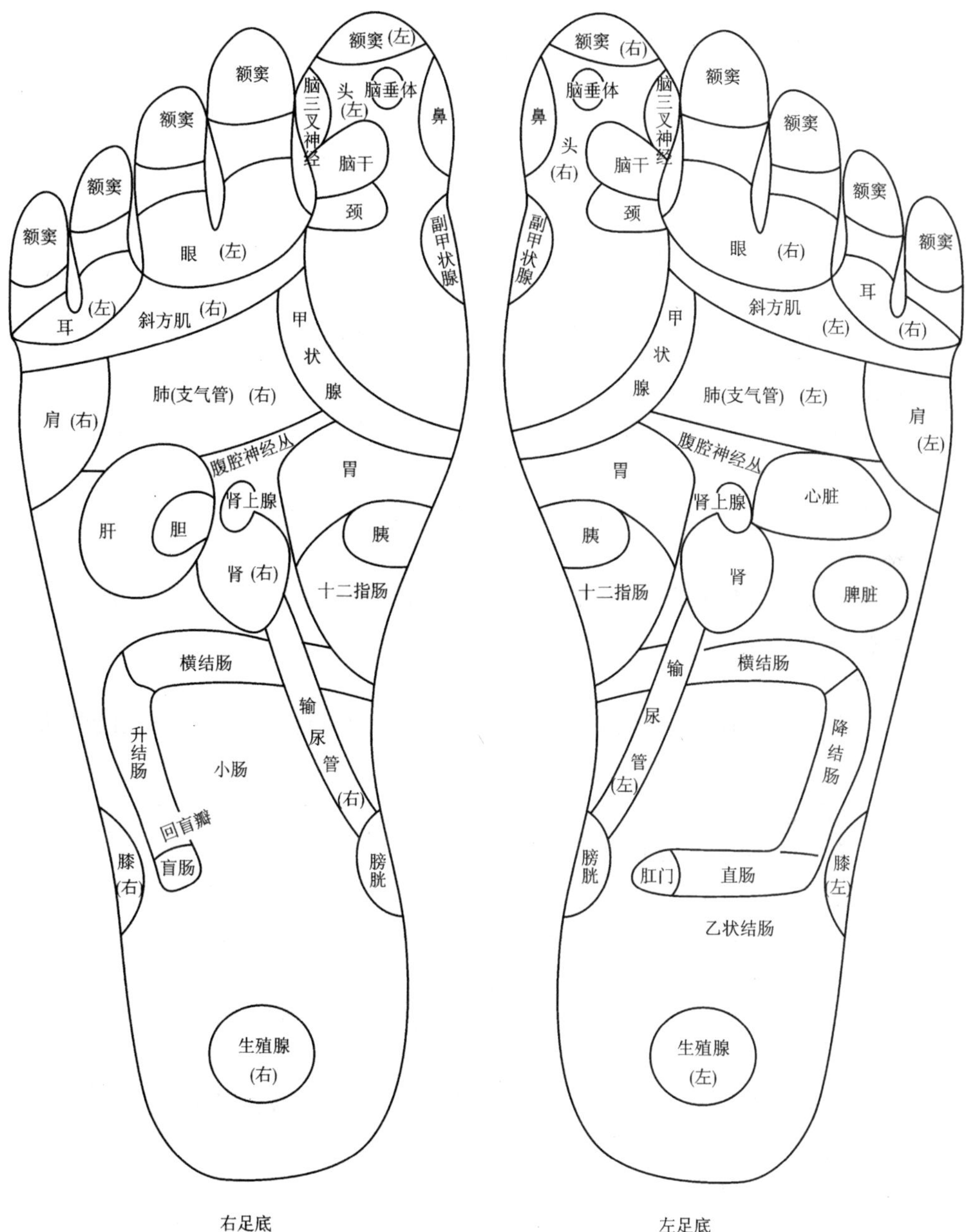

图 3.72 足底反射区示意图

11. 斜方肌

位于双脚脚底，在眼、耳反射区下方，自第一趾骨起至外侧肩反射区处成一横带状，宽度约一指幅，斜方肌反射区在同侧脚上。

12. 甲状腺

位于双脚脚底第一跖骨与第二跖骨之间,再向远端成弯带状。

13. 副甲状腺

位于双脚脚掌第一跖骨与第二跖骨关节处。

14. 肺、支气管

位于双脚斜方肌反射区下方,自甲状腺反射区向外成扇形带状到脚底外侧肩反射区下方,肺的反射区在同侧。

15. 胃

位于双脚掌第一跖骨与趾骨关节下方即第一跖骨体前段。

16. 十二指肠

位于双脚脚掌第一跖骨基底段在胰脏反射区的下方。

17. 胰脏

位于双脚脚掌胃反射区与十二指肠反射区之间,第一跖骨体中下段。

18. 肝脏

位于右脚掌第四跖骨与第五跖骨上半部之间,在肺反射区之下方,前方与肺反射区重叠少部分。

19. 胆囊

位于右脚脚掌第三跖骨与第四跖骨之间上半部,在肺反射区之下方,肝脏反射区之内。

20. 腹腔神经丛

位于双脚脚掌中心,分布在肾脏反射区两侧。

21. 肾上腺

位于双脚脚掌第一跖骨与趾骨关节所形成的"人"字形交叉的一点下方凹陷处。

22. 肾脏

位于双脚脚掌距脚趾三分之一,第二、三跖骨近下端,中央凹处。

23. 输尿管

位于双脚脚掌自肾脏反射区至膀胱反射区呈一线状略成弧形区域。

24. 膀胱

位于双脚脚掌内侧舟骨下方的稍突起处。

25. 小肠

位于双脚脚掌跖骨、楔骨部位至脚跟骨止凹陷区域,被结肠、直肠反射区所包围。

26. 盲肠(阑尾)

位于右脚脚掌跟骨前缘靠近外侧,与小肠、升结肠的反射区连接。

27. 回盲瓣

位于右脚脚掌跟骨前缘靠近外侧,位于盲肠反射区之上方。

28. 升结肠

位于右脚脚掌小肠反射区之外侧向上平行带状区域,从足跟前缘外侧上行至第五跖骨底部。

29. 横结肠

位于双脚脚掌中间,横越脚掌呈一带状区域。

30. 降结肠

位于左脚掌跟骨前线外侧带状区域,前接横结肠外侧端沿脚外侧平行线成竖条状。

31. 直肠和乙状结肠

位于左脚掌跟骨前缘成一横带状区域。

32. 肛门

位于左脚掌跟骨前缘直肠反射区的末端,与膀胱区相邻。

33. 心脏

位于左脚脚掌第四跖骨与第五跖骨间,在肺反射区下方处,一部分被肺反射区遮盖。

34. 脾脏

位于左脚脚掌第四、五跖骨基底部心脏反射区之下方约一指幅宽之区域。

35. 膝关节

位于双脚掌外侧第五跖骨与楔骨所形成的凹处,为脚后跟骨之三角凹下区域。

36. 生殖腺(睾丸或卵巢)

位于双脚脚掌跟骨正中央部位区域,另一位置在跟骨外侧区域。

37. 下腹腔神经丛

位于双脚腓骨外侧后方,自脚外踝后方向上延伸四指幅的一带状凹陷区域。

38. 髋关节、股关节

位于双脚脚踝骨的下方区域。另一相对反射区为肩关节及肩带。外侧为髋关节,内侧为股关节。

39. 上身淋巴腺

位于双脚外侧脚踝骨前,由距骨、舟骨间构成的凹下部位。

40. 下身淋巴腺

位于双脚内侧脚踝骨前下方由距骨、舟骨间构成的凹下部位。

41. 胸部淋巴腺

位于双脚背第一跖骨及第二跖骨间缝处区域。

42. 内耳迷路(平衡器官)

位于双脚脚背第四趾骨与第五趾骨间范围。

43. 胸

位于双脚背部第二、三、四跖骨所形成的区域。

44. 横膈膜

位于双脚脚背跖骨、楔骨关节形成的带状区域，横跨脚背左右侧。

45. 扁桃腺

位于双脚拇指背面第一趾骨拇长伸肌腱的左右两侧。

46. 腹股沟

位于内踝尖正前方骨凹陷处、下身淋巴腺反射区上方约一指幅。

47. 前列腺或子宫

位于脚跟骨内侧、内踝后下方的三角形区域。

48. 尿道(阴道)

位于双脚跟内侧，自膀胱反射区向上延伸至距骨与舟骨之间缝。

49. 直肠、肛门

位于胫骨内侧后方与跟腱间的凹陷中，从踝骨后方向上延伸四指幅宽的一带状区域内。

50. 颈椎

位于双脚拇指内侧第二节趾骨中段的凹陷处区域。

51. 背椎(胸椎)

位于双脚足弓内侧沿跖骨下方至楔骨关节止。

52. 腰椎

位于双脚弓内侧沿楔骨到舟骨下方止，上接胸椎反射区，下接骶骨反射区。

53. 骶骨(骶椎)

位于双脚弓内侧沿距骨下方到跟骨止，前接腰椎反射区，后接尾骨反射区。

54. 肘关节

位于双脚掌外侧第五跖骨与楔骨之关节凸起的前后两侧，另一相对反射区为膝关节。

55. 食道

位于双脚掌第一、二跖骨之间边缘，甲状腺反射区之内侧，呈带状，下连骨反射区。

56. 输卵管或输精管

位于子宫反射区至腹股沟反射区的下方，成一带状区域。

57. 全身淋巴

位于双脚背五趾第三趾骨下方正中间。

58. 坐骨神经

位于双腿胫骨与腓骨延伸，双腿内踝关节起，沿胫骨内后缘上行至胫骨内侧髁下方的凹陷处为止。

3.5.5 足部反射区的分布特点及按摩选区、配区

1. 分布特点

①人体颈项以上组织器官在足部的反射区左右交叉分布，颈项以下组织器官的反射区在同侧足部。如左侧的额窦、三叉神经、小脑及脑干、鼻、大脑半球、颈项、眼、耳等反射区分布于右足上，右侧头颈部的同名反射区分布在左足上。

②双足绝大多数反射区的分布相同。仅有少数反射区只分布于左足或右足上，如心、脾、降结肠、乙状结肠及直肠、肛门反射区只分布在左足上；肝、胆囊、盲肠及阑尾、回盲瓣和升结肠反射区只分布于右足上。

③多数反射区在同一足部只有一个位置，少数反射区在同一足部有两个或两个以上的位置。如眼、耳、生殖腺、肛门和直肠、髋关节、坐骨神经、扁桃体、额窦等反射区有多个位置。

2. 足部反射区按摩的选区、配区

全身按摩，重点加强。把所有反射区按摩一遍，以促进血液循环，增强全身各组织器官的机能。在此基础上，根据具体不适证，选取重点反射区进行重手法刺激，可收速效。重点反射区包括基本反射区、主要反射区、相关反射区 3 部分。

(1) 基本反射区

肾脏、输尿管、膀胱 3 个反射区为基本反射区，在开始和结束时都要反复按摩基本反射区 3 遍，以促进体内有毒物质及代谢产物排出体外。

(2) 主要反射区

产生不适证的组织器官或系统在足部相对应的(同名)反射区为主要反射区。腰部的椎骨、关节、韧带、肌肉、筋膜等组织的结构功能异常所出现的腰痛不适可有很多种，无论是哪种腰部不适证，主要反射区都是腰椎反射区。

(3) 相关反射区

根据不适证的性质，可选用与不适证有密切关系的反射区，如各种炎症和发热，可选用免疫系统及内分泌系统的有关反射区。

3.5.6 足部按摩一般操作程序

全足按摩：先从左脚开始，首先在心脏反射区用轻、中、重的手法中各 3 个力度，共 9 个力度，测知患者能承受的力度。以此力度按摩 3 遍肾、输尿管、膀胱基本反射区。再按摩足底、足内侧、足外侧、足背的各反射区。结束后，再按摩 3 遍肾、输尿管、膀胱基本反射区。然后再按上述顺序按摩右脚。按摩时，大的次序不乱，允许有小的变化，具体如下。

1. 左足顺序

左足顺序及按摩手法如表 3.8 所示。

表 3.8 左足顺序及按摩手法

序号	反射区	按摩手法
1	心脏	用拇指指腹或单食指叩拳以轻、中、重 3 种不同力度在反射区处定点向足趾方向推按，定点按压 3 ~ 5 次，用于检查心脏功能
2	肾上腺	用拇指指腹或单食指叩拳在反射区处定点向足趾方向按压 5 ~ 7 次
3	肾	用单食指叩拳在反射区处定点按压并由前向后推按 5 ~ 7 次
4	输尿管	用单食指叩拳在反射区处开始端深压并从肾脏反射区推按至膀胱反射区 5 ~ 7 次
5	膀胱	用单食指叩拳在反射区处定点按压并由前向后推按 5 ~ 7 次。实际按摩中，肾上腺、肾脏、输尿管、膀胱 4 个反射区可作为一组反射区一次操作完成
6	三叉神经	用拇指指腹或拇指指间关节背侧屈曲在反射区处，由趾端向趾根部方向推按 5 ~ 7 次
7	额窦	用单食指叩拳在拇指反射区由内向外推压 5 ~ 7 次，其余的趾额窦反射区由前向后推压 5 ~ 7 次
8	鼻	用拇指或单食指叩拳在反射区推压 5 ~ 7 次
9	大脑	用拇指指腹或单食指叩拳在反射区由前向后推压 5 ~ 7 次
10	小脑	拇指指端或单食指叩拳在反射区定点按压，再由前向后推压 5 ~ 7 次
11	颈椎	用双指钳法在反射区由后向前推压 5 ~ 7 次
12	颈项	用拇指指端在反射区由外向内推压 5 ~ 7 次
13	眼、耳	用单食指叩拳在反射区定点按压 5 ~ 7 次，或由趾端向趾根方向推压 5 ~ 7 次
14	斜方肌	用单食指叩拳在反射区由内向外压刮 5 ~ 7 次
15	肺	用单食指叩拳在反射区由外向内压刮 5 ~ 7 次
16	甲状腺	用拇指桡侧在反射区由后向前推按 5 ~ 7 次
17	食道	用单食指叩拳在反射区由前向后推按 5 ~ 7 次
18	胃、胰、十二指肠	用单食指叩拳在反射区定点按压或由前向后推按 5 ~ 7 次。实际按摩中，胃、胰脏、十二指肠反射区可为一组反射区一次操作完成
19	横结肠、降结肠、乙状结肠及直肠	用单食指叩拳或拇指指腹在反射区压刮 5 ~ 7 次
20	肛门	用单食指叩拳在反射区定点按压 5 ~ 7 次。实际操作中，横结肠、降结肠、乙状结肠及直肠、肛门反射区可作为一组反射区一次操作完成
21	小肠	用双食指叩拳在反射区定点按压并由前向后刮压 5 ~ 7 次
22	生殖腺	用单食指叩拳在反射区定点按压 5 ~ 7 次
23	前列腺或子宫	用单食指桡侧在反射区由后上向前下方刮推或用单拇指指腹推压 5 ~ 7 次
24	胸椎、腰椎、骶椎	用拇指指腹或拇指指端在反射区由前向后推压 5 ~ 7 次。实际按摩中，胸椎、腰椎、骶椎反射区可作为一组反射区一次操作完成
25	横膈	用双食指桡侧在反射区由反射区中点向两侧同时刮推 5 ~ 7 次
26	上身淋巴腺	用单食指叩拳在反射区定点按压 5 ~ 7 次
27	生殖腺（输卵管）	用双食指桡侧在反射区由反射区中点向两侧同时刮推 5 ~ 7 次

续表

28	下身淋巴腺	用单食指叩拳在反射区定点按压5~7次。实际操作中,上身淋巴腺、下身淋巴腺反射区可作为一组反射区双手同时操作完成
29	尾骨(外)	用食指桡侧在反射区由上而下再向前刮、点、推压5~7次
30	膝关节	用单食指叩拳在反射区定点按压并环绕反射区半月形周边压刮5~7次
31	肘关节	用单食指叩拳或双食指叩拳在反射区第五跖骨基底部从前、后各向中部按压5~7次
32	肩关节	用单食指叩拳在反射区分侧、背、底3个部位由前向后各压刮5~7次或双指钳夹肩关节反射区的背部和底部5~7次
33	躯体淋巴腺	用拇指指端在反射区背面点状反射区定点按压和用单食指叩拳在底面点状反射区定点按压各5~7次
34	扁桃腺	用双拇指指端或双食指指端在反射区同时定点向中点挤按5~7次
35	喉和气管	用拇指指端或食指指端在反射区定点按压按揉5~7次
36	胸	用双拇指指腹在反射区由前向后推按,双拇指平推1次,单拇指补推1次,各做5~7次
37	内耳迷路	用单食指桡侧在反射区由后向前刮压5~7次
38	坐骨神经(内、外)	用拇指指腹在反射区由下向上推按5~7次
39	肾脏、输尿管、膀胱	重复3个反射区手法操作3~5次

2. 右足顺序

右足与左足有相同的反射区,也有不同的反射区。相同反射区的按摩方法同左足,不同反射区的按摩方法如表3.9所示。

表3.9 右足不同反射区按摩手法

序号	反射区	按摩手法
1	肝脏	用单食指叩拳在反射区由后向前压刮5~7次
2	胆囊	用单食指叩拳在反射区定点深压5~7次
3	盲肠及阑尾、回盲瓣	用单食指叩拳在反射区定点按压5~7次
4	升结肠	用单食指叩拳或拇指指腹在反射区由后向前推按5~7次

3.6.7 足部按摩注意事项

①治疗室要通风,空气新鲜,温度适宜,避免受风着凉。

②按摩前,施术者与受术者洗净手、足,剪短指(趾)甲,以防损伤皮肤及交叉感染,并备好按摩巾、按摩膏等所需用品。

③按摩开始时,必须先探查心脏反射区,并按轻、中、重3种手法力度进行,以免发生意外。

④饭前 0.5 h 及饭后 1 h 内不宜作足部按摩。

⑤足部有外伤或感染时,可按摩对侧足部的相应部位或同侧手部对应区域。

⑥避开骨骼突起处,防止损伤骨膜。对敏感区应避免重度刺激,对儿童及多数女性,宜用轻手法刺激。

⑦按摩后 0.5 h 内,嘱受术者饮温开水 300 ~ 500 mL,以促进代谢产物及时排出体外。儿童、老人、体弱多病者,可适当减少饮水量,以 150 ~ 200 mL 为宜。

⑧按摩的时间,以受术者需要而定。一般以 30 ~ 45 min 为宜,不宜过久。

⑨按摩后可出现下列短暂反应,坚持数日后,反应可自行消失:a. 按摩后尿量增加,气味变浓,颜色变深;b. 出现低烧、发冷、疲倦、全身不适等症状;c. 按摩后踝部肿胀,尤其以淋巴阻塞现象者更为明显;d. 下肢静脉曲张者静脉曲张更明显,这是血液循环改善、静脉血液增加的现象,不必紧张,但要注意其发展状况;e. 反射区疼痛明显或器官功能失调现象加重。

⑩长期接受足部按摩,双脚感受性下降,为了提高敏感性和按摩效果,可用 1% 的热盐水(水温 45 ℃左右)浸泡双足 20 ~ 30 min。

⑪女性月经期及怀孕期,一般应慎用或禁用足部按摩。

⑫局部皮肤感染、溃烂、出血性疾病,急性传染病,肺结核活动期,性病,食物中毒,急性心肌梗塞,严重的心、肾衰竭,肝坏死等危重病人,禁用足部按摩。

⑬施术者要根据不同受术者的足部特征,因人而异找准反射区,按摩的施力方向要正确,力度要适宜,均匀并有深透感。

⑭按摩后,施术者用温水洗手。冬天外出应戴手套,以保护手部关节,每月可用活血化淤、通经活络的中药水煎、熏洗、浸泡双手 20 ~ 30 min。常用的泡洗处方为当归、木瓜、苏木、细辛、生姜、红花、骨碎补、生地、泽兰各 10 g。

3.7 其他保健按摩

3.7.1 运动按摩

运动按摩是以调整和保护运动员良好的竞技状态,增进和发展运动员潜在体能,达到运动成绩为目的。近年来,国内外的一些实践表明,它为创造优异的运动成绩所起的作用已越来越大,其意义也显得越来越重要。根据运动员在各项运动中的比赛,对他们在临场前后所出现的各种变化,采用按摩帮助他们克服赛前发生的一些机能失调,消除赛后出现的疲劳,加速体能恢复。运动按摩分为自我按摩、运动前按摩和运动后按摩。

3.7.1.1 自我按摩

自我按摩包括头部按摩、腰背部按摩、上肢按摩、臀部按摩、胸部按摩、下肢按摩。

1. 头部按摩

【预备姿势】两腿开立,两臂自然下垂。

【按摩手法】

①按摩额部，两手手指朝上，掌根紧贴额部，作上下左右按摩动作；

②按摩颊部，动作同上；

③按摩鼻部，两拇指微屈，指背紧贴鼻部(掌心相对)，作上下按摩运动；

④按摩唇部，五指并拢，手掌紧贴嘴唇，两手交替作左右往返的按摩动作；

⑤按摩喉部，动作同按摩唇部；

⑥按摩耳部，五指并拢，手指朝上，手掌紧贴耳背上下按摩；

⑦按摩后颈部，动作同按摩唇部。

【要领与注意事项】呼吸要自然。

2. 其他部位的按摩

【预备姿势】两腿开立，两手半握拳，自然下垂于体侧。

(1)按摩臂部

【动作说明】两手半握拳，交替叩打两臂之上臂和前臂的左右前后两面。

【要领及注意事项】呼吸要自然。

(2)按摩肩部

【动作说明】两手半握拳，交替叩击左右肩的上下左右四面。

【要领及注意事项】叩击力量要稍微大些，叩击的主要对象是三角肌。

(3)按摩胸部

【动作说明】两手半握拳，交替叩击胸部各部分。

【要领及注意事项】胸部肌肉应紧张用力向前挺出，叩击的主要对象是胸大肌。

(4)按摩肋部

【动作说明】两手半握拳，交替叩击肋部。

【要领及注意事项】叩击力量不宜过大，肋部肌肉要稍微紧张用力，叩击顺序是由上到下。

(5)按摩背部

【动作说明】两臂屈肘于体后，两手半握拳，左右交替叩击背部各处。

【要领及注意事项】叩击力量要大些，左手击右背，右手击左背，交替进行；背阔肌为被叩击的主要对象，叩击要有力。

(6)按摩腹部

【动作说明】两臂屈肘于体前，手半握拳，左右交替轻轻叩击腹部。

【要领与注意事项】叩击力量不宜过大，腹直肌为被叩击的对象，叩击要缓和。

(7)按摩臀部

【动作说明】上体向前屈曲，两手半握拳，分别交替叩击左右大小腿的上下左右前后各部。

【要领与注意事项】叩击力量可大些，臀大肌为被叩击的主要对象，叩击短促有力。

(8)按摩腿部

【动作说明】上体向前屈曲,两手半握拳,分别交替叩击左右大小腿的上下左右前后各部。

【要领及注意事项】叩击力量要大些,随着叩击动作的进行(由上而下),下肢前屈成蹲式,叩击要迅速。

3.7.1.2 运动前按摩

体育运动一般分为运动训练和运动竞赛,在这些活动之前进行的按摩,称为运动前按摩。其目的是为了促使身体处于最佳赛前状态,通过按摩使韧带柔韧性和关节的灵活性得到提高,肌肉力量增强,为提高运动能力和创造成绩作准备。运动前按摩是预防运动损伤的重要措施,在冬季尤为重要。运动前按摩可以与准备活动结合起来做,也可以在一般准备活动后,结合专项准备活动进行。按摩所需时间一般在5~10 min,宜在比赛或训练前15 min内进行,并要根据赛前不同的功能、状态,不同的比赛专项和不同的气候条件等选择有关手法。

1. 训练前按摩

运动训练前的按摩,要求帮助运动员提高训练作业的能力,帮助促进身体素质的发展,有利于预防疾病,促使人体各系统的器官都动员起来,以适应即将参加的运动活动。在具体操作上,必须根据运动项目的特点以及运动员的个体特点进行。一些能量消耗较多的运动项目(如中长跑、游泳、自行车、篮球、足球、排球等),如采用按摩的方法来代替需要消耗部分能量的准备活动,就为运动提供了更多的能量。

操作方法:坐位(屈膝屈髋各90°),用手先对大腿前面、侧面和后面按摩10 min。

这种按摩,运动员可以相互进行,也可以自我按摩。不同的运动项目,对运动员身体各部分的要求是不同的。也就是说,身体各部分的负担量是随着不同的运动项目而变化的。例如,投掷、棒垒球、网球、羽毛球等项目的运动员,他们持器械的上肢(肩、臂、肘、腕)负荷较大,而对侧较小。负荷较大的部位,对运动员创造良好的成绩是重要的,又是急性损伤和慢性劳损的好发部位。对这些部位的按摩,除了提高局部的功能之外,对于预防运动性伤病,有其积极的意义。例如:对手榴弹运动员投掷臂的按摩,应侧重于上臂的下部与肘部;对乒乓球运动员则应侧重于肘部的伸肌群上;对于铁饼运动员,肩部是按摩重点中的重点。一般来说,按摩的重点,是根据运动项目的特点来确定,通常是以负荷较大的部位为其按摩重点。此外,按摩还可以帮助提高身体素质。例如,增加动作幅度的按摩,其操作方法为:对关节邻近的肌肉、腱、筋膜等进行揉或揉捏,在关节部位用手搓,使关节有温热感,最后摇晃和抖动关节。

2. 赛前按摩

运动竞赛前的按摩,称为赛前按摩。赛前按摩通常在起赛前15~30 min完成。有时,当接到竞赛的通知时,运动员就出现了赛前状态,甚至会出现不良情况,需要进行医学处理,也就是说,需要在竞赛前若干天就进行按摩。例如,竞赛前,运动员过分紧张,晚上不易入睡或入睡后多梦易醒、噩梦不安等,影响运动员睡眠休息。由于夜不得眠,出现白昼精神不振、烦躁不安、食欲不佳等症状。这将影响运动员参加竞赛时所必需的良好竞技状态。出现这种情况时,就应该进行镇静安眠的按摩。若失眠的时间较长、症状更剧的运动员,除用上法按摩之外,还要按摩气冲穴,掐、揉神门穴,掐行间穴等。所有这些刺激,用力都不要过重,以有轻微酸胀感为度。通常要进行20 min或更长的时间。起赛前状态包括两个方面:一是运动员在起赛前过度兴奋,坐立不安,情绪激动,脉搏升高,呼吸急促,甚至出现多尿现象,动作的准确性和协调性也受到不良影响,其结果必然是妨碍运动技术水平的充分发挥;二是运动员情绪低落,郁抑不振,四肢乏力,自感动作别扭,无劲,活动不开,脉搏缓慢,运动成绩不理想。按摩对上述现象有明显的改善效果。

3.7.1.3 运动中按摩

运动中按摩是利用运动的间歇来进行按摩,例如跳跃、投掷、体操等项目在训练或比赛中均有间歇。运动中按摩的目的是及时消除疲劳,解除肌肉僵硬,提高训练或比赛时的兴奋性。在运动中按摩,可以保持和发展良好的竞技状态。运动中按摩,一般是对负荷量较大的肌群进行按摩。如投掷运动员,通常是按摩他的用力臂(执器械侧的上肢);而对跳跃运动员,则是踏跳侧的下肢。根据项目的特点和间歇时间的长短以及短时间内达到兴奋的目的,可先采用柔和的手法,继而再用较重而快速的手法,并着重按摩将承受较大负荷的部位。按摩时间一般3～4 min。

1. 上肢按摩

用轻快柔和的手法揉捏,向心按摩,即由前臂至上臂至肩部方向进行,促进血液和淋巴液的回流,消除过度的肌紧张。

2. 下肢按摩

运动员采取坐位。用轻快柔和的揉捏手法,自足部向腹部进行,以促进血液和淋巴的回流,提高局部肌群的运动能力。按摩后嘱运动员作缓慢的跑、跳活动,效果较静止休息好。举重运动员,腰部的负荷较大,在间歇时,亦可按摩用力的肌群,保持其兴奋性,避免单纯的消极休息。运动员俯卧或坐位,施术者用掌根在背阔肌和骶棘肌,做轻快的揉法3 min。总之,竞赛间歇的按摩,用力宜轻,面积宜大,频率宜快,按摩后应做一些专项准备活动,以便发挥良好的技术水平。

3.7.1.4 运动后按摩

激烈的运动训练或竞赛之后,运动员的神经、体液、循环、呼吸、消化、代谢和酸碱平衡等方面,都要发生巨大的变化,这些变化一时破坏了机体内环境的平衡。但它很快又达到新的平衡,这个新的平衡,通常都标志着机体工作能力的提高。但是,在内环境各机能系统达到新的平衡过程中,有时出现迟缓环节,一般的表现有精神过度紧张、失眠、肌肉紧张、疲劳等。运动后的按摩,可以促使这些现象消除,加速内环境达到新的平衡,加速提高对运动负荷的承受能力,加速完成对后面运动负荷的准备。

运动后按摩的目的是为了加速疲劳的消除、有利于体力的恢复,可以在运动结束时进行,也可以在运动结束后或洗澡后及晚上临睡前进行。如运动员处于极度疲劳状态，则应先休息 2～3 h，后进行按摩。

按摩的部位应随运动项目和疲劳程度而定，一般是按摩运动中负担量最大的部位；若运动后严重疲劳，可采用全身按摩。

运动后按摩所采用的手法、用力的大小、时间的长短等，均应根据运动员的体质、性别、运动项目的特点，特别是根据运动后反应情况（如头昏胀、欲呕、四肢乏力、肌紧张、失眠等）来决定。通常采用的手法有抚摩、揉捏、推压、振动和抖动等。对体质强壮、肌肉丰满者，按摩力量应当重些，时间应当长些；反之，用力则要轻些，时间应当短些。在运动员十分疲劳的情况下，常采用经穴按摩，其手法是按、压、揉、掐、推等，以疏通气血，内外通达，平衡阴阳，使运动能力得到较快的恢复，并有所提高。运动后的全身按摩通常是一周进行一次。在训练后休息 1 ～ 2 h 或更长的时间后，最好是在温水浴后，在温暖、清静的室内进行。运动员舒适地躺在床上，裸露被按摩的部位，依照胸、腹、上肢、下肢的次序，顺血液和淋巴液回流的方向进行按摩。使用揉捏、推压、摇晃、抖动等手法，用力是由重到轻。同时根据各个部位的疲劳情况，循经取穴，施行揉、捻、推、掐等手法，以调和气血，更快地消除疲劳。如按摩进行到运动员快要入睡，应停止按摩，给被按摩者轻轻盖上被子，以防止感冒。运动员睡醒之后，便会精神饱满，全身舒适。不同的运动项目，对身体各部分肌肉的负荷量是不同的，疲劳程度也就不同。运动后进行局部按摩，是经常需要的。这里按上肢、腰背部、胸部、臀部、下肢分别叙述。

1. 上肢按摩

上肢按摩的重点是肱二头肌、肱三头肌、三角肌和前臂肌群。这是体操、投掷、游泳、举重、排球等运动员容易疲劳的部位。常用的手法有揉捏、推压、搓、抖动、摇晃和被动活动如抽送关节等。同时，可在相应的部位选用肩髃、肩井、臂臑、天宗、曲池、尺泽、手三里、支沟、阳溪、内关、外关、神门、合谷等穴位，进行经穴按摩。

2. 腰背部按摩

腰背部按摩重点，应放在背阔肌、斜方肌及骶棘肌上。这是体操、举重、跳水、排球、篮球等运动员容易疲劳，而又不易活动开的部位。运动员应当俯卧，主要手法有揉、摩擦、推压、提弹、叩击。同样的体位，采取经穴按摩，常用穴位有腰阳关、肾俞、气海俞、关元俞、命门等，手法有揉、掐、推、捻等。

3. 胸部按摩

胸大肌、胸小肌和前锯肌的按摩，对排球、体操、投掷运动员是十分重要的。被按摩者坐位或仰卧位，常用揉捏、推压、振动、提弹等手法。按摩时，从胸骨部缓缓向腋下移动。

4. 臀部按摩

田径、自行车、举重、排球、足球、竞走等项目，对臀肌的工作负荷要求很重，是按摩的重点。从腹股沟外侧端起，沿骨盆边缘（髂后嵴）到骶部、臀部，进行抚摩、柔和叩击等，用力大小必须因人而异。经穴按摩臀池、环跳、臀边和骨盆边缘（髂骨后嵴),常用手法是按、揉等。这对调整营卫、促进气血运行、消除疲劳有良好的作用。

5. 下肢按摩

下肢按摩几乎对所有运动员都是非常必要的,主要手法有搓、推压、叩击、抖动等。操作自下而上地进行。同时配合经穴按摩,取承扶、足三里、丰隆、伏兔、犊鼻、委中、委阳、乘山、复溜、昆仑、太溪等穴,施行按、揉、掐、推等手法。

3.7.2　美容塑身按摩

3.7.2.1　概述

按摩塑身是我国传统医学中独特的摄生保健方法之一,早在2 000多年前成书的《黄帝内经》中就有按摩治疗多种疾病的记载,其中按摩美容治疗口眼㖞斜,是按摩用于美容的最早例证。所谓美容按摩,是指在人的躯体的一定部位,施以不同手法的按摩,从而延缓皮肤衰老、促进容颜姣好的一种方法。美容按摩可促进血液循环,增加局部的血流量,有助于营养物质的运送和代谢产物的排除;可有效消除黑眼圈,促进皮肤红润光洁;可使其经脉宣通,气血和调,补虚泻实,扶正祛邪。

3.7.2.2　作用机理

美容按摩是运用一定的手法,在人体体表特定的部位与穴位上加力,完成一定的功。这种功可以转变为机体的各种内能,以此来补充和调整某一系统与器官的功能,从而达到美化面容、治疗面部疾病和某些影响美容的疾病的目的。美容按摩可分为两类:一类是在面部进行的直接美容按摩,另一类是通过按摩远离面部的经穴而达到美容目的的间接美容按摩。中医认为,美容按摩主要通过刺激穴位、疏通经络、调整阴阳、行气活血、协调脏腑而达到健身壮体、保容驻颜的效果。现代医学认为,美容按摩可促进面部皮肤毛细血管扩张和血液循环加快,使皮肤营养得以改善,还可以及时去除衰老萎缩的上皮细胞,促进皮下汗腺、皮脂腺的分泌,增强皮肤的光泽度,还可促使皮下脂肪的消耗和肌肉的运动,增强肌肉的收缩能力,从而使皮肤更有弹性,防止皮肤过早松弛和产生皱褶。此外,由于不断地对皮肤施加适当的刺激,使皮肤敏感,增加皮肤的应激能力,从而对外界气候变化的适应性增强,使人体不易患皮肤病而起到保护皮肤的作用。

3.7.2.3　功用

除皱消斑,生津润肤,益精乌发,通经活络,固齿明目,丰乳隆胸,减肥健体,宣肺通窍,养心安神,疏肝解郁,健脾和胃,补肾聪耳,消除疲劳。

3.7.2.4　特点

美容按摩简单易学,操作时既可由他人施术,也可自我按摩,且不受时间、地点的过多限制,可以根据需要随时进行,安全可靠,无任何不良副作用。美容按摩的穴位除正中线的穴位为单个外,两侧均有,一般是两侧对称。美容按摩时,双侧穴位都应操作。但如果是一侧性的毛病,则以患侧为重点,健侧为辅。美容按摩以手法刺激穴位或局部体表而达到美容的目的。一般来说,手法频率低、压力小、刺激时间长的,能使生理功能亢奋;手法频率高、压力大、刺激时间短的,能抑制生理功能。按摩时要根据情况,因人、因时而异,灵活选用手法,灵活掌握刺激的强度与频率。美容按摩宜与身体锻炼相结合,若按摩前后辅以医疗保健体操,则有助于提高美容效果。

3.7.2.5 常用穴位

头面颈项部穴位:百会、上星、头维、印堂、阳白、太阳、鱼腰、攒竹、丝竹空、睛明、承泣、瞳子髎、四白、素髎、迎香、颊车、地仓、人中、承浆、耳门、听会、翳风、上廉泉、风池。

胸腹腰背部穴位:期门、中脘、神阙、气海、关元、大椎、膏肓俞、心俞、督脉俞、膈俞、肝俞、脾俞、胃俞、肺俞。

四肢部穴位:合谷、曲池、(内)劳宫、足三里、血海、丰隆、三阴交、太溪、涌泉。

3.7.2.6 常用手法

1. 推法

(1)定义

手贴皮肤于一定的部位施加压力,直线推动。可分指推法、掌推法和拳推法等。

(2)动作要领

1)指推法　用拇指端或面着力,按经络或顺肌纤维平行方向推进。

2)掌推法　以手掌大鱼际、小鱼际或掌根着力,向一定方向推进。可与另一手掌重叠以增大压力。常用于面积较大的部位,如腰背、胸腹及大腿部等。

3)拳推法　握拳,以大拇指除外的四指关节处着力,向一定方向推进。此法刺激性较强,适用于腰背及四肢部。

(3)作用及适用部位

具有疏通经络、调和气血、祛淤消肿、解痉止痛的作用。适用于全身各部位,以肩背、胸腹、腰臀及四肢部等为多。

2. 按法

(1)定义

用指、掌或肘着力于一定的部位,逐渐用力下压。可分为指按法、掌按法、肘按法等。美容按摩以指按法与掌按法为主。

(2)动作要领

1)指按法　用拇指或食、中指螺纹面着力按压,多用于经穴和阿是穴。此法接触面积小,刺激强弱易控制调节,对全身各部都可适用。美容按摩以拇指按法为常用。其方法是将拇指伸直,用指腹按压经络穴位,余四指张开起支持作用,协同助力。若在经络线路上按压时,应该循经络作缓慢的螺旋形移动。

2)掌按法　全掌、掌根或鱼际部着力向下按压,可单手或双手重叠压。适用于面积大而又平坦的部位。

(3)作用及适用部位

按法具有舒通筋脉、开通闭塞、温中散寒、活血止痛的作用。指按法对全身各部都可适用,掌按法适用于面积大而又平坦的部位。

3. 摩法

(1)定义

以食、中、无名指指面或手掌面附在一定部位上作直线或环形的摩动。可分指摩法和掌摩法。

(2)动作要领

1)指摩法　用食、中、无名指指面贴在治疗部位上,以腕部、前臂作环旋摩动。频率每分钟120次左右。

2)掌摩法　全掌贴在治疗部位上,以腕和前臂作环旋摩动。频率每分钟100次左右。

(3)作用及适用部位

摩法具有和中理气、消积导滞、健脾和胃、活血散淤等功能。适用于胸腹及胁肋部。

4. 擦法

(1)定义

用指、掌、大鱼际、小鱼际着力于体表的一定部位上进行来回摩擦。可分掌擦法、鱼际擦法和侧擦法。

(2)动作要领

施术时应直线往返而不可歪斜;紧贴皮肤而不硬用压力;用力要稳,动作均匀,施术者呼吸自然,不可屏气。被操作部位暴露,并涂上适量的润滑油;用擦法后不要在施术部位再使用其他手法,以防止擦破皮肤。

(3)作用及适用部位

本法具有温经通络、行气活血、消肿止痛、健脾和胃等功用。掌擦法常用于肩背、胸腹等部,鱼际擦法常用于四肢,侧擦法常用于肩、背、腰、骶及下肢等部位。

5. 揉法

(1)定义

以手指螺纹面、手掌大鱼际或掌根部分附着于一定部位或穴位上,作轻柔缓和的回旋揉动,以带动该处的皮下组织。可分指揉法和掌揉法。

(2)动作要领

1)指揉法　用拇指或中指面,或用食、中、无名指面轻按在一定部位或穴位上,腕部放松,作轻柔的小幅度的环旋活动。一般频率为每分钟120~160次。

2)掌揉法　用大鱼际或掌根部着力,手腕放松,以腕关节带动前臂作小幅度的回旋活动,压力要轻柔。一般频率为每分钟120~160次。

(3)作用及适用部位

揉法具有宽胸理气、健脾和胃、活血散淤、消肿止痛等作用。适用于全身各部。

6. 抹法

(1)定义

用单手或双手拇指螺纹紧贴皮肤作上下、左右或弧形曲线往返移动，是美容按摩最常用的手法之一。

(2)动作要领

用力要均匀缓和，防止推破皮肤。动作要一气呵成，连续不断。

(3)作用及适用部位

本法能开窍镇静，清理头目，扩张皮肤血管，防止皮肤衰老，消除额面皱纹。适用于额面部美容保健。

7. 搓法

(1)定义

用两手掌挟住肢体的一定部位，相对用力，作方向相反的来回快速搓揉。

(2)动作要领

①操作时双手用力要对称，搓动要快，移动要慢。

②施术者两臂伸开，双腿站稳，掌心空虚，上身略前俯，如搓绳之状。

(3)作用及适用部位

能疏通经络，行气活血，放松肌肉，常用于四肢及胁肋部。

8. 拿法

(1)定义

以拇指与食、中指相对，捏住某一部位或穴位，逐渐合力内收，并作持续的提拿。

(2)动作要领

腕要放松灵活，用指端着力，提拿动作要连续不断，用劲要由轻到重，再由重到轻。临床应用时拿后继以揉摩局部，以缓和刺激。

(3)作用及适用部位

本法刺激性较强，常配合其他手法应用，具有疏通经络，解表发汗、镇静止痛、开窍提神等作用，能通调全身之气血。主要用于颈项部、肩背部及四肢部。

9. 叩法

(1)定义

单手虚握或双手扣合击打皮肤，发出如击鼓般响声的一种手法，属于击法的一种。

(2)动作要领

半屈拳轻轻捶击，两手上下交替如击鼓状；也可以两手相合，五指略分开，用小指侧叩击一定的部位。

(3)作用及适用部位

有舒松筋脉、消除疲劳的作用，可用于肩背及四肢部。

10. 滚法

(1)定义

手背、小指、无名指、中指和食指附着于一定部位,以腕部屈伸、外转使手背连续来回滚动。

(2)动作要领

操作时,肩和肘部应放松,滚动时要求均匀、协调、连贯,渐加压力,避免来回摩擦、跳动、击打。

(3)作用及适用部位

具有舒经活络、滑利关节、止痛解痉的作用,适用于肩背、腰臀及四肢等肌肉较丰满的部位。

3.7.2.7 注意事项

①按摩前必须先清洁双手和面部皮肤。如皮肤过于干燥可涂面脂。面脂的作用主要是减少按摩时对面部皮肤的损伤。施术者应剪去手指甲,以避免划伤受术者皮肤。

②取穴要准确。美容按摩主要是以刺激经穴来达到美容的目的,因此,取穴准确十分重要,必须按经脉施术,不得胡乱揉按。

③美容按摩是一种机械性刺激,故一般情况下,按摩后应有皮肤温度升高、感觉舒适、心情愉快的感受。但若按摩后皮肤发烫甚至擦伤皮肤,则会适得其反。所以,应控制按摩的力度、频率和时间。

④美容按摩时按摩师应避免干扰,不要一边按摩一边与他人说笑;也不要在按摩进行到一半时忽然停下来,办其他事情。这样都会影响按摩的效果。

⑤注意保暖。即使在夏天,也不宜在风口或风扇下进行按摩。在按摩时,体表多有微汗,此时应尽量减少裸露部位,以避免着凉。但室内应保证空气流通。

⑥美容按摩后,面部可搽美容粉、美容膏等保健性美容品,以借按摩后血行旺盛之际,吸收营养。

⑦美容按摩要循序渐进,持之以恒,勿求立即见效,不可一曝十寒。美容按摩不是化妆术,不可能立竿见影。每天按摩 15 ~ 20 min 最好,还应保持良好的心情,注意心理卫生。

⑧按摩部位患急性炎症及传染性皮肤病时,暂不要按摩,以免病菌扩散。

3.7.2.8 按摩除皱

1. 上推前额

【操作方法】施术者用拇指或中指、无名指指腹,按在两眉中间,两手交替向上推至前额入发际处 10 ~ 20 次(图 3.73)。

【动作要领】两手交替上推之力量要小,防止擦破皮肤;亦可边推边搓至发际。

2. 分抹前额

【操作方法】接上式,两中指返回至前额正中,同时向两侧做分抹的手法,抹至太阳穴处，再轻压 10～20 次（图 3.74）。

【动作要领】分抹前额时，亦可在前额划圈摩动，但力量不可过大。

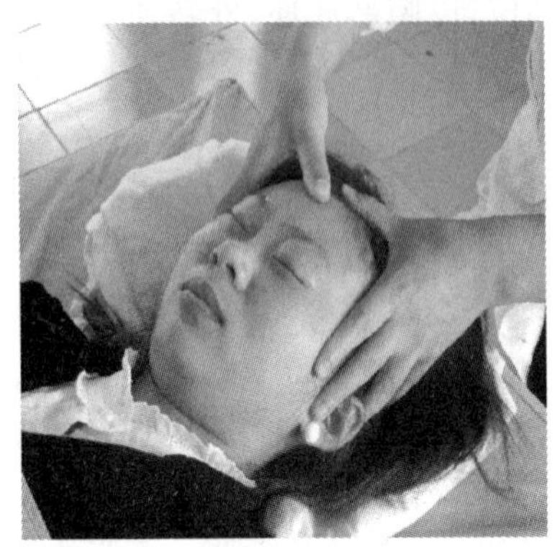

图 3.73 上推前额

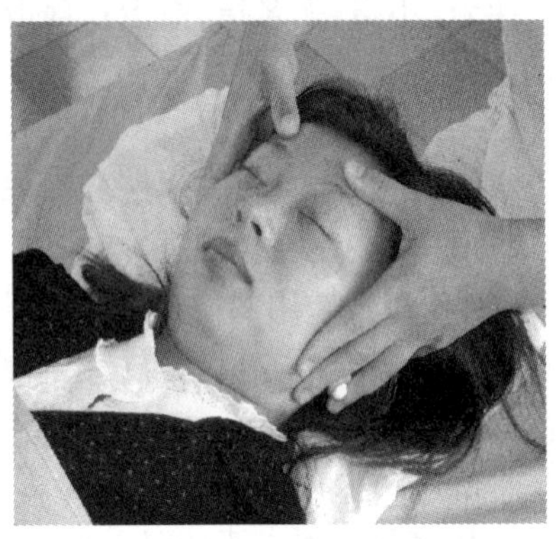

图 3.74 分抹前额

3. 按压揉前额

【操作方法】施术者用双手食指和中指指腹，在前额部做交替按压揉的手法 2～3 次（图 3.75）。

【动作要领】按压时双手一定要紧凑地一下一下按压，不要跳跃式地移动；揉时两手指要压紧皮肤，另一手中指指腹在易产生皱纹处做按摩的手法时，力量不可过大，轻轻带动皮肤即可。

4. 轻拍前额

【操作方法】施术者用食指、小指、无名指和小指指腹，在前额部做拍击叩打的手法 30～50 次（图 3.76）。

【动作要领】拍打的力量稍小，频率均匀，要连续不断地进行。

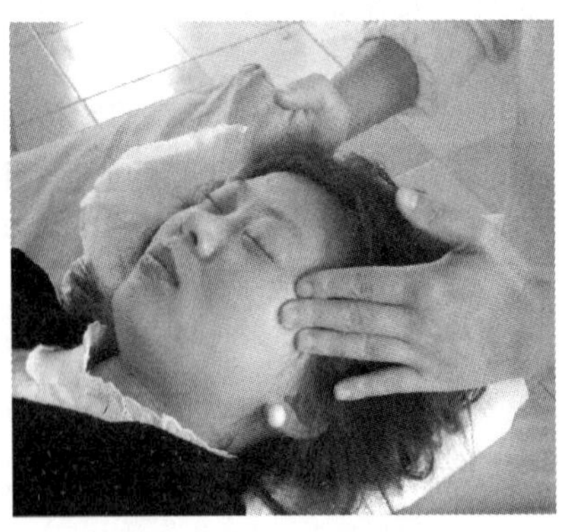

图 3.75 按压揉前额

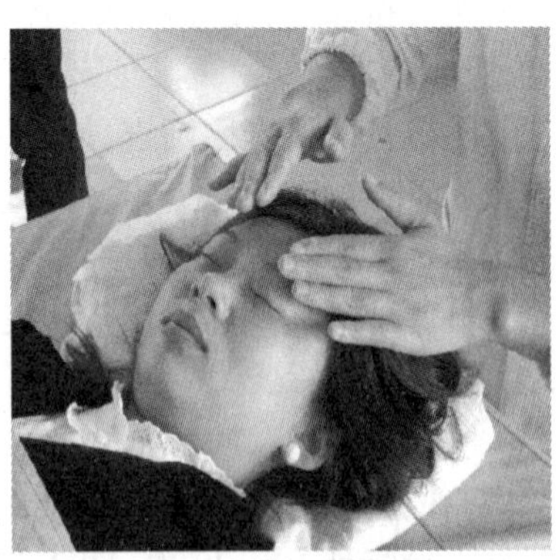

图 3.76 轻拍前额

5. 揉按攒竹穴

【操作方法】施术者用双手中指指腹，在眉头的攒竹穴处做揉按的手法 10 ~ 20 次(图 3.77)。

【动作要领】此穴用力按压较疼痛，不可用太大的力量。

6. 揉按外眼角

【操作方法】施术者用双手食指指腹按在丝竹空穴处、中指按在瞳子髎穴处，同时揉按 10 ~ 20 次，然后再做向外上方的牵拉按压手法 10 ~ 20 次(图 3.78)。

【动作要领】食指和中指按压的力量要均匀。

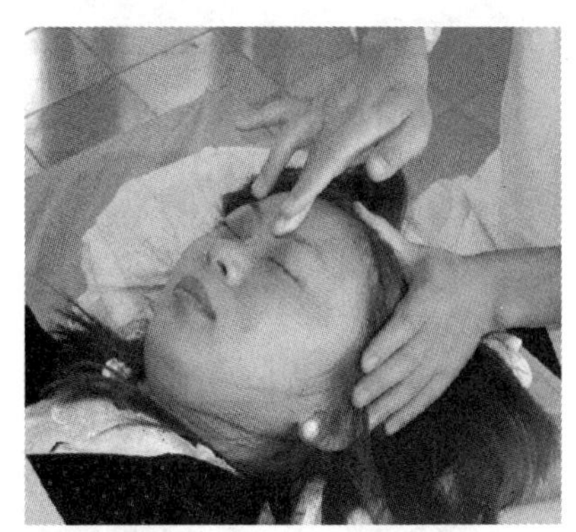

图 3.77 揉按攒竹穴

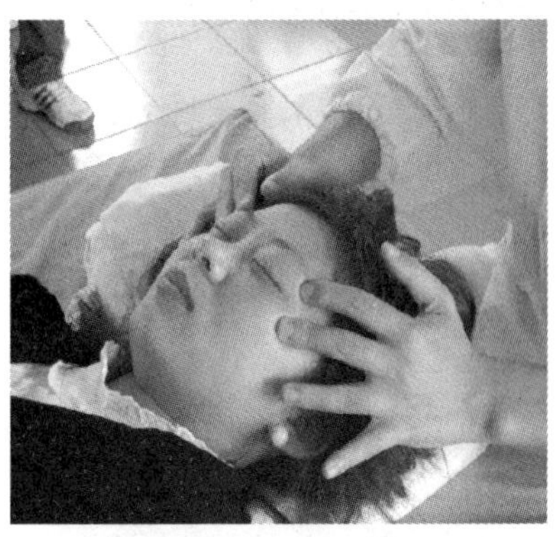

图 3.78 按揉外眼角

7. 揉按太阳穴

【操作方法】施术者用双手中指指腹，在太阳穴处做揉按的手法 10 ~ 20 次，然后再向外上方做牵拉的手法 3 ~ 5 次(图 3.79)。

【动作要领】揉太阳穴时可用食指、中指和无名指三指同时揉动，往外上方拉时不可用力；揉压为主，牵拉为辅。

8. 揉摩眼周

【操作方法】施术者用双手食指和中指指腹，沿上、下眼眶做揉摩手法 3 ~ 5 次(图 3.80)。

【动作要领】揉摩的力量宜轻缓，不可触及眼球。

9. 括抹眼周

【操作方法】施术者用双手拇指指腹，沿上、下眼眶分别做刮抹的手法 5 ~ 10 次(图 3.81)。

【动作要领】抹上下眼眶时，手指要紧接触眼眶上下，不可来回移动。

10. 揉压眼周

【操作方法】施术者用一手的食指和中指叉开，放在眼周；另一手用中指做揉压的手法，沿眼周一圈 1 ~ 2 次(图 3.82)。

【动作要领】叉开的食、中指要压紧皮肤；另一手揉压时要轻轻带动皮肤，不可动

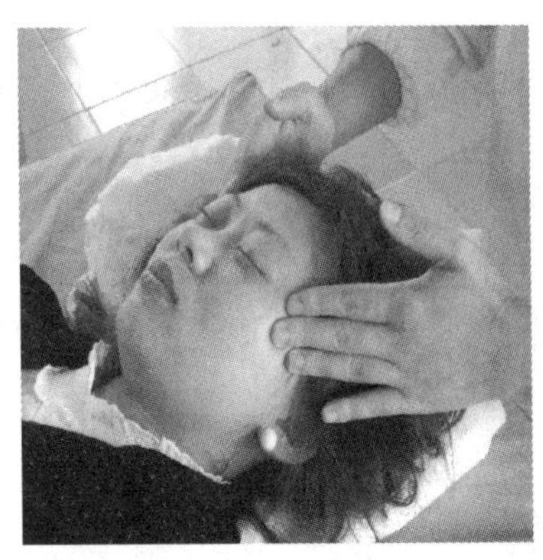

图 3.79　揉按太阳穴

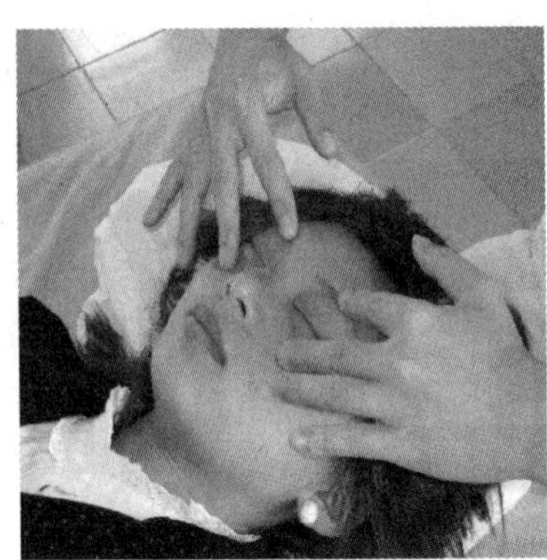

图 3.80　揉摩眼周

作太大。

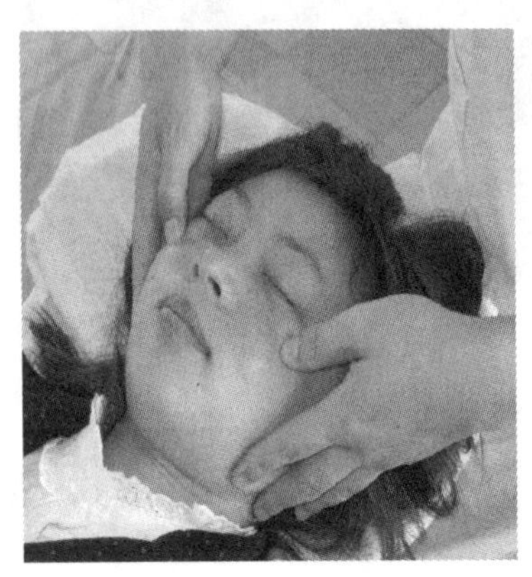

图 3.81　括抹眼周

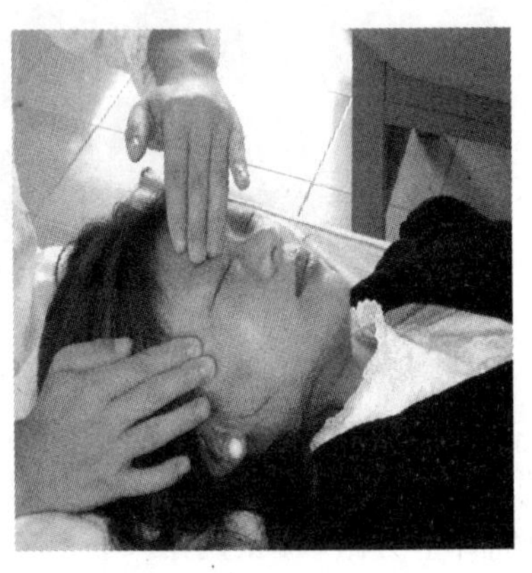

图 3.82　揉压眼周

11. 三指摩面颊

【操作方法】施术者用食指、中指和无名指指腹，在面颊部做轻摩手法 20 ~ 30 次（图 3.83）。

【动作要领】三指摩面的手法宜轻柔，要连续不断。

12. 揉推鼻侧

【操作方法】施术者用双手中指指腹，从目内内眦沿侧鼻推揉于目翼旁迎香穴 5 ~ 10 次（图 3.84）。

【动作要领】推揉至迎香穴时，还可以按压数次迎香穴。

13. 绕唇揉按

【操作方法】施术者用食指和中指指腹，沿唇周做揉按手法 3 ~ 5 圈（图 3.85）。

【动作要领】揉时划小圈，以按压为主。

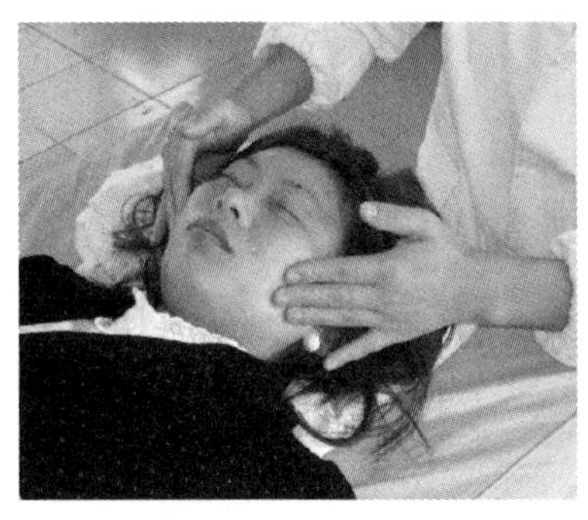

图 3.83 三指摩面颊

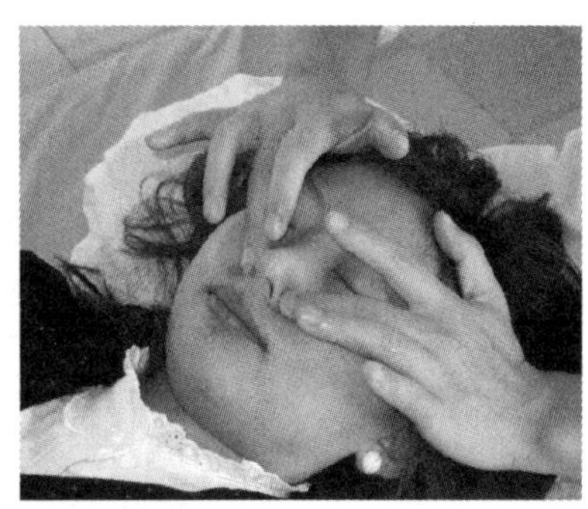

图 3.84 揉推鼻侧

14. 推抹下额

【操作方法】施术者用双手食、中指指腹，在下额正中沿下额面两侧做分推抹动的手法 10 ~20 次(图 3.86)。

【动作要领】推抹的速度宜慢，以带动皮肤即可。

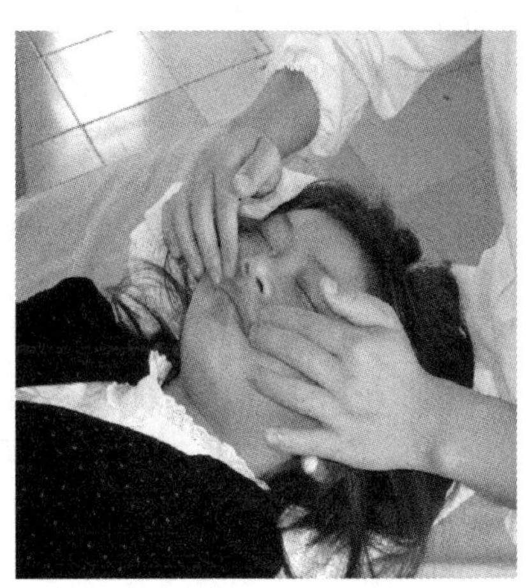

图 3.85 绕唇按揉

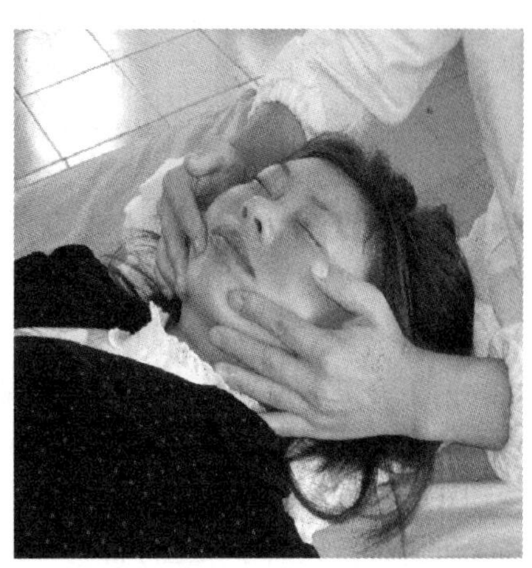

图 3.86 推抹下额

15. 指弹面部

【操作方法】施术者用食指、中指、无名指和小指四指指腹，在面部沿前额、眼周围、侧鼻、面颊、口唇及下额部做连续弹击叩拍的手法 2 ~3 次(图 3.87)。

【动作要领】四指叩击要连续不断，中间不要停顿。

3.7.2.9 胸脐减肥按摩法

手掌相合搓热，左手叉腰，右手劳宫自心口窝处向左下方旋转，转摩一周为一次，做 81 次；然后换右手叉腰，左手劳宫自肚脐向右下方旋转，做 81 次。如此行功 2 ~3 遍。最后，可用双手交叉按摩双乳。

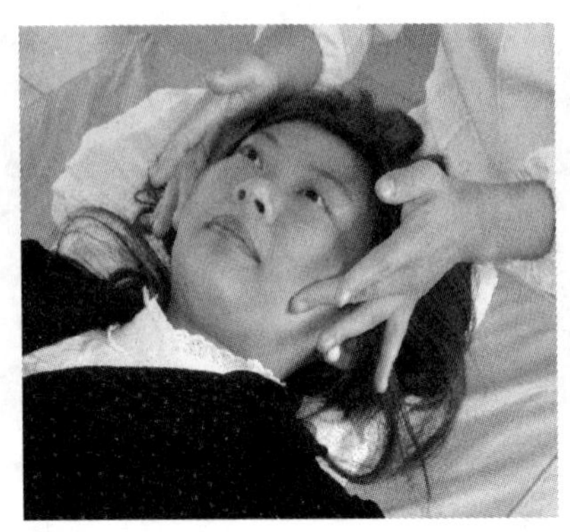

图 3.87 指弹面部

3.7.2.10 腹部减肥按摩法(自我按摩)

①俯卧,两腿打开,放松,两肘张开,两手轻轻叠合放在下颌下,仍然放松,不要用力。

②全身松弛,让腹部紧紧地贴在地板上,以肚脐为中心左右揉搓。

③左右揉搓之后再上下揉搓,这时,脚跟立起,脚尖顶住地面用力使大腿浮起,按纵向揉搓肚脐。上下左右各 10 次,动作时腹部鼓起。

3.7.2.11 减肥匀称按摩法

①坐位。以两手掌侧桡侧面即大鱼际部贴附于腰部两侧,相当于肾俞穴处,然后缓缓向前推按,同时将肌肤向腹中间推挤,待推至脐旁天枢穴时,两手骤然放松,放回腰部再次推按,反复 10 遍。

②两手放于小腹两侧,四指托住腹部肌肉,向上掂动、推荡(边推边抖动)约 2 min。

③用一手的拇指与食指、中指、无名指捏住皮肤及皮下脂肪,向上提起,并作顺时针转动,然后松开,拧转一次,变换一个位置,一般在腹部脂肪较为集中的部位施术。

④仰卧位。以右手大鱼际部与中指、无名指、小指握住腹部右侧的肌肉向上、向下提拉颤动,约 30 s。再以左手提颤左侧腹肌,如法操作。

⑤用一手掌以脐为中心,在腹部作逆时针按摩约 2 min。手法以轻柔为宜,主要用于缓解上述手法所造成的刺激。

3.7.3 小儿推拿

3.7.3.1 概述

小儿推拿疗法是专以手法对小儿疾病进行治疗的方法。这种方法是用手在小儿体表的穴位或其他部位施加一种物理性刺激,用这种刺激激发小儿机体自身的调节作用,纠正经络的偏差,扶正祛邪,调整小儿的脏腑功能,增强机体的抗病机能,以达到防病治病的目的。

小儿推拿适应范围广泛,可涉及小儿内科、外科、五官科、神经科等的防治,并可在急证、重证抢救中发挥一定作用。

3.7.3.2 小儿推拿穴位总图

小儿推拿穴位分布见图3.88～图3.92。

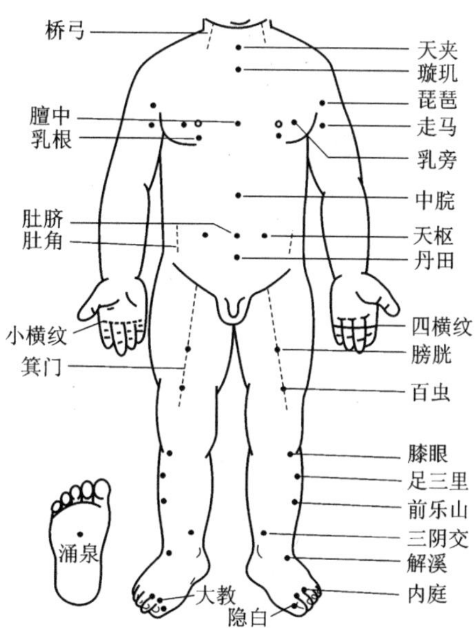

图3.88 全身穴位正面分布图

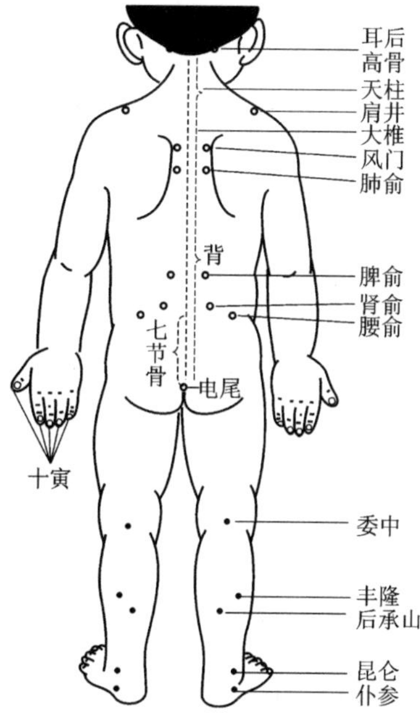

图3.89 全身穴位背面分布图

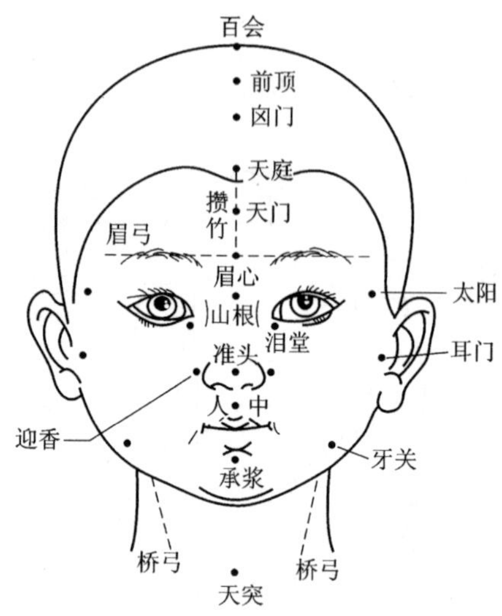

图 3.90　头面颈部穴位分布图

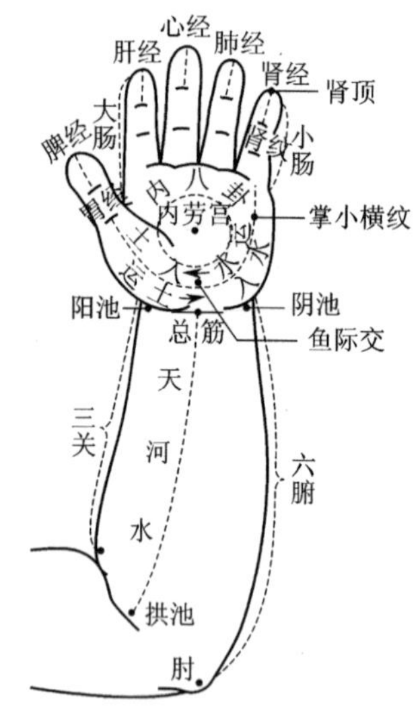

图 3.91　上肢内侧穴位分布图

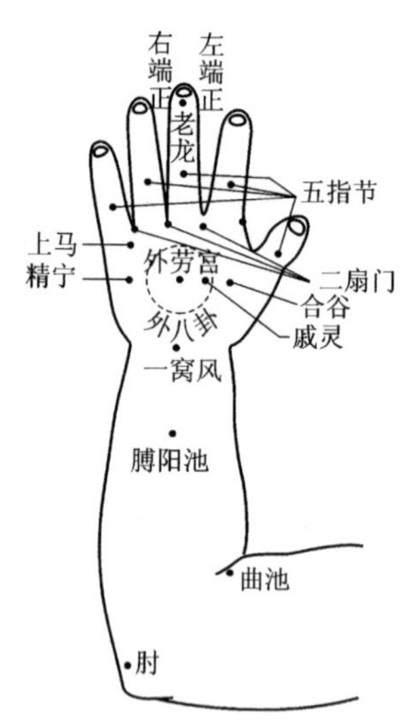

图 3.92　上肢外侧穴位分布图

3.7.3.3　小儿常用穴位及操作

1. 面部穴位

(1)天门(攒竹)

【定位】在两眉中间直上,至前发际成一直线。

【推拿手法】两拇指自下而上地交替直推,称开天门(图 3.93)。

【功用】疏风解表、开窍醒神、安神镇惊。

【临床应用】感冒发热头痛、精神萎靡、烦躁不安。

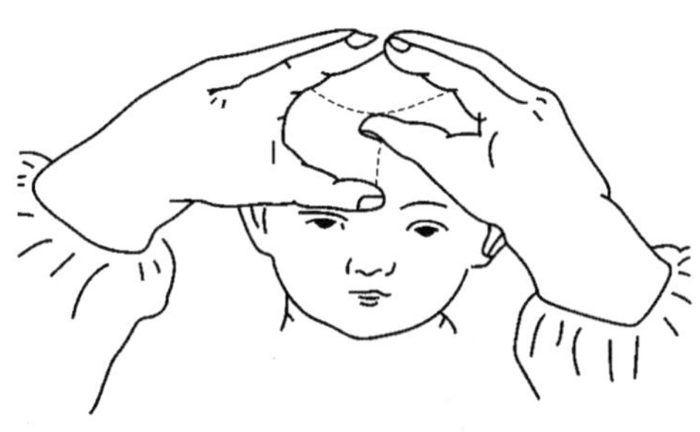

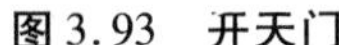
图3.93 开天门

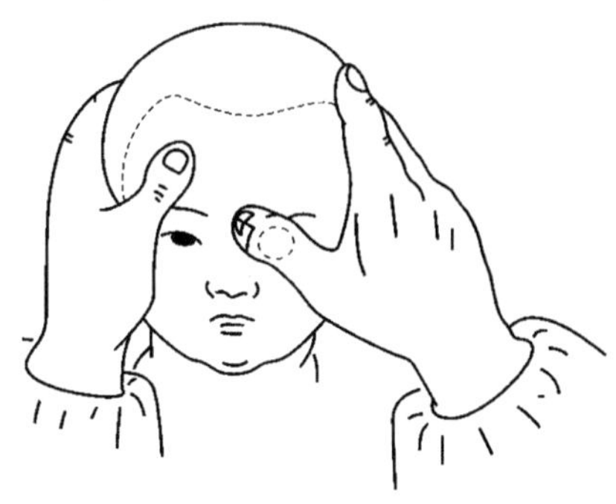
图3.94 掐印堂

(2)印堂(眉心)

【定位】前正中线上,两眉头连线的中点处。

【推拿手法】用拇指指甲掐该穴,称为掐印堂(图3.94);用拇指指端或螺纹面按揉,称为按揉印堂。

【功用】疏风祛寒、开窍醒神、回阳救逆。

【临床应用】感冒、头痛、惊风、惊痫、抽搐、近视、斜视等。

(3)坎宫(眉弓)

【定位】自眉心起沿眉向眉梢成一横线。

【推拿手法】用两拇指螺纹面自眉头向眉梢分推,称推坎宫(图3.95)。

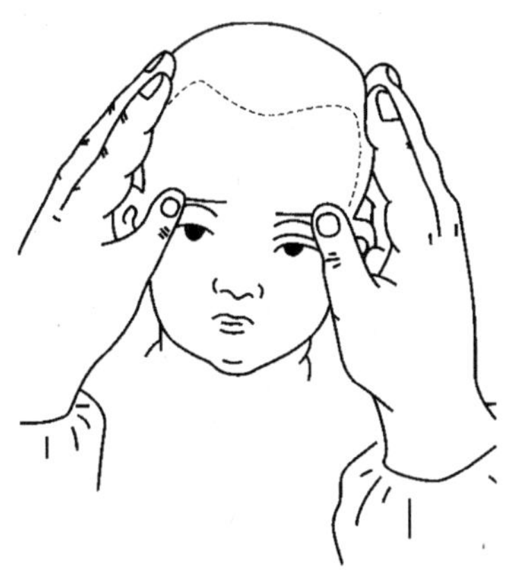
图3.95 推坎宫

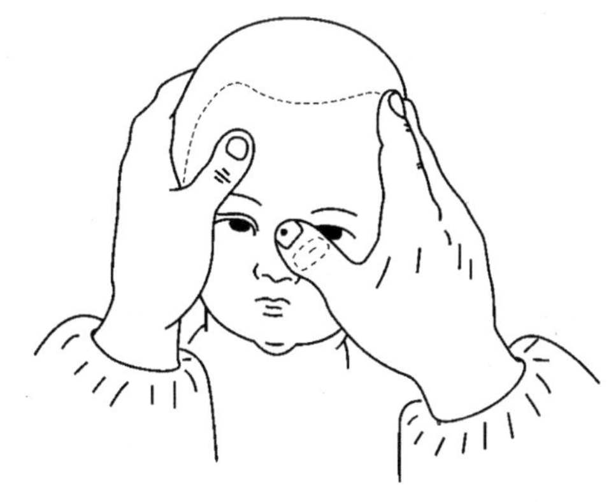
图3.96 掐山根

【功用】疏风解表、醒脑明目、止痛明目。

【临床应用】感冒、头痛、目赤痛等。

(4)山根

【定位】眉心穴直下,两目内眦中间。

【推拿手法】以拇指甲掐之，称掐山根（图 3.96）。

【功用】醒目定神、退热定痉、通关开窍。

【临床应用】惊风、抽搐。

（5）准头（素髎）

【定位】在鼻尖中央。

【推拿手法】以拇指或食指指甲掐之，继以揉之，称掐揉准头（图 3.97）。

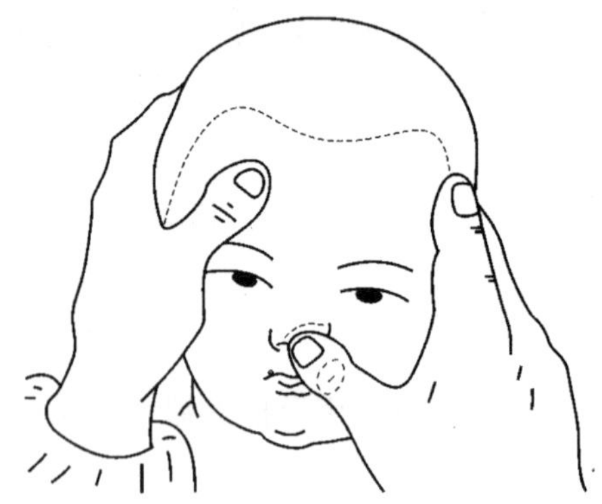

图 3.97 掐揉准头

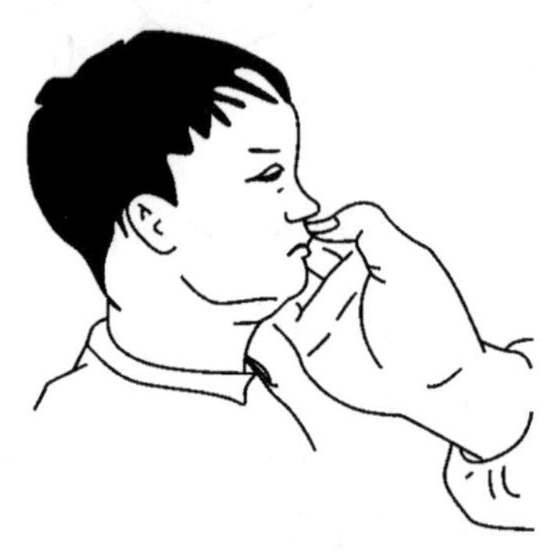

图 3.98 掐人中

【功用】开窍醒神、解表散寒等。

【临床应用】惊风、抽搐、窒息、外感、鼻塞不通等证。

（6）人中（水沟）

【定位】人中沟上 1/3 与下 2/3 交界处。

【推拿手法】用指甲掐之，即为掐人中（图 3.98）。

【功用】镇惊、安神。

【临床应用】惊风、抽搐、口眼㖞斜、暴喑不语等证。

（7）太阳

【定位】在眉后凹陷中。

【推拿手法】一手或两手中指或大拇指指腹按揉之，称按揉太阳（图 3.99）。

【功用】开窍醒神、祛风散寒。

【临床应用】感冒、头晕、头痛。

（8）囟门

【定位】前发际正中直上 2 寸，百会前凹陷中。

【推拿手法】两拇指自前发际向上交替推至囟门，再自囟门向两旁分推，称推囟门（图 3.100）。

【功用】镇惊、安神、通窍。

【临床应用】头痛、惊风、头晕、目眩、鼻塞、烦躁等。

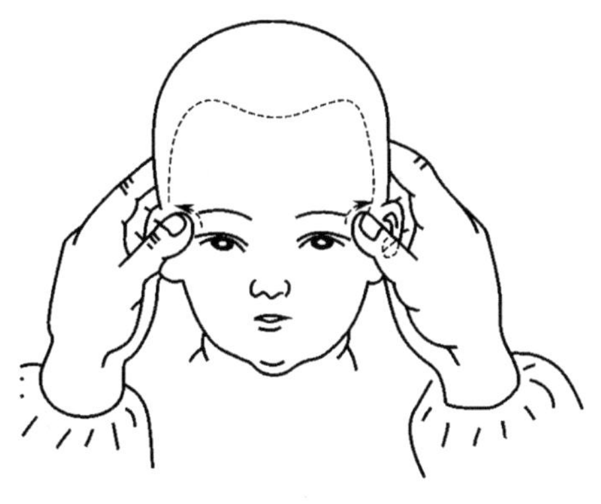

图 3.99 按揉太阳

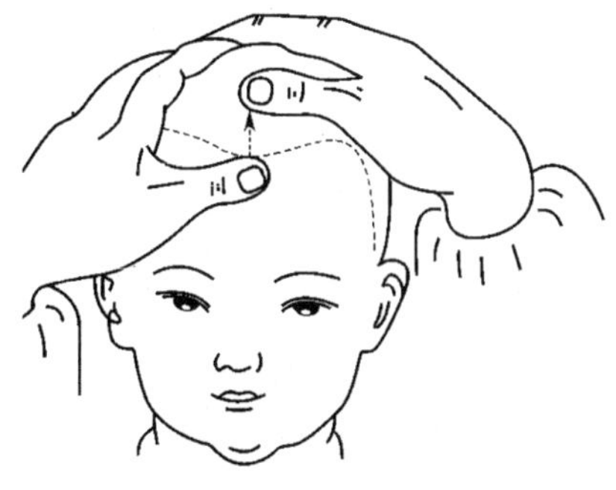

图 3.100 推囟门

(9)天柱骨

【定位】颈后发际正中至大椎穴成一直线。

【推拿手法】用指腹由上而下直推，称推天柱骨(图 3.101)；或用介质自上向下刮，刮至皮下轻度淤血即可。

【功用】降逆止呕、祛风散寒、明目止痛。

【临床应用】呕吐恶心、外感发热、颈项强痛、头痛、惊风、咽痛等证。

(10)耳风门(耳门)

【定位】在耳珠微前陷中。

【推拿手法】两手食指同时揉运之，称按揉耳门(图 3.102)。

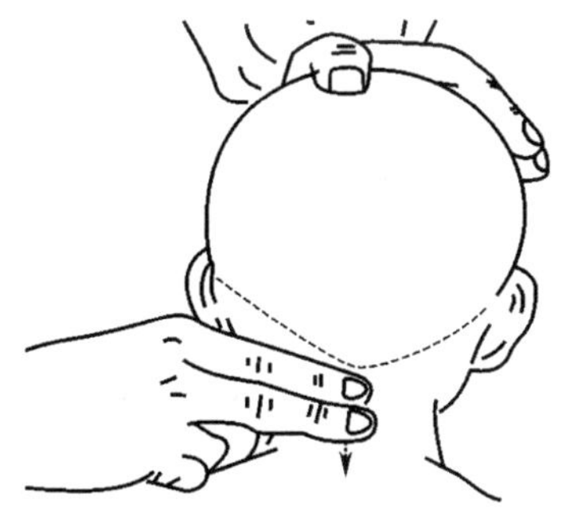

图 3.101 推天柱骨

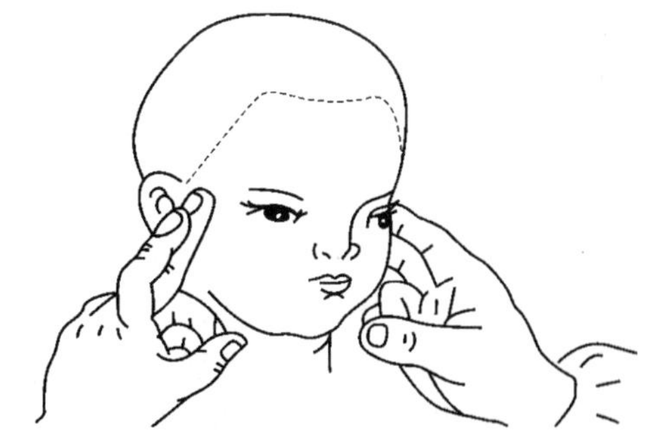

图 3.102 按揉耳门

【功用】镇惊、安神、解热、止搐。

【临床应用】惊风抽搐、口眼㖞斜、耳鸣、耳聋、齿痛等证。

(11)黄蜂入洞

【定位】两鼻孔即是此穴。

【推拿手法】以食、中二指端入患儿鼻孔并按揉之，称黄蜂入洞(图 3.103)。

【功用】发汗解表、开塞鼻窍。

【临床应用】感冒鼻塞不通。

(12)桥弓

【定位】在颈部两侧,沿胸锁乳突肌呈一条直线。

【推拿手法】以拇指与食、中指揉捏,或用拇指推抹桥弓(图3.104)。

【功用】舒筋活络。

【临床应用】项强、小儿肌性斜颈。

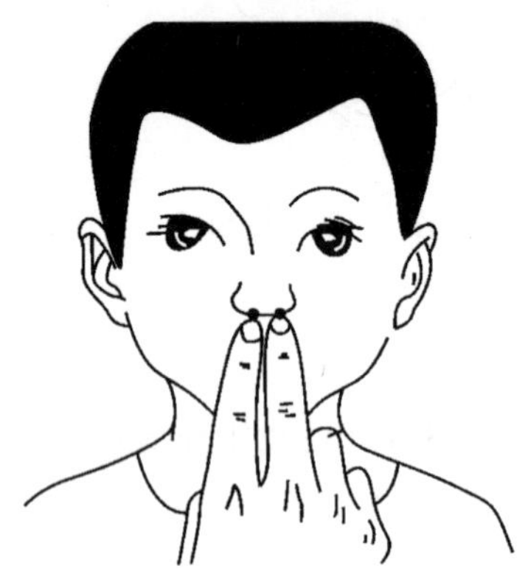

图3.103 黄蜂入洞

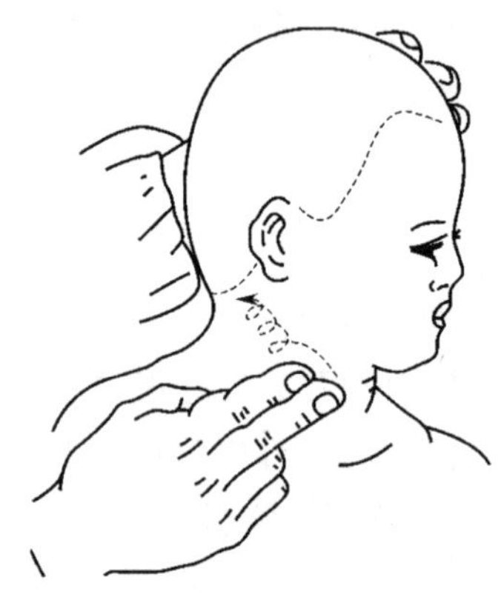

图3.104 推抹桥弓

(13)天突

【定位】在胸骨上窝凹陷中。

【推拿手法】施术者两手五指相对,自穴四周向穴中间挤揉至局部发红充血为止,称挤揉天突(图3.105)。

【作用】祛痰止咳、降气平喘。

【临床应用】咽喉肿痛、痰塞以及呼吸不畅等证。

(14)大椎

【定位】在第7颈椎与第1胸椎棘突之间。

【推拿手法】常用中指揉法(图3.106)。

【功用】清热止痉,宜肺止咳。

【临床应用】小儿感冒发热、项强。

2. 胸背部穴位

(1)胁肋

【定位】在腋中线上,自腋窝正中向下,平肚脐。

【推拿手法】从腋下两胁搓至天枢处,称搓胁肋(图3.107)。

【功用】顺气化痰、除胸闷、开积聚。

【临床应用】胸闷、痰喘气急、痞积等。

(2)腹

【定位】肋弓下线,肚脐以上。

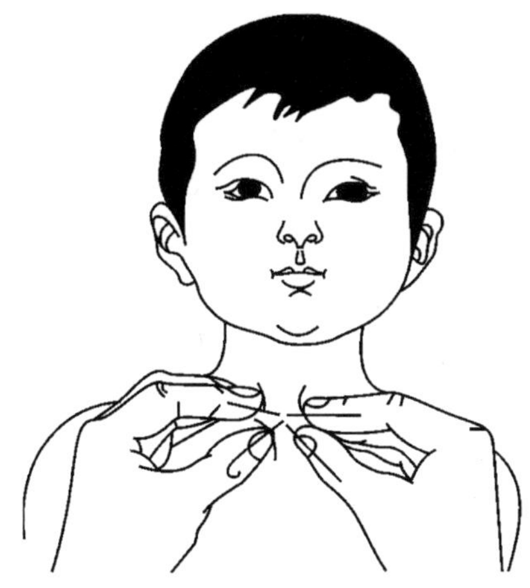

图 3.105 挤揉天突

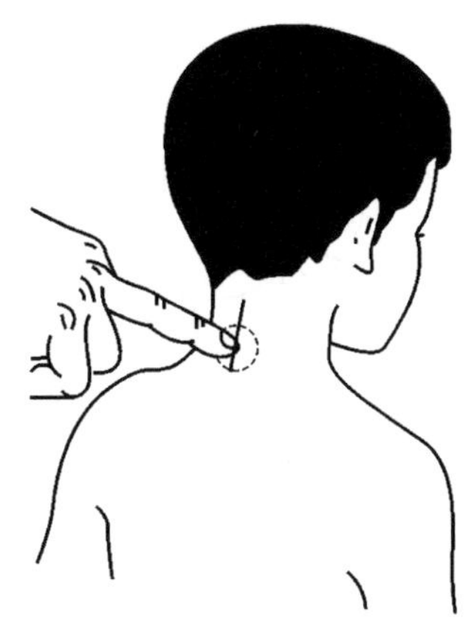

图 3.106 按揉大椎

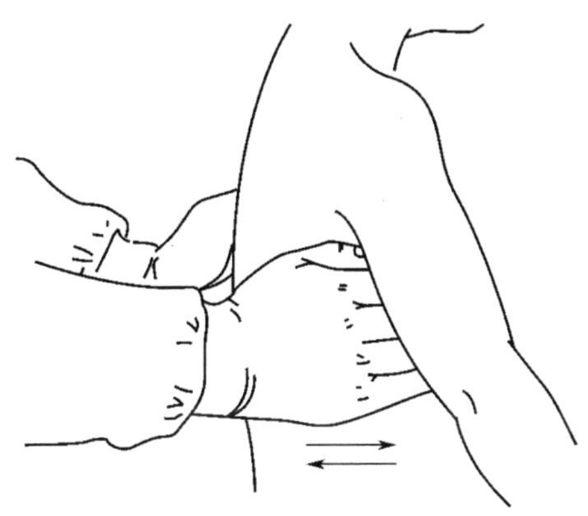

图 3.107 搓胁肋

【推拿方法】以全掌拿或食、中、环三指指面摩上腹部，称摩腹(图 3.108)；以两拇指指腹自剑突下沿肋弓向两旁分推，称分腹阴阳(图 3.109)。

【功用】理气消食、降逆止呕、健脾和胃。

【临床应用】食积、腹胀、腹痛、恶心、呕吐、厌食、营养不良等。

(3)脐

【定位】即儿之肚脐。

【推拿手法】以掌心或食、中、环三指指面，摩肚脐(图 3.110)；以掌根或以食、中、环三指指面顺或逆时针揉肚脐；以中指端或掌心振肚脐。

【功用】温阳散寒、补益气血、健脾胃、消食导滞。

【临床应用】乳食停滞、食积肠鸣、腹痛、腹胀、腹泻、便秘等。

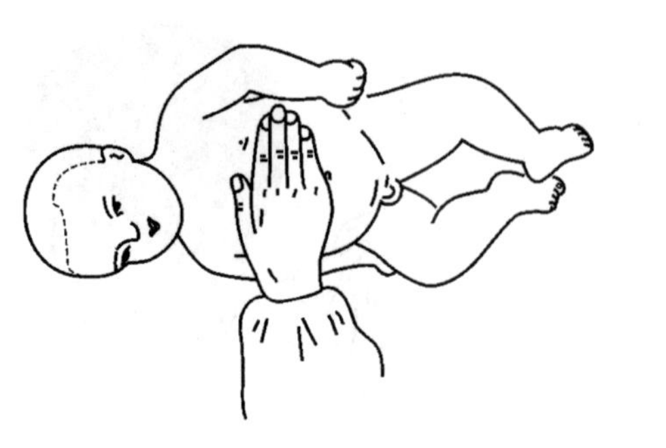

图 3.108　摩腹

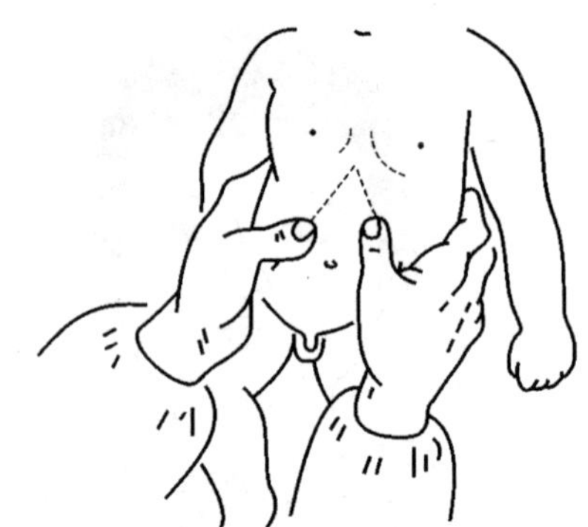

图 3.109　分腹阴阳

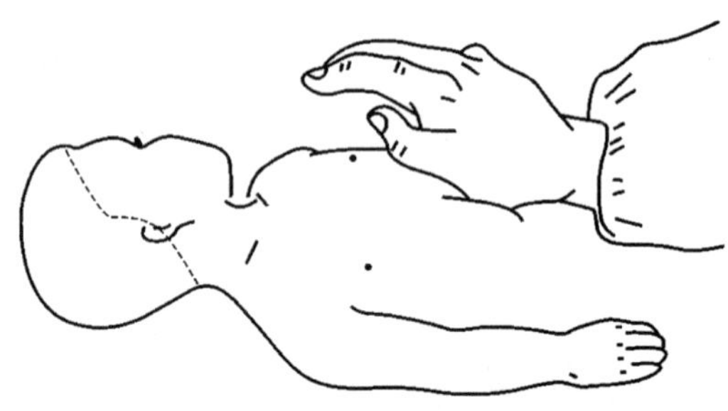

图 3.110　摩肚脐

(4)肚角

【定位】脐下 2 寸旁开 2 寸。

【推拿手法】用拇、食、中三指向深处拿之,称拿肚角(图 3.111);用拇指或中指端按之,称按肚角。

【功用】和胃止痛、理气消滞。

【临床应用】腹痛、腹泻等证。

(5)膻中

【定位】在胸骨上,两乳头连线中央。

【推拿手法】用揉法和推法,揉用拇指或中指端于穴位上自左而右揉之,推用双手拇指自腋中穴向外分推,称揉膻中(图 3.112)。

【功用】宽胸理气、止咳化痰。

【临床应用】胸闷、吐逆、咳喘、痰鸣等证。

(6)天枢

【定位】肚脐旁开 2 寸。

【推拿手法】用食、中指端按揉之,称揉天枢(图 3.113)。

【功用】疏调大肠、理气消滞。

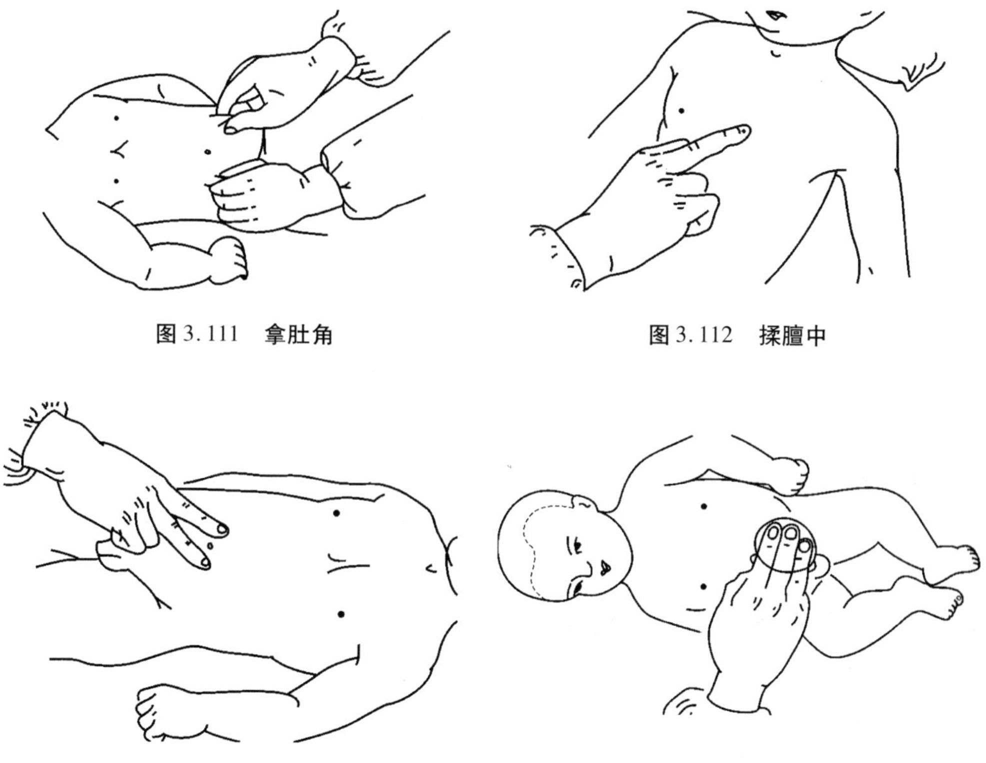

图 3.111 拿肚角

图 3.112 揉膻中

图 3.113 揉天枢

图 3.114 揉丹田

【临床应用】便秘、腹胀、腹痛、食积不化等证。

(7)丹田

【定位】在小腹部脐下 2.5 寸。

【推拿手法】用掌摩之,或用拇指或中指端揉之,或用指端按之,称揉丹田(图 3.114)。

【功用】培肾固本、温补下元、泌别清浊。

【临床应用】小腹胀痛、癃闭、小便短赤、遗尿、脱肛、便秘、疝气等证。

4

中药康复保健

4.1 常用康复保健中药

中药康复保健法，是祖国医学宝库中的重要组成部分，有着悠久历史和丰富内容，是我国历代医家经过千百年来的临床验证总结出来的有效方药。具有疗效显著，服用方便的特点，深受大众欢迎。

4.1.1 补益类

4.1.1.1 人参

人参是补气的首选之药。

【性味】甘、微苦，温。

【功效】补肺益脾、生津安神、大补元气。

【适应证】劳伤虚损、心衰气短、自汗肢冷、心悸怔忡、久病体弱、术后体虚、神经衰弱、中风、阳痿、尿频、消渴、食少、倦怠、眩晕头痛、妇女崩漏以及久病不愈、一切气血津液不足之证。

临床多用生晒参；若兼有畏寒肢冷等阳虚症状，可服用性偏温热的红参；若见口干咽燥、舌红少苔等阴虚火旺症状，可选用性偏凉润的西洋参。

4.1.1.2 太子参

【性味】甘，平。

【功效】补气、养血、健脾、生津。

【适应证】对消化不良、体质虚弱、神经衰弱、肺虚咳嗽、自汗、脾虚、腹泻、心悸、气血两亏等证均有较好疗效。

现代医学研究证实，太子参有抗衰老作用，与其他药物配合，能升高红细胞数，缩短出血和凝血时间。

4.1.1.3 党参

【性味】甘,平。

【功效】补中、益气、生津、养血、健脾、安神。

【适应证】脾胃虚弱、气血两亏、体倦无力、食少、口渴、久泻。

现代医学证实,党参可增强机体免疫力,降低血压,增加血色素,抗癌,抗衰老;具有调节胃肠运动、抑制胃酸分泌、降低胃蛋白酶活性、抗溃疡的作用。

4.1.1.4 西洋参

【性味】凉,微苦、甘。

【功效】养阴清热、补气生津。

【适应证】肺阴亏虚、口干咽燥、声音嘶哑、盗汗潮热者,或胃阴不足、胃脘嘈杂、干呕、纳食不香、渴不多饮、舌质红、苔少而花剥者,或热性病后虚热烦渴、身瘦乏力之热伤气阴证。

西洋参有强身壮体、养阴生津、祛病益寿的作用,常服对肺结核、糖尿病、高血压病、高脂血症、神经衰弱、失眠、阴虚体衰、支气管扩张、慢性胃炎、肺癌等都有一定治疗作用。

4.1.1.5 黄芪

【性味】甘,微温。

【功效】生黄芪益气固表、利水消肿、托毒生肌;蜜炙黄芪补气、养血、益中。

【适应证】生黄芪用于自汗、盗汗、血痹、浮肿、痈疽不溃或溃久不敛等证;炙黄芪用于内伤劳倦、脾虚泄泻、气虚、血虚、气衰等证。

黄芪应用范围广,与不同药草配合,可产生不同功效,如与人参同用,可大补元气;与桂枝、附子同用,可补气助阳;与白术、防风同用,可益气补脾、固表止汗;与当归同用,可补气生血;与防己、防风同用,则祛风湿;与人参、甘草同用,可除燥热。

现代医学认为,黄芪具有降低血液黏稠度、减少血栓形成、降低血压、保护心脏、双向调节血糖、抗自由基损伤、抗衰老、抗缺氧、抗肿瘤、增强机体免疫力的作用,可用来治疗心脏病、高血压、糖尿病等。

4.1.1.6 山药

【性味】甘,平。

【功效】健脾、补肺、固肾、益精、强筋骨。

【适应证】脾虚泄泻、久痢、虚劳咳嗽、消渴、遗精、带下、小便频数等证,适合体质瘦弱、体力差、肺虚久咳、痰多喘咳、腰酸腿软、糖尿病、饮食不香、久泻久痢者。

现代医学研究认为,山药中含的皂甙具有扩张冠状动脉、增加血流量、改善微循环、提高人体免疫功能的作用。

4.1.1.7 白术

【性味】苦、甘,温。

【功效】补脾、益胃、燥湿、益气、生血、和中。

【适应证】脾胃虚弱、不思饮食、倦怠乏力、泄泻、痰饮、水肿、小便不利、头晕、自汗、胎动不安等证。

现代医学研究认为，白术能加快血液循环、降低血糖，使胃肠分泌旺盛蠕动增强。白术能防止肝糖原减少，对肝脏有保护作用。白术可增加水和钠的排泄，具有明显而持久的利尿作用。白术中的挥发油对人体有镇静功效。

4.1.1.8 黄精

【性味】甘，平。

【功效】补中益气、润心肺、强筋骨、补脾气、养胃阴。

【适应证】虚损寒热、肺痨咳血、食少、筋骨软弱、风湿疼痛等证。因其补性缓和，可用于长期滋补，身体虚弱、病后体弱之人尤宜。

现代医学证实，黄精可降低血压，对高血压、肾性高血压有治疗作用；对预防动脉硬化、脂肪肝有一定作用；对结核菌、伤寒杆菌、多种皮肤真菌，有明显抑制作用；可抑制肾上腺素引起的血糖过高，并可作为滋补佳品长期使用，有强身健体、抗衰老之效。

4.1.1.9 大枣

【性味】甘，温。

【功效】开胃养心、生津补血。

【适应证】各种虚损、脾虚泄泻、倦怠乏力、心悸失眠、自汗盗汗以及营养不良、血小板减少、慢性肝炎、过敏性紫癜、贫血等证。

现代医学研究证实，大枣含有丰富的蛋白质、脂肪、糖类、维生素、微量元素等营养成分，对肝脏有保护作用，久服能提高人体的免疫功能，并能抑制细菌、真菌的感染。

4.1.1.10 甘草

【性味】甘，生甘草性凉，炙甘草性温。

【功效】生甘草清热解毒；炙甘草益气补虚。

【适应证】用于脾胃虚弱、食欲不振、腹痛、心悸不宁、咳嗽喘息、劳倦发热、咽喉肿痛、痈疽疮疡等证。

因其能调和诸药，解百药毒，故有“国老”之称。

现代研究证实，甘草促进物质代谢，增强机体的免疫功能，并能抑制平滑肌活动，故能缓解胃肠平滑肌痉挛而止痛，且可抑制组织胺引起的胃液分泌，对溃疡面形成薄膜起到保护作用。此外，甘草还有抗炎、镇咳、降低血脂等作用。

4.1.1.11 白芍

【性味】微寒，酸、甘、苦。

【功效】养肝补血、敛阴止痛。

【适应证】肝阳上亢引起的头晕目眩、心烦不眠、急躁易怒、肝气不和所致胁痛、痛经等证。

现代研究证实，白芍有抑菌、降压、调节免疫功能、镇静和镇痛的作用。

4.1.1.12 何首乌

【性味】苦、甘、涩，微温。

【功效】补肝、益肾、养血、祛风。

【适应证】肝肾阴亏、须发早白、血虚头晕、腰膝酸软、筋骨酸痛、遗精、崩带、久痢、慢性肝炎、痈肿、瘰疬、肠风、痔疮等证。

现代医学研究证实，何首乌具有降低胆固醇、降血糖、抗病毒、强心、促进肠胃运动等作用，还有促进纤维蛋白溶解活性作用，对心脑血管疾病有一定防治作用；何首乌中所含卵磷脂是脑组织、血细胞和其他细胞膜的组成物质，经常服用何首乌，对神经衰弱、白发、脱发、贫血等证有治疗作用，因此可延缓衰老、强身健体、保健心脏。动物实验证明，何首乌还有抗肿瘤作用。

4.1.1.13 龙眼肉

【性味】甘，温。

【功效】益心脾、补气血、安神。

【适应证】心脾虚损之心悸、健忘、失眠、虚劳羸弱、气血不足、浮肿等证。因思虑过度引起的失眠、惊悸，用龙眼肉治最好。

现代医学认为，龙眼肉具有增进红细胞及血红蛋白活性、升高血小板、改善毛细血管脆性、降低血脂、增加冠状动脉血流量的作用，对心血管疾病有防治作用。

4.1.1.14 阿胶

【性味】甘，平。

【功效】滋阴、补血、养肝、益气、止血、清肺、润燥、定喘、调经、安胎。

【适应证】虚弱贫血、产后血虚、面色萎黄、咳血、吐血、尿血、便血、子宫出血、鼻出血、血小板减少性紫癜、月经色淡量少、肺燥咳嗽、咽干津少、便秘、腰酸骨痛等证。

对于平日体质弱、易感冒的人，阿胶可起到调理身体、改善体质的作用。

现代医学研究证实，阿胶有加速红细胞、血红蛋白生成的作用，因而对失血性贫血有较好疗效。阿胶能增强细胞对钙的吸收，使血钙提高而有止血作用。阿胶可防治进行性肌营养障碍症。阿胶中的胶原蛋白，可使皮肤弹性增强，防止产生皱纹。

4.1.1.15 当归

【性味】辛，温。

【功效】补血、活血、调经、润肠通便。

【适应证】月经不调、经停经闭、产后腹痛、风湿痹痛、血虚肠燥、便秘等证。

现代医学研究认为当归有抑制子宫平滑肌收缩、使血脉通畅的作用，可以帮助维持正常的月经周期，减少经前综合征引起的不适，减轻停经后的不适症状；当归能增强肝组织的耗氧量，防止肝糖原降低；当归对血压具有双向调节作用，还可以降低血液黏滞性和降低血脂；当归可加速运动后肌酸的消除，提高血红蛋白含量，具有解除运动疲劳、防止衰老的作用。

4.1.1.16 熟地黄

【性味】甘,微温。

【功效】补血滋阴,益肾养精,止血凉血,聪耳明目。

【适应证】头晕目眩、心悸不宁、骨蒸潮热、盗汗遗精、腰膝酸痛、须发早白、消渴、月经不调等证。

现代研究证实,熟地黄有强心、利尿作用,对造血系统有良好的作用;有降血压、降血糖功效,对肝脏有保护作用,能防止肝糖原减少。

4.1.1.17 枸杞子

【性味】甘,平。

【功效】滋肝、补肾、润肺、补虚、益精、明目、固髓、健骨。

【适应证】肝肾阴亏、腰膝酸软、头晕目眩、虚劳咳嗽、肺结核、糖尿病、慢性肝炎等证。

枸杞子无毒副作用,可在日常膳食中配餐时随意搭配,久服枸杞子可强筋壮骨、益寿延年。

现代医学研究认为,枸杞子可抑制脂肪在肝细胞内沉积、促进肝细胞再生,因而具有保护肝脏作用。同时,它还可以调节血糖,降低血压,防治高血压、心脏病、动脉硬化等证。枸杞子还有兴奋呼吸、促进胃肠蠕动等作用。

4.1.1.18 女贞子

【性味】甘、苦,微凉。

【功效】滋阴养肝。

【适应证】腰膝酸软、头晕耳鸣、须发早白、神经衰弱、骨蒸潮热、失眠心悸等慢性疾患。

女贞子补中兼清,滋而不腻,既不同于何首乌补中偏温,也优于生地、阿胶类滋阴药的滋腻碍胃,久服亦无明显副作用。对阴虚阳亢以及脾胃消化功能下降的老年人,非常适合。

现代医学研究证实,女贞子可抑制肿瘤的生长,调节免疫功能,具有降低转氨酶、保肝、抗炎、扩张冠状动脉、抗心律失常等作用。

4.1.1.19 石斛

【性味】甘、淡,寒。

【功效】补益胃肾、益虚劳、厚肠胃、壮筋骨、长肌肉、清热、生津、明目。

【适应证】热性病的后期烦渴之证。

时间较长的热性病或消耗性疾病,可较长时间使用石斛,很少有害于胃。它清中有补,补中有清,为清凉性滋养药中的佼佼者。

石斛与其他中药配伍使用,滋养强身作用更为明显:对低热、烦渴、舌红苔少者,常配鲜生地、麦冬等同用疗效更好;而治疗胃阴不足导致饮食不香、脘中嘈杂、干呕欲吐、舌光少苔,应配伍麦冬、枇杷叶、竹茹等同用,往往能事半功倍。

4.1.1.20 麦门冬

【性味】甘、微苦，微寒。

【功效】养阴生津、润肺止咳、清心除烦。

【适应证】初秋暑热未退或秋令燥邪伤阴见口燥咽干、咳嗽咯血、口渴便秘、心烦心慌等证。

现代研究证实，麦门冬具有抗菌消炎、降低血糖的作用。

4.1.1.21 天门冬

【性味】甘、苦，寒。

【功效】滋阴、润燥、清肺、降火。

【适应证】阴虚发热、咳嗽、咳血、咽喉肿痛、糖尿病、遗精、盗汗、便秘等证。

现代医学认为，天门冬对炭疽杆菌、甲型或乙型溶血性链球菌、白喉杆菌、类白喉杆菌、肺炎链球菌、金黄色葡萄球菌、柠檬色葡萄球菌、白色葡萄球菌等有不同程度的灭菌作用；对急性淋巴细胞型白血病患者白细胞的脱氢酶，有一定抑制作用；对乳腺癌、乳房小叶增生、良性乳房肿瘤，有辅助治疗作用。

4.1.1.22 玉竹

【性味】甘，平。

【功效】养阴、润燥、除烦、止渴。

【适应证】热病阴伤、咳嗽烦渴、虚劳发热、小便频数、消谷易饥等证。

玉竹的养阴作用偏在脾胃，久服不会伤害脾胃。玉竹与黄精作用类似，但玉竹益气作用不如黄精，而黄精清热作用不如玉竹。现代医学研究指出，玉竹有滋养、镇静及强心作用，适用于治疗心悸、心绞痛；玉竹有降低血脂和血糖作用，对肾上腺素引起的高血糖有显著抑制作用，可用于治疗糖尿病；玉竹中有抗氧化作用的成分，可调节人体免疫力，抑制肿瘤的生长。常服玉竹可抗老防衰，延年益寿。

4.1.1.23 百合

【性味】甘、微苦，平。

【功效】润肺、止咳、清心、养阴、补中、益气、安神、利尿。

【适应证】肺痨久咳、肺虚干咳、咳血、慢性支气管炎、肺气肿、神经衰弱、心悸、失眠、小便不利、热病后期的神志恍惚、更年期综合征等证。

现代医学认为，百合有抑制癌细胞生长、提高机体抗缺氧耐力的功效。

4.1.1.24 北沙参

【性味】甘、苦、淡，平。

【功效】养阴清肺、祛痰止咳。

【适应证】肺热燥咳、虚劳久咳、咽干喉痛等证。

现代医学研究证实，北沙参有加强呼吸、升高血压作用。

4.1.1.25 鹿茸

【性味】甘、咸，温。

【功效】生精补髓、养血益阳、强筋健骨。

【适应证】对肾阳虚弱导致的腰膝酸冷、精神不振、面色白、夜尿频多、浮肿、阳痿、早泄、精少、闭经、不孕、崩漏等疾患,有显著的疗效。

鹿茸为滋补强壮之剂,故非大虚之人当慎服。凡盗汗、五心烦热、口燥咽干、目赤、牙龈肿痛、大便干燥等阴虚火旺患者以及咳痰黄黏、口渴胸闷之肺热患者皆当忌服。肝炎、肝功能异常、肝阳上亢的高血压病人亦不宜服鹿茸。

现代研究证实,鹿茸对心血管系统具有双向调节作用,血压低者能升,血压高者能降,节律不齐者能复律,故为易患心血管病的老年朋友的有益补品。鹿茸所含多种氨基酸对人体有强壮作用,能提高机体的工作能力,减轻疲劳,改善睡眠,促进食欲,改善营养不良及蛋白质代谢障碍,增强年老体弱者的健康,促进病后的复原。鹿茸能使血中的红细胞、血色素和网织红细胞增加,用量较大时能促进血细胞,尤其是红细胞的新生,并能促进伤口和骨折愈合。

4.1.1.26 肉苁蓉

【性味】甘,微温。

【功效】温肾通阳、润肠通腑。

【适应证】肾虚阳痿、遗精早泄、腰膝冷痛、筋骨痿弱、便秘以及不孕等证。

现代研究证实,肉苁蓉具有类激素样作用,能促进唾液分泌,增加食欲,帮助消化,并有降压、强心,增强机体免疫力的作用。

4.1.1.27 冬虫夏草

【性味】甘,温。

【功效】补虚损、益精气、止咳化痰。

【适应证】痰饮咳喘、虚喘、肺结核、咳血、自汗、盗汗、贫血、神经衰弱、神经性胃病、病后体虚、阳痿、遗精、腰膝酸软等证。

中医有冬虫夏草“疗诸虚百损”的说法。

现代医学研究证实,冬虫夏草内的虫草酸、冬虫夏草素及可水解为多种氨基酸的粗蛋白,是最有药用价值的部分,它们有扩张支气管、止咳平喘、抗菌(尤其是结核菌)、降血压、抗肿瘤、降低胆固醇及甘油三酯等成分,抑制血栓形成、增强肾上腺素、提高免疫力的作用。

4.1.1.28 杜仲

【性味】甘,温。

【功效】补肝肾、强筋骨、安胎。

【适应证】肝肾不足、腰膝酸痛、乏力神疲、眩晕耳鸣、阳痿遗精、胎动不安、小便频数等证。

现代科学研究发现,杜仲具有降血压、利尿作用,可减少机体对胆固醇的吸收,用于高血压、高血脂、动脉粥样硬化等老年性疾病的预防治疗,并能增强机体的非特异性免疫功能,预防各种细菌、病毒的感染。

4.1.1.29 紫河车

【性味】咸,温。

【功效】补肾填精、益气养血。

【适应证】用于男女一切虚损、气血高羸瘦、面黯皮黑、骨蒸盗汗、腰痛膝软、体瘦精枯、神伤梦遗以及肺结核、慢性支气管炎、支气管哮喘、贫血等证。

现代研究证实,紫河车可直接作用于内分泌系统,促进性腺功能,促进生长发育。

4.1.1.30 茯苓

【性味】甘、淡,平。

【功效】渗湿利水、益脾和胃、宁心安神。

【适应证】小便不利、水肿胀满、痰饮咳逆、呕吐、腹泻、遗精、早泄、心悸、失眠、健忘、多梦等证。

现代医学研究,茯苓能增强人体免疫功能,经常服用可增强人体抗病、抗癌能力。

4.1.2 理气活血类

4.1.2.1 陈皮

【性味】辛、苦,温。

【功效】健脾和胃、理气燥湿。

【适应证】脾胃气滞、脘腹胀满、消化不良、食欲不振、恶心呕吐、咳嗽多痰、胸部满闷等证。

现代研究证实,陈皮有升高血压、兴奋心脏、收缩周围血管的作用;能促进胃液分泌,加快胃肠蠕动,有助于消化;能使呼吸道黏液分泌增加,促进痰液排出。

4.1.2.2 香附

【性味】辛、微苦、甘,平。

【功效】疏肝解郁、理气止痛。

【适应证】肝胃不和、气郁不舒、脘腹胀痛、呕吐吞酸、乳房胀痛、月经不调、崩漏带下等证。

现代研究证实,香附能抑制子宫平滑肌收缩,并有明显的镇痛作用。

4.1.2.3 玫瑰花

【性味】甘、微苦,性温。

【功效】行气解郁、和血调经、散淤止痛。

【适应证】肝气郁结所致胸胁满闷、乳房胀痛、肝胃气痛等证。

现代研究证实,玫瑰油可促进胆汁分泌。

4.1.2.4 川芎

【性味】辛,温。

【功效】活血行气、散风止痛。

【适应证】头痛目眩、胁病腹疼、寒痹筋挛、痛经、闭经、产后淤阻块痛、痈疽疮疡以及冠心病、脑血管痉挛、类风湿性关节炎等证。

现代研究证实,川芎具有麻痹神经中枢、镇痛、镇痉的作用,能抑制大脑活动,兴奋延髓呼吸中枢和血管运动中枢;能扩张冠状动脉,抗急性心肌缺血、缺氧,抑制药物对血管的收缩,能较好地改善脑血流,改善微循环,抑制血栓形成。此外,亦有降低血压的作用。

4.1.2.5 丹参

【性味】微温,苦。

【功效】活血化淤、凉血消肿、清心除烦。

【适应证】血滞经闭、月经不调、产后恶露不尽、淤滞腹痛、胸胁疼痛、热痹肿痛、热病伤营、心烦不寐以及冠心病、高血压病、脉管炎等。

现代研究证实,丹参可以改善微循环,加快血液流速,有扩张冠状动脉、增加冠脉血流量、改善心肌收缩力、调整心率、降低血压等作用。此外,尚有促进肝脏生理机能好转的功效,并使肿大的肝脏缩小变软。

4.1.2.6 桃仁

【性味】苦、甘。

【功效】活血祛淤、润肠通便、止咳平喘。

【适应证】血滞经闭、痛经、产后淤阻腹痛、跌打损伤、淤血肿痛、胸胁刺痛、血燥便秘等。

现代研究证实,桃仁有改善微循环、加快血液流速、增加毛细血管网、抗血液凝固的作用。此外,尚有溶解血栓、减少血管通透性、促进炎症渗出物吸收的功效。

4.1.2.7 红花

【性味】辛,温。

【功效】活血通经、祛淤止痛。

【适应证】血淤经闭、痛经、腹中包块、斑疹色暗、跌打损伤、淤血肿痛、疮痈肿痛以及冠心病、脑血管疾病等。

现代研究证实,红花能改善血液循环,使血流量增加,改善微循环,加快血液流速,对子宫肌有兴奋作用,对肠管、血管、支气管平滑肌也有不同程度的兴奋作用,能使肾血管收缩,肾血流量减少。此外,还有防止血栓形成、抑制炎症和镇痛等作用。

4.1.2.8 益母草

【性味】辛、微苦,微寒。

【功效】顺气和血、养血益心、安魂定魄、调经种子。

【适应证】月经不调、胎漏难产、胞衣不下、产后血晕、淤血腹痛、崩中漏下以及肾炎水肿、慢性附件炎、盆腔炎等。

现代研究证实,益母草可使子宫紧张度和收缩增强,频率加快,用于产后助子宫收缩,减少恶露,又能治疗功能性子宫出血等。此外,尚有明显的利尿、降压作用。

4.1.3 安神类

4.1.3.1 柏子仁

【性味】甘，平。

【功效】养心安神、益脾润肠。

【适应证】心悸不宁、健忘失眠、记忆下降、盗汗遗精、肠燥便秘等证。

现代研究证实，柏子仁含皂甙、挥发油和脂肪油。其所含脂肪油有润肠和通便作用。

4.1.3.2 酸枣仁

【性味】甘、酸，平。

【功效】补益肝胆、滋养心脾。

【适应证】心肝血虚、心烦失眠、心悸不宁、体虚自汗等证。

现代研究证实，酸枣仁能抑制中枢神经系统，起到镇静、催眠作用，并能降低血压，抑制肾型高血压的形成。

4.1.3.3 小麦

【性味】甘，凉。

【功效】养心安神、除烦。

【适应证】神志不宁、哭笑无常、烦躁不安、心悸失眠等证。

现代研究证实，小麦具有调节神经的作用。

4.1.3.4 灵芝

【性味】甘，平。

【功效】补肺肾、止咳喘、补肝安神、健脾胃、坚筋骨。

【适应证】虚劳、咳嗽、气喘、失眠、消化不良等证。

现代医学研究，灵芝对神经系统有镇静、镇痛作用；对心血管系统有强心、降压、增加冠状动脉血流量、降血脂、降血糖、降低心肌耗氧量等作用；降低转氨酶，保护肝脏；有镇咳、祛痰、平喘作用；可以调整免疫系统，增强人体抗病、抗衰老能力。

4.1.4 其他类

4.1.4.1 金银花

【性味】甘，寒。

【功效】宣散风热、清解血毒。

【适应证】外感发热、咳嗽、咽喉肿痛、热毒血痢、疮疖肿毒以及预防中暑、感冒、肠道传染病等。

现代研究证实，银花皂素能调节体温中枢，有解毒消炎的功效，对金黄色葡萄球菌、溶血性链球菌、痢疾杆菌等有较强的抗菌作用；对多种皮肤癣菌、流感病毒也有一定的抑制作用。

4.1.4.2 蒲公英

【性味】苦、甘，寒。

【功效】清热解毒、散结消肿,兼能散滞气、通乳窍。

【适应证】痈肿疔毒,尤为治疗乳痈要药。也可用于湿热淋证以及扁桃体炎、病毒性肝炎、胆囊炎等。

现代研究证实,蒲公英有较强的杀菌作用,特别是对金黄色葡萄球菌、溶血性链球菌有明显的杀灭作用。此外,还可利胆、利尿。

4.1.4.3 鱼腥草

【性味】辛,寒。

【功效】宣肺散结、清热解毒。

【适应证】肺痈、痰热壅肺、咳吐脓血;湿热淋证、肾炎水肿、小便不利、痈疮肿痛、毒蛇咬伤以及大叶性肺炎、支气管扩张、细菌性痢疾等。

现代研究证实,鱼腥草具有抗菌、利尿的作用,对金黄色葡萄球菌、结核杆菌、皮肤真菌有显著的作用,并能增强白细胞的吞噬能力,提高机体的免疫功能。

4.1.4.4 马齿苋

【性味】酸,寒。

【功效】清热解毒、凉血消肿、滑利大肠。

【适应证】热痢脓血、热淋血滞、湿热带下、火毒痈疔、湿疹、丹毒、蛇虫咬伤等。

现代研究证实,马齿苋是一种天然抗菌素,对各种痢疾杆菌有抑制和杀灭作用;对大肠杆菌、葡萄球菌等亦有显著的抗菌作用;对皮肤真菌也有抑制功效。此外,亦有利尿、收缩血管的作用。

4.1.4.5 大青叶

【性味】苦、咸,寒。

【功效】清热凉血,兼行肌表,善清心胃实热,为解毒要药。

【适应证】高热神昏、咽喉疼痛、头痛牙痛、口舌生疮、出血发斑、吐血咯血以及病毒性肝炎、细菌性痢疾、扁桃体炎等。

现代研究证实,大青叶具有抗病毒、杀灭钩端螺旋体的作用;对金黄色葡萄球菌、溶血性链球菌有一定的抑制作用;对心脏、血管、肠平滑肌有直接抑制作用,对子宫平滑肌有直接兴奋作用;能加强机体对细胞的吞噬功能,提高机体的抗病能力。

4.1.4.6 川贝母

【性味】苦、甘,微寒。

【功效】润肺化痰、泄热散结。

【适应证】肺虚久咳、痰少咽燥、痰热咳嗽、咯痰稠黄、咽喉肿痛、疮痈肿痛等。

现代研究证实,川贝母能扩张支气管平滑肌,减少分泌,故有较好的镇咳祛痰作用,并有降低血压、兴奋子宫的作用。

4.1.4.7 竹茹

【性味】甘、淡,微寒。

【功效】清热化痰、除烦止呕,兼能凉血安胎。

【适应证】痰热咳喘、咯痰黄稠、烦热呕吐、吐血衄血、胎动不安等。

现代研究证实,竹茹粉对葡萄球菌、大肠杆菌、伤寒杆菌等有较强的抑制作用。

4.1.4.8 百部

【性味】甘、苦,微温。

【功效】抗痨杀虫、润肺止咳。

【适应证】外感咳嗽、肺痨久嗽、老年咳嗽、皮肤疥癣以及肺结核、百日咳、蛔虫等证。

现代研究证实,百部能降低呼吸中枢兴奋性,抑制咳嗽反射,而起镇咳的作用;对金黄色葡萄球菌、大肠杆菌、痢疾杆菌等有抑制作用;对人型结核杆菌有完全抑制作用,并能抑制皮肤真菌的作用。

4.1.4.9 杏仁

【性味】苦、辛,温。

【功效】降气行痰、除风散寒、润燥通肠。

【适应证】外感咳嗽、肺虚劳嗽、咳逆气喘、肠燥便秘等。

现代研究证实,杏仁在体内分解后产生微量氢氰酸,对呼吸中枢有镇静作用,从而达到止咳平喘的作用。过量的氢氰酸会引起中毒,阻碍新陈代谢,引起组织窒息。此外,杏仁含有脂肪油,故有润肠通便的功效。

4.1.4.10 枇杷叶

【性味】凉,苦。

【功效】清肺化痰、止咳降气。

【适应证】肺热咳嗽、痰稠色黄、咳血、衄血、胃热呕吐等证。

现代研究证实,枇杷叶具有一定的镇痛、止咳作用,并有轻度的祛痰功效。

4.1.4.11 胖大海

【性味】甘、淡,微寒。

【功效】清热润肺、利咽解毒。

【适应证】肺气闭郁、痰热咳嗽、音哑咽痛、骨蒸内热、吐衄下血、目赤牙痛、热结便秘等证。

现代研究证实,胖大海能促进肠管蠕动,故有缓泻作用。

4.1.4.12 桔梗

【性味】苦、辛,平。

【功效】宣肺化痰、清咽开音、排脓消痈。

【适应证】外感咳嗽、鼻塞流涕、咽喉肿痛、肺痈吐脓、胸满胁痛、痢疾腹痛等。

现代研究证实,桔梗皂甙有促进气管分泌,稀释痰液而起祛痰作用,并有镇咳功效。

4.1.4.13 薏苡仁

【性味】甘、淡,凉。

【功效】健脾、补肺、清热、利湿。

【适应证】心源性浮肿、脚气病、脾胃虚弱、肺热咳嗽、慢性肠炎、肺结核、小便不利、肺脓疡、阑尾炎、风湿痛、关节炎等证。

现代医学研究,薏米中所含薏苡酯对癌细胞有抑制作用;薏米仁油能兴奋呼吸,减少肌肉及末梢神经的挛缩及麻痹;薏米还具有解热、镇痛、降血糖、抗衰老作用。

4.1.4.14 芦根

【性味】甘,寒。

【功效】清热生津、除烦止呕。

【适应证】热病烦渴、胃热呕吐等证。

现代医学研究证实,芦根有解热、镇静和镇痛的作用。

4.1.4.15 藿香、佩兰

【性味】芳香,味辛,藿香性微温,佩兰性平。

【功效】解暑化湿、理气和胃。

【适应证】暑湿所致疲倦乏力、胸闷不舒、腹胀、大便不爽,或吐泻等证。因二药兼有辛味,能发散暑邪,还可用于夏季感冒如发热、怕冷、头胀头痛等证。

4.1.4.16 砂仁

【性味】辛,温。

【功效】醒脾消食、开胃止呕。

【适应证】脾胃虚寒、腹痛泻痢、消化不良、脘腹胀满、食欲减退、胎动不安、妊娠恶阻、气逆呕吐等证。

现代研究证实,砂仁含挥发油,有芳香健胃作用,可鼓舞胃的机能,并可排除消化道积气。

4.1.4.17 荷叶

【性味】苦,平。

【功效】清热祛暑、解毒散淤、健脾升阳。

【适应证】中暑头胀之症。

现代医学研究证实,荷叶能扩张血管,可适当降压。

4.1.4.18 山楂

【性味】酸、甘。

【功效】助脾健胃、活血化淤、收敛止泻。

【适应证】食积腹胀、消化不良、伤食腹痛、脾虚久泻、肠炎痢疾、血淤痛经、产后腹痛以及冠心病、高脂血症等。

现代研究证实,山楂能扩张冠状动脉,舒张血管,增加冠脉血流量,改善心脏活力,降低血压,降低胆固醇含量以及强心,抗心律不齐。

4.1.4.19 麦芽

【性味】甘,温。

【功效】消食和中、舒肝化滞。

【适应证】饮食积滞、脘腹胀闷、食欲减退，肝气不舒、脘胁胀闷，乳汁郁积、乳房胀痛等证。

现代研究证实，麦芽有促进消化、增强食欲的作用。

4.1.4.20 绞股蓝

【性味】寒，苦。

【功效】解毒清热、止咳祛痰。

【适应证】动脉硬化、须发早白、支气管哮喘、胃溃疡等病证。

现代研究证实，绞股蓝对多种癌症有明显的抑制作用，还有延长细胞寿命、抗疲劳、抗紧张、降血脂等作用。绞股蓝具有与人参一样增强免疫的作用，而无服人参过量的副作用。如神衰疲劳、高脂血症、糖尿病等患者，每日服用绞股蓝，有很好的保健作用。

4.2 药物内治康复保健

4.2.1 药膳

药膳是以药物和食物为原料，经过烹饪加工制成的一种具有食疗作用的膳食。它是中国传统的医药知识与烹调经验相结合的产物。它“寓医于食”，既将药物作为食物，又将食物赋以药用，药借食力，食助药威；既具有营养价值，更具有防病治病、保健强身、延年益寿的功效。

药膳是药物与食物的一种巧妙的结合。它具有食品和药品的作用，但又不同于食品和药品。它可以使食用者在心理上感觉是一种享受，在享用中，使其身体得到滋补，疾病得到治疗。因而，中国传统药膳的制作和应用，不但是一门科学，而且是一种艺术。

4.2.1.1 药膳的种类

在现代人们的生活中，药膳得到了空前的普及，并且在国外也享有盛誉，备受青睐。药膳经过千百年的演变、积累和创造，现已形成种类繁多的一系列特殊膳食。根据药膳的作用可划分为以下三类。

1. 滋补强身类

此类药膳是供无病但体弱的人食用的，它主要是通过调理脏腑器官和组织的功能，使之协调，从而达到增强体质、增进健康的目的。主要包括十全大补汤、人参汤圆、豆蔻馒头、茯苓包子、健脾抄手等。

2. 治疗疾病类

此类药膳是针对病人的病情需要而制成的一种起治疗或辅助治疗作用的膳食。它可以通过长期服用而达到治疗疾病的目的，最适于慢性病患者。它的种类按其具体功能来分主要有解表药膳、泻下药膳、清热药膳、祛寒药膳、消导化积药膳、补益药膳、理气药膳、理血药膳、祛痰止咳药膳、熄风药膳等。

3. 保健益寿类

此类药膳是根据用膳者的生理、病理特点而制作的一种药性平和、起增进健康和抗衰老作用的膳食。它主要是通过提高机体免疫功能和协调功能,达到促进发育、调理气血或抗老延年的目的。常用的药膳有人参防风粥、参麦团鱼、虫草鸭子、燕窝汤、银耳羹、杜仲腰花、乌鸡白凤汤、血藤河蟹、芡实粥等。

4.2.1.2 药膳的特点

药膳既不同于一般的中药方剂,又有别于普通的饮食,是一种兼有药物功效和食品美味的特殊膳食。其特点如下。

1. 药膳以中医药理论为基础

药膳从其医疗意义来说,是中医学的一个组成部分。它是以中医学的阴阳五行、脏腑经络、辨证施治的理论为基础,按中医方剂学的组方原则和药物、食物的性能选配组合的。

药膳的主要功能是以食物、药物的偏性来矫正脏腑机能的偏性,或以食物、药物的寒、热、温、凉四种不同特性来增强机体的抵抗力和免疫力。

能减轻或消除热证的药物或食物一般属于寒性或凉性,如黄芩、板蓝根、紫菜、粟米、荞麦、绿豆、黄瓜、丝瓜、兔肉等;能够减轻或消除寒证的药物或食物,一般属于温性和热性,如附子、干姜、桂枝、葱、籼米、雀肉等。

给温热病人配食应多用绿豆、扁豆、高粱、薏米等食物,以偏凉之性,起到清热解毒作用;给虚寒病人配膳则多用面粉、粳米、糯米等,以温中补虚。

药膳的施用是以中医的整体观念和辨证施治的理论为根据,按治病求本,扶正祛邪、调整阴阳,因时、因地、因人而治的治疗原则运用的。如同为虚证,气虚者宜食用牛肉、糯米、山药、党参以补气;血虚者宜食龙眼肉、当归以补血。又如同为咳嗽患者,对风寒咳嗽以食葱白粥为宜;对肺燥干咳以食百合粥为宜。

2. 药膳以传统的烹调艺术为手段

药膳的主要原料是药物和食物。它必须寓药于食,寓性于味,融药物功效与食物美味于一体。因此,它也就必须以精湛的烹调艺术为手段,借助炖、焖、煨、蒸、煮、熬、炒、卤、烧等中国传统的烹调方法,按中医理论和患者需要调配好药膳主料和辅料,制成具有一般美食的色、香、味、形的美味食品,供人们享用,以达到治病、保健和强身的目的。

3. 药膳以治病、保健和强身为目的

食用一般膳食的主要目的是为了消除饥饿、维持生存和获得一种物质享受,服用一般药物的目的则是为了治疗疾病。而食用药膳,除上述两个目的兼而有之外,其最主要的目的还是为了使有病者得到治疗,体弱者得以增进健康,健康者得以更加强壮。

中国传统医药理论认为:药膳最宜扶正固本,因为它所用药物和食物多系补品,如人参、黄芪、当归、阿胶、枸杞、山药、大枣、鸡、鸭、猪肉、羊肉等,这些都能起到滋身体、补气血、壮阴阳的作用。

经现代科学验证,这些滋补品,确能增强机体生理功能,改善细胞的新陈代谢和营养,对神经内分泌的调节功能和机体的免疫力、抗病能力都有积极作用。如人参可以促进核酸合成,加强大脑皮质的兴奋和抑制过程,提高大脑机能的灵活性,减少疲劳感;黄芪、灵芝、山药等能增强吞噬细胞的功能,促进机体产生干扰素等。

4.2.1.3 四季保健药膳

1. 春季

(1)进补原则

春天,人体正处于舒畅发放之际,一般来说无需进补。但是,对久病将愈、病后体虚、手术后气血亏虚等需要改善体质者,适当进纳一些补药还是有益的。

春天进补,根据万物复苏、阳气生发的特点,在进补时也就要考虑助人体正气的生发,早春选用补益元气的滋补之品最为适宜。大补元气之品首推人参。

对脾胃虚弱而致脱肛、内脏下垂、久泻、久痢等证,可选用补中益气丸(汤),补中益气、升阳举陷。对体虚、中气不足所致之四肢乏力、早期白发、高血压、冠心病等,可适量选用人参、首乌、山药、芝麻之类。

对于冬季好发病的阳虚病人,如肾虚引起的哮喘或慢性咳喘者,虽已过了其疾病的好发季节,但体内虚损依然存在,若在春季适当进补一些养阳的药物,容易取得好的效果,可减少冬季发病的机会。

服用补品时,如遇到感冒发热、消化不良、不思饮食、呕吐腹泻等病证,都需暂时停止进补,等到病情好转后再继续服食。服食人参时,应该忌食萝卜和饮茶,同时不要再用莱菔子作为药物治病,以免影响人参的补气功能。进补时尽量避免食用未吃过或平时不常吃的食物,如海鲜一类食品,以免食物的性味和药性相对抗,或由这些平时未接触过的食品引起诸如过敏反应一类的意外问题,使补品达不到功效。

服用补益药时,要同时注意适当地增加营养,以促进和维持体内营养的平衡。服用补药时,如必须同时使用其他中西药物,为避免发生配伍禁忌,一般应将服用补益药和服用中西药时间分开,以间隔 1 ~2 h 为宜。高血压患者,应慎用温补之品。如属肝阳上亢型的,再用温补之品,则会加重病情。

(2)春季药膳

春季,大地复苏,阳气初生,气候转暖,冰消雪融,万物萌发。一年之计在于春,若春季药膳调摄得当,对促进人体健康有莫大的裨益。

春季药膳配制的原则如下。

1)宜进助阳之品　中医主张“春夏养阳”。春天阳气升发,饮食上适当多吃温阳食物,如韭菜、蒜苗、葱、生姜等,以助人体阳气生发,增强抵抗力,抗御外邪侵袭。

2)饮食宜清淡多样　春季人易上火,出现舌苔发黄、口苦咽干症状,因此饮食宜清淡,忌油腻、生冷及刺激性食物。有明显上火症状的人可吃一些清火食物,如绿豆汤、金银花茶、菊花茶、莲子心泡水等。

3)少酸增甘保脾胃　中医认为,春季为肝脏当令之时,宜适当食用辛温升散的食品,生冷黏杂之物应少食,以免伤害脾胃,故春季应适当多吃甜味食物,少吃酸味食物。

4)多食黄绿色蔬菜　“春困”使人疲乏、精神不振,多吃红黄色和深绿色的蔬菜,如胡萝卜、南瓜、番茄、青椒、芹菜等,以利于恢复精力、消除春困。

5)注意补充津液　春天多风,易耗散水分,出现口干、唇裂、皮肤粗糙、干咳、咽痛等证。故宜多吃补充津液的食物。如春天食粥为一大良法。粥中加入荠菜、芹菜、韭菜,既利消化吸收,又助春阳生发。其他如柑橘、蜂蜜、甘蔗也可适当进食。

【枸杞头拌豆腐干】五香豆腐干 100 g 切成细丝,将摘去老根的枸杞头 500 g 洗净,入沸水中焯一下,沥尽水,切细;将豆腐干丝、枸杞头装盘中,加精盐、味精、白糖、姜末、香油,拌匀即成。清肝明目,补益脾胃。适用于肝热所致目昏、夜盲,也用于目赤涩痛、虚火牙痛,或脾胃运化不健、食少口渴。

枸杞头,又称枸杞苗,以春季苗嫩时采摘食用为宜。

【首乌粥】何首乌 30 g、黑豆 10 g 打碎洗净后用布包好;沙锅内注入清水 500 mL,放入药包熬 20 min;拣出药包不用,再加清水 800 mL,放入洗净的粳米若干、大枣 8 枚,在中火上烧开,改用小火慢煮至米烂汤稠、表面浮有粥油时,放冰糖 50 g,精盐 1 g;再煮 5 min,晾温即成。首乌粥养肝补血,益肾抗衰。适用于中老年人肝肾不足、阴血亏损、心悸失眠、头晕眼花、耳鸣健忘、须发早白,对老年性高血脂、血管硬化等心脑供血不足症,也有良好作用。

何首乌有补肾、益精血、壮筋骨、润肠通便等功效。临床发现何首乌还能提高淋巴细胞的功能,是抗衰延年的有效药物,又是贫血、神经衰弱患者常食之佳品。

【首乌肝片】先将鲜猪肝 250 g 切片用少量首乌液、盐、淀粉拌匀,放入热油中滑熘,与木耳 20 g、青菜,剩余的首乌液、葱、姜、味精、酱油等炒熟即成。首乌液可用新鲜首乌榨汁,或用干首乌浓煎成汁。

2. 夏季

(1)进补原则

在气候炎热的夏季,人体出汗多,不但损耗大量体液,还消耗体内各种营养物质,尤其是无机盐类,如不及时补充,会发生盐类代谢紊乱。同时,炎炎夏季,食欲、消化吸收功能等受到影响,造成人体入少而出多的代谢失衡。因此,许多人在夏季中体重都不同程度地下降。

夏季的滋补品,一是补充损耗的物质,二是供给机体的需要,维持正常的生理活动功能。另外,祖国医学也有“补在三伏”之说。补品应以清淡、滋阴食品为主,应避免用黏腻碍胃、难以消化的食品。另外,应重视以健脾养胃、消暑解毒、生津止渴、益气养阴为主。因此,鸭瘦肉、瓜果、白糖、薏米、芡实、绿豆等食物是夏天的清补佳品。

鸭多生活在水中,吃的也多是水生物,故鸭性偏凉,有滋阴养胃、利水消肿之功,如将鸭和冬瓜同炖食用，不但可以补益虚损，又能清暑滋阴，实为夏天的补益佳品。如加配芡实、薏苡仁同煮，滋阴效果更佳，且能健脾化湿。冬瓜是夏天消暑佳品，如配瘦肉同炖或煮，不但味美，又能利尿、消暑，尤适于口渴、小便黄等暑天热证。此外，绿豆汤，或用绿豆、银花、扁豆、冬瓜煲汤，有清热解毒、益气养神之功。在饮料中，有益于人体的橙汁、苹果汁、柠檬汁、番茄汁、葡萄汁、菠萝汁等，都含有丰富的营养物质，如多种维生素、糖类、矿物质等，特别是新鲜的橙汁，质量尤佳。这些新鲜的果汁，除富有营养外，还能帮助消化，提高食欲。总的来讲，夏季进补，应根据自己的体质，适时、适量进补。食物宜用莲子、蚕豆、白扁豆、荔枝、牛肉、牛肚、蜂蜜、牛奶、鸭肉、新鲜水果等。药物宜用西洋参、太子参、黄芪、茯苓、石斛、地骨皮、黄精等。

此外还可适时进行粥补、汤补及服用药膳等。

(2)夏季药膳

夏季，天气炎热，万物生长旺盛，人体气血趋向体表，形成阳气在外、阴气内伏的状态，易形成暑热、暑湿等证。故夏季药食调摄，应着眼于清热、消暑、健脾益胃，以清淡爽口、利水渗湿、富含营养、易于消化为最佳。

夏季药膳配制的原则如下。

1)宜食苦、酸、咸，稍增辛，少吃甜　夏季气候炎热，属火当令之季，长夏多湿，苦味食物可降火燥湿。故夏季应适当食用苦味食物，如苦瓜、苦菜、茶等。既可清泄暑热，消炎除烦，又能健脾燥湿，增进食欲。苦味食物所含生物碱能消炎退热、促进血液循环、舒张血管。

夏日多汗，易伤津液，酸味食物能益阴生津止渴，收涩敛汗，止腹泻。故应适当服食酸味食物，如酸梅汤、山楂、香菇等，可解暑生津。

夏日汗多，机体损失盐分相对较多，故应适当补充盐分。但不可摄入过多，尤其是老年人和高血压患者。

夏季火旺易伤肺气，辛味入肺，辛味食物可补益肺气。尽管辛味食物助热，但少量食用反有助于祛湿散热和胃。如夏日食用少量生姜，有利于消化吸收，使心率加快，促进血液循环，汗孔张开，汗液排泄通畅，有利于防暑。使用醋、蒜、生姜等调味品，可起到杀菌、解毒和增强食欲的作用，但不可食用大辛大热之品，以免耗伤津液。

夏季不宜食甜。因甜能助湿，长夏多湿，脾胃功能下降，过食甜降低食欲，影响脾胃吸收功能。

2)饮食宜清淡　夏季暑湿困脾，脾胃功能下降，常出现食欲不振现象，故夏日饮食应以清淡、营养丰富、易消化的食物为佳。如豆制品、蛋类、乳类、猪瘦肉、牛肉、鸡、鸭、鱼虾、新鲜蔬菜瓜果等，避免黏腻难以消化之品。

3)少食生冷，适当进温食　夏日炎炎，人们多喜食冷饮、凉菜。但过食生冷易伤人阳气，使脾胃阳气受损，影响脾胃消化吸收功能，致使胃肠功能紊乱，易致泄泻、腹中冷痛。

适当进食温食，顺应“春夏养阳”，则有利于人体健康。“温”一是指食物温度不太冷也不太热，以微温为佳；二是指食物偏温，包括辛味食品，如生姜、大蒜等。尤其是长夏湿气重，服食温性食物有利于助阳祛寒。

4）适当食用消暑渗湿之品　夏季暑湿为患，湿困脾胃，影响运化功能，易出现胃肠不适、肢体困重乏力等症状。适当进食消暑利水渗湿之品，如绿豆、薏苡仁、菊花、赤小豆、百合、冬瓜、丝瓜、荷叶等，有助于缓解暑湿所致人体不适，预防中暑。

5）合理补充水分、无机盐、维生素和蛋白质　炎热的夏季，人们出汗多，不但损耗大量体液，还消耗体内各种营养物质，尤其是无机盐类，如不及时补充，可发生体液失调、代谢紊乱。

夏日炎炎，机体大量出汗，需及时补水补盐。但切忌饮水过多，以免增加心脏和消化系统的负担。一般为少量多次。食物中可适当多加钠盐；适当多食含钾高的食物，如海带、蛋类、豆类、蔬菜瓜果等以补充流失的钾盐。

夏季人体代谢旺盛，体内蛋白质分解加快，需常食富含优质蛋白质而又易于消化的食品，如蛋类、鱼类及含脂肪少的肉类、豆制品等。因此，夏季饮食宜多食绿豆、白扁豆、大枣、猪肚、猪肉、牛肉、鸡肉、鸽肉、鹌鹑肉、鲫鱼、鸭肉、牛乳、豆浆等。

夏日人体维生素需要量高于普通标准，因此，夏日可多食新鲜蔬菜瓜果，如番茄、西瓜、甜瓜、水蜜桃、杨梅等，以补充维生素 C；此外，还需补充富含 B 族维生素的粮谷类、豆类、动物内脏、瘦肉和蛋类食品。

【藿香粥】将藿香 15 克洗净，放入锅内，煎熬 5 min，取藿香汁待用；将粳米 100 克淘净，加入铝锅内，加水适量，置武火上烧沸，再用文火熬煮，待粥将熟时，加入藿香汁，再煮沸即成。藿香粥解暑、开胃、止呕。适用于夏季感受暑热，证见头昏脑胀、呕吐、精神不佳者。

3. 秋季

（1）进补原则

秋季风干物燥，燥令司天。秋燥易伤人津液，劫损肺阴，而见口干咽燥、干咳少痰、声嘶胸痛、大便燥结、皮肤枯槁等症状。此时，人应顺应自然而奉收，阳气内敛，阴气渐长，养生贵在滋阴敛阳。饮食宜多进滋阴养血、清燥润肺之品。

传统的滋阴润燥膳食有生地粥、黄精粥、黑芝麻粥、雪梨玉竹粥、生山药粥、沙参二冬粥、脊肉粥等。值得注意的是，部分滋阴药物易于“碍胃”，常常影响胃肠的消化功能。如龟板、鳖甲、阿胶等补益药物较为滋腻，如果使用不当，会产生食欲减退、消化不良等副作用。因此，应遵循“补而不腻，补而不滞”的原则，同时配合服用一些健脾理气的药物，可避免出现副作用。

（2）秋季药膳

秋天燥气当令，易伤津液，肺为秋脏，故秋季食药调养应以滋养润肺为宜。

秋季药膳配制的原则如下。

1）少辛增酸　肺气盛于秋，少吃辛味食物，多食酸味食物以防肺气太盛而伤肝。故秋季要少食葱、姜、蒜、韭菜、辣椒等辛味之品，而要多食酸味的水果蔬菜。

2）甘淡滋润　秋季燥邪当令，燥易伤津，甘味食物有生津之效。秋季适当多进食蜂蜜、芝麻、杏仁、梨、柿、柑橘、香蕉、荸荠、胡萝卜、冬瓜、藕、银耳、豆类等性滋润味甘淡之品，既补脾胃，又养肺润肠，可防治秋燥所致肺及肠胃津液不足所常见的干咳、口干咽燥、肠燥便秘等证。

3）应忌苦燥　秋季燥邪当令，肺为娇脏，与秋季燥气相通，易为秋燥之邪所伤。苦性燥，苦燥之品耗气伤津。如秋季多食苦燥之品，则更易导致肺气阴两虚，故秋令饮食调养应忌苦燥。

【润肺银耳粥】银耳 7 g 用开水泡开，摘取蒂头，拣净后将银耳叶片反复揉碎；粳米 100 g 淘洗干净，大枣 5 枚洗净；沙锅内注入清水 1 000 mL，放入银耳、粳米、红枣用中火烧开，然后慢煮至米烂汤稠，表面浮有粥油时，放入冰糖 50 g，再煮 5 min 即可。润肺银耳粥滋阴润肺，生津养胃。老年人食用可防衰益智，亦适用于中老年人体质虚弱、虚劳咳嗽、干咳少痰、痰中带血、口干口渴、大便干结等。

银耳称菌中之珍，有滋阴润肺、益气生津、健脑之功效。银耳中有丰富的蛋白质和多种氨基酸、多糖等，又有增强机体抵抗力的作用，抗癌作用更为明显。与粳米配伍，增加了益气健脾润燥的作用，也适用于高血压、血管硬化的患者。

【百合酿藕】茯苓、淮山药、百合各 30 g 用水泡透，大枣 15 枚去核，全部剁成碎粒；和面粉、牛奶、蜂蜜各 100 g 调和，以能灌入藕中为度；将猪网油 2 张洗净；选用粗节大藕，切去一端的藕节，洗净孔内泥沙，控净水，在藕的切开处用药粒灌满藕孔，最后把切开处用刀柄轻轻拍平，以防漏出药料；沙锅内（不用铁锅）注入清水，把灌好药馅的藕码入锅内，用大火烧开后，盖好盖，移到小火上煮制，待五成熟时放入食碱 5 g，继续煮；待藕变红色，捞出沥干晾凉，削去藕的外皮，切去两头，再切成 3 cm 厚的圆片；将网油垫在碗底，藕片分三排码入碗内，加入冰糖 150 g，再盖上网油，上笼用大火蒸煮，待糖完全溶化时取出。百合酿藕益心润肺，和胃健脾。适用于胸膈烦躁、咽干口燥、咳嗽无痰、食少腹泻等证。妇女常食能强健身体，预防妇科疾病。

【冰糖川贝梨】雪梨 2 个洗净去核，连皮切成十二份，川贝 4 g 洗净；将梨块装入蒸碗内，再装入贝母、冰糖 70 g，注入开水 50 mL；用湿绵纸封严碗口，上笼蒸 2 h 取出；将梨块放入盘内，原汁倒入锅中，加少许清水，用湿豆粉 10 g 勾芡淋在梨上即成。冰糖川贝梨润肺止咳，清热化痰。适用于虚劳咳嗽、久咳、干咳、痰中带血及肺热咳嗽。

梨具有清心润肺、止咳消痰、清喉利咽、除烦解渴、润燥降火之功效。连皮食之效果更明显，且有降压、养阴清热的功效，经常食用能增加口中津液，起到保养嗓子的作用。川贝母味苦微寒，滋润性强，与梨配伍，其润肺清热、化痰止咳的效果更显著。但寒湿痰咳之疾不宜食用。

【黄精粥】选用干净的黄精 10～30 g，煎取浓汁后去渣，或用新鲜黄精 30～60 g，洗净后切成片，煎取浓汁，去渣，同粳米煮粥，粥成后加入白糖适量即可。本药粥补脾胃，润心肺。适用于脾胃虚弱、体倦乏力、饮食减少、肺虚燥咳，或干咳无痰、肺痨咳血。

【玉竹粥】先将新鲜玉竹 50 克洗净，去掉根须，切碎煎取浓汁后去渣，或用干玉竹 20 g 煎汤去渣，入粳米，加水适量煮为稀粥，粥成后放入冰糖，稍煮一、二沸即可。本药粥滋阴润肺、生津止渴，适用于肺阴受伤、肺燥咳嗽、干咳少痰或无痰，或高热病后，烦躁、口干舌燥、阴虚低热不退，并可用于各种类型心脏病、心功能不全时的辅助食疗方法。

【珠玉二宝粥】先把生薏苡仁 60 g 煮至烂熟，而后将生山药 60 g 捣碎，柿霜 30 g 切成小块，同煮成糊粥。本药粥补肺、健脾、养胃，适用于阴虚内热、劳嗽干咳、大便泻泄、食欲减退等一切脾肺气虚的病证。

秋天喝粥有益于健康，尤其是初秋时节，不少地方仍然是湿热交蒸，以致脾胃内虚，抵抗力下降，这时若能吃些温食，特别是喝些热药膳于身体很有好处。

4. 冬季

(1)进补原则

我国民间自古就有冬季进补的习俗，这是因为冬季气候寒冷，人体为了保持正常的体温，就需要产生更多的热量，以抵御寒气的侵袭，因此，机体对营养的消耗量也随之上升，营养需求增加，所以进补的愿望也就特别迫切。

冬季进补可分为食补和药补两大类，常言道“药补不如食补”，因此，对绝大多数人来说，首先应该考虑如何进行食补，如何通过调节饮食，使身体获得所需的营养，让身体逐渐强壮起来。如果通过饮食调摄尚不能使身体得到康复，就需要增加药补，将食补和药补结合起来，互相补充。对于一般体质偏弱而无严重疾病的人来说，可以根据自己身体的实际情况，适当选用一些药食两用之品，如红枣、芡实、薏苡仁、花生仁、核桃仁、黑芝麻、莲子、山药、扁豆、桂圆、山楂、饴糖等，配合营养丰富的食品，即可达到进补之目的。对于体质虚弱较为明显的人来说，就有必要进行药补，但药补必须在医生的指导下进行，因为药补不同于食补，如果用之不当，会给身体带来负面影响，甚至造成伤害。

冬令进补固属有益，但若补之不当，也会带来不良后果，甚或酿成大害。一般说来，以下“四忌”是应该予以重视的。

一忌无虚滥补。中医进补的原则是虚者补之。无虚滥用补药，不但徒耗药物，浪费钱财，而且还会导致阴阳失调，脏腑正常的生理功能受到扰乱。

二忌虚不受补。虚不受补，表现为虚弱病人服补药后，病痛不减，反而加重，或出现了口干、舌焦、烦躁、夜不能寝、虚火上窜、消化不良、腹胀等一系列不良反应。

三忌闭门留寇。疾病的发生，是外邪侵入和正气不足所致，病邪犹寇匪，常乘虚侵入人体，故有“邪之所凑，其气必虚”的说法。

四忌守药待康。一个人患了病后，要想尽快恢复健康，仅仅靠服用补品补药，纯属消极手段。要恢复健康，绝不能仅仅依赖补品补药。身体虚弱，有因先天不足，有因后天失养，而且以后天失养为多，如饮食失调、情志不遂、房劳过度等。

(2)冬季药膳

冬季,气候严寒,万物闭藏,生机衰退,是进补的大好季节。"寒"为冬季的气候特点,寒为阴邪,最易伤及人体阳气,而冬季人的机体基础代谢也相应下降。身体虚弱的中老年人,一到此时格外怕冷,常见面色苍白、四肢不温、形态衰弱,极易发病。此时用药膳进补,不仅能增强御寒能力,而且对抗衰老和延年益寿有良好效果。

冬季药膳配制的原则如下。

1)冬宜滋补　冬天万物潜藏,人体的阴精、阳气也趋于潜藏,此时补益阴精、阳气,易于吸收而藏于体内,从而扶正固本,增强体质。

2)食补为先　冬季进补应优先考虑食补,如效果不好则可在医生指导下增加药补。

3)辨证施食,因人而异　人的体质各异,其阴阳盛衰、寒热虚实偏差很大。阴虚者应多食补阴食品,如芝麻、糯米、蜂蜜、蔬菜瓜果、鱼类等清淡之物;阳虚者应多食温阳食品,如韭菜、狗肉等;气虚者应食人参、莲子肉、山药、大枣等补气之物;血虚者应食荔枝、黑木耳、甲鱼、羊肝等;阳盛者宜食水果、蔬菜、苦瓜,忌牛羊狗肉、酒等辛热之物;血淤者宜多食桃仁、油菜、黑大豆等;痰湿者多食白萝卜、紫菜、海蜇、扁豆、白果等;气郁者少饮酒,多食橙子、柑橘皮、茴香等。

4)多食黑　黑为冬季主色,黑色食品可补养肾气。黑色食品主要有黑米、黑豆、黑芝麻、黑枣、黑木耳、黑菇、黑桑葚、海带、海参、紫菜、乌骨鸡、乌贼鱼、乌龟等。

【虫草羊肉】瘦羊肉 400 g 洗净,切成拇指大小的条块;生姜洗净拍破,葱洗净切成长段,虫草 5 g 用温水洗净,红参 2 g 加热回软后切成瓜子片;沙锅内盛清水,煮沸后放入生姜、陈皮、葱段,再放入羊肉汆透,去净血水待用;将羊肉放入蒸钵内,放入虫草、红参片、精盐,放入 50 mL 清水,用湿绵纸封严蒸钵,上笼蒸至羊肉七成熟时取出蒸钵,揭起绵纸,放冰糖 50 g,用绵纸封好,再上笼蒸至羊肉全熟即可。大补元气,益肾益精,健脾补肺。适用于脾虚食少、气短声低、体虚乏力以及肾阳虚所致的阳痿遗精、腰膝酸痛、久虚咳喘等证。

冬虫夏草能补虚损、益精气、止咳化痰。人们称它对身体消瘦、体质极度虚弱、久治无效的病人有回天的功力。

【枸杞肉丝】枸杞 10 g 用温水洗净,瘦猪肉 250 g 洗净去筋膜,切成 6 cm 长的丝;莴笋 100 g、生姜、葱洗净切成细丝;肉丝用湿豆粉、精盐浆好,再用肉汤、味精、料酒、酱油、白糖等调成汁待用;炒锅烧热,用油滑锅,再放入猪油 50 g,将肉丝下锅滑散,再放入莴笋丝、姜丝、葱丝翻炒,倒入汤汁,放入枸杞再翻动几下,淋入麻油起锅即成。益肾补血,明目健身。适用于体虚乏力、血虚神疲所致的眩晕目花和心悸。

枸杞有抗脂肪肝和保护肝脏的作用,还有降血压和扩张血管、降血糖的功能。长时间用眼的人食用该药膳后,能消除眼疲劳,恢复视力。

【补髓汤】将鳖 1 只用开水烫死,揭去鳖甲,去掉内脏和头爪;将鳖肉放入锅内,加生姜、葱白各 10 g、胡椒粉少许,用武火烧沸,再用文火将鳖肉煮熟,再放入猪脊煮熟，再放入猪脊骨髓200 g，煮熟后加味精即成。吃肉喝汤，分次服完。滋阴补肾，填精补髓。适用于肾阴虚者以及头晕目眩、腰酸膝痛、多梦遗精、潮热盗汗等证。阳虚体质及感冒者忌用。

【当归火锅】用料：鱼肉400 g，冻豆腐30块，白菜适量，冬菇5个，鸡汤5碗，当归30 g，切成薄片备用；盐、味精各少许。做法：先将鱼肉切成薄片，冻豆腐切成小块，白菜斜切成片，香菇泡软，洗净切丝；将鸡汤放入火锅内，并将切好的当归片全部放入火锅内，用大火煮开后，再用文火煮20 min，使当归的药效成分煮出来，加适量盐、味精等调味，然后再将鱼片、豆腐、白菜、香菇等下锅，煮开即可食用。活血御寒，温暖身体，可促进生命力旺盛，常吃还可美容润肤。

4.2.1.4　常用保健药膳

1. 人参莲子汤

人参10 g、莲子10枚、冰糖30 g。将人参、莲子放入碗中加清水浸泡30 min，再加冰糖，蒸60 min即成。每日一次饮汤吃莲子，人参留用，至第三次时汤同人参一起食用。用于抗衰老、补脾益气。

2. 银耳参羹

银耳15 g泡发，与太子参5 g放入沙锅中，先用武火煮沸，再用文火炖至银耳熟烂，加冰糖，用于养阴润肺、润肤、补脾。

3. 参芪炖鸡

母鸡一只，党参、黄芪各50 g，大枣5枚，加生姜共炖，熟后加盐、味精，吃肉、饮汤。用于治疗老年体弱、贫血之证。

4. 参枣炖肉

瘦猪肉100 g、党参30 g、大枣5枚，加适量调料炖服。用于治疗气血两虚之证。

5. 参枣糯米

党参10 g浸泡1 h后煎煮30 min，取汁，将糯米250 g、大枣20枚放入药汁中，用武火蒸30 min至米熟透，撒白糖即可。用于健脾益气、防衰老。

6. 西洋参炖龙眼肉

西洋参3 g，龙眼肉20 g，冰糖10 g。先把西洋参切片，与龙眼肉、冰糖同放入小碗中，加适量清水，放入有水的锅内，隔水炖1 h即成。分2次服完。具有补阴养血、健脾生津的作用。适用于老年人阴血不足、心脾两虚引起的头昏口干、心悸失眠、身体虚弱等病证。

7. 黄芪炖母鸡

母鸡一只，黄芪50 g，加调味料适量，共炖至鸡肉熟烂，食肉饮汤。本药膳取其滋补气血、增强机体免疫力之功效，适于病后、产后体虚之人。

8. 黄芪人参粥

黄芪30 g、人参5 g冷水浸泡30 min后放入沙锅，加水250 mL，文火煎20 min后煮汁留用，加水再煎。将两次煎出的药汁合并，与粳米60 g同置沙锅中煮熟，加白糖即可食用。本药膳取其补虚损、防病抗衰之功效，适用于体质虚弱、久病不愈、头晕耳鸣、心悸气短、自汗乏力等证。

9. 黄芪乌骨鸡

乌骨鸡一只在沸水中氽3 min，捞出去血沫，黄芪50 g浸软切片，与葱、姜、花椒、料酒、盐一同放入汤盆中，隔水蒸至鸡肉熟烂，加入味精即成。本药膳取其益气、补血、调经之功效，适用于贫血、产后体虚、年老体弱、月经不调、更年期综合征等证。

10. 山药炖羊肚

羊肚300 g、山药200 g切块，放入沙锅中，加葱、姜、盐、料酒、适量水，烧沸后用文火炖至羊肚熟烂，调入味精即成。

11. 参苓白术鸡

白术、茯苓各10 g装入纱布袋，母鸡一只剁块，入沸水中焯去血水，捞出去浮沫。鸡块与药袋放入沙锅中，加清水、料酒、葱、姜、盐及人参粉5 g，烧开后用文火炖至鸡肉熟烂，拣去葱、姜及药袋，加入味精即成。本药膳取其健脾益气之功效，适用于食欲不振、消化不良、慢性胃肠炎、面色萎黄、倦怠乏力等证。

12. 黄精炖猪肉

黄精50 g、瘦猪肉200 g切成长方块，放入沙锅中，加适量水，放入葱、姜、料酒，隔水炖熟，拣出葱、姜，加少许味精即成。本药膳取其补脾益气、养心润肺之功效，适用于神经官能症、胃及十二指肠溃疡、营养不良、贫血等证。健康人可常服取益寿强身之功。

13. 黄精瘦肉粥

黄精50 g放沙锅中文火煎煮20 min取汁，再置水中煎取药汁，将两次药汁合在一处。瘦猪肉100 g切丁，同粳米100 g一同放入沙锅中，加药汁、葱、姜，煮沸后改文火煮至肉烂粥熟，拣去葱姜，加入盐、味精即成。本药膳取其益气、养颜、养血之功效，可用于食欲不振、贫血、营养不良、心悸、体虚、自汗、消瘦等证。

14. 首乌炖鸡

何首乌30 g捣碎放入纱布袋塞入鸡腹内，鸡放沙锅中加姜、盐、料酒、水适量，烧开后用文火炖至鸡烂，取出药袋，加入味精即成。本药膳取其益气养血之功效，适用于气血不足引起的倦怠乏力、头晕目眩、心悸失眠、健忘、自汗等证，还有益于增强记忆力。

15. 枸杞桂圆鸡

将枸杞子15 g、桂圆肉30 g塞入鸡腹内，放入沙锅中，加葱、姜、料酒、盐、适量水，烧开后用文火炖至鸡肉熟烂，加味精即成。本药膳取其补肾益精之功效，适用于发育迟缓、腰膝酸软、头晕、耳鸣、精神萎靡、遗精、阳痿等证。健康人可常服。

16. 桂圆莲子粥

糯米50 g放入沙锅中，加适量水，放入桂圆肉15 g、泡发去心莲子15 g、红枣20枚，文火煮至粥熟，加入白糖即成。本药膳取其养血安神之功效，适用于心悸、失眠、健忘、多梦、面色苍白等证。健康人可常服。

17. 桂圆栗子粥

栗子10枚剥皮切碎，粳米50 g放入沙锅中，加桂圆肉15 g、适量水，文火煮至粥熟，加入白糖即成。本药膳取其养心安神之功效，适用于心血虚证，如心悸、失眠、多梦、健忘、面色苍白等证。健康人可常服。

18. 阿胶芪枣汤

黄芪20 g、红枣20枚放入沙锅中，加水浸泡2 h后烧沸，改文火煎1 h，取汁。将阿胶10 g放入药汁中煮沸至阿胶溶化即成。本药膳取其补气生血之功效，适用于贫血、营养不良、乏力气短、自汗、食欲不振、面容憔悴等证。

19. 当归炖鸡

母鸡一只放入沙锅中，加当归30 g，葱、姜、盐、水适量，烧开后转用文火炖3 h，撒胡椒面即成。本药膳取其补气养血润肠之功效，适用于气血亏虚、营养不良、心悸、失眠、乏力、自汗等证患者食用。健康人服用则益寿延年。

20. 当归生姜羊肉汤

当归、生姜各75 g切片装入调味袋，瘦羊肉500 g切块，放入沙锅中，加适量水、调味袋、大茴香、桂皮、盐，烧沸后用文火炖至羊肉熟烂，拣去调味品即成。本药膳取其养血健脾之功效，适用于月经不调、经少色淡、痛经、经期头痛、习惯性流产、贫血、男子阳痿、腰膝冷痛等证。健康人常用更可调养气血，益寿延年。

21. 地黄煮鸭蛋

生地黄30 g，鸭蛋2只。将生地黄切片，与洗净的鸭蛋入锅，加适量水，煎煮30 min，去蛋壳后再入地黄汁中煮10 min，即可饮汤吃蛋。具有滋阴降火功效。适用于老年人阴虚火旺导致的头昏面赤、手足心热、牙龈肿痛等证。

22. 枸杞蒸鸡

子母鸡一只用沸水氽透捞出，将枸杞子15 g装入鸡腹中，腹部朝上放入盆中，加清汤、葱、姜、胡椒面、料酒、盐，盖好盆盖，用湿绵纸封住盆口，上笼蒸2 h，拣去葱、姜，加入味精即成。本药膳取其滋补肝肾之功效，适用于肝肾阴虚所致头晕目眩、耳鸣健忘、失眠多梦、腰膝酸软、遗精等证。健康人常食可滋补强身，抗衰防老。

23. 枸杞炖兔肉

兔肉250 g切块，在沸水中氽去血水捞出放入沙锅内，加清汤、枸杞子15 g、葱、姜、胡椒粉、料酒、盐，烧沸后用文火炖至兔肉熟烂，拣去葱、姜，加入味精即成。本药膳取其滋补肝肾之功效，适用于治疗贫血、神经官能症、糖尿病、更年期综合征、耳源性眩晕等证。健康人常食可强身健体。

24. 枸杞炖鱼

鲫鱼3尾在沸水中烫一下捞出，画十字花刀。油烧至八成热时用葱、姜炝锅，后放清汤、胡椒粉、料酒、盐煮沸，将鱼、枸杞子15 g下入汤锅中，烧沸后用文火炖至鱼熟，加味精、香油调味即成。本药膳取其健脾益胃之功效，适用于慢性胃炎、消化不良、糖尿病等证。健康人常食更佳。

25. 枸杞炖羊肉

羊肉 250 g 切块，沸水中汆片刻捞出放入沙锅内，放入枸杞子 20 g，豆豉、葱、料酒、酱油、盐、清水适量，烧沸去浮沫，用文火炖至羊肉熟烂，加入味精即成。本药膳取其滋肾养肝明目之功效，适用于贫血、神经官能症、成人早衰、老年体弱等证。健康人可常食用。

26. 枸杞子粥

粳米 50 g、枸杞子 20 g 放入沙锅内，加水烧开后用文火煮至粥熟即成。本药膳取其滋补肝肾之功效，健康人及头晕目眩、耳鸣、失眠、咽干、口燥、口渴、多饮、尿频量多、潮热、盗汗、遗精、闭经之人均可服用。

27. 贞杞猪肝

女贞子、枸杞子各 30 g，葱姜适量，在沙锅内用文火煎煮 30 min，猪肝 250 g 用竹签穿刺多处，放入沙锅中煮 30 min，取出切片装盘，蒜末、酱油、醋、香油调汁淋其上即成。本药膳取其滋补肝肾之功效，适用于头晕目昏、失眠心悸、遗精、腰膝酸软等证。健康人可常服。

28. 贞芪虫草鸭

女贞子、黄芪各 30 g，冬虫夏草 3 ~ 5 枚，装入药袋中，鸭子一只放入沙锅中，加入药袋，葱、姜、料酒、盐、水适量，烧开后用文火炖至鸭肉熟烂，拣去药袋、葱、姜，加入胡椒粉、味精即成。本药膳取其益气养血、滋阴补阳之功效，适用于气血阴阳俱虚之久病、危重病人。健康人可常食用，防癌强身。

29. 玉竹瘦肉汤

瘦猪肉(或羊肉)100 g 切片放入沙锅中，烧沸去浮沫，加入玉竹 15 g、生姜适量，文火烧至肉熟烂，加入盐、味精即成。本药膳取其养阴、润肺、止咳之功效，适用于治疗慢性咽喉炎、肺结核、久咳痰少、气喘乏力等证。健康人可常服。

30. 玉竹粳米粥

鲜玉竹 30 g(成品玉竹减半)放入沙锅中，加适量水煎 20 min，取汁加水再煎，将两次药汁合为一处，放入沙锅中，加粳米 100 g 烧开后文火熬至粥熟即成。本药膳取其滋阴、润肺之功效，适用于肺结核、糖尿病、热病后期患者。健康人可常服。

31. 百合粳米粥

百合 50 g 切小块、粳米 100 g 放入沙锅内，加适量水煮粥至熟，加入白糖即成。本药膳取其清心安神之功效，适用于贫血、神经衰弱、肺结核、更年期综合征等证。健康人可常服。

32. 百合银耳红枣莲子羹

百合 50 g、银耳 25 g 泡发，莲子 50 g 去心，红枣 10 克，先在沙锅内将莲子煮软，再放入银耳、百合、红枣煮至莲子软烂、银耳发黏，加入冰糖适量即成。本药膳取其清心、安神、润肺、补血之功效，适用于神经衰弱、贫血、肺结核、肺气肿等证。健康人可常服。

33. 百合芹菜

芹菜嫩茎200 g切寸段,用开水烫一下捞出,鲜百合50 g掰开瓣,炝锅后下芹菜、百合翻炒片刻,加适量盐、味精即成。本药膳取其清肺胃郁热、通利血脉、止咳安神之功效,适用于贫血、久咳、心烦、口渴、头晕等证。健康人可常服。

34. 沙参汽锅鸡

子母鸡一只切块焯去血水捞出装入汽锅中,放沙参(南北沙参均可,北沙参更佳)30 g,葱、姜、花椒、水适量,大火蒸1~2 h至鸡肉熟烂即成。

本药膳取其润肺养胃之功效,适用于肺结核、慢性咽喉炎、糖尿病、慢性胃炎、消化不良等证。健康人可常服。

35. 沙参莲子粥

沙参15 g切片,莲子15 g去莲心,白果10 g,与粳米100 g一同放入沙锅中,加适量水煮沸后,用文火熬。

36. 虫草鸭

老雄鸭一只去肚杂,将鸭头劈开,冬虫夏草3~5 g放入其中,用线扎好,将鸭子放入汤盆中,放葱、姜、料酒、盐、适量水,用大火蒸2 h至鸭肉熟烂即成。本药膳取其补虚损、益脾肾之功效,适用于各种虚劳症,如肺结核、糖尿病、贫血、肺癌、肝癌、胃癌等证。健康人食之有强身防衰抗癌作用。

37. 虫草鸡

雄鸡一只,腹中置冬虫夏草3~5 g,放入沙锅中,加葱、姜、料酒、盐、水适量,炖至鸡肉熟烂即成。本药膳取其补虚损、止咳化痰之功效,适于气管炎、肺气肿、哮喘等证。健康人可常服。

38. 虫草蒸羊肉

瘦羊肉400 g切粗条,人参6 g、冬虫夏草5 g蒸软切片。羊肉条在放有葱、姜、陈皮、花椒调味袋的水中氽去血水后,捞出放在汤盆中,加入冬虫夏草、人参片,加盐和适量水,盖紧汤盆置笼上大火蒸1 h,加入冰糖适量后再蒸10 min即成。本药膳取其补脾、补肺、补肾之功效,适用于气短乏力、畏寒、食欲不振、气喘、咳嗽、腰膝酸软、阳痿、遗精等证。肺气肿、肝硬化、肾炎患者可常食。健康人常食更能益气血,滋养强壮。

39. 茯苓桂圆粥

茯苓30 g、桂圆肉100 g、粳米100 g放入沙锅中,加适量水,文火熬至粥熟,加入白糖即成。本药膳取其养心安神之功效,适用于贫血、神经衰弱等证。健康人可常用。

40. 茯苓牛奶

将茯苓粉10 g用水冲化,再用热牛奶冲饮,每日一杯。本药膳取其安心神、补脾胃之功效,适于消化不良、贫血、神经衰弱患者饮用。健康人可常用。

41. 参苓粥

人参、茯苓各 10 g，在沙锅内加 500 mL 水，煎 20 min 取汁，再加水 300 mL 煎 20 min 取汁，两次药汁合为一处，放沙锅内，加粳米 100 g，煮至粥熟即可。本药膳取其健脾益气之功效，适用于贫血、营养不良、体虚等证。健康人可常服。

42. 灵芝兔肉

灵芝 30 g 浸软切片，与去骨兔一只，葱、姜、花椒、盐、料酒各适量一同放入沙锅内，烧开后用文火炖至兔肉熟。将兔肉、灵芝捞出，兔肉在卤汁中再卤制 1 h 捞出切条，与灵芝片一同码入盘中，加香油、味精即成。本药膳取其养心安神、健脾益气之功效，适用于贫血、神经衰弱、神经官能症等。健康人可常服。

43. 薏米冬瓜鸭

鸭子一只剁块，在沸水中氽 5 min 捞出。沙锅中加入鸭块、薏米(30 g)、适量水、葱、姜、料酒、盐，烧沸后用文火炖至鸭肉熟烂，放入冬瓜块(500 g)烧开，文火炖 5 min，拣去葱、姜，放入香菜、香油、味精即成。本药膳取其健脾利湿之功效，适用于胃及十二指肠溃疡、慢性胃肠炎、胃癌、肝癌、肝硬化腹水等证。健康人可常用。

44. 薏米山药粥

山药 60 g、薏米 60 g 捣成粗粒，沙锅内加水适量煮至软烂，加入切碎柿霜饼 24 g，搅匀即成。本药膳取其滋养脾肺、止咳祛痰之功效，适用于脾肺阴亏、饮食懒进、虚劳咳嗽及一切阴虚之证。健康人可常用。

45. 荷叶粥

大米 100 g，将洗净的鲜荷叶有绿茸面向下放粥中，浸焖 10 min 后即可。用于夏季解暑，具有清热生津之效。

4.2.2 药茶

药茶是指具有药用疗效，可以用来治疗疾病，或有保健作用，可以增强体质，提高人体免疫力和抗病能力的茶。概括来说，药茶包括药用茶叶、茶药合用、以药代茶等。

4.2.2.1 药茶类型

1. 药用茶叶

这里是指本身就具有药用疗效的茶叶。中医传统理论认为，药、茶同源，茶本身也具有一定的药用疗效。《神农本草经》中有“神农尝百草，一日遇七十二毒，得茶而解之”的记载。茶叶作药，在民间流传广泛，如老年体弱、病后纳差、精神欠佳，常用腊茶(陈年老茶)一撮冲泡饮服，连服数日，能收到很好的疗效。

2. 药茶合用

这里是指将茶叶与其他中药配合使用，来治疗疾病。由于可以与不同种类、数量的药物进行配伍，所以，药茶合用往往能够对多种疾病进行治疗，其应用比较广泛。如午时茶，就是茶叶通过与柴胡、连翘、麦芽等中药的配伍，成为治疗外感风寒、内有食滞以及水土不服、腹痛腹泻的灵验效方。

3. 以药代茶

这里是指用药物来代替茶叶，制成茶剂饮用，来治疗疾病。与药茶合用的最大区别，以药代茶是完全不用茶叶，而仅仅使用药物。这使药茶的范围大大地拓宽，对于不适宜使用茶叶的病证，增加了药茶的选择余地。

4. 以食代茶

将有疗效作用的食物捣碎，或切成薄片，或榨汁等，制成药茶服用。如萝卜姜汁茶，将白萝卜、生姜捣碎取汁，搅匀，再冲入温开水适量，代茶饮，用于外感风寒、咳嗽、声音嘶哑、痰稀白量多等病证。这种药茶口感较好，人们特别容易接受。

5. 食药配伍

将食物与药物配伍，制作药茶。这种方法往往取食物之味，药物之性，取长补短，相得益彰，应用较为广泛。如适用于肺燥干咳、咽喉干燥等患者服用的杏梨茶，方中既有杏仁之药，又有鸭梨、冰糖之食物，共奏润肺止咳的作用。

4.2.2.2 药茶的作用

以药茶防病治病，最早出自民间。目前药茶的应用，除作为平时的保健作用外，还涉及临床许多疾病的治疗。其主要作用有如下两大方面。

1. 医疗作用

在医疗方面，既可治疗某些急性疾病，如感冒发热、胃气不舒、咽喉疼痛、腹痛腹泻等，也可以作为慢性疾病的辅助治疗。

(1)感冒

许多药茶有很好的发散祛寒作用，如午时茶、姜茶，趁热服下，能促使发汗，感冒也随汗出而愈。

(2)食积

茶叶与山楂、麦芽、陈皮等具有消食化积的药物制成药茶，有助于治疗宿食停积、脘腹胀痛、嗳气吞酸等病证。

(3)久泻

经常服用乌梅茶、醋茶，对治疗久泻大有益处。

(4)风热咽痛

青果、玉蝴蝶、胖大海有很好的清热利咽作用，制成药茶，就能解除病痛。

(5)胃气痛

经常胃脘部隐痛的人，可以用陈皮、玫瑰花、砂仁等理气止痛的药物，代茶频服，可以减轻胃痛。

(6)暑热

炎热的夏季，饮一杯清凉解暑的药茶，会顿生凉意，使人神清气爽。

(7)慢性疾病

高血压、糖尿病、冠心病、肺结核等慢性疾病，经常服用一些具有特定疗效的药茶，对治疗有很好的辅助效果。如慢性支气管炎患者经常服用银耳核桃茶(将银耳、核桃煮熟,冲入泡好的茶叶中)就能缓解咳嗽等症状。

2. 保健作用

药茶有减肥、健美、益寿等作用。如用山楂、陈皮、红茶制作的山楂降脂茶,对过食油腻、血脂偏高、形体肥胖的人有很好的消食、降脂、理气的疗效;用龙眼肉、西洋参、白糖制成的玉灵膏茶,有补血、安神、益气等作用,工作精力不够、中年早衰、老年体弱的人经常服用,能改善体质,提高生活质量。

4.2.2.3 常用制作药茶的鲜花

鲜花芳香宜人,口感清醇,漂浮在杯中,赏心悦目。鲜花大多有醒脾理气,或清热解毒的保健作用,而且制作方便,人们乐意接受。

1. 菊花

菊花由于产地、花色、加工方法不同,又分黄菊、白菊、杭菊、滁菊、亳菊、贡菊、怀菊等。其性微寒,味辛、甘、苦,有疏散风热、平肝明目、消肿疗痈等作用。菊花含菊苷、黄酮类、挥发油等成分。凡外感风热、目赤肿痛、肝阳亢盛、疮痈肿毒之病证,均可用。

现代研究还发现菊花制剂能改善心肌缺血,缓解心绞痛。

2. 玫瑰花

玫瑰花性微寒,味酸、甘,有理气止痛、凉血止血的作用,常用于胸胁胃脘胀痛、经前乳房胀痛、损伤淤阻疼痛以及消化不良、月经不调等证。因其含有较多芸香苷(芦丁)、香茅醇、维生素A、维生素C等营养成分,所以民间常用玫瑰花加糖冲开水服,既香甜可口,又能行气活血、补益身体。对胸胁疼痛、肝胃气痛等证,每天用干花10克,也可加入适量的茶叶,用滚开水冲泡,代茶饮服。

3. 梅花

梅花性平,味酸、涩,有绿梅花与腊梅花之分。绿梅花又称绿萼梅,有疏肝解郁、开胃生津的作用,对于肝气郁结、胸闷不舒、胃纳不佳等证,有良好效果。腊梅花有顺气止咳、解暑生津的作用,对于暑热心烦以及肝气郁结之头晕、胸闷等证,可以取干品10克,或加入绿茶适量,用滚开水冲泡,代茶饮服。

4. 月季花

月季花性温,味甘,不仅有很高的观赏价值,而且有重要的药用价值。早在明代,《本草纲目》就已明确指出,月季花有“活血,消肿,散毒”的作用。现代《中药学》也将月季花列为常用的活血祛淤药。月季花长于活血调经,对于妇女月经不调、经期小腹胀痛,是一味常用的药物。月季花还可用于治疗各种淤肿疼痛,方法为取干品10克,或加入适量的红茶,冲滚开水,当茶频饮。若用于痛经还可以加入生姜3片、红糖适量,趁热饮服。

5. 红花

红花性温,味辛,擅长活血祛淤,最常用于妇女病证。《本草纲目》说它能通经,治疗月经闭止不通。《开宝本草》说它可治胎死腹中、产后腹痛、产后恶血不净,还能治疗产后血晕。红花目前为内科、妇科、外科、伤科活血方中常用药物。老年人在茶中放入1~2 g红花，经常饮服，能促进血液循环，对预防动脉硬化、脑血栓形成大有益处。

6. 金银花

金银花性寒，味甘，芳香，长于内清外散，有清热解毒、疏散风热的作用。金银花茶最适于热毒疮痈及外感热病、咽喉疼痛的人饮服。夏季服饮一些金银花茶具有清暑热的效果。

7. 茉莉花

茉莉花性寒，味甘、微苦，有清热解表的作用。用干花10 g煎汁，代茶饮服，可以治疗感冒发热、腹胀腹泻等证，也可作治疗痢疾和疮毒的辅助药。以茉莉花3 g，土草果6 g，水煎服，可治感冒发热。如目赤肿痛、迎风流泪，用茉莉花煎水熏洗有一定疗效。用菜油和茉莉花浸剂滴耳，可治疗中耳炎。此外，茉莉花经蒸馏而得的茉莉花露，还有健脾理气、解陈腐气之功效。

4.2.2.4 常用制作药茶的药物

制作药茶的药物，首先必须具备不需久煎，沸水沏泡后，有效成分即能溢出的特点。因此，常用一些气味芳香，容易挥发的花类、叶类药物制作药茶。若用不宜出汁，需要久煎的根或根茎类药制作药茶，药效就难以发挥。常用的有陈皮、木香、甘草、薄荷、莲子心、胖大海、芦根、石斛、枸杞子、山楂、绞股蓝、荷叶等。

4.2.2.5 常用保健药茶

1. 山楂荷叶茶

山楂30 g，荷叶12 g，先将山楂、荷叶浸泡30 min，煎取浓汁，后再煎取汁，然后把一、二煎药汁混合，用沸水冲化，即可服用。具清热解暑、消食化淤之效，适用于肝火头痛、暑热口渴、饮食积滞等。

2. 竹叶麦冬茶

鲜竹叶10~15张，麦冬6 g，绿茶适量。先将鲜竹叶洗净，切成三段，麦冬浸泡，滤干，切成片状，然后将鲜竹叶、麦冬、茶叶放入杯中，用沸水冲泡大半杯，立即加盖，10 min后再饮。具清肺养阴、生津止渴之功。适用于咽喉疼痛、口燥咽干、口腔溃烂等证。脾虚便溏者，不宜服用。

3. 胖大海冰糖茶

胖大海4~6枚，冰糖适量，先把胖大海洗净放入杯中，冰糖适量，冲入沸水，立即加盖，30 min后即可饮用。具有清热解毒、润肺止咳之功。适用于肺燥干咳、咽喉疼痛、牙龈肿痛、肠燥便秘等证。

4. 姜蜜茶

生姜30 g，蜜糖30 g，先将生姜磨烂榨汁，姜渣再加水榨汁，然后将二次姜汁混合，加水适量，用文火煎沸后，再加蜜糖稍煎即可。具有疏风散寒、消痰止咳之功。适用于风寒咳嗽、喉痒咳嗽、四肢酸痛等证。

5. 党参红枣茶

党参 15 ~ 30 g，陈皮 2 ~ 3 g，红枣 5 ~ 10 枚，白糖适量，先将党参、陈皮煮取药汁，同红枣入锅内，加水适量，用中火煮沸后，加白糖调味，即可饮用。具有补脾益气、养血生津之功。适用于脾胃虚损、食少便溏、神疲乏力、心悸失眠等证。

4.3 药物外用康复保健

4.3.1 药物熏洗

熏洗法是利用药物煎汤后，趁热先在皮肤或患处进行熏蒸，而待药液降温后，再行淋洗以治疗疾病的一种外治方法。本疗法是借助药力的作用，而利用热力，促使皮肤和患处对药物的快速吸收，并使蒸洗部位热度增高，而达到腠理疏通、气血流畅之功，从而使疾患得到预防和治疗，对外伤、皮肤、眼科以及内、妇、儿科的某些疾患，均有治疗作用。特别是熏洗疗法能解毒消肿、止痛、止痒，对各种慢性炎症亦有良好的疗效。它具有易学易用、无痛操作、疗效显著而适应证广的特点。

4.3.1.1 操作方法

1. 全身熏洗法

按病选药。在密室内，将药煎煮，使蒸汽满室。待室温达 40 ℃时，患者置身室中，蒸汽熏之；药物温度降低后，再用药液洗浴患部。每日 1 次。

2. 局部熏洗法

将煎沸后的药液倒入盆内或杯中，将患病部位置上熏之；若患病部位较小（如眼部等），可在盛药容器上加盖，钻孔，熏之；熏后，洗浴。

3. 熏洗完毕

熏洗完毕，毛巾拭干。

4.3.1.2 注意事项

①掌握熏洗药物温度。过高，易熏烫伤；过低，则热度不够而药效低。

②煎药所用清水应适量。水多，药液淡而疗效差；水少，浓度高，而热力不够。

③熏洗后，应注意保暖和休息。

④对局部熏洗时，为不使蒸汽热力分散，盛药器皿应加桶状纸圈和塑料圈对准患病部位进行熏、蒸，如眼部、肛门部等处疾患。

⑤对某些需延长熏洗时间的疾病，药液应分 2 盆盛之，交替加热使用。

⑥如药液连续使用时，夏季不可过夜，以防药液变质。

⑦各种皮肤炎症患者，每天应注意其内衣内裤的消毒；对溃疡脓疮与恶性肿瘤者，慎用此法。

4.3.2 药浴

药浴是利用单味中药或复方中药煎水，滤渣取液，选择适当温度，洗浴全身或患部的一种治疗方法。它属中医外治法的范畴。

药浴在我国有着悠久的历史，早在 3 000 年前的殷商时期，宫廷中就盛行在浴水中放入药物进行沐浴。我国现存最早的古医籍《五十二病方》中已有“温熨”、“药摩”、“外洗”等外治法的记载。如今，药浴更是风靡世界，为人类的健康保健做出了巨大的贡献。

4.3.2.1 药浴的特点

药浴疗法不仅疗效显著，而且还具有很多的优越性，更有其独特的特点，不但患者乐于接受，毒副作用少，而且简便、易于推广，适用范围也非常广泛。

药浴通过皮肤给药，是一种强化内脏的方法，也是药浴疗法的特点。许多中草药中含有生物碱、黄酮类、多糖类、氨基酸、微量元素、维生素及植物激素等，对皮肤有滋养的作用，同时也能发挥强化内脏的效果，不仅能用于美容美发，还可治疗多种疾病，达到祛病强身的保健目的。

4.3.2.2 药浴的种类

中医药浴疗法种类较多，其分类方法一般有两种，即按部位分类和按浴洗方式分类。

1. 按部位分类

(1)全身浴

全身浴是将身体全部浸泡在药液中洗浴的一种方法。本法是借浴水的温热之力以及药液的效力，使周身腠理疏通，毛窍开放，起到发汗退热、温经散寒、祛风除湿、疏通经络、调和气血、消肿止痛、活血祛淤等作用。每次浸泡 20 ~ 30 min。药浴结束后，以清水冲洗或不用冲洗，擦干身体，穿好衣服，休息 10 ~ 20 min。全身药浴可每日 1 次或隔日 1 次，一般 10 次为 1 疗程。

(2)半身浴

半身浴是将腰以下的部位浸于药液中洗浴的一种方法。患者坐在浴盆中，浴水以到脐为佳，室内温度以 30 ℃以上为宜。在浸洗的同时，尚可活动下肢，进行功能锻炼，并借水温及药物效力达到治疗的目的。每次浸泡 20 ~ 30 min。药浴结束后，用毛巾擦干身体，穿好衣服，休息 10 ~ 20 min。半身药浴可每日 1 次，10 次为 1 个疗程。主要应用于截瘫、坐骨神经痛、血栓闭塞性脉管炎等。

(3)局部浴

局部浴是指身体的某一部位浸泡在药液中或频频地接触药液进行浴洗的一种方法。根据接触的方式或部位不同又分为头浴、颜面浴、目浴、手浴、足浴、坐浴、肢体浴等。

①头浴，指将头部浸于药液中进行洗浴。将药液倒入盆中，头部浸于药液，不断用双手搓洗，每次 10 ~ 15 min，每日 1 次。头浴主要用于治疗头部皮肤病，也可用于美发。

②颜面浴，即用药液洗颜面。将药液倒入盆中，水温较高时先用药液蒸面，继而

用手洗面或用毛巾蘸药水擦洗。每次 10 ~ 15 min，每日 3 次。本法主要用于面部疾病及美容养颜。

③目浴，是用药液频频淋洗眼部。用小水杯即可，但药液要滤清。一般用消毒的纱布淋洗，每次 20 ~ 30 min，根据病情，每日 1 次或数次。主要用于眼病。

④手浴，是将腕关节以下部位浸入药液中进行洗浴。每次 20 ~ 30 min，每日 1 次或数次。主要用于手指痉挛、手指关节活动障碍、手癣、手部冻疮、手部挫伤等。

⑤足浴，是将足浸入药液中进行浴洗的一种方法。每次 20 ~ 30 min，每日 1 次。足部是足三阴经的起始点，又是足三阳经的终止点，因此，人体五脏六腑均与足相应。足浴不仅可以治疗局部疾病，而且可调节五脏六腑的功能活动，用于治疗全身性疾病。本法适用广泛，局部如足癣、足挫伤等，全身如头痛、眼病、咽炎、喉炎、感冒、高血压、慢性结肠炎等均可应用。

⑥坐浴，是将臀部与外阴部浸于药液中进行浸浴的一种方法。每次 20 ~ 30 min，每日 1 次。主要用于肛肠疾病、妇科外阴病、男性前阴疾病及外阴部的皮肤病等。

⑦肢体浴，是将四肢浸于特制的浴盆中，水位以浸没肘、膝关节为准，浸浴中活动浸泡的各关节，揉搓肌肉。每次 20 ~ 30 min，每日 1 次，10 天 1 个疗程。主要应用于四肢关节肌肉疾病。

2. 按浴洗方式分类

(1)沐浴

沐浴是用药物煎汤来进行沐浴以治疗疾病的一种方法。此法特点是洗浴时间长、范围大，是治疗疾病的重要外治法之一，主要用于全身性疾病。煎药的方法一般有两种，一是根据辨证施治处方后制成煎剂，兑入热水中；二是装入纱袋，直接煎取浴液。每次淋浴 20 ~ 30 min，每日 1 次，10 天 1 个疗程。主要用于皮肤病及全身性疾病。

(2)熏洗

熏洗是用药物煎汤，趁热先熏蒸后淋洗患部的一种方法。本法主要依靠药液的热力及药物效力，使机体腠理疏通、消肿止痛、祛风止痒，适用于妇科、外科、五官科、皮肤科等病证的治疗。

应用本法时要根据不同的病证辨证用药，将药物煎汤，趁热熏蒸患部，待药液凉后，用其淋洗及浸浴患部。每日 2 次，每次 20 ~ 30 min，病情严重者可适当增加熏洗时间和次数。

(3)浸洗法

浸洗法是将药物煎成汤汁，浸洗身体的某一部位，以达到治疗目的的一种方法。本法可较长时间地使药液作用于患部，借助药液的荡涤之力，发挥药物的直接效力，对局部病变起到治疗的作用。同时，也可经过浸洗局部，经皮毛腧穴由表入里，内达脏腑，以调理机体脏腑功能，通调血脉，扶正祛邪，进而达到治疗全身疾病的目的。本法主要适用于痈、疮、肿毒、癣、痔、烫伤、烧伤等局部病变以及中风、痹证等全身疾患。

4.3.2.3 药浴的作用

1. 改善循环系统功能

现代医学研究证明，熏洗、熏蒸、浸浴等药浴疗法通过热和药的共同作用，可加速皮肤对药物的吸收，升高皮肤温度，促进血液和淋巴液的循环。

2. 改善微循环

药物的熏蒸、熏洗等药浴疗法，通过热和药的共同作用，可使皮肤温度升高，毛细血管扩张，改善微循环，特别是加入当归、丹参、川芎、红花等活血化淤药，更能促进毛细血管扩张，有利于水肿和血肿的消散。

3. 改善免疫功能

温热刺激可以促进网状内皮系统的吞噬功能，提高机体的新陈代谢作用，加入药物，通过皮肤黏膜的吸收，可具有协同作用，更能增强机体的免疫功能。

4. 消炎

现代研究证明，黄连、黄檗、银花、连翘、地丁、蒲公英等均抗菌、抗病毒，对局部具有较好的消炎解毒作用；蛇床子、木通、知母等对皮肤真菌有杀灭和抑制作用。用此制成的药液对局部炎症具有直接的清热解毒、消肿散结作用。另外，药液的温热作用，还可改善血液循环，增加局部血氧供给，改善微循环，有利于炎症的消失。

5. 镇痛

药浴的温热刺激对皮肤神经末梢具有一定的封闭作用，可减轻疼痛，同时，药效又可以止痛，因此，药浴具有较好的镇痛作用。

4.3.2.4 药浴的机理

1. 经络腧穴作用

外治之理同于内治之理，中药药浴亦是以祖国医学脏腑经络学说为依据，通过经络腧穴，调节脏腑气血功能，使之达到平衡。中医认为，人体是一个有机的内外统一的整体，体表与内脏由于经络的内外交错，构成了一个既相互分工，又相互协调的统一体，通过经络腧穴来运行脏腑气血，调节脏腑阴阳平衡。疾病是由于外感六淫、内伤七情而导致阴阳脏腑气血的失衡。通过药浴，药液作用于肤表，可刺激腧穴，激发经气，又能透彻腠理，循行于经脉之中，起到祛邪拔毒、畅通气血、调和营卫、平衡阴阳之作用，达到治疗疾病的目的。

2. 药物药效机理

历代医家经过数千年的实践证明，外治可治疗内外诸疾，而且疗效显著。其作用主要取决于药物的效能，因此，必须遵循中医基本理论，按照辨证施治的原则，才能发挥其作用。现代医学从直接接触和药物吸收两个方面对药效机理进行研究。首先，药液中的有效成分不需吸收，可直接接触皮肤黏膜产生药效，如杀菌、杀虫、消炎、消肿止痛、止痒等，主要应用于皮肤病。其次，药物在熏蒸浴疗过程中经皮肤、黏膜等吸收到体内，发挥药理作用，达到治疗疾病的目的。另外，有些药物具有一定的透皮吸收作用，如川芎浴液中的川芎醚可明显促进其他中药成分的透皮作用，增强疗效。

3. 物理刺激效应

药浴同样具有水浴特点，水对机体的物理刺激作用也可产生一定的治疗作用，主要表现在温热、浮力、静脉压和机械刺激等几个方面。药浴水温的温热作用可根据不同的温度而产生不同的作用，水温在35 ℃左右，会抑制大脑皮层，起到镇静催眠的作用；若水温在37 ~ 39 ℃之间，其作用主要表现为扩张局部或全身血管，促进血液循环，促进皮肤吸收，汗液分泌，解痉止痛。水量较多时，药浴对人体有一定的浮力作用，关节粘连、疼痛、肢体活动障碍者可在水中进行主动或被动活动，有利于肢体的功能锻炼。静脉压作用，可压迫胸部、腹部、四肢体表的血管及淋巴管，促进血液及淋巴的回流，起到消肿的作用。另外，喷水淋浴或冲浪浸浴对机体可产生机械冲击及按摩作用，可消除疲劳，使浴后有轻松舒适之感。

4.3.2.5 药浴的注意事项

药浴疗法安全可靠，方法简单，但必须注意以下事项。

①其用药必须遵循中医基本理论，进行辨证施治，切忌随意用药。

②高烧、严重心脏病、恶性肿瘤患者禁用。

③沐浴时要注意保暖，避免感寒、受风。

④选择适当的时间。饭前、饭后都不宜洗浴，前者容易发生低血糖使人感到周身无力、头晕、恶心、心慌等，后者会引起消化功能障碍，又增加心脏负担。一般以饭后1 ~ 2 h为宜。

⑤沐浴过程中若发现有皮肤过敏者，宜更方或停止治疗；若有皮肤破损者，可根据病情选用适宜的用药方法。

⑥对老人、小孩和病情较重的患者，洗浴时需有专人护理，避免意外。

⑦水温不宜过高，以35 ~ 38 ℃为宜。

⑧老年人避免洗浴过勤。老年人皮肤脂腺分泌减少，如洗浴过勤，皮肤因缺乏油脂而变得粗糙、干燥，皮屑过多，甚至发生皮肤裂纹或损伤。

⑨浴后擦干，宜休息10 min，再进行活动。

⑩过劳、大量饮酒、疼痛剧烈时应停止药浴。

4.3.3 药物敷贴

药物敷贴法属“外敷法”范畴，是将干、鲜药物研为细末或捣烂，然后加入适量赋形剂，如鸡蛋清、水、酒、醋、蜂蜜、油等，调和成糊状，直接涂敷于患处或穴位上，以治疗疾病的一种外治法。本法除可治局部病变外，还可广泛治疗全身性疾患。因该疗法可直接治疗患处，还能通过肌肤、腧穴，循经传至五脏六腑，治愈疾病。因此，临床应用十分广泛，不但有解毒、拔毒、行淤、清热之功效，还有消炎、止痛、止血、排脓等作用。

1. 操作方法

(1)按病选药

鲜品药物，可捣烂直敷；干品药物研为细末，以醋、酒、蛋清、蜂蜜、油类以及葱、姜、韭、蒜等汁，调糊备用。

(2)穴位敷贴

按照“上病下取，下病上取，中病旁取”的原则，以经络循行走向取穴，敷贴。

(3)病变部位敷贴

应遵照外疡初起，可敷贴整个部位，而溃后，则敷贴患处四周的方法。

2. 注意事项

(1)对症选药

按患者年龄、身体状况、病情轻重，确定敷药次数和时间。

(2)外敷时应注意药物干湿度

鲜品捣烂可直接敷患处，过干或过湿应加以调换。隔一段时间换药1次，以达更好疗效。

(3)在应用中

如出现皮肤过敏、潮红或起水泡，应立即停用或减少用量。

(4)在应用时

应分清寒、热药物，而赋形剂也应辨证选用。

4.3.4 药物熨敷

药物熨敷法系指将发热的药物，置于身体的患病部位或某一穴位上，起到治病作用的一种外治疗法。本法包括药包熨敷法、药饼熨敷法、药液熨敷法和药渣熨敷法等。

1. 操作方法

(1)药包熨敷法

将煮热药物，用纱布包好，贴敷患处或穴位，每次30 min，每日2次。

(2)药饼熨敷法

将研细的药末和面作饼，蒸后敷贴患处，凉后再换。

(3)药液熨敷法

用纱布蘸煮热的药汁，敷贴患处，凉后再换。

(4)药渣熨敷法

煮药滤渣，用热药渣敷患处，纱布包好。

2. 注意事项

①在热敷时，要注意温度不宜过高，以免烫伤皮肤，出现其他意外；过低，则影响疗效。

②对五官病患者，熨敷时应特别小心，要无菌操作。

③对高血压及热过敏体质者，此法不宜用。

④若患者感到不适或有其他不良反应时，应停用或改用他法治疗。

5

传统体育康复保健

5.1　总论

5.1.1　概念

传统体育康复保健，是指运用传统的体育运动方式进行锻炼，通过自身形体活动、呼吸吐纳、心理调节等方式，畅达经络、疏通气血、和调脏腑、调节心神，从而达到增强体质、益寿延年目的的一种保健方法。它是中医康复医学的重要组成部分。

我们的祖先几千年前就认识到人类的生命活动具有运动的特征，因而积极提倡运动保健，并且创造了多种多样的运动形式，古称导引术。

中华民族在长期与自然、疾病和衰老作斗争的实践中，积累了丰富的养生保健经验，总结出了众多的强身健体方法。我国古代著名医学家华佗曾经指出："人体欲得劳动，但不当使其极耳，动摇则谷气得消，血脉流通，病不得生，比如户枢终不朽也。"这段话包含两层意思：一是"流水不腐，户枢不蠹"，生命在于运动，锻炼有益健康；二是"体欲小劳，但勿大疲"，锻炼要讲科学。这是对我国传统健身法健身作用和锻炼原则的精辟论述和概括。

传统健身运动就运动强度而言多数为中低强度的运动，从某种意义上讲属于有氧运动的范畴。但若将我国传统健身法与目前国际上倡导的有氧运动简单地画等号则不太确切，至少有失偏颇。从锻炼原理和操作要领看，我国传统健身法锻炼的基本要领是心静、体松、气和，要求调心、调身、调息协同进行，导引吐纳，按摩组合锻炼……它是中华古老文明和人们健身实践相结合的产物，具有鲜明的民族特色。长期实践和现代科学研究表明，我国传统健身法简便安全，具有良好的祛病健身效应，更适合中老年人和慢性病人的健身和康复锻炼。

5.1.2 传统体育的发展

早在春秋战国时期，古人就已经把体育运动作为健身、防病的重要手段。如《庄子·外篇·刻意第十五》云："吹呴呼吸，吐故纳新，熊经鸟申，为寿而已矣。此导引之士，养形之人，彭祖寿考者之所好也。"可见，当时用导引、呼吸吐纳等方法运动形体来养生的人，已经为数不少了。汉代《尚书》里有习练具有"宣导郁滞"、"通利关节"作用的"大舞"或"消肿舞"治病的记载；长沙马王堆出土的西汉文物中有较多的关于导引养生的记载；到了后汉三国时期，名医华佗在总结前人经验的基础上模仿虎、鹿、熊、猿、鸟五种动物的动作特点创编了"五禽戏"，使中医健身术发展到一个崭新的阶段，为以后其他运动健身形式的出现开辟了广阔的前景。

公元610年，隋朝巢元方等编撰的《诸病源候论》，不仅是我国第一部病因证候学著作，同时还是我国第一部记载了医疗体育对多种疾病进行康复医疗的医学著作。书中载列了证候1 720条，记述各种疾病的原因、病理、证候等，并不载方药，却多附有气功导引法治疗的内容，说明古代医家非常重视运动的康复保健作用。唐代名医药王孙思邈亦很重视运动养生，他在《保生铭》中提出"人若劳于形，百病不能成"，他每天坚持走步运动，提出"四时气候和畅之日，量其时节寒温，出门行三里、二里及三百、二百步为佳"。明代养生著作较多，如著名养生学家冷谦的《修令要旨》、王蔡的《修真秘要》中，均提倡采用导引来修身健体。清代养生学家曹庭栋创立了"卧功、坐功、立功三项"，是一种简便易行的导引法，非常适合老年人锻炼之用。

总之，古人是非常重视运动保健的，传统运动养生观点中"以动养生"、"动则不衰"的理论，与现代医学"生命在于运动"的认识是完全一致的。清代教育家、思想家颜元指出："养身莫善于习动"，"一身动，则一身强；一家动，则一家强；一国动，则一国强；天下动，则天下强"，通过运动可以达到"畅其积郁，舒其筋骨，和其血脉，化其乖暴，缓其急躁"的作用。

5.1.3 传统体育保健的原理和特点

5.1.3.1 原理

中医将精、气、神称为"三宝"，它们与人体生命息息相关。传统体育也受到中医整体观念的影响，紧紧抓住了这三个环节：调意识以养神，以意领气；调呼吸以练气，以气行推动血运，周流全身；以气导形，通过形体、筋骨关节的运动，使周身经脉畅通，营养整个机体。如是，则形神兼备，百脉流畅，内外相和，脏腑谐调，机体达到"阴平阳秘"的状态，从而增进机体健康，以保持旺盛的生命力。

5.1.3.2 特点

传统体育保健的主要特点是以中医基础理论的阴阳学说、藏象学说、气血经络学说为指导思想，以调养"精、气、神"为核心，以动静结合的运动形式为特色，做到形神统一、刚柔相济、动静得宜，以达到活动筋骨、疏通气血、调和脏腑的目的。

1. 形神合一

传统的体育保健是一种自我身心并用的主动性锻炼方法，其独特之处就在于意守、调息、动形的统一。不仅仅是锻炼人的形体,还注重修炼精神意识,从三个方面同时入手,以达到“形与神俱”、“形神合一”的效果。

①意守:意念引导,练意以养神。即把全部的精力专注于某一件事物上,如在运动时将思想集中于丹田,或集中于呼吸调节和身体的动作上。

②调息:呼吸吐纳,调息以运气。是指调节呼吸,即做到呼吸深沉而缓和,并且根据运动的节律快慢来调节呼吸的频率。

③ 动形:运动肢体,练形以全精。是指形体的运动,即采用某种形式的身体运动来锻炼骨骼、关节、肌肉,以保持其灵活和健壮。

2. 动静结合

静,是指思想专一、排除杂念、心神安静;动,是指活动筋骨、运转肢体。动静结合即意静而形动。这也是传统体育保健的重要原则之一,没有专注的思维支配,就不可能有协调的形体运动,当然也达不到预期的效果。

传统的体育保健就是依靠自我特定的身体姿势、形态的锻炼和特定的精神意识、思维的引导,来调节自身的功能,发挥人体内在的潜能,从根本上达到精神和形体的高度统一。

中医传统运动疗法经历了两千多年的反复锤炼并发展成熟起来,它不仅包括了以形体锻炼为主的五禽戏、八段锦、易筋经、太极拳、峨嵋桩、鹤翔桩、长拳、短拳、金刚拳等功法,也有以精神锻炼为主的气功、导引等保健方法。本章主要介绍易筋经、五禽戏、八段锦、太极拳、气功等的特点、康复机理、练习方法及临床应用等内容。

5.2 易筋经

5.2.1 概述

易筋经为中国气功传统功法之一,最早由少林寺众僧习练。经过千余年之实践证明,确有养生效果。据传,易筋经是少林寺大乘祖师菩提达摩根据众僧锻炼身体之验所集成,大约于宋代译撰成法诀,公开出版,广传于世。易筋经内可运气用气,外可活动肢体,故说:“内外兼修炼者可得皮、得肉、得骨、得髓。”历代学者认为练此功法,可以使人体的神、体、气三者紧密地结合起来,经过循序渐进之锻炼,使五脏六腑、十二经脉及全身得到充分的调理,又能平衡阴阳,舒筋活络,调整人体之新陈代谢,增强各部之生理功能,从而达到强健体质、抗疫祛病、抵御早衰、延年益寿之目的。

易筋经的主要特点是以动为主,动静结合;内静以收心调息,外动以易筋壮骨。易筋经功法包括内功和外功两种,本节介绍的是广为流传的易筋经内功功法。

5.2.2 保健原理

“易”的含义即变易、活动、改变,引申为强化之义;“筋”指筋脉、肌肉、筋骨;“经”为方法。因此,“易筋经”即通过活动筋骨,达到强身健体、祛病延年目的的方法。《素问·血气形志篇第二十四》说:"形苦志乐,病生于筋,治之以熨引"。其中"引"即导引。就是通过练功使人的精神、形体和气息有效地结合起来,经过循序渐进,持之以恒地认真锻炼,使人体的五脏六腑、十二经脉、奇经八脉及全身经脉得到充分的调理,使之气血流通、关窍通利,进而达到强身健体、防病治病、延年益寿的目的。练功要求:精神放松,形意合一;呼吸自然,贯穿始终;刚柔相济,虚实相兼。

5.2.3 保健方法

易筋经内功功法共计十二势。

5.2.3.1 韦驮献杵第一势

1. 口诀

立身期正直,环拱手当胸,气定神皆敛,心澄貌亦恭。

2. 动作姿势

(1)预备桩功

两脚平行站立,与肩等宽,双膝微屈,两臂自然下垂于身体两侧,五指自然并拢微屈,两眼平视前方,继而放松,轻轻闭合,眼若垂帘。心平气和,神能安详,洗心涤虑,心澄貌恭。全身自上而下头颈、肩、臂、手、胸、腹、臀、大腿、小腿、脚依次放松,躯体各关节及内脏放松,做到身无紧处,心无杂念,神意内收。

继而再作内观放松,神意内收,导引气血内观泥丸,自觉头脑清新,清莹如晨露。

引气下行,内观咽喉,自觉颈项放松。

引气下行,内观中丹田,自觉心胸开阔,神清气爽。

引气下行,内观脾骨,自觉中焦温润,胃脘舒适。

引气下行,内观下丹田,自觉命门相火温煦,元气充沛,腹内暖意融之。

引气下行,内观会阴,自觉会阴放松。

引气沿两腿内侧下行,内观涌泉,自觉无限生机自足下涌出。

(2)拱手当胸

两臂徐徐前举,掌心相对与肩等宽,两臂平直,再屈肘,肘节自然向下坠,两手慢慢内收,距胸约一拳后,两手指尖相叠,拇指轻触,掌心向内。此时要求沉肩坠肘,含胸拔背,气沉丹田,舌抵上腭,面带微笑(如图5.1)。

5.2.3.2 韦驮献杵第二势(横担降魔杵)

1. 口诀

足趾拄地,两手平开,心平气静,目瞪口呆。

2. 动作姿势

接上势,翻转掌心向下,指尖相对,在体前缓缓下按至小腹前,同时引气下导。两掌左右分开,翻转掌心朝上,缓慢上抬呈侧平举,意念在无限远处。两手微高于肩,两眼平视前方,极目远眺,舌尖放下平铺,松腰松胯,两足趾抓地,似要生根状,全身放松,心平气和,排除杂念,摒弃诸缘(图5.2)。

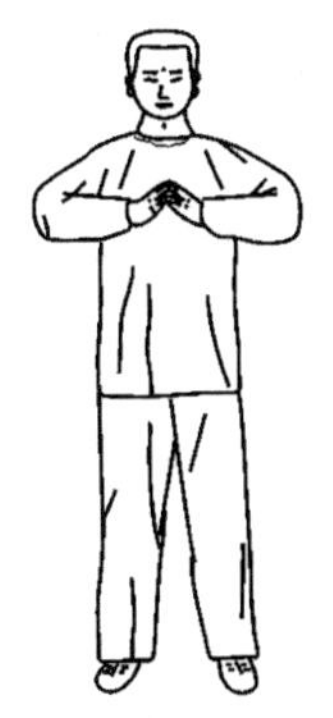

图5.1 韦驮献杵第一势

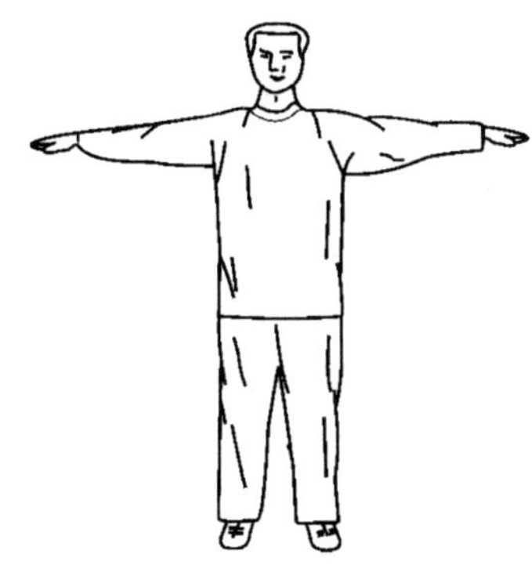

图5.2 韦驮献杵第二势

5.2.3.3 韦驮献杵第三势

1. 口诀

掌托天门目上观,足尖着地立身端,力周髋胁浑如植,咬紧牙关不放宽,舌可生津将腭抵,鼻能调息觉心安,两拳缓缓收回处,用力还将挟重看。

2. 动作姿势

(1)掌托天门目上举

接上势,两臂上举,掌心相对,翻转掌心向上,十指相对,舌抵上腭,仰面观天,眼看九天之外,脚跟提起,足尖着地(图5.3)。

(2)俯掌贯气

两掌心翻转朝下,肘微屈,头正,眼平视前方,舌尖放下,两手在身前缓缓下按至小腹前,神意自九天之外收回,自头顶百会穴透入,经咽喉、脊髓至尾闾,沿两腿直达涌泉。下导时,足跟随之着地。

5.2.3.4 摘星换斗势

1. 口诀

只手擎天掌覆头,更从掌内注双眸,鼻端吸气频调息,用力收回左右眸。

2. 动作姿势

(1)双手擎天掌覆头

右手经身体右侧缓缓向上举起,掌心朝天,五指朝左弓,松肩直臂左手臂外劳宫紧贴命门。舌抵上腭,仰面上观手背,透过手背看九天之上,身体自命门起上下双向伸展(如图5.4)。

(2)俯首贯气

右掌翻转向下,屈肘,头正,舌尖自上腭自然放下,眼平视前方或轻闭,同时“神返身中”。久练后与双手擎天连续练习时有“人在气中,气在人内”,内外一气的感觉。松腰,则左掌劳宫穴发气,与上式“俯掌贯气”同,可参阅。

左手动作与右手动作相同,唯左右相反。

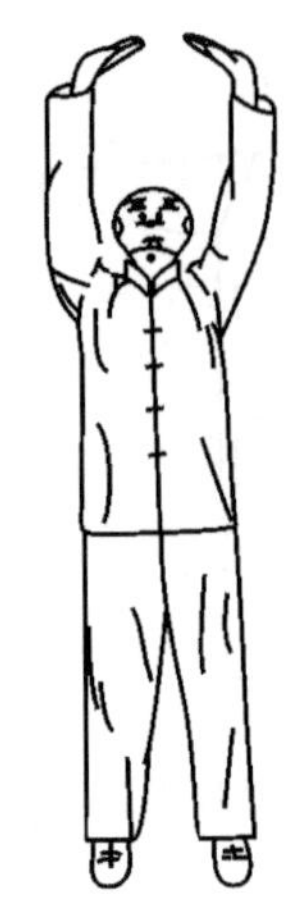

图5.3 韦驮献杵第三势

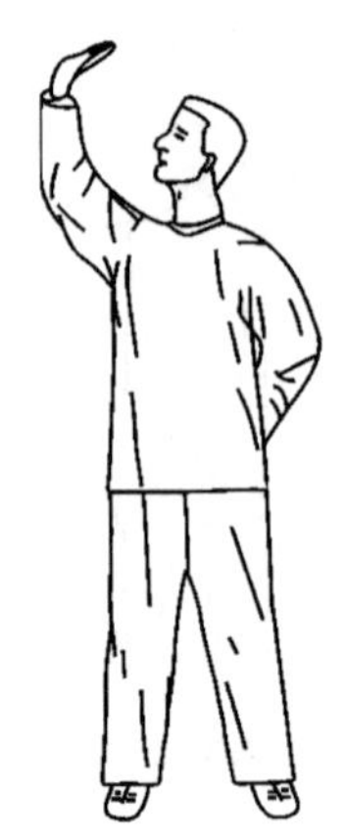

图5.4 右摘星换斗势

5.2.3.5 倒拽九牛尾势

1. 口诀

两髋后伸前屈,小腹运气空松,用力在于两膀,观拳须注双瞳。

2. 动作姿势

①右脚向右侧迈出一步成右弓步。同时,右手握拳上举,拳稍过头顶,拳心向内,屈肘。前臂与上臂所成角度略大于直角。肘不过膝,膝不过足,成半圆形,两眼观右拳。左手握拳,直肘向后伸展,拳心向后,前后两拳成绞绳状,称为螺旋颈(图5.5)。松肩,两肩要平而顺达。背直,塌腰收臀,胸略内含,藏气于小腹,鼻息调匀,舌尖轻抵上腭。

②导气下达两拳,放松成半握拳状。舌尖自上腭放下,肩、腰放松,右手劳宫穴发气,闭目。气自天目穴遂入,依次贯穿脑髓、脊髓、两腿骨髓,直达两脚涌泉穴。

转身向右,动作③、④与①、②相同,唯左右相反。

5.2.3.6 出爪亮翅势

1. 口诀

挺身兼怒目,推手向当前,用力收回处,功须七次全。

2. 动作姿势

握拳护腰由第一势预备桩功,上身前俯,两臂在身前松垂,两手握拳,由身前缓缓提起,置于腰间,拳心朝上。同时配合顺气,身直胸展,舌尖轻抵上腭,青少年、年轻力壮或以增强力量为目的者,提起握紧拳。

两拳变掌,缓缓向前推出,至终点时掌心朝前,坐腕屈指,高与肩平,两眼平视指端,延展及远,如图5.6所示。

松腕,虚掌,十指微屈,屈肘,两手缓缓向胸胁收回,势落海水还潮,两眼轻闭,舌尖轻抵上腭,配以缓缓吸气。

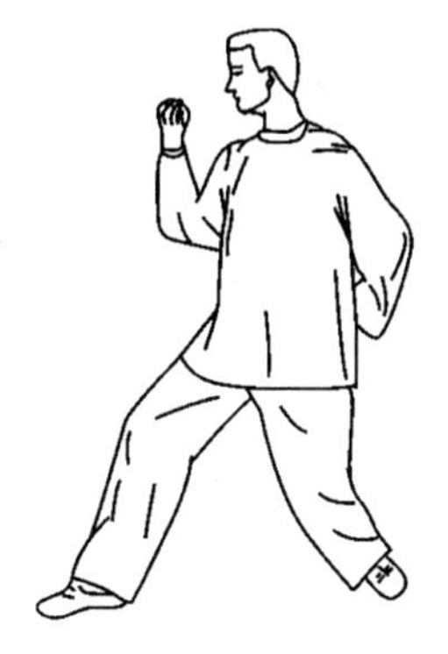

图5.5 右倒拽九牛尾势

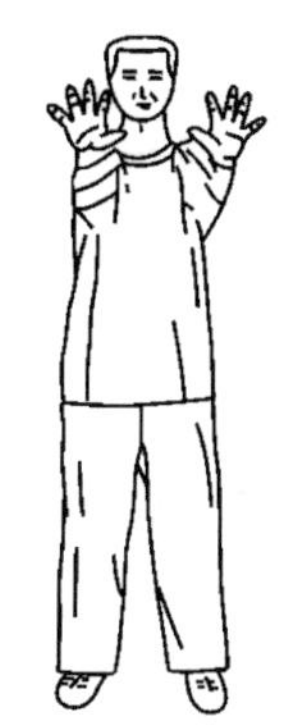

图5.6 出爪亮翅势

5.2.3.7 九鬼拔马刀势

1. 口诀

侧首弯肱,抱顶及颈,自头收回,弗嫌力猛,左右相轮,身直气静。

2. 动作姿势

①左手后背,掌心朝外,置于腰部。右手上举过头,屈肘贴枕部抱头,手指压拉左耳,右腋张开(图5.7)。同时头颈腰背拧转向左后方,眼看右足跟。舌尖轻抵上腭,稍停片刻。

②拧身复正,侧头上观。两眼延展及远。舌尖轻抵上腭,身直气静。两手沿体前缓慢下落,恢复预备桩功。

动作③、④与①、②同,唯左右相反。

5.2.3.8 三盘落地势

1. 口诀

上腭坚撑舌,张眸意注牙,足开蹲似踞,手按猛如拿,两掌翻齐起,千斤重有加,瞪睛兼闭口,起立足无斜。

2. 动作姿势

①同第一势预备柱功,屈腰下蹲,同时两掌分向身侧胯旁,指尖朝向左右侧方(微微偏前),虎口撑圆,眼看前方,延展及远(图5.8)。上虚下实,空胸实腹,松腰敛臀,气蓄小腹。要做到顶平、肩平、心平气静。练虚静功者可闭目敛神,铜钟气功即脱胎于此式,故亦可做单独桩法练之。

②两腿伸直,翻掌托起,如托千斤;同时吸气,舌抵上腭,眼向前平视,全身放松。

③俯掌屈膝下按(恢复马步蹲按),配以呼吸,如此反复蹲起3次。年轻体壮者则宜全蹲,站起时宜缓,同时握拳上提。

5.2.3.9 青龙探爪势

1. 口诀

青龙探爪,左从右出,修士效之,掌平气实,力周肩背,围收过膝,两目平注,息调

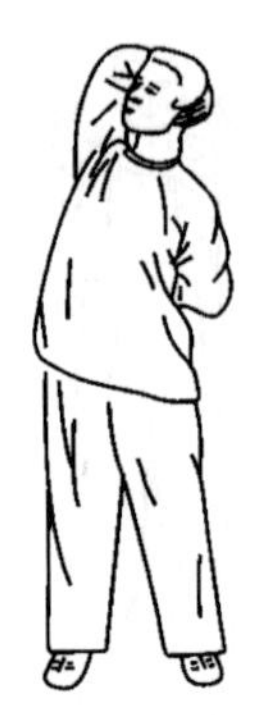

图 5.7　右九鬼拔马刀势

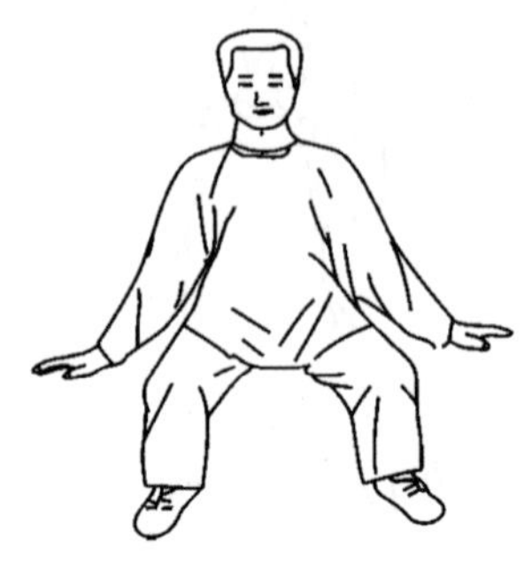

图 5.8　三盘落地势

心谧。

2. 动作姿势

①上身微俯，两手握拳，缓缓自身前提起，置于腰间，拳心朝上，同时配合吸气。舌尖轻抵上腭。左拳以拳面抵于章门穴，右拳变掌上举过头，腰身缓缓屈向左侧，使左腰充分收缩，右腰极度伸展。掌心朝下，舌尖轻抵上腭，自然呼吸，眼看右掌（图5.9）。

②屈膝下蹲，右手翻转掌心朝上，手背离地面少许，沿地面自左方，经前方划弧至右脚外侧；左拳变掌落下，同时身体亦随之转正，两手握拳。直立，右掌同时提至右章门穴。左手动作与右手动作同，唯左右相反。

5.2.3.10　卧虎扑食势

1. 口诀

两足分蹲身似倾，屈伸左右髋相更，昂头胸作探前势，偃背腰还似砥平，鼻息调元均出入，指尖着地赖支撑，降龙伏虎神仙事，学得真形也卫生。

2. 动作姿势

①上身微俯，两手握拳，缓缓自身前提起，经腰间屈肘掌心朝上，身直胸展。不停，两拳顺着胸部向上伸与口平，拳心转向里，同时屈膝、屈胯、微蹲蓄势，配以深长吸气。

②左脚踏前一步，顺势成左弓步，同时臂内旋变掌向前下扑伸，掌高与胸齐，眼视两手。在扑伸的同时发“哈”声吐气。不停，身体前倾，腰部平直，将胸中余气呼尽，顺势两手分按至左脚两侧。头向上略抬，两眼平视及远，极目远眺。左卧虎扑食势如图 5.10 所示。

前两个动作要协调一致。两脚不动，起身后坐，同时两手握拳，沿左腿上提。其他动作与前述之动作同。如此共扑伸 3 次，左脚收回，右弓步动作与左弓步同，唯左右相反。

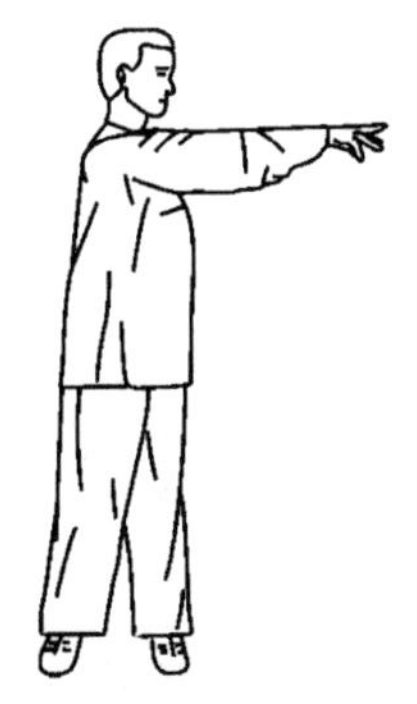

图5.9 左青龙探爪势

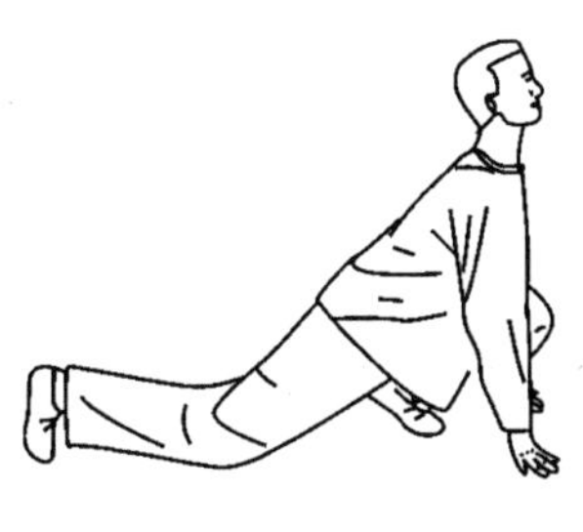

图5.10 左卧虎扑食势

5.2.3.11 打躬势

1. 口诀

两手齐持脑，垂腰直膝间，头唯探胯下，口更啮牙关，舌尖还抵腭，力在肘双弯，掩耳聪教寒，调元气自闲。

2. 动作姿势

①两臂展直，自身侧高举过头，仰面观天，头颈正直，屈肘两手抱后脑，掌心掩耳，两肘张开，与肩平行。

②上身前俯成打躬状，头部低垂，大约至两膝前方。两膝勿屈，微微呼吸，掌心掩耳。两手以指（食、中、无名指）交替轻弹后脑（风池穴附近）各36次（图5.11）。

③缓缓伸腰站直，先左侧拧腰侧转，再向右侧拧腰侧转，往返7次，两脚勿移，腰直目松，膝直不僵，舌尖自然放下，面带微笑。

④在身体转至正中后，抬起脚跟，同时两手自脑后高举过头，仰掌呈擎天状，躯体充分舒展，并配合吸气。

5.2.3.12 掉尾势

1. 口诀

膝直膀伸，推手自地，瞪目昂头，凝神一志，起而顿足，二十一次，左右伸肱，以七为志，更作坐功，盘膝垂眦，口注于心，息调于鼻，定静乃起，厥功维备。

2. 动作姿势

①两手分别自身侧高举过头。两掌相合，提顶、伸腰、展臂、提起脚跟极力高举。

②脚跟落地，两脚踏实，同时两掌落至胸前。十指交叉翻转，掌心朝外，两臂也随之前伸，展直。翻掌朝下，在身前徐徐下降至裆的部位后，弯腰前俯，继续下按至地。膝不可屈，如有未达，不可勉强。下按至终点时，昂头，舌抵上腭（图5.12）。如此俯仰躬身重复举按3～5次。天长日久，掌可逐渐靠近地面，则腰身柔若童子。

③转腰向左方，两脚不移，仅左脚步变虚，右腿变实，右膝微屈。同时两手保持交叉状态，沿地面划弧移至左脚外侧。两臂保持伸展，自左方高举转头，掌心朝上，仰面

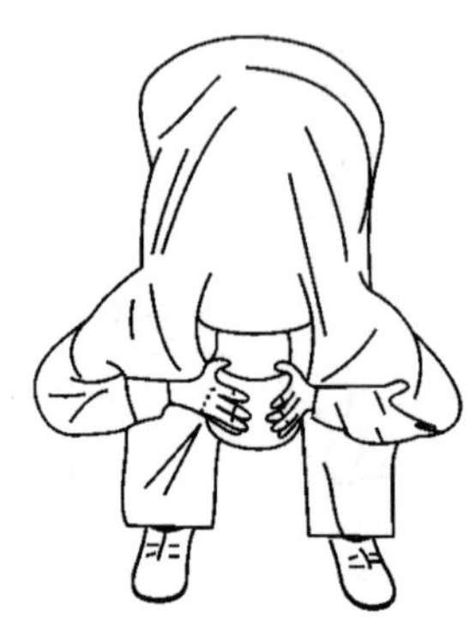

图 5.11 打躬势

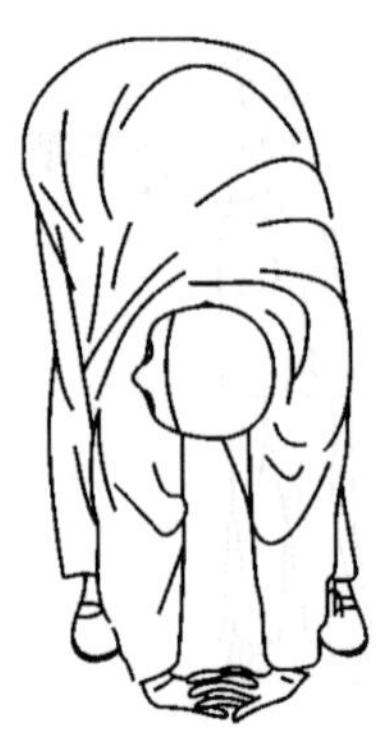

图 5.12 掉尾势

观天，拧腰 180°转向右方，徐徐弯腰右方俯身，下按至右脚步外侧，如未达到，不可勉强，可继续俯仰 3～5 次，以后逐渐靠近地面。

④最后一次下按右脚外侧时，伸舒腰身两臂随之高举过头。继之拧腰转身至正前方。两掌相合，徐徐降至胸前。两掌缓缓分开，十指相对，下按，两手分开，自然下垂于两胯旁，恢复成预备桩功势。两脚跟起落顿地 3～21 次。

5.2.4 临床应用

1. 适应证

易筋经功法可广泛用于各类人群的健身和保健。对呼吸系统、消化系统、运动系统病证及中老年人常见的病证如失眠、多梦、头晕、头痛等均有明显的康复保健作用。对青少年的生长发育、中老年人的健身防病及妇女的养颜、美容、瘦身等都是最佳的气功运动之一。

2. 禁忌证

严重心脑血管病、重症高血压、哮喘发作期、妇女妊娠期及术后患者不宜参加此项运动。

3. 注意事项

①练功时要做到精神放松、意随形走。

②练功时需注意刚柔相济、虚实适度。

③体质较弱者在练功时，应量力而行。

④练功时要注意呼吸自然、流畅，保持动作和呼吸的柔和、协调。量力而行，有选择地操练其中几势或减少每势操练次数及幅度。

5.3 五禽戏

5.3.1 概述

五禽戏是汉末名医华佗根据古代导引、吐纳之术，研究了虎、鹿、熊、猿、鸟的活动特点，并结合人体脏腑、经络和气血的功能所编成的一套具有民族风格的健身气功功法，以活动筋骨、疏通气血、防病治病、健身延年为目的，深受健身人群的欢迎。五禽戏为“仿生式”导引法，讲究“形、神、意、气”相结合，外导内因、形松意冲，外动内静、动中求静，动静结合、练养相兼，发展至今已形成其独具特色的风格。五禽戏又称“五禽操”、“五禽气功”、“百步汗戏”等。

五禽戏是中国民间广为流传的，也是流传时间最长的健身方法之一。1982 年 6 月 28 日，中国卫生部、教育部和当时的国家体委发出通知，把五禽戏等中国传统健身法作为在医学类大学中推广的“保健体育课”的内容之一。2003 年中国国家体育总局把重新编排后的五禽戏等健身法作为“健身气功”的内容向全国推广。

五禽戏发展至今，形成不少流派。归纳起来主要有以健身强体为主的外功型和以内气运行为主的内功型。本节讲述的是外功型五禽戏。

5.3.2 保健原理

五禽戏是一种外动内静、动中求静、动静兼备、有刚有柔、刚柔并济、练内练外、内外兼练的仿生功法。五禽戏运动能“摇筋骨，动肢节”，“导气令和，引体令柔”。五禽戏是在中医的五行、脏腑、经络学说基础上，结合五禽的秉性特点，使之既有整体的健身作用，又有每一戏的特定功效。既效仿虎之威猛、鹿之安舒、熊之沉稳、猿之灵巧、鸟之轻盈的动作，使人体筋骨活络、肢体舒展、血脉疏通、气息调畅，从而达到祛病强身、延年益寿的目的。特别是对颈椎、胸椎、腰椎等部位关节的锻炼作用明显。

5.3.3 保健方法

五禽戏锻炼要做到全身放松，意守丹田，呼吸均匀，形神合一。练熊戏时要在沉稳之中寓有轻灵，将其剽悍之性表现出来；练虎戏时要表现出威武勇猛的神态，柔中有刚，刚中有柔；练猿戏时要仿效猿敏捷灵活之性；练鹿戏时要体现其静谧恬然之态；练鸟戏时要表现其展翅凌云之势。唯有如此，方可融形神为一体。

5.3.3.1 预备势

练习者在进入五禽戏锻炼之前，必须先从标准的预备势开始。这样做不仅可以排除杂念，诱导入静，调和气息，宁心安神，而且可以吐故纳新，升清降浊，调理气机，从而为随后的练习打下基础。

①两脚并拢，自然伸直；两手自然垂于体侧；胸腹放松，头项正直，下颌微收，舌抵上腭；目视前方。

②左脚向左平开一步，稍宽于肩，两膝微屈，松静站立；调息数次，意守丹田。为防止向左开步前身体摇晃，可在开步前两膝先微屈，开步时身体重心先落于右脚，左脚提起后再缓缓向左移动，左脚掌先着地，使重心保持平稳。

③肘微屈，两臂在体前向上、向前平托，与胸同高。

④两肘下垂外展，两掌向内翻转，并缓缓下按于腹前；目视前方。

重复动作③④两遍后，两手自然垂于体侧。

最后，还要注意两臂上提下按时，意在两掌劳宫穴（掌中央第二、三掌骨间，握拳中指尖所点处），动作要柔和、均匀、连贯；此外，动作还可配合呼吸，两臂上提时吸气，下按时呼气。

5.3.3.2 虎戏

预备势后首先进入虎戏。虎戏要体现虎之威猛，动作要做到刚柔相济，其功效有调节气血、疏通经络、维持脊柱生理弧度、防治腰部疾病等。

1. 虎举

①两手掌心向下，撑开弯曲成虎爪状；目视两掌。

②两手外旋，弯曲握拳，缓慢上提。至肩时，十指撑开，举至头上方成虎爪状；目视两掌（图5.13）。

③两掌外旋握拳，拳心相对；目视两拳。

④两拳下拉至肩，变掌下按；下落至腹，十指撑开；目视两掌。

重复动作①至④3遍后，两手垂于体侧，目视前方。

2. 虎扑

①两手握空拳，提至肩前上方。

②两手向上、向前划弧，弯曲成虎爪状；上体前俯，挺胸塌腰；目视前方（图5.14）。

③两腿下蹲，收腹含胸；两手向下划弧至两膝侧；目视前下方；两腿伸膝，送髋，挺腹，后仰；两掌握空拳，提至胸侧，目视前上方。

④左腿屈膝提起，两手上举；左脚向前迈一步，脚跟着地，右腿下蹲；上体前倾，两拳成虎爪状向前，向下扑至膝前两侧；目视前下方；上体抬起，左脚收回，开步站立；两手下落于体侧；目视前方。

动作⑤至⑧与①至④左右相反。重复1遍后，两掌举至胸，两臂屈肘，两掌内合下按，自然垂于体侧；目视前方。

5.3.3.3 鹿戏

五禽戏中，鹿戏仿效鹿之安舒。习练时，动作要轻盈舒展，神态要安闲雅静。鹿戏锻炼可起到强腰补肾、强筋健骨和振奋阳气等作用。

1. 鹿抵

①两腿微屈，左脚经右脚内侧向左前方迈步，脚跟着地；身体稍右转；握空拳右摆，高与肩平；目视拳。

②左腿屈膝，脚尖踏实；右腿蹬实；身体左转，两掌成鹿角状，向上、向左、向后划弧，指尖朝后，左臂弯曲平伸，肘抵靠左腰；右拳举至头，向左后方伸抵，指尖朝后；目视右脚跟（图5.15）；身体右转，左脚收回，开步站立；两手向上、右、下划弧，握空拳落于体前；目视前下方。

动作③④与动作①②左右相反。

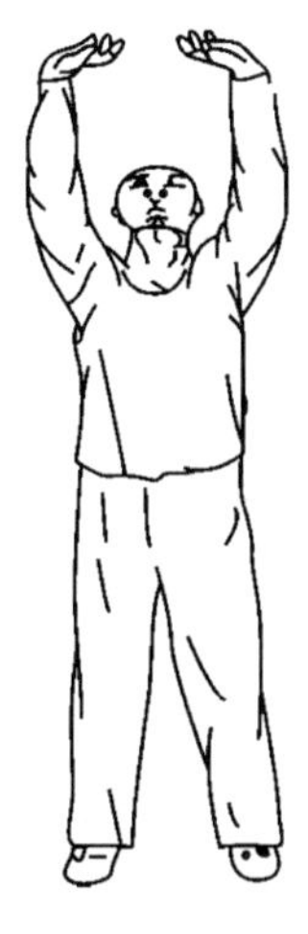

图 5.13　虎举

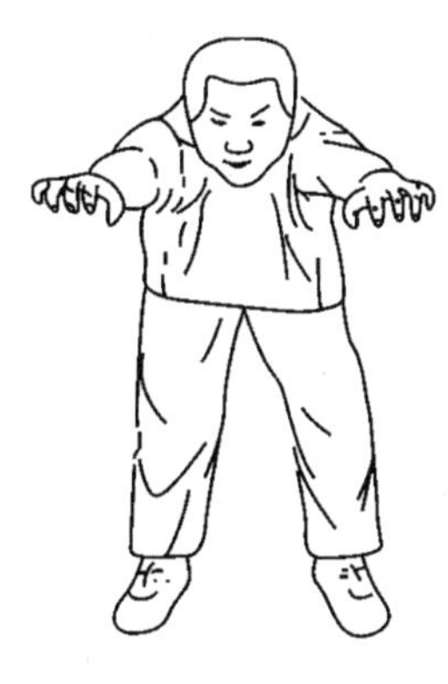

图 5.14　虎扑

2. 鹿奔

①左脚跨前一步，屈膝，右腿伸直成左弓步；握空拳向上、向前划弧至体前，屈腕，与肩同高、同宽；目视前方。

②左膝伸直，脚掌着地；右腿屈膝；低头，弓背，收腹；两臂内旋，两掌前伸，拳成鹿角状。

③上体抬起；右腿伸直，左腿屈膝，成左弓步；两臂外旋，握空拳，高与肩平；目视前方（图 5.16）。

④左脚收回，开步直立；两拳变掌，落于体侧；目视前方。

动作⑤至⑧与动作①至④左右相反。

重复 1 遍后，两掌举至胸；屈肘，两掌内合下按，自然垂于体前；目视前方。

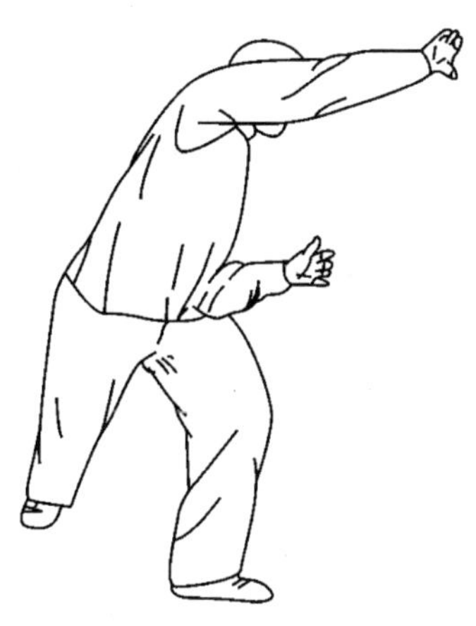

图 5.15　鹿抵

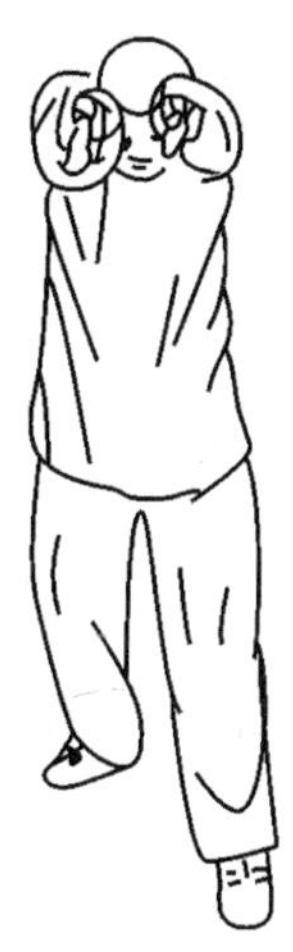

图 5.16　鹿奔

5.3.3.4 熊戏

“熊戏”要表现出熊憨厚沉稳、松静自然的神态。外阴内阳,外动内静,外刚内柔,以意领气,气沉丹田;行步外观笨重拖沓,其实笨中生灵,蕴含内劲,沉稳之中显灵敏。

1. 熊运

①两手自然下垂于体侧,手握空拳,大拇指压在食指指端,余四指弯曲、并拢,虎口撑圆,呈“熊掌”状。

②虎口相对,目视两拳;以腰、腹为轴,上身作顺时针摇转。

③同时两掌以肚脐为中心,在腹部作顺时针划弧。

④目随上体摇转而环视,然后上体逆时针摇转,两掌逆时针划弧(图5.17)。重复数次。

2. 熊晃

①身体重心右移,左髋向上收提,牵动左脚离地,左膝微屈,两手成“熊掌”状。

②重心前移,左脚向左前方顺势落地,脚尖朝前,全脚着地踏实,右腿伸直。

③身体以腰为轴右转,带动左臂向前摆动,右臂向后摆动,左掌摆至左膝前上方,右掌摆至体后;目视左前方。

④重心后坐,右腿屈膝,左腿伸直,身体左转,带动两臂前后划弧摆动,右掌摆至左膝前上方,左掌摆至体后;重心前移,左腿屈膝,右腿伸直,身体右转,左掌摆至左膝前上方,右掌摆至体后(图5.18)。左右交替,重复数次。

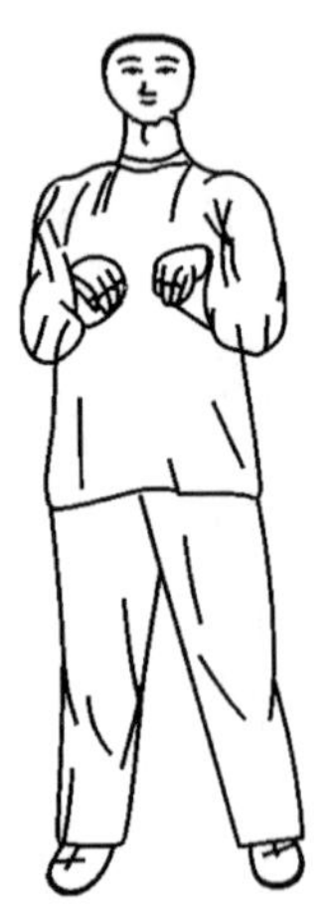

图5.17 熊运

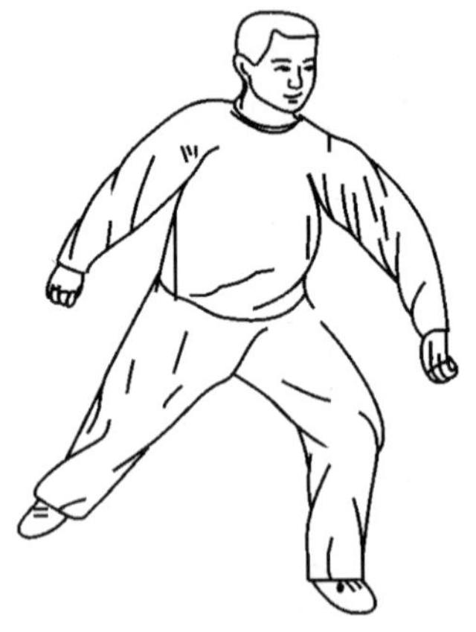

图5.18 熊晃

5.3.3.5 猿戏

猿生性好动,机智灵敏。五禽戏中,猿戏仿效猿之灵巧,习练时,外练肢体的轻灵敏捷,内练精神的宁静从容,从而达到“外动内静”、“动静结合”的境界。

从功法动作上,可分为猿提和猿摘。

1. 猿提

练习猿提,具有增强神经-肌肉反应的灵敏性、扩大胸腔体积、改善脑部供血、增加腿部力量以及提高平衡能力等特定的生理功效。

①两掌在体前,手指伸直分开,再屈腕撮拢捏紧成“猿钩”,速度稍快些。

②两掌上提至胸,两肩上耸,收腹提肛;同时,脚跟提起,头向左转;目随头动,视身体左侧(图5.19)。注意耸肩、缩胸、屈肘、提腕一定要充分。

③头转正,两肩下沉,松腹落肛,脚跟着地;“猿钩”变掌,掌心向下;目视前方。

④两掌沿体前下按落于体侧;目视前方。

动作⑤至⑧同动作①至④,唯头向右转。

重复动作①至⑧1遍。这里需提醒的是,动作可配合提肛呼吸,以达到更好的健身效果。其动作为两掌上提吸气时,稍用意提起会阴部;两掌下按呼气时,放下会阴部。

2. 猿摘

猿摘这种锻炼方法,有利于颈部运动,促进脑部血液循环,减轻神经紧张度等。

①左脚向左后方退步,脚尖点地,右腿屈膝;左臂屈肘,左掌成“猿钩”收至左腰侧;右掌向前方摆起,掌心向下。

②左脚踏实,屈膝下蹲,右脚收至左脚内侧,脚尖点地,成右丁步;右掌向下经腹前向左上方划弧至头左侧;目随右掌动,再转头注视右前上方。

③右掌内旋,掌心向下,沿体侧下按至左髋侧;目视右掌;右脚向右前方迈出一大步,左腿蹬伸;右腿伸直,左脚脚尖点地;右掌经体前向右上方划弧,举至右上侧变“猿钩”;左掌向前、向上伸举,屈腕撮钩,成采摘势;目视左掌(如图5.20)。

④左掌由“猿钩”变为“握固”;右手变掌,落于体前,虎口朝前;左腿下蹲,右脚收至左脚内侧,脚尖点地,成右丁步;左臂屈肘收至左耳旁,掌成托桃状;右掌经体前向左划弧至左肘下捧托;目视左掌。

动作⑤至⑧与动作①至④左右相反。

重复动作①至⑧1遍后,左脚向左横开一步,两腿直立;两手自然垂于体侧;两掌举至胸;屈肘,两掌内合下按,自然垂于体侧;目视前方。

5.3.3.6 鸟戏

鸟戏取形于鹤,仿效鸟之轻捷。习练时,要表现出昂然挺拔、悠然自得的神韵。练习鸟戏,可起到改善呼吸功能,疏通任、督二脉经气及提高人体平衡力等作用。

1. 鸟伸

①两腿微屈下蹲,两掌在腹前相叠。

②两掌举至头上方,指尖向前;身体微前倾,提肩,缩项,挺胸,塌腰;目视前下方(图5.21)。

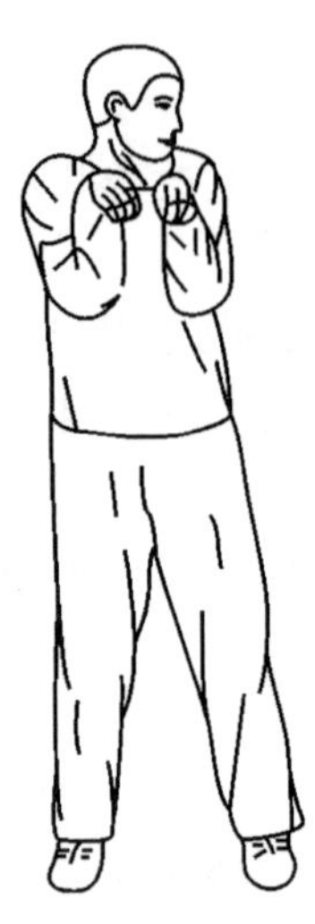

图 5.19　猿提

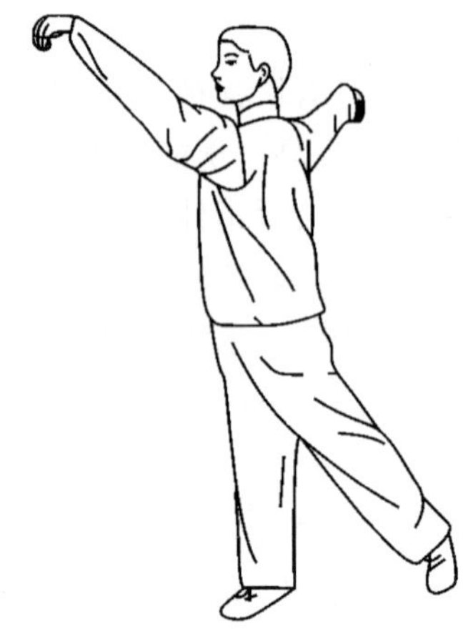

图 5.20　猿摘

③两腿微屈下蹲；两掌相叠下按至腹前；目视两掌。

④右腿蹬直，左腿伸直向后抬起；两掌分开成“鸟翅”，摆向体侧后方；抬头，伸颈，挺胸，塌腰；目视前方。

动作⑤至⑧与动作①至④左右相反。

重复动作①至⑧后，左脚下落，两脚开步站立；两手垂于体侧；目视前方。

2. 鸟飞

接上式，两腿微屈；两掌成鸟翅状，合于腹前，目视前下方。

①右脚伸直，左腿屈膝提起，小腿下垂；两掌成展翅状，在体侧平举向上；目视前方（图 5.22）。

②左脚落至右脚旁，脚尖着地，两腿微屈；两掌合于腹前；目视前下方。

③右脚伸直，左脚屈膝提起，小腿下垂；两掌举至头顶上方；目视前方。

④左脚落至右脚旁，脚掌着地，两腿微屈；两掌合于腹前；目视前下方。

重复动作①至⑧1 遍后，两掌举至胸；屈肘，两掌内合下按，自然垂于体侧；目视前方。

5.3.3.7　收势

五禽戏的最后一步就是收势——引气归元。所谓引气归元，即让气息逐渐平和，意将练功时所得体内、外之气导引归入丹田，起到和气血、通经脉、理脏腑的功效。具体方法如下。

①两掌经体侧上举至头顶上方，掌心向下。

②两掌指尖相对，沿体前缓慢下按至腹前；目视前方。

重复动作①②两遍。

③两手缓慢在体前划平弧，掌心相对，高于脐平；目视前方。

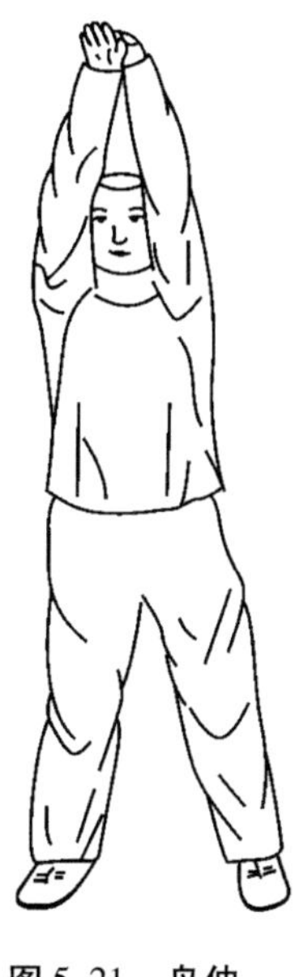
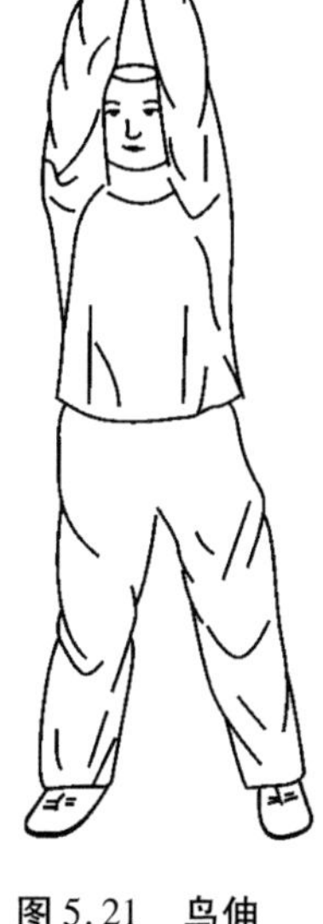
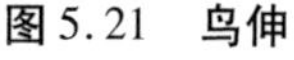

图5.21 鸟伸

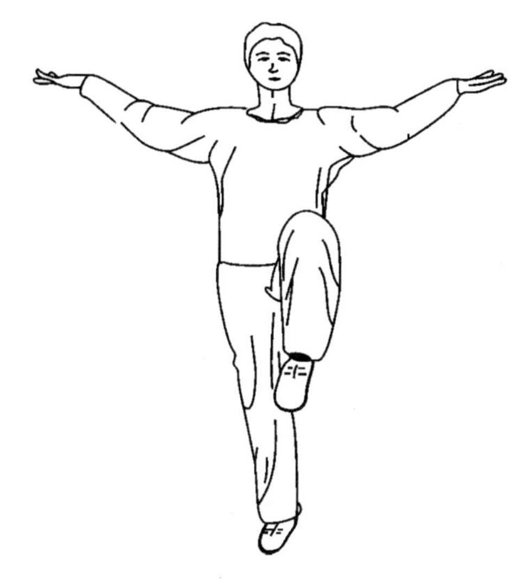

图5.22 鸟飞

④两手在腹前合拢,虎口交叉,叠掌;眼微闭静养,调匀呼吸,意守丹田。

⑤数分钟后,两眼慢慢睁开,两手合掌,在胸前搓擦至热。

⑥掌贴面部,上下擦摩,浴面3~5遍。

⑦两掌向后沿头顶、耳后、胸前下落,自然垂于体侧;目视前方。

⑧左脚提起向右脚并拢,前脚掌先着地,随之全脚踏实,恢复成预备势;目视前方。

五禽戏整套功法简便易学,练习时应按照动作编排的顺序,把握正确的动作要领,力求表现出五禽之神韵,做到形神兼备,意气相随,内外合一,发挥出每一戏的特定功效。

5.3.4 临床应用

1. 适应证

常练五禽戏,可活动腰肢关节,壮腰健肾,疏肝健脾,补益心肺,从而达到祛病延年的目的。可广泛用于各类人群的健身和保健。对神经衰弱、消化不良、高血压、冠心病、高脂血症、中风后遗症、肌萎缩以及中老年人常见的病证如失眠、多梦、头晕、头痛等都有较好的康复和保健作用。

2. 禁忌证

年老体弱者,或患有严重高血压、青光眼、严重心脑血管病、急性疾病、严重器质性疾病患者及孕妇不宜进行此项运动。

3. 注意事项

①五禽戏的动作要领有5项:一是全身放松,情绪轻松乐观;二是呼吸要调匀,用

腹式呼吸;三是要专注意守,保证意、气相随;四是动作要形象。

②五禽戏运动量较大,应当适度,量力而行,切勿勉强。

③年老体弱及患有高血压、青光眼、脑动脉硬化者不宜练习。

④患急性疾病及严重器质性疾病者不宜练习。

5.4 八段锦

5.4.1 概述

八段锦是以肢体运动为主的一种导引术,共八节。八段锦的“八”字,不是单指八个段、节和动作,而是表示其功法有多种要素,相互制约,相互联系,循环运转。正如明朝高濂在其所著《遵生八笺》中“八段锦导引法”所讲:“子后午前做,造化合乾坤。循环次第转,八卦是良因。”“锦”字,是由“金”、“帛”组成,以表示其精美华贵。除此之外,“锦”字还可理解为单个导引术式的汇集,如丝锦那样连绵不断,是一套完整的健身方法。

此功法历史悠久,简单易学,功效显著。从宋代流传至今,已有上千年历史。八段锦究竟为何人于何时所创,尚无定论。其名称最早出现在南宋洪迈所著《夷坚志》中:“政和七年,李似矩为起居郎……尝以夜半时起坐,嘘吸按摩,行所谓八段锦者。”八段锦有坐势和立势之分。这里讲述的是流传甚广、便于习练的立势八段锦。立势八段锦在养生文献上首见于南宋曾慥著的《道枢·众妙篇》,辑其基本功法为:仰手上举所以治三焦;左肝右肺如射雕;东西单托所以安其脾胃;返而复顾所以理其伤劳;大小朝天所以通五脏;咽津补气左右挑起手;摆鲜鱼尾所以祛心疾;左右攀足所以治其腰。但这一时期的八段锦没有定名,经过明清的广泛传播,才有了很大发展。在清末《新出保身图说·八段锦》中,首次以“八段锦”为名,并绘制图像,形成比较完整的动作套路。其歌诀为:“两手托天理三焦,左右开弓似射雕;调理脾胃须单举,五劳七伤往后瞧;摇头摆尾去心火,背后七颠百病消;攒拳怒目增气力,两手攀足固肾腰。”从此,八段锦动作基本被固定下来。

5.4.2 保健原理与功法特点

5.4.2.1 原理

八段锦功法能柔筋健骨、养气壮力,从而达到行气活血、疏通经络、调理脏腑功能及和气嫩体的作用。现代研究证实,八段锦功法能加强血液循环,改善神经体液调节机能,对腹腔脏器有柔和的按摩作用,对神经系统、心血管系统、消化系统、呼吸系统及运动器官都有良好的调节作用,是一种较好的强身健体的气功功法。

5.4.2.2 功法特点

八段锦的运动强度和动作的编排次序符合运动学和生理学规律,属于有氧运动,安全可靠。整套功法增加了预备势和收势,使套路更加完整规范。功法动作特点主要体现在以下几个方面。

1. 柔和缓慢,圆活连贯

柔和,是指习练时动作不僵不拘,轻松自如,舒展大方。缓慢,是指习练时身体重心平稳,虚实分明,轻飘徐缓。圆活,是指动作路线带有弧形,不起棱角,不直来直往,符合人体各关节自然弯曲的状态。它是以腰脊为轴带动四肢运动,上下相随,节节贯穿。连贯,是要求动作的虚实变化和姿势的转换衔接,无停顿断续之处。既像行云流水连绵不断,又如春蚕吐丝相连无间,使人神清气爽,体态安详,从而达到疏通经络、畅通气血和强身健体的效果。

2. 松紧结合,动静相兼

松,是指习练时肌肉、关节以及中枢神经系统、内脏器官的放松。在意识的主动支配下,逐步达到呼吸柔和、心静体松,同时松而不懈,保持正确的姿态,并将这种放松程度不断加深。紧,是指习练中适当用力,且缓慢进行,主要体现在前一动作的结束与下一动作的开始之前。《健身气功・八段锦》中的"双手托天理三焦"的上托、"左右弯弓似射雕"的马步拉弓、"调理脾胃须单举"的上举、"五劳七伤往后瞧"的转头旋臂、"攒拳怒目增气力"的冲拳与抓握、"背后七颠百病消"的脚趾抓地与提肛等,都体现了这一点。紧,在动作中只在一瞬间,而放松须贯穿动作的始终。松紧配合得适度,有助于平衡阴阳、疏通经络、分解黏滞、滑利关节、活血化淤、强筋壮骨、增强体质。

本功法中的动与静主要是指身体动作的外在表现。动,就是在意念的引导下,动作轻灵活泼、节节贯穿、舒适自然。静,是指在动作的节分处做到沉稳,特别是在前面所讲八个动作的缓慢用力之处,在外观上看略有停顿之感,但内劲没有停,肌肉继续用力,保持牵引抻拉。适当的用力和延长作用时间,能够使相应的部位受到一定的强度刺激,有助于提高锻炼效果。

3. 神与形合,气寓其中

神,是指人体的精神状态和正常的意识活动以及在意识支配下的形体表现。"神为形之主,形乃神之宅"。神与形是相互联系、相互促进的整体。本功法每势动作以及动作之间充满了对称与和谐,体现出内固精神、外示安逸、虚实相生、刚柔相济,做到了意动形随、神形兼备。气寓其中,是指通过精神的修养和形体的锻炼,促进真气在体内的运行,以达到强身健体的功效。习练本功法时,呼吸应顺畅,不可强吸硬呼。

5.4.3 保健方法

八段锦共计八势,其预备势为:两膝微屈开立,约与肩同宽;两臂前屈,两掌捧于腹前,指尖相对,掌心向内;全身放松,目视前方。

5.4.3.1 两手托天理三焦

【预备姿势】立正,两臂自然下垂,眼看前方。

【动作】两臂慢慢自左右侧向上高举过头,十指交叉翻掌,掌心向上,两足跟提起,离地一寸;两肘用力挺直,两掌用力上托,两足跟再尽量上提,维持这种姿势片刻(图5.23);两手十指分开,两臂从左右两侧慢慢降下,两足跟仍提起;两足跟轻轻落地,还原到预备姿势。

【注意】动作应与呼吸协调配合,手臂上举时深吸气,足跟离地站立片刻,呼吸可稍停顿,两臂放下时深呼气。

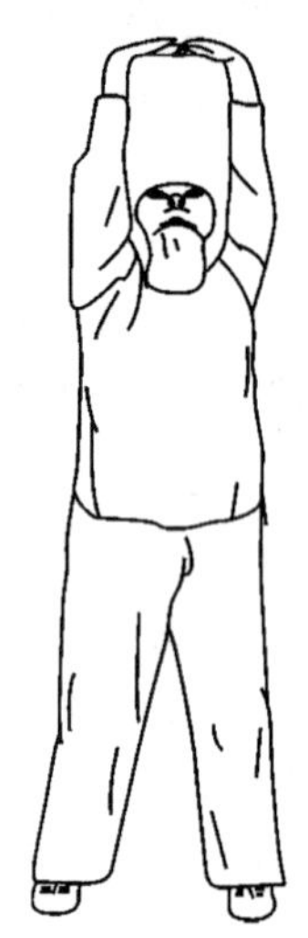

图5.23 两手托天理三焦

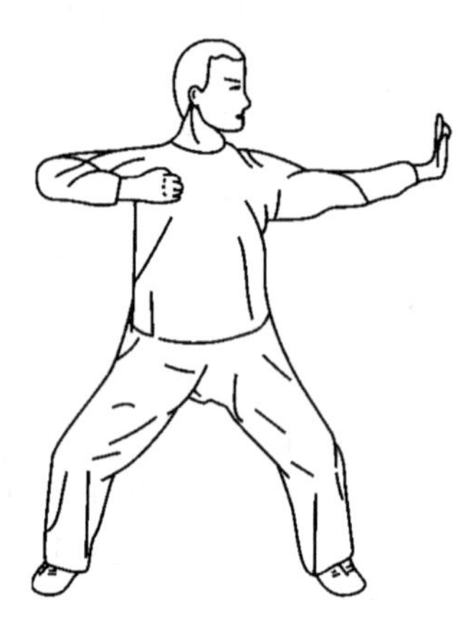

图5.24 左右开弓似射雕

5.4.3.2 左右开弓似射雕

【预备姿势】立正,两脚脚尖并拢。

【动作】左脚向左踏出一步,两腿弯曲成骑马势,上身挺直,两臂于胸前十字交叉,右臂在外,左臂在内,手指张开,头向左转,眼看右手;左手握拳,食指向上翘起,拇指伸直与食指成八字撑开,左手慢慢向左推出,左臂伸直,同时右手握拳,屈臂用力向右平拉,作拉弓状,肘尖向侧挺,两眼注视左手食指(图5.24);左拳五指张开,从左侧收回到胸前,同时右拳五指张开,从右侧收回到胸前,两臂十字交叉,左臂在外,右臂在内,头向右转,眼看右手,恢复到立正姿势。

【注意】肘部要抬平,展臂、拉弓时吸气,还原时呼气。

5.4.3.3 调理脾胃须单举

【预备姿势】站直,双臂屈于胸前,掌心向上,指尖相对。

【动作】先举右手翻掌上托,而左手翻掌向下压,上托下压吸气而还原时呼气(图5.25)。左右上下换做8次。

【注意】上举、下按要同时进行,举、按时吸气,复原时呼气。

5.4.3.4 五劳七伤往后瞧

【预备姿势】开腿直立,两臂伸直下垂,掌心向后,指尖向下,目视前方。

【动作】两臂充分外旋,掌心向外;头慢慢向左后转,目视左后方(图5.26);两臂

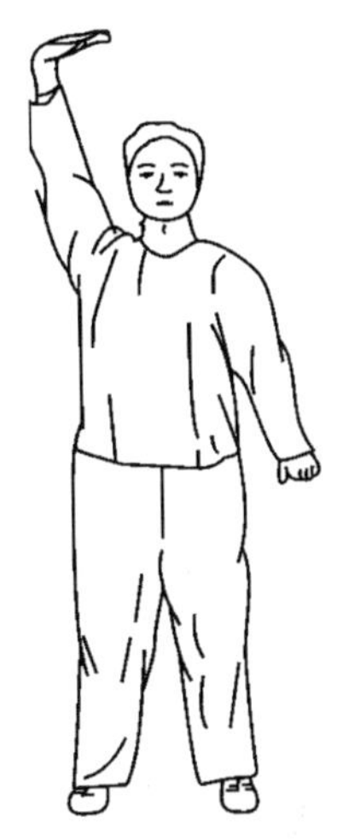

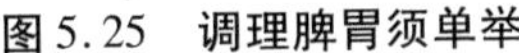

图5.25　**调理脾胃须单举**

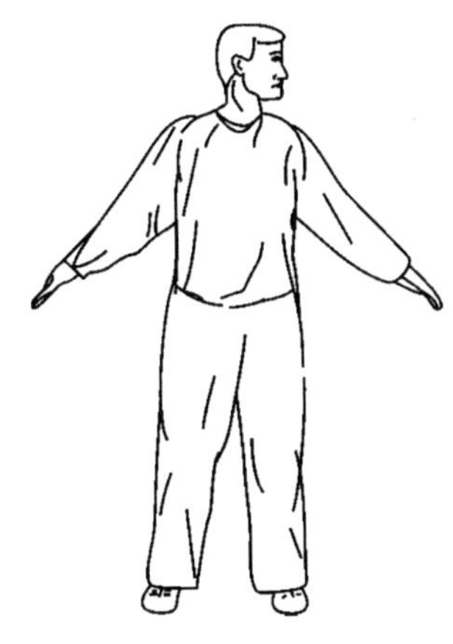

图5.26　**五劳七伤往后瞧**

内旋，目视前方，复原。再作右转头。

【注意】转头时，身体不动，保持正直；向后看时吸气，复原时呼气。

5.4.3.5　摇头摆尾去心火

【预备姿势】开步直立，比肩略宽。

【动作】两掌内旋上托至头顶，微屈肘，掌心向上，指尖相对；目视前方。两腿慢慢屈膝半蹲成马步；两掌向外侧下落，两掌扶按于膝上，肘微屈，拇指侧向后（图5.27）。上身先向右弧形摆动，随之俯身；目视右脚。上身由右向前、向左、向后弧形摇动；目视右脚。上身右移成马步，目视前方。左右交替作摇摆。

【注意】做摆动动作时，四肢应随摆动自然屈伸；摆动时吸气，复原时呼气。

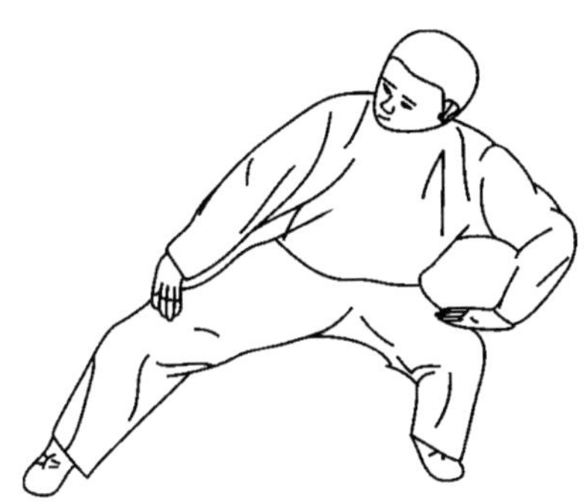

图5.27　**摇头摆尾去心火**

5.4.3.6　两手攀足固肾腰

【预备姿势】开步直立，与肩同宽。

【动作】两臂向前、向上举至头顶，掌心向前；目视前方。两臂外旋至掌心相对，屈肘,两掌下按于胸前,掌心向下,指尖相对;目视前方。两臂外旋,两掌顺腋下后插,掌心向内,沿后背两侧向下摩运至臀部。上身慢慢前屈弯腰,两掌随之沿腿后向下摩运,至脚面抓握片刻;抬头,目视前下方(图 5.28)。

【注意】采用自然呼吸,动作宜缓慢。身体前屈时,膝部不能弯曲。

5.4.3.7 攒拳怒目增气力

【预备姿势】直立,平视前方。

【动作】左脚向左开步,两腿缓慢屈膝下蹲成马步;两拳握固,抱于腰侧,拳心向上;目视前方。左拳向前缓慢用力击出,左臂内旋,拳眼朝上,与肩同高;瞪目怒视前方(图 5.29)。左拳变掌,向左环绕成掌心向上后,抓握成拳,再缓慢收抱于腰侧;目视前方。左右交替作攒拳怒目。复原。

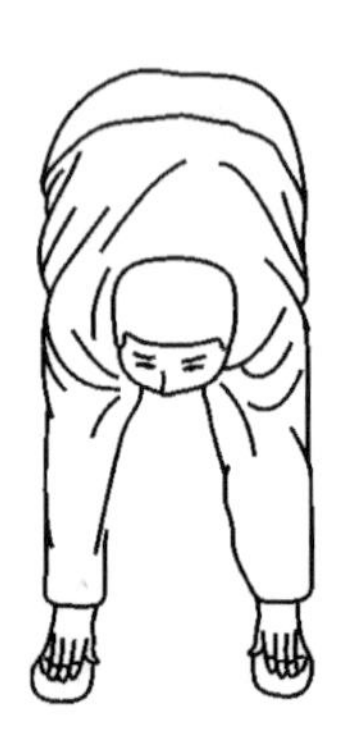

图 5.28 两手攀足固肾腰

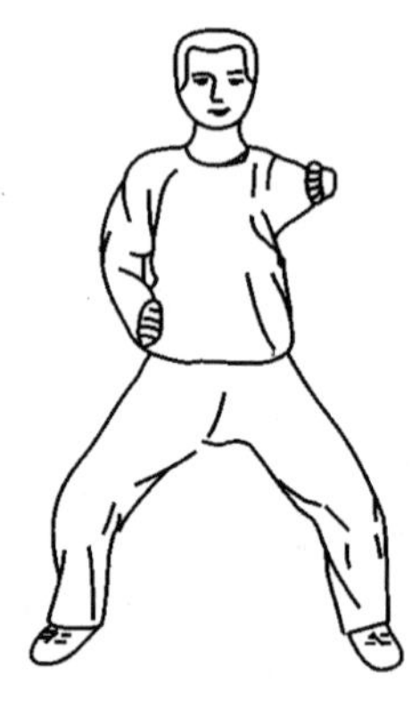

图 5.29 攒拳怒目增气力

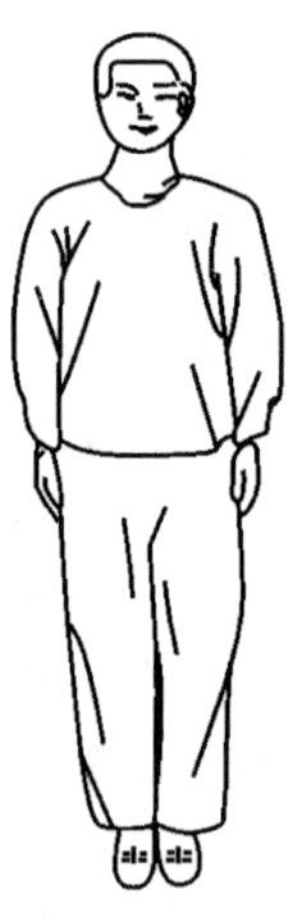

图 5.30 背后七颠百病消

【注意】练习时脚掌用力抓地,出拳时要用力,拳紧握。出拳时呼气,睁眼怒目;复原时呼气,全身放松。

5.4.3.8 背后七颠百病消

【预备姿势】并步直立,两掌自然垂于体侧;目视前方。

【动作】两脚跟尽量上提,头用力上顶,然后两脚跟下落,轻震地面(图 5.30)。

【注意】足跟落地时速度要快,全身放松,使身体震动;足跟提起时呼气,落下时呼气。

5.4.4 临床应用

1. 适应证

八段锦适用于多种慢性病患者的治疗与康复,凡体质不很虚弱、肢体活动无明显障碍者,都可采用。对颈椎病、头痛、神经衰弱、冠心病、慢性气管炎、内脏下垂、脾胃虚弱、肩周炎、慢性腰背痛等病证尤为适用。

2. 禁忌证

严重心脑血管病、重症高血压、哮喘发作期、妇女妊娠期及术后患者不宜进行此项运动。

3. 注意事项

①眩晕症发作期,不宜采用“往后瞧”及“摇头摆尾”等动作。

②直立性低血压者,慎用“托天”、“单举”、“背后七颠”等势。

③每式动作的重复次数,应按体质强弱灵活掌握。一般宜渐次增多。不可突然作超负荷锻炼。对于高血压、心脏病、肝硬化等病及重病恢复期患者,尤应注意。

5.5 太极拳

5.5.1 概述

太极拳,是我国传统的体育保健疗法之一,最初叫长拳、十三势,至清朝乾隆年间(1736—1795),山西武术家王宗岳著《太极拳论》,才确定了太极拳的名称。因为太极拳运动作势,任其自然,无中生有,所谓无极而太极也。“太极”一词源出《周易·系辞》,含有至高、至极、绝对、唯一的意思。太极拳是我国古代哲学思想对拳术运动进行概括、总结和指导的产物。太极拳综合性地继承和发展了明以前流行的各家拳法,结合了古代的导引术和吐纳术,并吸取了古代朴素唯物辩证法阴阳学说和中医基本理论经络学说的思想。由于这一拳术有着非常丰富而又极为深刻的辩证内涵,故有人称之为“哲学的拳术”。关于太极拳的起源与创始人,众说纷纭。盛传太极拳为宋代武当山道士张三丰所创。但因史料不足,成为武术史界的悬案。根据现代史实,明末清初太极拳已在河南农村流传开来,名师辈出,以温县陈家沟和赵堡镇为中心,代表人物是陈王廷和蒋发。太极拳的产生至少已有近 400 年的历史。长期以来,太极拳拳法仅局限于河南农村。19 世纪初,河北永年人杨露禅拜陈家沟陈长兴为师,学习了太极拳,带回原籍,不久又到北京传艺,从此才开创了太极拳走向全国的新局面。近百多年来,太极拳得到了空前的发展,技术不断演变,内容不断丰富,逐渐形成了很多流派。主要有陈、杨、孙、吴、武式太极拳五大派系,誉称为“五式太极拳”。另外赵堡太极拳也是太极拳的一个重要的流派。

1955 年,毛伯浩、李天骥、唐豪、吴高明等国家体委武术处的专家经过研究,决定以流传面和适应性最广泛的杨式太极拳为基础,按照简练明确、易学易练的原则,选择主要内容重新编排,保留太极拳的传统风貌,突出太极拳的群众性和健身性。经过反复修订,产生了新中国第一部由国家体育主管部门编审的统一武术教材——《简化太极拳》,其全套共有 24 个动作,又称二十四式太极拳。

5.5.2 保健原理

太极拳虽然在套路、推手架势、气动功力等方面各派有异,但都具有疏经活络、调和气血、营养腑脏、强筋壮骨的功效。“太极”中的“太”是最高、最大的意思;“极”是最后、最终的界限。“太极”一词最早见于三千多年前《周易》:“易有太极,是生两仪,两仪生四象,四象生八卦,八卦定吉凶,吉凶生大业。”这里“太极”是指变化的源头、派生万物的原体、最高的存在范畴。宋朝周敦颐说“太极动而生阳,动极而静。静而生阴,静极复动。一动一静,互为其根,分阴分阳,两仪立焉。阳变阴合而生水、火、木、金、土,五气顺布,四时行焉。五行一阴阳也,阴阳一太极也。”太极拳正是以这种理论为依据,虚实并用,阴阳相济,达到以柔克刚、四两拨千斤的目的。所以必须通晓太极阴阳变化之理,才能把握这种拳法理通天地、充满变化、虚实莫测之功。太极拳动作“迈步如猫行,运劲似抽丝”,柔而不软,刚而不硬,富于韧性、弹性。即使发力动作,也要做到刚中有柔,充满弹性。太极拳古典拳论说:“外示安逸,内固精神”,“刚柔相济,方为懂劲”。因此太极拳这项运动能畅通经络,培补正气,同时增加丹田之气,使人精气充沛,神旺体健。可起到补益肾精、强壮筋骨、抵御疾病、延缓衰老、使人延年益寿的作用。

天地之间,世界之上,万物与机缘,无时无刻不在变化。树木花草、山岳楼台,看似静止,无不在渐渐老化。俗语说,只有“变”是不变的。太极拳就是要把种种变化,在拳中演练出来。动静开合,刚柔快慢,上下左右,顺逆缠绕,忽隐忽现,虚虚实实,绵绵不断,周身一家,一动无有不动,显时气势充沛,隐时烟消云散,以意带力,到点融化于全身,做到劲断意不断,然后再轻轻启动,挥洒自如。一意一念,一举一动,随心所欲,都在自我控制之中,以达到养生、防身的效果,这就是太极拳。

5.5.3 保健方法

5.5.3.1 起势

①身体自然并步直立,左脚轻轻提起,向左开步,与肩同宽,脚尖向前;两臂自然下垂,两手放在大腿外侧;眼向前平视。

②两臂慢慢向前平举,两手高与肩平,与肩同宽,手心向下。

③上体保持正直,两腿屈膝下蹲;同时两掌轻轻下按,两肘下垂与两膝相对;眼平视前方(图5.31)。

5.5.3.2 左右野马分鬃

①上体微向右转,身体重心移至右腿上;同时右臂收在胸前平屈,手心向下,左手经体前向右下划弧放在右手下,手心向上,两手心相对成抱球状,左脚随即收到右脚内侧,脚尖点地;眼看右手(图5.32)。

②上体微向左转,左脚向左前方迈出,右脚跟后蹬,右腿自然伸直成左弓步;同时上体继续向左转,左、右手随转体分别慢慢向左上、右下方分开,左手高与眼平,肘微屈;右手落在右胯旁,肘也微屈,手心向下,指尖向前;眼看左手。

③上体慢慢后坐,身体重心移至右腿,左脚尖翘起,微向外撇(45~60°),随后脚掌慢慢踏实,左腿慢慢前弓,身体左转,身体重心再移至左腿;同时左手翻转向下,左臂收在胸前平屈,右手向左下划弧放在左手下,两手心相对成抱球状,右脚随即收到左脚内侧,脚尖点地;眼看左手。

④右腿向右前方迈出,左腿自然伸直成右弓步;同时上体右转,左、右手随转体分

别慢慢向左下、右上分开，右手高与眼平，肘微屈；左手落在左胯旁，肘亦微屈，手心向下，指尖向前；眼看右手。

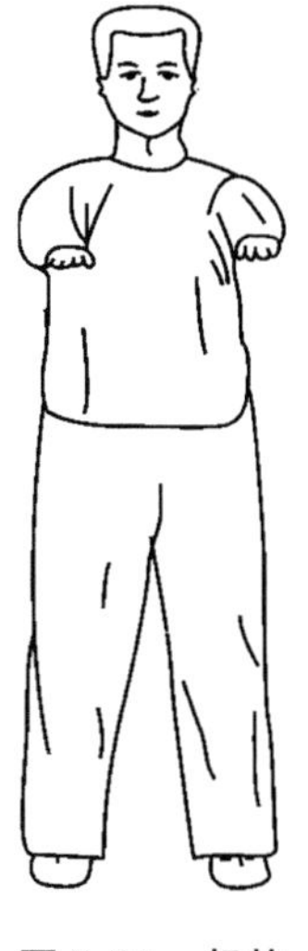

图5.31　**起势**

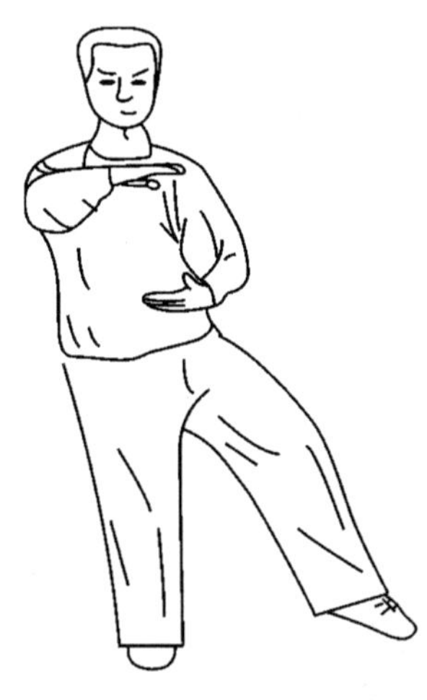

图5.32　**左右野马分鬃**

⑤与③同，唯左右相反。

⑥与④同，唯左右相反。

5.5.3.3　*白鹤亮翅*

①上体微向左转，左手翻掌向下，左臂平屈胸前，右手向左上划弧，手心转向上，与左手成抱球状；眼看左手。

②右脚跟进半步，上体后坐，身体重心移至右腿，上体先向右转，面向右前方，眼看右手；然后左脚稍向前移，脚尖点地成左虚步；同时上体再微向左转，面向前方，两手随转体慢慢向右上、左下分开，右手上提停于右额前，手心向左后方，左手落于左胯前，手心向下，指尖向前；眼平视前方（图5.33）。

5.5.3.4　*左右搂膝拗步*

①右手从体前下落，由下向后上方划弧至右肩外侧，肘微屈，手与耳同高，手心斜向上，左手由左下向上、向右划弧至右胸前，手心斜向下；同时上体先微向左再向右转，左脚收至右脚内侧，脚尖点地；眼看右手（图5.34）。

②上体左转，左脚向前（偏左）迈出成左弓步；同时右手屈回右耳侧向前推出，高与鼻尖平，左手向下由左膝前搂过落于左胯旁，指尖向前；眼看右手手指。

③右腿慢慢屈膝，上体后坐，身体重心移至右腿，左脚尖翘起微向外撇，随后脚掌慢慢踏实，左腿前弓，身体左转，身体重心移至左腿；右脚收到左脚内侧，脚尖点地；同时左手向外翻掌由左后向上划弧至左肩外侧，肘微屈，手与耳同高，手心斜向上，右手随转体向上、向左下划弧落于左胸前，手心斜向下；眼看左手。

④与②同，唯左右相反。

⑤与③同，唯左右相反。

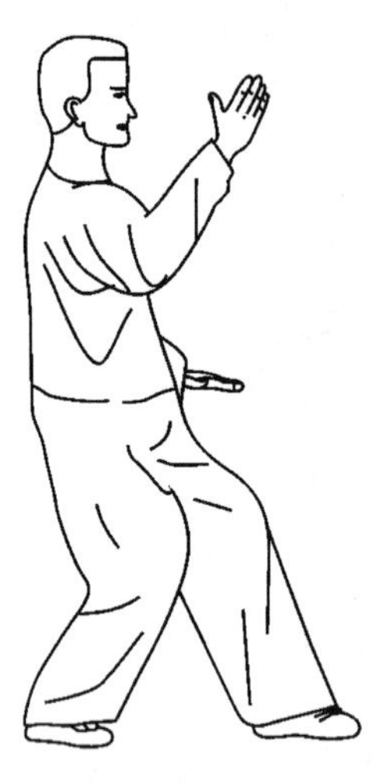

图 5.33 白鹤亮翅

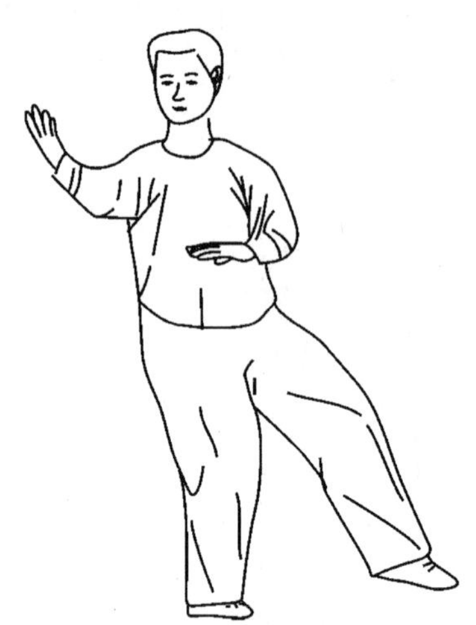

图 5.34 左右搂膝拗步

⑥与②同。

5.5.3.5 手挥琵琶

右脚跟进半步，上体后坐，身体重心转至右腿上，上体半面向右转，左脚略提起稍向前移，变成左虚步，脚跟着地，脚尖翘起，膝部微屈；同时左手由左下向上挑举，高与鼻尖平，掌心向右，臂微屈，右手收回放在左臂肘部里侧，掌心向左；眼看左手食指（图 5.35）。

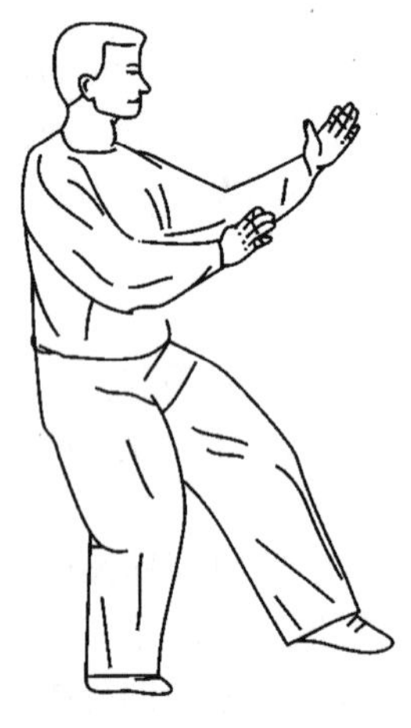

图 5.35 手挥琵琶

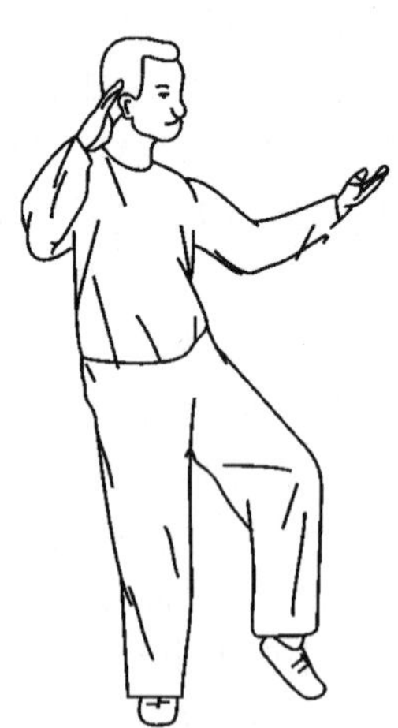

图 5.36 左右倒卷肱

5.5.3.6 左右倒卷肱

①上体右转，右手翻掌（手心向上）经腹前由下向后上方划弧平举，臂微屈，左手随即翻掌向上；眼的视线随着向右转体先向右看，再转向前方看左手（图 5.36）。

②右臂屈肘折向前,右手由耳侧向前推出,手心向前,左臂屈肘后撤,手心向上,撤至左肋外侧;同时左腿轻轻提起向后(偏左)退一步,脚掌先着地,然后全脚慢慢踏实,身体重心移到左腿上成右虚步,右脚随转体以脚掌为轴扭正;眼看右手。

③上体微向左转,同时左手随转体向后上方划弧平举,手心向上,右手随即翻掌,掌心向上。眼随转体先向左看,再转向前方看右手。

④与②同,唯左右相反。

⑤与③同,唯左右相反。

⑥与②同。

⑦与③同。

⑧与②同,唯左右相反。

5.5.3.7 左揽雀尾

①上体微向右转,同时右手随转体向后上方划弧平举,手心向上,左手放松,手心向下;眼看左手。

②身体继续向右转,左手自然下落逐渐翻掌经腹前划弧至右肋前,手心向上,右臂屈肘,手心转向下收至右胸前,两手相对成抱球状;同时身体重心落在右腿上,左脚收到右脚内侧,脚尖点地;眼看右手。

③上体微向左转,左脚向左前方迈出,上体继续向左转,右腿自然蹬直,左腿屈膝成左弓步;同时左臂向左前方推出,高与肩平,手心向后,右手向右下落放于右胯旁,手心向下,指尖向前;眼看左前臂(图5.37)。

④身体微向左转,左手随即前伸翻掌向下,右手翻掌向上,经腹前向上、向前伸至左前臂下方;然后两手下捋,即上体向右转,两手经腹前向右后上方划弧,直至右手手心向上,高与肩齐,左臂平屈于胸前,手心向后;同时身体重心移至右腿;眼看右手。

⑤上体微向左转,右臂屈肘折回,右手附于左手腕里侧,上体继续向左转,双手同时向前慢慢挤出,左手心向后,右手心向前,左前臂要保持半圆;同时身体重心逐渐前移变成左弓步;眼看左手腕部。

⑥左手翻掌,手心向下,右手经左手腕上方向前、向右伸出,高与左手齐,手心向下,两手左右分开,宽与肩同;然后右腿屈膝,上体慢慢后坐,身体重心移至右腿上,左脚尖翘起;同时两手屈肘回收至腹前,手心均向前下方;眼向前平视。

⑦上势不停,身体重心慢慢前移;同时两手向前、向上按出,掌心向前,左腿前弓成左弓步;眼平视前方。

5.5.3.8 右揽雀尾

①上体后坐并向右转,身体重心移至右腿,左脚尖里扣,右手向右平行划弧至右侧;然后由右下经腹前向左上划弧至左肋前,手心向上,左臂平屈胸前,左手掌向下与右手成抱球状;同时身体重心再移至左腿上,右脚收至左脚内侧,脚尖点地;眼看左手。

②同"左揽雀尾"③,唯左右相反(图5.38)。

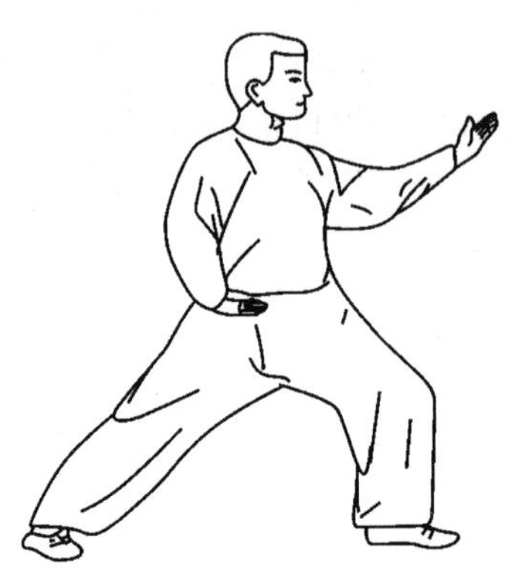

图5.37　左揽雀尾

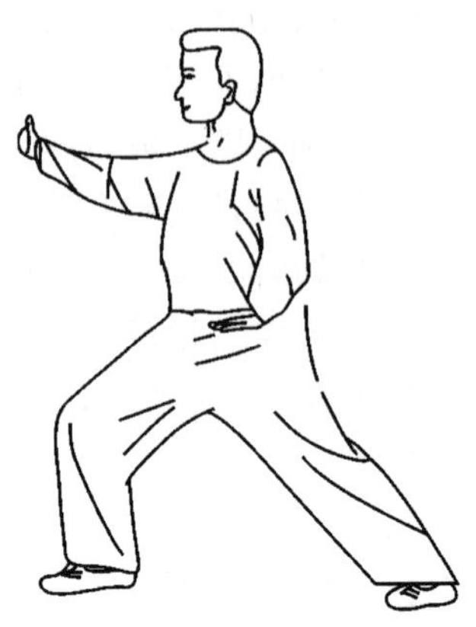

图5.38　右揽雀尾

③同“左揽雀尾”④,唯左右相反。

④同“左揽雀尾”⑤,唯左右相反。

⑤同“左揽雀尾”⑥,唯左右相反。

⑥同“左揽雀尾”⑦,唯左右相反。

5.5.3.9　单鞭

①上体后坐,身体重心逐渐移至左腿上,右脚尖里扣;同时上体左转,两手向左划弧,直至左臂平举伸于身体左侧,手心向左,右手经腹前运转至左肋前,手心向后上方;眼看左手。

②身体重心再渐渐移至右腿上,上体右转,左脚向右脚靠拢,脚尖点地;同时右手向右上方划弧,至右斜前方时变勾手,臂略高于肩,左手向下经腹前向右上划弧停于右肩前,手心向里;眼看左手。

③上体微向左转,左脚向左前侧迈出,右脚跟后蹬成左弓步;在身体重心移向左腿的同时,左掌随上体继续左转慢慢翻转向前推出,手心向前,手指与眼齐平,臂微屈;眼看左手(图5.39)。

5.5.3.10　云手

①身体重心移至右腿上,身体渐向右转,左脚尖里扣;左手经腹前向右上划弧至右肩前,手心斜向后,右手变掌,手心向右前;眼看左手。

②上体慢慢左转,身体重心随之逐渐左移,左手由脸前向左侧划弧,手心渐转向左方,右手由右下经腹前向上划弧至左肩前,手心斜向后;同时右脚靠近左脚成小开立步;眼看右手(图5.40)。

③上体再向右转,同时左手经腹前向右上划弧至右肩前,手心斜向后,右手向右划弧,手心翻转向右;左腿随之向左横跨一步;眼看左手。

④与②同。

⑤与③同。

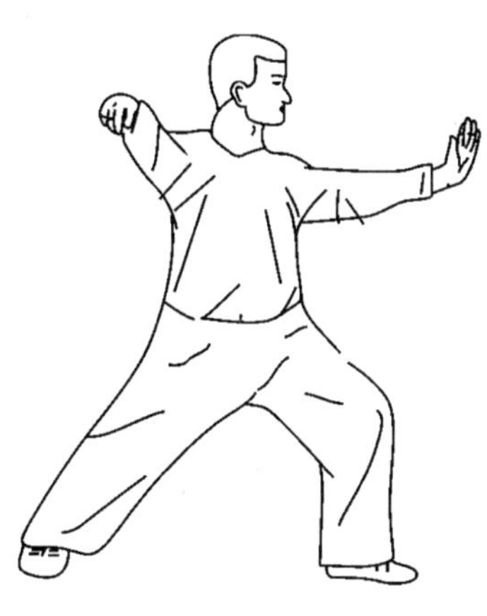
图 5.39　单鞭

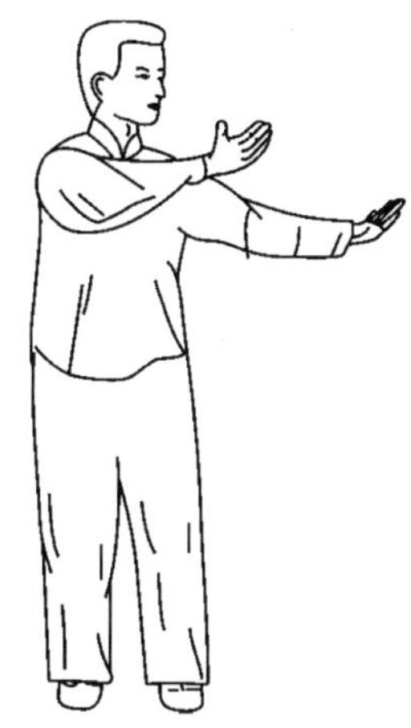
图 5.40　云手

⑥与②同。

5.5.3.11　单鞭

①上体向右转,右手随之向右划弧,至右斜前方时变成勾手,左手经腹前向右上划弧至右肩前,手心向内;身体重心落在右腿上,左脚尖点地;眼看左手。

②上体微向左转,左脚向左前侧迈出,右脚跟后蹬成左弓步;在身体重心移向左腿的同时,上体继续左转,左掌慢慢翻转向前推出成"单鞭"势(如图 5.41)。

5.5.3.12　高探马

①右脚跟进半步,身体重心逐渐后移至右腿上,右勾手变成掌,两手心翻转向上,两肘微屈;同时身体微向右转,左脚跟渐渐离地;眼视左前方(图 5.42)。

②上体微向左转,面向前方,右掌经右耳旁向前推出,手心向前,手指与眼同高,左手收至左侧腰前,手心向上;同时左脚微向前移,脚尖点地成左虚步;眼看右手。

5.5.3.13　右蹬脚

①左手手心向上,前伸至右手腕背面,两手相互交叉,随即向两侧分开并向下划弧,手心斜向下;同时左脚提起向左前侧进步,身体重心前移,右腿自然蹬直成左弓步;眼看前方。

②两手由外圈向里圈划弧,两手交叉合抱于胸前,右手在外,手心均向后;同时右脚向左脚靠拢,脚尖点地;眼平视右前方(图 5.43)。

③两臂左右划弧分开平举,肘微屈,手心均向外;同时右腿屈膝提起,右脚向右前方慢慢蹬出;眼看右手。

5.5.3.14　双峰贯耳

①右腿收回,屈膝平举;左手由后向上、向前下落至体前,两手心均翻转向上,两手同时向下划弧分落于右膝盖两侧;眼看前方。

②右脚向右前方落下,身体重心渐渐前移,成右弓步,面向右前方;同时两手下

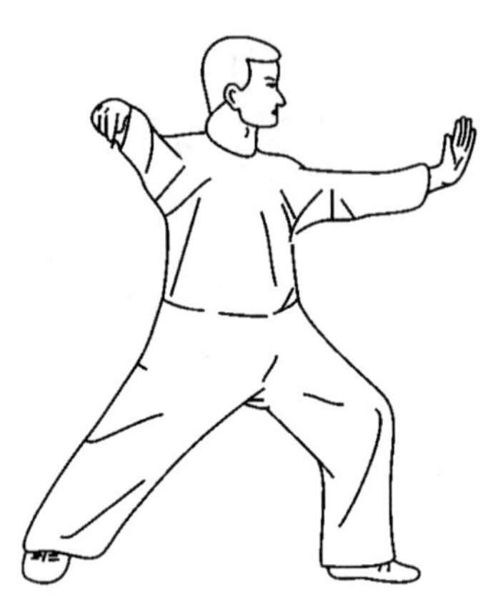
图 5.41 单鞭

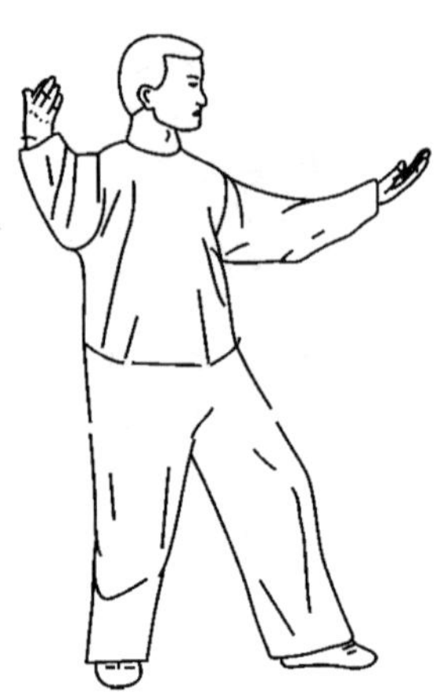
图 5.42 高探马

落，慢慢变拳，分别从两侧向上、向前划弧至面部前方，两拳拳峰相对，拳眼都斜向内下，高与耳齐；眼看右拳（图 5.44）。

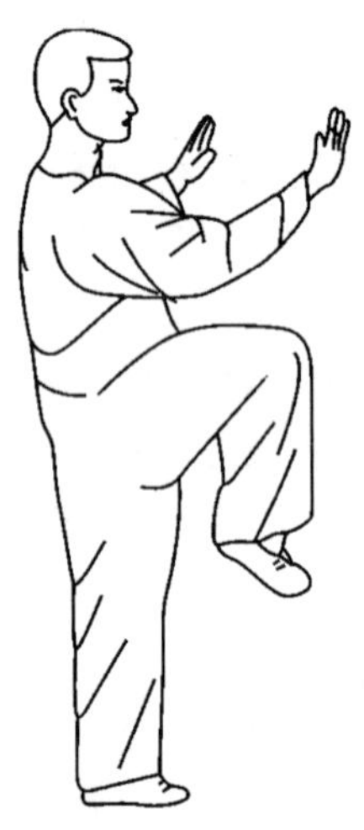
图 5.43 右蹬脚

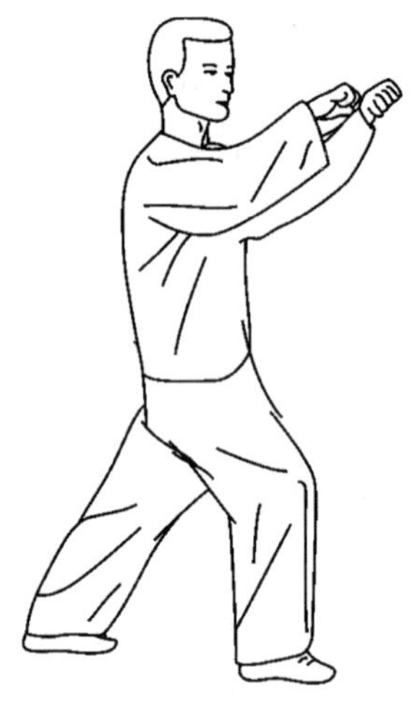
图 5.44 双峰贯耳

5.5.3.15 转身左蹬脚

①左腿屈膝后坐，身体重心移至左腿，上体左转，右脚尖里扣；同时两拳变掌，由上向左右划弧并分开平举，手心向前；眼看左手。

②身体重心再移至右腿，左脚收到右脚内侧，脚尖点地；同时两手由外圈向里圈划弧合抱手胸前，左手在外，手心均向后；眼平视左方。

③两臂左右划弧分开平举，肘微屈，手心均向外；同时左腿屈膝提起，左脚向左前方慢慢蹬出；眼看左手（图 5.45）。

5.5.3.16　左下势独立

①左腿收回平屈，上体右转；右掌变成勾手，左掌向上、向右划弧下落，立于右肩前，掌心斜向后；眼看右手。

②右腿慢慢屈膝下蹲，左腿由内向左侧伸出，成左仆步；左手下落，向左下顺左腿内侧向前穿出；眼看左手(图5.46)。

③身体重心前移，以左脚跟为轴，脚尖尽量向外撇，左腿前弓，右腿后蹬，右脚尖里扣，上体微向左转并向前起身；同时左臂继续向前伸出，掌心向右，右勾手下落，勾尖向上；眼视左手。

④右腿慢慢提起平屈，成左独立势；同时右勾手变掌，并由后下方顺右腿外侧向前弧形摆出，屈臂立于右腿上方，肘与膝相对，手心向左，左手落于左胯旁，手心向下，指尖向前；眼看右手。

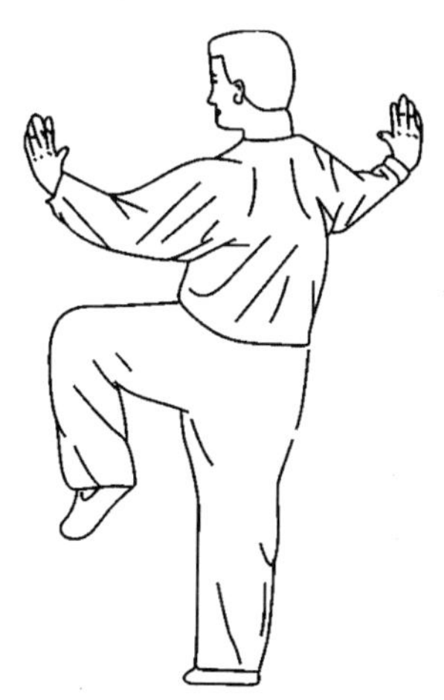

图5.45　转身左蹬脚

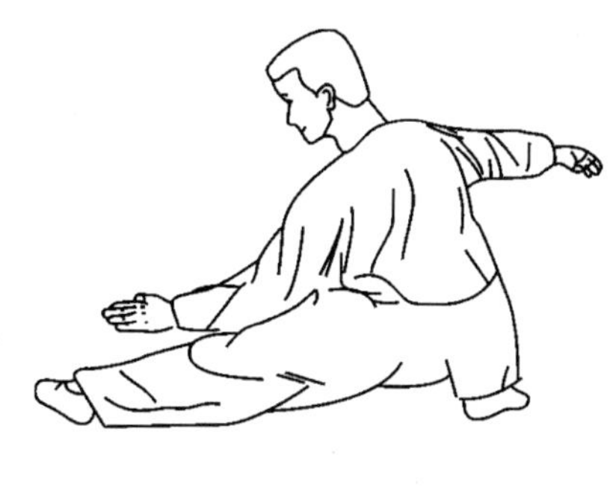

图5.46　左下势独立

5.5.3.17　右下势独立

①右脚下落于左脚前，脚掌着地，然后左脚脚跟以前掌为轴转动，身体随之左转；同时左手向后平举变成勾手，右掌随着转体向左侧划弧，立于左肩前，掌心斜向后。眼看左手。

②同"左下势独立"②，唯左右相反(图5.47)。

③同"左下势独立"③，唯左右相反。

④同"左下势独立"④，唯左右相反。

5.5.3.18　左右穿梭

①身体微向左转，左脚向前落地，脚尖外撇，右脚跟离地，两腿屈膝成半坐盘式；同时两手在左胸前成抱球状(左上右下)；然后右脚收到左脚的内侧，脚尖点地；眼看左前臂。

②身体右转，右脚向右前方迈出，屈膝弓腿成右弓步；同时右手由脸前向上举并

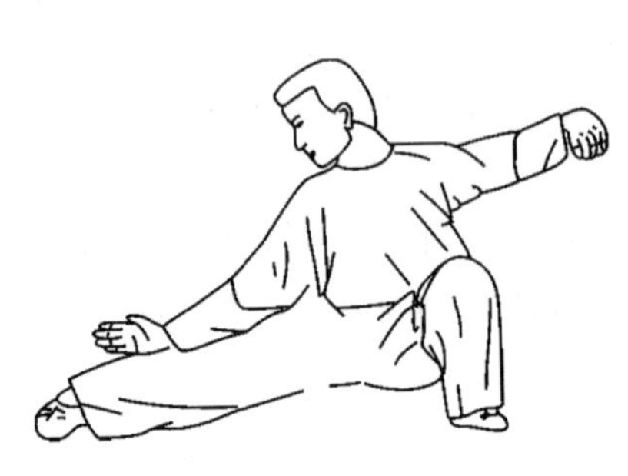

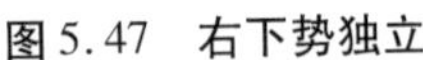

图 5.47 右下势独立

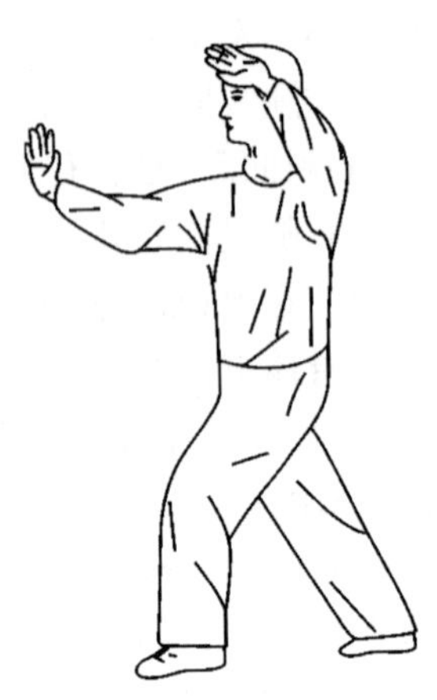

图 5.48 左右穿梭

翻掌停在右额前，手心斜向上，左手先向左下再经体前向前推出，高与鼻尖平，手心向前；眼看左手。

③身体重心略向后移，右脚尖稍向外撇，随即身体重心再移至右腿，左脚跟进停于右脚内侧，脚尖点地；同时两手在右胸前成抱球状（右上左下）；眼看右前臂。

④与②同，唯左右相反（图 5.48）。

5.5.3.19 海底针

右脚向前跟进半步，身体重心移至右腿，左脚稍向前移，脚尖点地成左虚步；同时身体稍向右转，右手下落经体前向后、向上提抽至肩上耳旁；再随身体左转，由右耳旁斜向前下方插出，掌心向左，指尖斜向下；与此同时，左手向前、向下划弧落于左胯旁，手心向下，指尖向前；眼看前下方（图 5.49）。

5.5.3.20 闪通臂

上体稍向右转，左脚向前迈出，屈膝成左弓步；同时右手由体前上提，屈臂上举，停于右额前上方，掌心翻转斜向上，拇指朝下，左手上提经胸前向前推出，高与鼻尖平，手心向前；眼看左手（图 5.50）。

5.5.3.21 转身搬拦捶

①上体后坐，身体重心移至右腿上，左脚尖里扣，身体向右后转，然后身体重心再移至左腿上；与此同时，右掌变拳随着转体向右、向下经腹前划弧至左肋旁，拳心向下，左掌上举于头前，掌心斜向上；眼看前方。

②向右转体，右拳经胸前向前翻转撇出，拳心向上，左手落于左胯旁，掌心向下，指尖向前；同时右脚收回后即向前迈出，脚尖外撇；眼看右拳（图 5.51）。

③身体重心移至右腿上，左脚向前迈一步；左手经左侧向前上方划弧拦出，掌心向前下方，右拳向右划弧收到右腰旁，拳心向上；眼看左手。

④左腿前弓成左弓步；同时右拳向前打出，拳眼向上，高于胸平，左手附于右前臂里侧；眼看右拳。

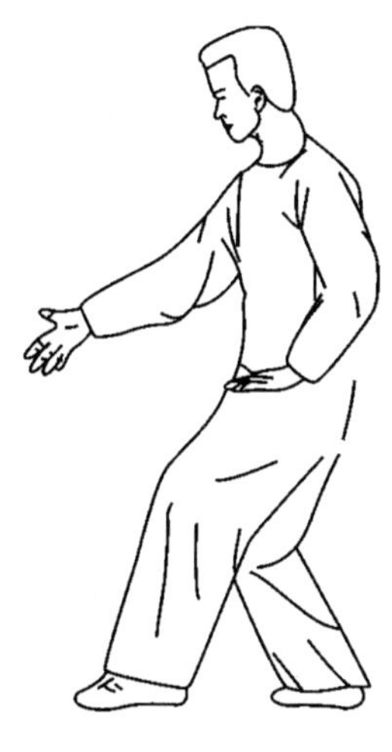

图 5.49 海底针

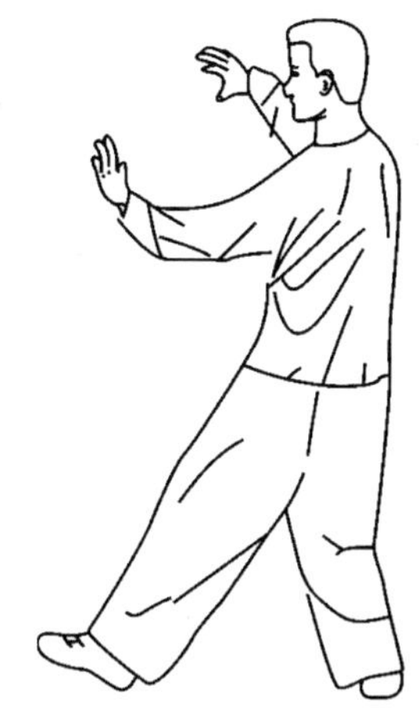

图 5.50 闪通臂

5.5.3.22 如封似闭

①左手由右腕下向前伸出，右拳变掌，两手手心逐渐翻转向上并慢慢分开回收；同时身体后坐，左脚尖翘起，身体重心移至右腿；眼看前方(图 5.52)。

②两手在胸前翻掌，向下经腹前再向上、向前推出，腕与肩平，手心向前；同时左腿前弓成左弓步，眼看前方。

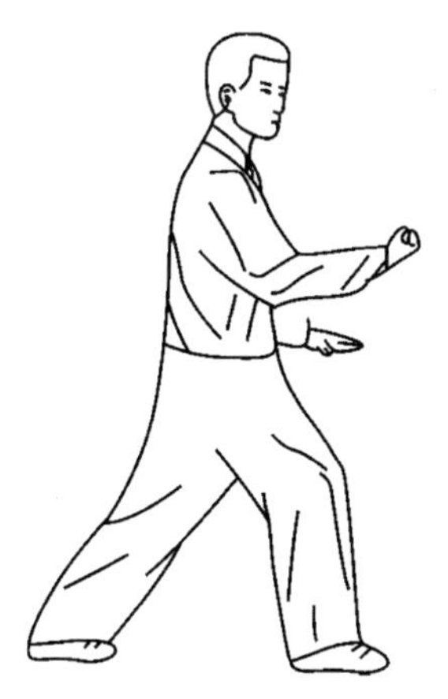

图 5.51 转身搬拦捶

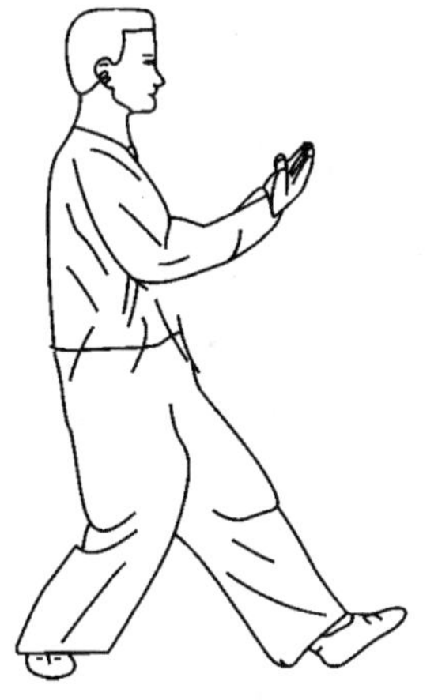

图 5.52 如封似闭

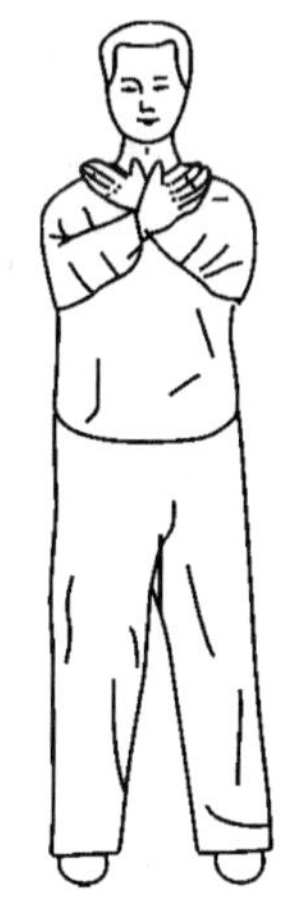

图 5.53 十字手

5.5.3.23 十字手

①屈膝后坐，身体重心移至右腿，左脚尖里扣，向右转体，右手随着转体动作向右平摆划弧，与左手成两臂侧平举，掌心向前，肘部微屈；同时右脚尖随着转体稍向外撇，成右侧弓步；眼看右手。

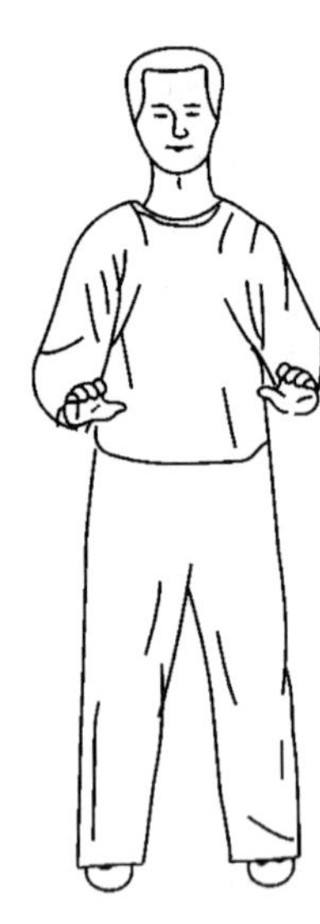

图 5.54 收势

②身体重心慢慢移至左腿,右脚尖里扣,随即向左收回,两脚距离与肩同宽,两腿逐渐蹬直成开立步;同时两手向下经腹前向上划弧,腕部交叉环抱于胸前,两臂撑圆,腕高与肩平,成十字手,手心均向后;眼看前方(图 5.53)。

5.5.3.24 收势

两手向外翻掌,手心向下,两臂慢慢下落停于身体两侧;目视前方(图 5.54)。

5.5.4 临床应用

5.5.4.1 适应证

太极拳具有调摄精神、促进气血运行、改善脏腑器官功能等作用。尤其是年老体弱及慢性病患者习练,更能锻炼身体、增强体质、治疗疾病。如对高血压、心脏病、胃与十二指肠溃疡、慢性胃肠炎、消化不良、老年性便秘、内脏下垂、肠粘连、慢性肾炎、糖尿病、慢性非活动性肺结核、慢性支气管炎、哮喘、慢性肝炎、脂肪肝、肝硬化、神经衰弱、遗精、盗汗、老年性脊柱退行性病变、关节炎、神经痛等都有一定疗效。

5.5.4.2 禁忌证

有外伤者及体质十分虚弱者不宜参加此项运动。

5.5.4.3 注意事项

①习练太极拳时要做到思想集中,精神专一,同时呼吸自然,由意识引导动作,全身协调,重心稳定,连绵不断,劲力完整。

②动作速度宜慢不宜快,速度要始终保持均匀。做一套"简化太极拳"一般需 4 ~6 min。

③运动量一定要适当,因人制宜,因病制宜。初学时运动量应小些,架势可以高一些,但要整套动作大体上保持在同样的高度("下势"除外)。

④只有循序渐进、持之以恒,才能取得良好的疗效。

5.6 气功疗法

运用传统的气功方法进行自身行气的锻炼,以达到增强体质、抗病防老的目的,这种养生益寿的方法,称为气功保健。

气功保健通过调心(控制意识,松弛身心)、调息(均匀和缓,深长地呼吸)、调身(调整身体姿势,轻松自然地运动肢体),不仅能使阴阳平衡、营卫气血周流、百脉通畅、脏腑和调,而且还具有神清意静、陶冶性情、促进心理健康发展的功能,最终达到祛病强身保健目的。气功康复保健的机理,主要是通过有意识的调意、调身、调息,使肌肉放松、精神安宁、思想入静、呼吸深匀,以调整内脏生理机能与心理状态,加强自身稳定机制,从而达到祛病益寿的目的。

气功是祖国医学的宝贵遗产之一,是在中医基础理论和养生理论指导下产生的一种祛病延年的身心锻炼方法,与现代科学的预防医学、心身医学、运动医学、自然医学、老年医学以及体育、武术等都有一定的内在联系。气功是我国古代劳动人民长期与疲劳、疾病、衰老作斗争的实践中逐渐摸索、总结、创造出来的一种自我身心锻炼的摄生保健方法。它不仅历史悠久,而且有着广泛的群众基础,千百年来,它对中华民族的健康、繁衍起到了重要的作用。"气功"一词最早见于晋代许逊著的《净明宗教录》,其中有"气功阐微"的记载。在晋代以前的典籍中,道家称之为"导引"、"吐纳"、"炼丹",儒家称之为"修身"、"正心",佛家称之为"参禅"、"止观",医家称之为"导引"、"摄生"。在历代医籍中,以"导引"为名者较为普遍,而"气功"之称,则是在近代才广为应用。

气功的功法种类较多,按练功时肢体运动与否,可分为静功、动功和动静功三种。肢体不运动的功法称为静功,静功有松静功、内养功、强壮功等;肢体运动的功法称为动功,前面所述太极拳、五禽戏、八段锦、易筋经,还有峨嵋桩、鹤翔桩等都属于动功;动静功是将静功与动功有机地结合起来,或先静后动,或先动后静。按练功时身体的姿势来分,可分为卧功、坐功、站功和活动功四种。

气功各种功法都遵循着一系列共同的基本原则(共性),即气功锻炼基本要素为调心、调身、调息协同锻炼;气功锻炼基本要领为心静、体松、气和。

"调心"也称为调意,即调理自己的意念,也就是通过有意识地训练涌现在自己头脑中的思想和意识,一般把它限制在一个简单的词(如"松")或数字(如"一")上,并将其固定在意念想象中的身体某一部位上,如两眉间的印堂穴即"上丹田",脐中下一寸半的气海穴即"下丹田"。这称为"意守",意守的目的是为了入静,即排除各种干扰,使身心处于完全放松的状态。这是一种主动的抑制过程,需要反复锻炼才能达到这种入静和物我两忘的境界。"调身"即调整自己身体的姿势。由于功法不同,要求身体的姿势也各异。但无论何种姿势均要使自己的头颈、躯干、四肢肌肉、关节都处在一种相当松弛的状态,即使练动功时,身体各部分的活动也是得心应手,达到了随心所欲的地步。"调息"即有意识地调节自己的呼吸,通过一呼一吸的训练,延长吸气或呼气的时间。因为呼吸可兴奋自主神经系统的活动,并通过它们的影响调节内脏的功能。在各种不同的功法中,三调各有侧重,但都以调意为指导,即调意是主要的。

本节主要介绍两种静功——松静功和内养功的练习特点、康复保健机理及临床应用等内容。

5.6.1 松静功

5.6.1.1 概述

松静功是比放松功更进一步的功法。放松功强调的是心身放松,而松静功的核心是在放松功的基础上,神志越来越宁静,逐渐达到气功态。此疗法最早在北宋以前已有记载,如《太清调气经·委气法》中“候四肢清和,志无思念,或因坐,或因卧,任气依门户调息,凝然委身,如委一衣放在床上,无筋无骨,无神无识,纵心纵身,如此委衣,亦忽为主,寂沉寂沉,防形委体,澄神炼气,即百节开张,筋脉通畅”便描述了习练松静功的方法。

5.6.1.2 保健原理

所谓神志的宁静和气功态是指意识由普通的清醒状态进入到似睡非睡,似醒非醒的特殊状态。在这种状态下,练功人除自知自己是在练气功外,大脑皮层的其他部位进入到主动休息抑制状态。当练功人处于这种状态时,身体会产生一种飘飘然的舒适感,同时身体的感觉也发生了奇妙的变化。以听觉为例,即会感觉外界的声响变得遥远微弱,甚至完全消失,呈现“虽有惊雷而无动于衷”的现象,又可对想要主动感知的事物感觉得极其清晰敏锐,达到“金针落地亦能闻其声”的程度。上述状态被气功界称为“入静状态”或“气功态”。而从现代心理生理学角度来看,它在实质上属于自我催眠状态,是介于清醒与睡眠之间的一种过渡状态。

当人体处于气功态时,身体内部处于一种自动的调整,表现为补虚泻实,抑亢助弱的协调平衡状态。例如,对高血压病可起到降压作用,对低血压病可起到升高血压的作用。松静功具有明显的调整机体功能、增强机体抵抗力、治疗各种心身疾病的作用。患有高血压、冠心病、消化道溃疡、支气管哮喘、糖尿病、神经官能症等病变都可选取松静功为主要治疗手段。

5.6.1.3 保健方法

1. 姿势

坐势、卧势、站势均可,其中以坐势较易放松,站势次之,卧势主要适用于久病体弱的练功者。站势和坐势练功,两眼可半闭或微睁,如觉得站、坐不稳时,眼睛即可睁开。

2. 呼吸

从自然呼吸开始,逐步过渡到腹式深呼吸。

3. 意守

以自己的意念体会放松,随后可意守中丹田,也可意守外景或“放眼远眺”。

4. 练法

松静功属于静功类型,习练时强调自我意念诱导,具体操作方法有以下两种。

(1)先松后静法

先从头至足放松,可循环数次,然后意守下丹田(气海穴),渐至松静状态。一般吸气时意念集中于身体某个部位,呼气时默念“松”字以助其放松,其他部位放松亦是如此。放松身体的步骤有多种,其最常用方法是“三线放松”。

①侧线:头部两侧→颈两侧→双肩→双肘→双前臂→双腕→双手→十指,意守中指 2 min(图 5.55)。

②前线:面部→颈前→胸前→腹前→两大腿前→双膝→两小腿前→两脚背上→

十趾，意守脚拇指 2 min。

③后线：后脑→后颈→背部→腰部→两大腿后→两腘窝→两小腿后→两脚跟→两脚底，意守涌泉穴 2 min。

必要时可按上述部位反向放松或局部放松。

(2)吸静呼松法

意念松、静交替进行，吸气时意想静，呼气时意想松，在全身或局部放松的同时，身心亦达到"意静心静"之目的。本功法与放松功之区别在于，放松功要求的是在意念的配合下，肌肉和精神上的放松，而松静功则最常采用的方法是各种意守法，这样就可以在放松功对心身放松的基础上，主动地将意识集中在某一特定的对象上。这个对象可以是身体的某一部位，如一个病变的脏腑、经络、穴位，也可以是一个美好的客观事物，如一盆艳丽的鲜花、一幅优美壮观的壁画、一件令人陶醉的往事等等。这种意守法应该是在心身真正放松后自然呈现的，而不是强行刻意追求所能达到的，对意守的对象又要做到"似有意，又似无意"的状态，没有意念是不可能的，而意念太重也不是好事，因为如此或可使意念的内容消失，或可使气功态时意守的对象，在意识回到清醒状态后也无法消失而转化成一种练功偏差。

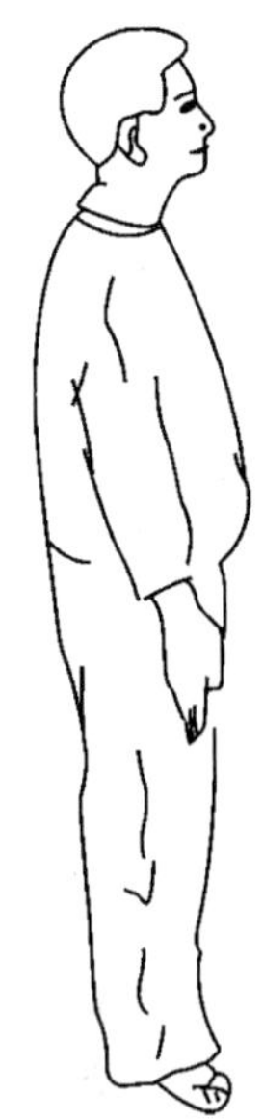

图 5.55　侧线

5.6.1.4　临床应用

1. 适应证

松静功操作简易，一般不容易引起偏差，适应面较广。如高血压、冠心病、消化道溃疡、支气管哮喘、糖尿病、青光眼、神经症、低血压、胃下垂、子宫脱垂、脱肛等病变都可选取松静功治疗，其中后五种病变可采用反向放松治疗。

2. 禁忌证

患有精神分裂症、癔病、癫痫，或有该病史与家族病史的人，大出血、急性危重病人，严重神经症患者，急性肝炎传染期和肺结核开放期的患者等，不宜习练本功法。

3. 注意事项

①环境要求清洁安静、空气新鲜、光线柔和、温度适宜。

②练功时要保持平静状态。不在过饥、过饱、过累、七情干扰或过度紧张的情况下练功，注意宽衣、松带，饮食适度，排除二便，除去眼镜、假牙等。

③练功时间一般在早、晚环境安静时为宜，每次练功时间不可过长，每次 30 min 左右，每日 3～4 次为宜。习练本功法要循序渐进，不可操之过急，待放松功有一定基础后再练习此法，效果更佳。

④应用本功法习练者在非练功状态下亦须保持身心松静，饮食要清淡，睡眠要充足。凡急性病或严重器质性疾病，须先行治疗原发病，待病情稳定后方可应用本法治疗。

⑤每次练功完毕,必须按顺序将意念、呼吸和姿势逐渐恢复到原来的自然状态,然后起立,散步片刻,再进行日常其他活动。

⑥练功期间适当节制房事。

5.6.2 内养功

5.6.2.1 概述

内养功是古代内丹术的筑基功,是以吐纳和守窍为主的静功,该功法是刘贵珍得刘渡舟先生的亲授,并在自己多年练功与临床实践的基础上整理而成的。内养功强调默念字句、呼吸停顿、舌体起落、气沉丹田等动作,具有大脑静、脏腑动的特点,有培补元气、静心宁神、调和气血、协调内脏等作用。临床实践证明,该功法对消化系统疾病疗效显著,对其他各种慢性病的疗效也较好,能健身强体、防病治病,是一种简便高效、不易出偏的优秀功法。

据史记载,本功法起源于明末清初的河北省南宫县东双庙村。但是静功并非绝对静止不动,而是"外静内动",是机体的一种特殊运动状态。清代王船山指出:"静者静动,非不动也"即说明此特殊状态。静以养神,以吐纳呼吸为主要练功方法;动以练形,以运动肢体为主要练功方法。无论静功还是动功,都离不开调心、调息、调身这三项练功的基本手段,也就是意守。阴生于静,阳生于动,调节动静也可调阴阳。如阴虚者以练静功为主,阳虚者多练动功。意守也可以调节阴阳寒热,《文始真经》云:"气缘心生,犹如内想大火,久之觉热;内想大水,久之觉寒。"就是说可以用想象和暗示的方法来建立一个适合自己练功需要的寒热温凉的环境,此处"想象"、"暗示"即为意守之意。该功法配合意守,侧重呼吸锻炼,通过意守和呼吸锻炼,达到大脑静、脏腑动的目的。因而该功法对内脏保健,尤其是对增强和改善消化系统及呼吸系统功能有明显效果。

5.6.2.2 保健原理

内养功通过良性的心理调整,调节机体内各系统生理功能,调节机体阴阳平衡,从而调节机体不同的功能状态,使之呈现出"抑亢助虚"的双向调节效应。如对高血压和低血压病人,气功锻炼可使两类患者的血压均趋向正常水平。通过练功使心神安宁,"主明则下安,以此养生则寿",协调脏腑的功能,使脏腑各司其职,心静体松,元气充盛,气血得到充养,气旺则血生,气行淤则通,五脏六腑、四肢百骸均得到充养。通过调心凝神,调整脏腑功能,增强了气化功能,培养了真气,从而使"精"足、"气"充、"神"旺,身体健康。《素问·上古天真论》曰:"恬淡虚无,真气从之。精神内守,病安从来。"通过宁心敛神、息息归根、气贯丹田的方法,通过日积月累的锻炼,调整机体脏腑之间的阴阳平衡,使肾气充实,元气旺盛,气足神自旺,神旺则头脑清醒,步履稳健,体质增强,从而起到养生益智、祛病延年的作用。

5.6.2.3 保健方法

内养功在操作中强调自我默念字句、腹式呼吸、舌体起落、意守丹田等动作,具有大脑静、脏腑动的锻炼特点。可分为姿势、呼吸法和意守法三大部分。

1. 练功前后准备

在做内养功之前，要注意如下事项。

首先，要把一切烦恼的事情放开，在运功的时候，心中不要有所牵挂；有呼吸道疾病者，如鼻塞病的先要把鼻病治好；练功前先排除大小便，以免中途排便影响练功。

其次，精神要轻松，心情要愉快，呼吸要保持稳慢状态；运功时不要紧张，如果在运功时心中有事，烦乱不安，就不必勉强做下去；无论坐式或卧式，都要把腰带、内衣宽松，使呼吸舒畅，血液循环不受障碍；呼吸不要用劲，全身肌肉要放松，目观鼻准（眼睛看鼻尖）或足尖时均微露一线之光，如果眼睛疲劳，闭住也可，闭住如感觉睡意就还露一小缝。

为了运功安静，最好准备一间清净的房间，避免吵扰；如条件不足，亦不必强求，室内设备应尽量简朴，亦可张贴几条练功信心的标语，鼓励自己持之以恒，不要半途而废。

再次，练功的姿势要自然，坐着、立着或躺着都不要挺胸、耸肩，摆姿势也不能拿劲。如用坐势，坐好前先把上身前后左右抖动几下，以求坐稳舒适。

最后，练功期隔绝性生活一百天，在康复之后，也要适当节制性生活。

上述做完后开始练习几分钟放松功。下列几种可以按个人条件选择一种。

（1）一分钟的吐气法

用一分钟时间，可以练习吐气法。卧、坐、站均可操作。把两只手（或一只手）放在小肚子上，不要注意吸气，只注意呼气。呼气时首先要轻轻压一下丹田部位（肚脐下 3 寸为中心部位）3 ~ 4 次。每日做 4 ~ 8 次。有放松、安静、降血压等作用。

（2）咽津诱导法（古代称玉液炼丹）

中国古代许多医学著作中，都记载了咽津功的方法和作用。古代人把口中的津液称为醴液、华池、玉泉、琼浆等。如晋代《抱朴子》记载：“能养以华池，浸以醴液，清晨叩齿三百过，永不动摇。”又如东汉文物《铜尚方规矩镜》中铭文记载：“渴饮玉泉，饥食枣。”这里浸醴液、饮玉泉，就是古代的咽津养生气功，而道家把它称为玉液炼丹，流传久远。常年坚持锻炼，可以祛病、保健和延年。

操作方法如下。

①姿势：静坐、静卧、静站都可以采用。平心静气后，鼻息口呼，轻轻吐三口气。

②叩齿生津：闭口，轻叩牙齿 20 ~ 30 次；然后将舌头伸出齿外唇内上下搅动（古代称赤龙搅海），5 ~ 10 次后津液可生满口。

③咽津：把口中津液分成三口，再用意念随吸气把口水送入丹田（小腹气海部位）。

每次练生津法 3 次，每次分三口咽津。每日可练 3 ~ 6 次。无病者，每日早晚各练一次。叩齿、搅海既可生津又可固齿、保健、治牙病。为帮助记忆可用下面咽津歌诀。

一咽二咽，气入丹田；三咽四咽，云蒸露甘；五咽六咽，内景充实；七咽八咽，肾水上升，心火下降；九咽加一咽，真气充实，气通三关（任督交流）。常年锻炼，寿可百年。

(3)音乐放松法

采取坐、卧、站姿势都可以。打开音响（或小收音机、录放机放在身边），选择山林音乐、丝竹乐等，先播放声音稍大一些，1～2 min 后再慢慢把声音调小，个人能听得见就可以了。每次 5～15 min，每日 2～3 次。最好不采用铜管乐或过于欢快的音乐。有安静、放松、康复、养性，解除心烦、急躁等作用。

2. 姿势

有侧卧式、仰卧式、坐式和壮式四种。

(1)侧卧式

侧卧于床上，头微前倾，头之高低以枕调节。头颈保持在左右不倚稍稍抬高的位置。脊柱微向后弓，含胸拔背。四肢体位：右侧卧时，右上肢自然弯曲，五指舒伸，掌心向上，置于身前枕上，距身二寸左右；左上肢自然伸直，五指松开，掌心向下，放于同侧髋部；右下肢自然伸直；左下肢膝关节屈曲约成 120°角，其膝轻放于右下肢膝部（图 5.56）。如为左侧卧，则四肢体位，与之相反而置。双目微闭，其口按呼吸法之需，定其开合。

(2)仰卧式

平身仰卧床上，头微前倾，躯干正直，双臂自然伸展，十指放松，掌心向下，置于身侧，下肢自然伸直，足部靠拢，足尖自然分开（图 5.57），口目动作同侧卧式。

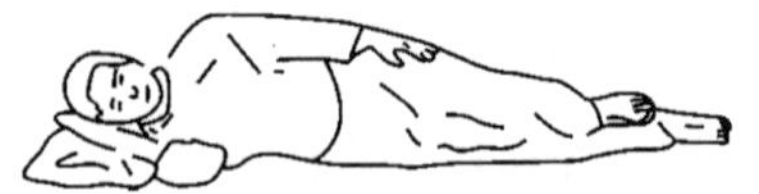

图 5.56　右侧卧位

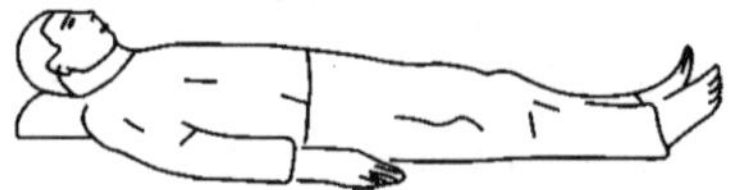

图 5.57　仰卧位

(3)坐式

端坐于椅上，头微前倾，含胸拔背，松肩垂肘，十指放松，掌心向下，轻放于膝部，双足前后平行分开，与肩等宽，胫部与地面垂直，膝关节屈曲 90°，口目动作同侧卧式（图 5.58）。

(4)壮式

具体要求与仰卧式基本相同。枕垫高八寸许，肩背呈坡形垫实，不可悬空，双足并拢，掌心向内，紧贴于大腿外侧，余同仰卧式（图 5.59）。

内养功姿势，一般先由卧式开始。关于卧式的侧左、侧右及仰卧的选择，应根据病情和个人习惯而定。如胃张力低下、蠕动力较强及排空迟缓者，宜选用右侧卧位，尤其饭后更为重要，但对胃下垂患者，则不宜选用右侧卧位，因该式常因胃体本身重力关系而使病情加重。坐卧式可互相配合，也可单独应用。壮式虽也属于仰卧式的一种，但仅适宜在练功后期增强体力锻炼时采用。卧式练习日久后，体力有所恢复，

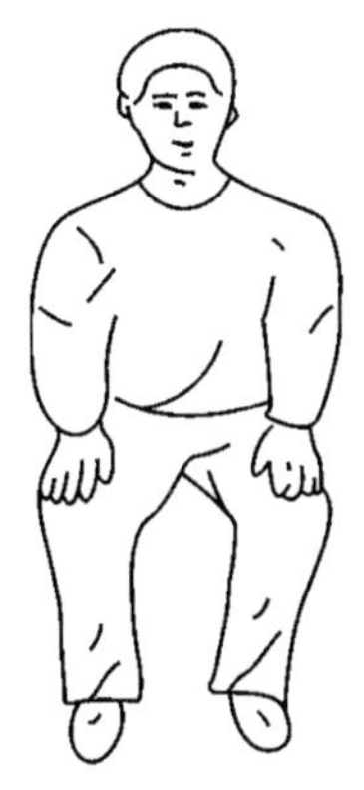

图5.58 坐式

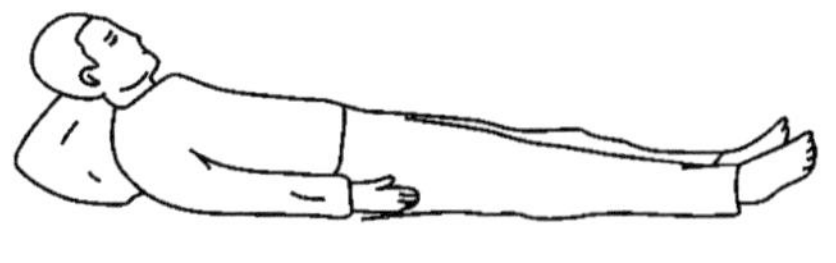

图5.59 壮式

即可增添坐式。

3. 呼吸法

内养功呼吸法较为复杂,要求呼吸、停顿、舌动、默念四种动作相互结合。常用呼吸法有如下三种。

(1)第一种呼吸法

轻合口唇,以鼻呼吸,先行吸气,同时用意念引达小腹,停顿片刻,然后把气徐徐呼出。此法的呼吸运动形式是:吸—停—呼。默念字句的配合,一般由3个字开始,根据病情可逐渐增加。最多字数以不超过9个字为宜。常用的字句有"自已静"、"通体松静"、"自已静坐好"、"内脏动,大脑静"、"自已静坐身体能健康"等。默念要和呼吸、舌动密切结合起来。以默念"自已静"为例,吸气时默念"自"字,舌尖抵上腭;停顿时默念"已"字,舌尖仍抵上腭不动;呼气时默念"静"字,舌尖随之落下。如此周而复始。

(2)第二种呼吸法

以鼻呼吸或口鼻兼用。先吸气,随之徐徐呼出,呼毕即停顿。此法的呼吸运动形式是:吸—呼—停。默念字句,内容同第一种呼吸法。默念字句、呼吸和舌动的配合为:吸气时默念第一个字,舌尖抵上腭;呼气时默念第二个字,舌尖落下;停顿时默念其余的字,舌不动。如此周而复始。

(3)第三种呼吸法

以鼻呼吸,一般只默念3个字。先吸气少许,即停顿,随着吸气舌尖抵上腭,默念第一个字;停顿时,舌尖抵上腭不动,默念第二个字;再行吸气,用意引入小腹,默念第三个字;吸气毕,即徐徐呼出,随之落舌尖。如此周而复始。此法的呼吸运动形式是:吸—停—吸—呼。通过词的暗示、诱导,可导致与词相应的生理效应。选用字句要因病而异。精神紧张者,宜选用"我松静"的字句;脾运失健者,宜选"内脏动,大脑静"的字句;气血两亏者,宜选用"恬淡虚无,真气从之"的字句;气滞胸胁者,宜选用"气沉丹田，真气内生"的字句。默念字数开始要少，待呼吸调柔致细后，则可增加字数。

4. 意守法

意守是指练功意念集中于某物、某形。意守具有集中精神、排除杂念的作用，是气功疗法中的重要手段。内养功常用的意守法有如下三种。

(1)意守丹田法

意守丹田又称"调心"，即在意念活动中，想象以腹内脐下一寸五分处的气海穴为中心形成一个球形，使思想集中，排除杂念。这样以一念代万念，则易于入静。意守应自然，不可无意去守，亦不可强守，应是似守非守。愈静则效果愈好，达到稳定安静的半睡眠状态，能对高级神经中枢起到保护性抑制作用，结合内脏自然而平缓的活动，可使身体各部的机能恢复到正常的生理状态。练呼吸时要意守呼吸，体会呼吸的柔和自然，舒适平稳，达到"意念合一"。有的妇女练意守丹田会出现经期延长或经量过多现象，此时应改为意守膻中，即意想在胸腔中，两乳之间以膻中穴中心形成一个圆形平面。杂念较多、不习惯于闭目意守者，可采取意守涌泉法。

(2)意守膻中法

意守膻中穴为中心的一个圆形面积或意守剑突之下心窝区域。

(3)意守涌泉法

双目微闭，意识随视线注意足心涌泉穴。

不论意守何处，都应在自然的基础上轻轻意守，做到似守非守，但也不可无意守之处。内养功的意守部位一般采用意守丹田较为稳妥，不易产生头、胸、腹三处的不适反应，有利于腹式呼吸的形成。一般以 20 ~ 60 min 为一个功次，每天坚持 2 ~ 3 次。以三个月为一疗程。

5.6.2.4 临床应用

1. 适应证

慢性胃炎、胃及十二指肠溃疡、胃下垂、消化不良、慢性肝炎、慢性胆囊炎、慢性胰腺炎、高血压病、慢性肠炎、慢性阑尾炎、慢性结肠炎、过敏性结肠炎、脂肪肝、习惯性便秘等。

2. 禁忌证

肺结核(空洞型)、支气管扩张、肺气肿、溃疡病而具大便潜血强阳性者、高血压性心脏病、肺心病、冠心病、风湿性心脏病、心律不齐、心房纤颤等皆禁练本功。应选强壮功，配合保健功。

3. 注意事项

(1)环境

一是选择空气清新之处，二是内心安静，三是室外练功不宜太早，以免感受风寒之邪。练功前先排除大小便，在运功的时候，心中不要有所牵挂。

(2)动作

练气功时舌抵上颚，以连接任督二脉。如功法有其他动作，宜缓慢，配合呼吸、意念,使之能协调一致。

(3)呼吸

呼吸力求轻、细、匀、长,务必使呼吸和动作协调。

(4)“练养相兼”

光练不养,火候太过,会伤及精、气、神,对强身治病不利,而且还会引起气功偏差;光养不练则功夫进展缓慢。所谓“养”就是指在练功前的一定时候,把呼吸锻炼暂停,即暂时不要再注意呼吸,意念也放掉或只是把意念轻轻地意守在丹田处。

(5)收功

闭目意守丹田 5 min,后搓热双手,按摩头脸、拍打全身缓慢收功。

另外,练功期间最好隔绝性生活三个月,此后适当节制性生活。练功时间以早晚为宜,每天练 3 ~4 次,每次约 30 min,其他注意事项与一般功法同。

6 常见亚健康问题的康复保健

6.1 亚健康状态

6.1.1 概述

6.1.1.1 概念

亚健康就是指人们表现在身心情感方面处于健康与疾病之间的健康低质量状态及其体验。在多数情况下,健康、亚健康、疾病是一个不间断的连续过程,就是“由量变到质变”的动态过程。

> **小贴士:**
> 世界卫生组织(WHO)**健康新定义**:健康是指生理、心理和社会适应三方面全部良好的一种状况,而不仅仅是指没有生病或者体质健壮。

一般来说,亚健康状态由四大要素构成:排除疾病原因的疲劳和虚弱状态,介于健康与疾病之间的中间状态或疾病前状态,在生理、心理、社会适应能力和道德上的欠完美状态以及与年龄不相称的组织结构和生理功能的衰退状态。

6.1.1.2 中医的认识

我们通常说患了疾病,但在古代“疾”与“病”含义不同。“疾”是指不易觉察的小病,如果不采取有效的措施,就会发展到可见的程度,便称为“病”。这种患疾的状态,现代科学叫“亚健康”,在中医学中称“未病”。

“未病”不是无病,也不是可见的大病,按中医观点而论是身体已经出现了阴阳、气血、脏腑营卫的不平衡状态。我们的祖先早就意识到，有了疾病除积极寻找除疾之法外，还积累了许多预防疾患的措施。《黄帝内经》有曰："圣人不治已病治未病，夫病已成而后药之，乱已成而后治之，譬犹渴而穿井，斗而铸兵，不亦晚乎？"由此可见，我们的祖先已认识到对疾病"未雨绸缪、防患未然"的重要性。

6.1.1.3 现代医学的认识

亚健康即指非病非健康状态，这是一类次等健康状态，是界于健康与疾病之间的状态，故又有"次健康"、"第三状态"、"中间状态"、"游离（移）状态"、"灰色状态"等称谓。作为处于疾病与健康之间的一种生理机能低下的状态，亚健康状态也是很多疾病的前期征兆，如肝炎、心脑血管疾病、代谢性疾病等。亚健康人群普遍存在"五高一低"，即高负荷（心理和体力）、高血压、高血脂、高血糖、高体重、免疫功能低。

亚健康是个大概念，包含着前后衔接的几个阶段。其中，与健康紧紧相邻的可称作"轻度心身失调"，但是这些失调容易恢复，恢复了则与健康人并无不同。轻度心身失调占人群的25%～28%。这种失调若持续发展，可进入"潜临床"状态，此时，已呈现出发展成某些疾病的高危倾向，潜伏着向某病发展的高度可能。在人群中，处于这类状态的超过1/3，且在40岁以上的人群中比例陡增。另有至少超过10%的人介于潜临床和疾病之间，可称作"前临床"状态，指已经有了病变，但症状还不明显或还没引起足够重视，或未求诊断，或即便医生做了检查，一时尚未查出。严格地说，最后一类已不属于亚健康，而是有病的不健康状态，只是有待于明确诊断而已。因此，扣除这部分人群，也有不少研究者认为亚健康者约占人口的60%。

国内外的研究表明，现代社会符合健康标准者也不过占人群总数的15%左右。有趣的是，人群中已被确诊为患病、属于不健康状态的也占15%左右。如果把健康和疾病看作是生命过程的两端的话，那么它就像一个两头尖的橄榄，中间凸出的一大块，正是处于健康与疾病两者之间的过渡状态——亚健康状态。

6.1.1.4 亚健康的后果

亚健康是一种临界状态，处于亚健康状态的人，虽然没有明确的疾病，但却出现精神活力和适应能力的下降，然而体格检查并无器官上的问题，所以主要是功能性的问题。如果这种状态不能得到及时的纠正，非常容易引起心身疾病，包括心理障碍、胃肠道疾病、高血压、冠心病、癌症、性功能下降等。处于亚健康状态的人，除了疲劳和不适，不会有生命危险。但如果碰到高度刺激，如熬夜、发脾气等应激状态，很容易出现猝死，就是"过劳死"。

"过劳死"是一种综合性疾病，是指在非生理状态下的劳动过程中，人的正常工作规律和生活规律遭到破坏，体内疲劳淤积并向过劳状态转移，使血压升高、动脉硬化加剧，进而出现致命的状态。

6.1.2 原因

中医认为亚健康状态的主要病因是饮食不节、起居无常、情志不遂、劳逸无度、环境因素的影响、年老体衰等，导致体内脏腑阴阳失调，气血升降失常，气血津液、脏腑经络功能紊乱，出现一系列病理变化。

现代医学则从五个方面解释亚健康状态的原因。

1. 过度紧张和压力

长时期的紧张和压力对健康有以下四种危害：

①引发急慢性应激，直接损害心血管系统和胃肠系统，造成应激性溃疡和血压升高，心率增快，加速血管硬化进程和心血管事件发生；

②引发脑应激疲劳和认知功能下降；

③破坏生物钟，影响睡眠质量；

④免疫功能下降，导致恶性肿瘤和感染机会增加。

2. 不良生活方式和习惯

如高盐、高脂和高热量饮食等不合理的饮食结构，大量吸烟和饮酒等不良嗜好以及通宵达旦的打麻将、唱卡拉 OK 等不科学的休闲方式，久坐不运动等不健康的生活习惯等，都是造成亚健康的常见原因。

3. 生活环境的不良影响

如水源污染、汽车尾气、沙尘暴、灰霾、噪声、微波、电磁波及食品污染（农药残留，滥用食品添加剂或食品添加剂超标，抗生素或激素污染等），化学、物理因素污染等危害健康，影响神经、内分泌、免疫系统的功能，使身体抗病能力下降，从而引起亚健康状态或疾病。

4. 不良精神、心理因素刺激

复杂的社会环境，生活节奏日趋加快，生存压力愈来愈大，社会竞争日趋激烈，人际关系更加复杂，突发事件日趋增多，人的心理所承受的压力较前明显增加。长期的心理压力、不良的精神和心理刺激对健康危害很大，不仅可导致亚健康状态，还容易引起一些疾病。

5. 年老体衰

随着年龄的增加，人体的各方面机能也会逐渐下降。中医认为，衰老的过程就是肾精逐渐由盛而衰、自衰而竭的过程，从而引起亚健康状态直至疾病状态。

6.1.3 表现

亚健康状态是机体在无器质性病变情况下发生了一些功能性改变，因其主诉症状、表现多种多样，且不固定，也被称为“不定陈述综合征”。其具体表现主要在以下五个方面：

①身体“亚健康”的主要表现，就是个体总感到自己的身体有些不舒服，包括乏力困倦、肌体酸痛、失眠憔悴、机能下降、功能紊乱等；

②心理“亚健康”表现在心理上，“亚健康”心理是人们走向失败甚至犯罪的内在根由；

③情感“亚健康”表现在情感上，如冷漠、无望、溺爱、疲惫、机械以及婚外情、早恋等，这些都是情感“亚健康”的种种表现；

④思想“亚健康”是指人们在世界观、人生观、价值观上存在着不利于自己和社会发展的偏差等；

⑤行为“亚健康”是指在行为上失常、无序、不当等表现。

亚健康状态的三个阶段如下。

①轻度心身失调，以疲乏无力、失眠、胃纳差、情绪不稳等为主要表现。

②“潜临床”状态，潜伏着向某些疾病发展的倾向。其表现比较复杂多变，大致包括活力减退、反应能力减退和适应能力减退。临床检查可发现临界高血压、高血糖、高血黏度和免疫力低下。

③“前临床”状态，是指已经患病，但症状不太明显，医生尚未明确诊断，未开始治疗的状态。

6.1.4 康复保健方法

由于亚健康状态表现的主要症状是人体阴阳、气血、脏腑、经络等失于平衡而出现的，因此主要以平衡阴阳、调理脏腑、疏通经络为出发点。其治疗方法多种多样，现将中医对亚健康状态的康复保健方法介绍如下。

1. 根本方法

中医强调“防病于未然”，认为健康的生活、行为、工作方式是亚健康状态康复保健的根本方法，具体应做到饮食有节、起居有常、情志调畅、劳逸适度。如孙思邈所言：“善养性者，则治未病之病，内外百病皆悉不生，祸患灾害亦无由作——此养性之大经也。”

2. 体育疗法

传统的体育疗法如太极拳、太极剑、气功等，这些方法具有扶正祛邪、调节精神、改善机能、平衡阴阳、疏通经络、调和气血、延年益寿、减缓衰老等功效。正如《三国志·魏书·方技传》中华佗所言：“人体欲得劳动，但不当使极耳，动摇则谷气得消，血脉流通，病不得生，譬犹户枢不朽是也。”

3. 外治疗法

外治疗法有着强大的优势：一是疗效可靠、迅速、显著，具有良好的兴奋身体机能，增加免疫力，实现扶正祛邪、平衡阴阳、调节脏腑气血的功能，从而使机体的正常活动得以恢复和维持，将机体各脏腑组织器官的功能调节到或接近于最佳生理状态，从而起到预防疾病、强身健体的作用；二是安全系数大，由于皮肤、黏膜屏障自我保护功能和使用的多为天然药物，基本没有或极少毒副作用；三是简便易行。

目前在亚健康治疗方面，除继承前人的一些传统外治方法仍在临床发挥着良好的保健作用外，现代科学如光、电、声、磁等技术的不断渗入使中医外治法增添了新的活力。施用这些方法需要根据亚健康状态的不同表现而进行操作。

①针灸类疗法。

②挑痧类疗法。如挑治疗法、刮痧疗法、刺络疗法、埋植疗法、割治疗法、拔罐疗法等。

③敷布类疗法。如热敷疗法、浸泡疗法、熏洗疗法、熏蒸疗法、围腰疗法、石蜡疗法等。

④疏通类疗法。如捏脊疗法、取嚏疗法。

⑤推拿类疗法。通过手法刺激人体的皮肤、肌肉、关节、神经、血管以及淋巴等处，促进局部血液循环，改善新陈代谢，激发和引导经络系统，使机体的正常活动得以恢复和维持。

此外还包括自然类疗法、气功类疗法、心理调节类疗法、调摄房事类疗法等。

4. 中药内治法

八纲辨证为辨证论治的核心，其中阴阳纲领为首纲，它是中医辨证之灵魂，也是判断亚健康状态偏离度的总原则。辨证论治的过程实际上是对亚健康状态或疾病的诊断和康复过程。

中医注重从整体把握机体的动态平衡，这在对亚健康的防治方面有着独特的优势。健康状态下应维持人体阴阳的相对平衡、保持气机升降出入的相对稳定以及经络的畅通无阻。亚健康状态虽无病理改变，但从中医病机角度分析已出现阴阳的偏盛偏衰，或气血失调，或经络阻滞。中医康复针对气虚体质者用补气的方法扶助正气；对郁滞体质予以疏肝解郁之法；肥胖痰湿之人饮食宜清淡，忌食肥腻；阴虚之人则施滋阴之法，忌用温补之品，忌食辛辣之品等。总之，中医康复保健的施用就是要使机体重新恢复“阴平阳秘，精神至治”的健康状态，这样不仅可以调整亚健康状态，还可以起到积极预防的保健作用，阻断其向疾病转变。

中药方剂如四逆散、柴胡疏肝散、逍遥散等疏肝解郁的方剂对于一些亚健康系列的症状有比较好的康复保健作用。尤其是逍遥散，据临床观察报道，其对失眠、应激性胃十二指肠溃疡、神经性头痛、肠易激综合征、应激性抑郁症等均有不同程度的康复效果。药理实验表明，逍遥散可提高机体的皮质醇水平，对不良情绪的调节具有一定的作用。

6.1.5 注意事项

亚健康的研究目前还存在着许多问题，其中最突出的有以下几方面。

①确切的病因尚未成共识。例如亚健康状态之一的慢性疲劳综合征的成因有多种说法：有人认为是病毒感染，有人认为与免疫系统失调有关。

②诊断标准尚未统一。关于亚健康状态，尤其是慢性疲劳综合征（CFS）的诊断，各国在诊断标准上都有一定的差别。

③治疗效果难分高低。目前亚健康的治疗方法多种多样，缺乏针对性，但大多是对症治疗，如抗疲劳、抗抑郁、膳食增补治疗等。随着亚健康状态研究的不断深入，对于亚健康状态的综合治疗措施必将会更加行之有效。

④由于亚健康状态的表现复杂，康复保健方法繁多，这里没有具体叙述。

6.2　精神紧张

精神紧张既是导致亚健康状态最常见的一种原因,也是一种常见的亚健康状态。什么是紧张？紧张(stress)是指由于寒冷、外伤、疾病以及精神心理等原因在体内引起的一种非特异性防卫反应。精神紧张则是一种心因性紧张。

每个人都会有精神紧张的体验,适当的紧张程度是正常的,甚至对身体有益。只要处理适当,精神紧张可带来刺激,增添生活情趣。

6.2.1　原因

引起紧张的刺激叫作“应激物”。

(1)体外的应激物

如物理性刺激(温度急剧变化、气候、噪声等)、化学刺激(缺氧、有毒气体等)、生物刺激(寄生虫等)。

(2)体内的应激物

如心因性刺激(情绪变化、压力等)、躯体性刺激(疲劳、不规律生活、时差影响等)。

不管是体外应激性紧张还是体内应激性紧张,都会造成植物神经功能紊乱,从而导致全身各个器官、组织出现不良反应。

6.2.2　表现

精神紧张不但影响人的精神和情绪,而且影响人的各个系统,使身体做出反应,预备“抵抗或逃避”。不论是否真的遇到袭击或只是因家庭、工作或学业的问题带来心理压力,这种与生俱来的求生本能都会有所反应。精神紧张的表现如下所述。

①循环系统:心跳加快、血压升高、胸闷、心悸心慌等。

②呼吸系统:呼吸急促、叹气、喉中异物感等。

③消化系统:恶心、呕吐、腹胀、食欲不振等。

④皮肤:冷汗、感觉异常,甚至出现神经性皮炎、斑秃。

⑤肌肉:震颤、紧张、酸胀、疼痛等。

⑥泌尿系统:急欲排便、尿急等。

⑦头部:头痛、昏沉、眩晕等。

⑧精神反应:失眠、焦虑、癔病等。

⑨全身性不适:倦怠、疲劳、冷热失常。

从中医理论分析,精神紧张多由七情异常变化所致,七情致病多损及心与肝二脏,导致肝气不舒、肝气郁结、心神不安、脾失运化等病理变化。

6.2.3 康复保健方法

6.2.3.1 按摩保健

(1)治疗原则

疏肝理气,和胃,调心安神。

(2)手法

按压法、揉法、滚法、摩法等。

(3)取穴

头部取印堂、百会、太阳、风池;胸腹腰背取心俞、肝俞、脾俞、中脘、巨阙;四肢取内关、神门、三阴交、足三里等。

(4)操作

①安神法:揉滚额面→按压头部诸穴,内关、神门、心俞等→放松整理。

②疏肝理气法:按压肝俞、三阴交、太冲等穴→分腹阴阳→搓擦胁肋部。

③健脾和胃法:按压足三里、脾俞、胃俞、中脘等腧穴→摩腹→推抹腹部→腹部抄法。

6.2.3.2 传统运动保健

1. 简易气功

气功不但可以养生治病,而且可有效地松弛精神。简易气功,又叫作“腹式呼吸锻炼法”,只要求头脑排除杂念和作腹式呼吸,促使横膈膜上下移动。操作方法如下。

①站立位,全身放松,意念集中于脐下丹田处。

②吸气式:双手外展,掌心向上,慢慢抬起至头顶,同时尽量用鼻子深吸气,此时腹部逐渐隆起。

③呼气式:双手外展,掌心向下,慢慢下压至双腿两侧,同时嘴撮唇,从口唇缓慢呼气,此时腹部逐渐收拢。

④吸气稍快,呼气尽量缓慢,重复呼吸动作。

⑤每次运功大约呼吸20次。

我们都有这种感受,当因某种原因心情激动,精神紧张,甚至心里怦怦直跳时,当即深呼吸几次,心情就会平静下来。这是人体呼吸调节对神经系统作用的结果。简易气功,不需更多时间,也不需专门地方,随时随地都可进行。

2. 体育保健

时间不长的运动,是既舒畅精神又能消除疲劳的双管齐下的好方法。一方面,从事运动使我们的精神意志集中到运动中去了,使脑子得到休息,大大减轻了原来的精神压力;另一方面,运动锻炼加速了血液循环,也加深了肺部呼吸,使新陈代谢增强,因此可以消除疲劳,松弛紧张。

精神紧张时建议在呼吸锻炼法的基础上打两趟太极拳,或进行适当的瑜伽练习,都可有效地缓解精神紧张带来的不适感。

6.2.3.3 其他

(1)音乐书画

轻快、舒畅的音乐不仅能给人以美的熏陶和享受,而且还能使人的精神得到有效放松,因此,在紧张的工作和学习之余,不妨多听听音乐,让优美的乐曲来化解精神的疲惫。此外,练习书法、绘画也可以有效缓解精神紧张状态。

(2)大笑

健康的开怀大笑是消除精神紧张的最佳方法之一,同时也是一种愉快的发泄方式,为此,人们不妨遗忧忘虑,笑口常开。

(3)沐浴

泡温泉、洗热水澡。

(4)放慢节奏

有意识地放慢生活节奏,甚至可以把无所事事的时间也安排在日程表中,要明白悠然和闲散并不等于无聊,无聊才没有意义。

(5)旅游

出门旅游也不失为一种好方法,但应多选择远离城市喧嚣的原野和乡村,因为人与自然的关系远比人与城市的关系亲近得多。

(6)倾诉

推心置腹的交流或倾诉,不但可增强人们之间的友谊和信任,而且更能使人精神舒畅,愁烦尽消,故不妨多找朋友吹吹牛,聊聊天。

(7)自我心理调适

①沉着、冷静地处理各种纷繁复杂的事情,即使做错了事,也不要责备自己,要想到人人都会有犯错误的时候,这有利于人的心理平衡,同时也有助于舒缓人的精神紧张。

②勇敢地面对现实,不要害怕承认自己的能力有限,在某些的确不能办到的事务中,坦诚地说一声"不"比硬撑着要轻松得多。

③保持良好心态,既然昨天及以前的日子都过来了,那么今天及以后的日子也一定会安然度过,因此,人们不妨豁达、开朗和乐观一些,这不仅可以有效地缓解和消除精神紧张,同时也对健康大有裨益。

6.2.4 注意事项

①注意劳逸结合,这是最佳的保持身心健康的方式。

②晚上不宜熬夜,休息才是最好的缓解精神紧张的良方。

6.3 失 眠

失眠是指脏腑机能紊乱、气血亏虚、阴阳失调,导致以经常不能获得正常的睡眠为特征的一类病证。主要表现为睡眠时间、深度的不足以及醒后不能消除疲劳、恢复体力与精力。轻者入眠困难，或眠而不酣，时寐时醒，醒后不能再寐，严重者可整夜不眠。本证常兼见头痛、头晕、心悸、健忘、多梦等证。凡以失眠为主症且经络系统检查和实验室检查未发现异常者，属本节讨论范围。

小贴士：

失眠临床表现分为五类：①睡眠潜入期，入睡时间超过30分钟；②睡眠维持，夜间觉醒次数超过2次或凌晨早醒；③睡眠质量不好，多恶梦；④总的睡眠时间少于6小时；⑤日间残留效应，次晨感到头昏、精神不振、嗜睡、乏力等。

古人很早就对失眠有了相当的认识，在中医文献中，失眠被称为“不寐”、“不得眠”、“目不瞑”等。失眠多见于现代医学的神经官能症、更年期综合征等。西医治疗多以安眠药为主，确有一定疗效，但副作用大，如耐药性、蓄积性、依赖性、戒断反应、影响认知和记忆功能等。中医对睡眠的认识有自己独特的理论体系，几千年来积累了丰富的康复保健经验，疗效可靠，副作用小。

6.3.1 病因

肝藏血，血舍魂，情志过度刺激易耗伤五脏精气，人之七情当首伤于肝，可使肝之阴阳失衡，魂舍不藏，而发生不寐。故其病理基础是肝郁阳盛阴伤，神明被扰，脑神失养。

失眠的原因虽多，总与心脾肝肾及阴血不足有关。因血之来源，由水谷之精微所化，上奉于心，则心得所养；受藏于肝，则肝体柔和；统摄于脾，则生化不息，调节有度，化而为精，内藏于肾，肾精上承于心，心气下交于肾，则神安志宁。若暴怒、思虑、忧郁、劳倦等，伤及诸脏，精血内耗，病因与病证彼此互相影响，每多形成顽固的失眠。可见失眠之证虚者尤多。

6.3.2 临床表现

中医常将失眠分为肝郁化火、痰热内扰、阴虚火旺、心脾两虚、心胆气虚五种类型。

(1)肝郁化火

失眠兼有心烦易怒、头胀、目赤、口苦、肋痛、小便黄、大便秘结。

(2)痰热内扰

失眠兼有头重、胸闷痰多、恶食嗳气。

(3)阴虚火旺

心烦失眠、头晕耳鸣、口干津少、腰酸梦遗、五心烦热。

(4)心脾两虚

多梦易醒、心悸健忘、体倦神疲、饮食无味、面色少华。

(5)心胆气虚

失眠兼有心悸、多梦、易惊醒。

6.3.3 康复保健方法

6.3.3.1 针灸保健

1. 毫针刺法

【治法】宁心安神,清热除烦。以八脉交会穴、手少阴经及督脉穴为主。

【主穴】四神聪、照海、申脉、神门、内关。

【配穴】心脾两虚者,加心俞、脾俞、三阴交;心胆气虚者,加丘墟、心俞、胆俞;心肾不交者,加太溪、涌泉、心俞;肝火扰心者,加行间、侠溪;痰热内扰者,加丰隆、内庭;脾胃不和者,加太白、公孙、足三里;神经衰弱者,加足三里、关元、气海;失精者,加关元、志室;梦多者,加魄户、厉兑;头昏健忘者,加印堂、风池;耳鸣耳聋者,加听宫、中渚。

【操作】神门、内关、四神聪,用平补平泻法;对于较重的不寐患者,四神聪可留针1~2 h;照海用补法,申脉用泻法。配穴按虚补实泻法操作。

2. 其他针法

(1)耳针法

选皮质下、心、肾、肝、神门、垂前。毫针刺,或揿针埋藏,或王不留行籽贴压。

(2)皮肤针法

自项至腰部督脉和足太阳经背部第1侧线,用梅花针自上而下叩刺,叩至皮肤潮红为度,每日1次。

(3)电针法

选四神聪、太阳,接通电针仪,用较低频率每次刺激30 min。

3. 拔罐法

自项至腰部足太阳经背部侧线,用火罐自上而下行走罐,以背部潮红为度。

6.3.3.2 按摩保健

1. 全身按摩法

(1)头面及颈肩部操作

【取穴】印堂、百会、四神聪、神庭、睛明、攒竹、太阳、率谷、角孙、风池、肩井等穴。

【手法】一指禅推法、揉法、抹法、按法、梳头栉发、拿法、弹法。

【操作】具体操作方法如下。

①轻抹前额。患者取仰卧位,施术者两手拇指自印堂至神庭做抹法,余四指置于头的两侧相对固定。

②分推前额。施术者两手拇指桡侧缘,自前额中线印堂向两侧分推至太阳穴并作点揉,然后两手拇指滑向头维点揉,最后滑至角孙穴点揉,依次点揉少阳五穴(颔厌、悬颅、悬厘、曲鬓、率谷),并在每穴停留约1 min。如此反复操作5~6次。

③一指禅推法。沿眼眶周围治疗,往返3~4次。再从印堂沿鼻两侧向下经迎香沿颧骨,至两耳前,往返2~3次。治疗过程中以印堂、神庭、睛明、攒竹、太阳为重点;沿上述治疗部位用双手抹法治疗,往返5~6次,抹时配合按睛明、鱼腰。

小贴士：

睡前有益的做法：1. 开窗通风 30 min；2. 散步15 min；3. 饮热牛奶 1 杯；4. 洗温水澡或泡热水脚。

④摩掌熨目。两掌摩擦至热，轻放于眼上，使眼部有温热舒适感。

⑤梳理少阳。施术者两手五指微屈，从前至后梳理头侧足少阳胆经。

⑥点按头顶。施术者两手拇指自前发际向后交替点按头部前后正中线即督脉、百会、四神聪等穴，然后两手同时点按距督脉 1、3、5、7、9 cm 处的侧线。每条线点按 3 ~ 5 遍。

⑦点揉枕后穴位。施术者以食、中两指分别点揉枕后风府、玉枕、天柱、风池及经外奇穴、睡眠穴等，配合按、拿两侧肩井。时间约 10 min。

(2)腹背部操作

【取穴】中脘、气海、关元。

【手法】摩法、按法、揉法、振法、点穴。

【操作】患者先取俯卧位，施术者以掌振法沿膀胱经循行部位在后背部操作，后用一指禅推，擦肾俞、命门；再取仰卧位，施术者顺时针方向摩腹，同时配合按，揉中脘、气海、关元。时间约 6 min。

(3)四肢部操作

【取穴】内关、神门、三阴交、涌泉。

【手法】点法、揉法、擦法。

【操作】点揉内关、神门、三阴交。

2. 足底保健法

热水泡脚 30 min，再搓脚心 10 ~ 20 min，直至发热，会感到神清气爽，全身轻松。

对一般失眠者，可先用热水泡脚 20 min，水最好泡在足踝关节以上。泡完脚后进行足部反射区按摩，首先将足底搓热，再搓足背及足部内外侧，然后重点按压肾、心、肝、失眠点、大脑、垂体、三叉神经、甲状旁腺、性腺，每个反射区按压 5 ~ 8 s。

对重度失眠者，除上面介绍的方法外，还可加用酸枣仁 20 g、远志 20 g、合欢皮 10 g、朱砂 5 g 煎水，在晚上睡前泡脚 20 min，睡眠会有很好的改善。

除了运用手指和指关节按摩，还可以使用按摩棒、按摩球、磁波轮、六轮棍、脚踏板等按摩工具按摩双脚反射区。

6.3.3.3 药物保健

1. 药粥

中医常将不寐分为肝郁化火、痰热内扰、阴虚火旺、心脾两虚、心胆气虚五种类型。根据不同类型，巧妙选用适当药粥调治，可收到良好效果。

(1)肝郁化火

可用龙胆竹叶粥治之：龙胆草 10 g，竹叶 15 g，白米 10 g。先水煎龙胆草、竹叶，过滤取汁，备用；白米加水煮粥，半熟后加入药汁，煮至米烂粥稠，加冰糖适量调味，代早餐服食。

(2)痰热内扰

先煮小米做粥，临熟下竹沥汁，搅匀，代早餐服食。

竹沥甘寒滑润，能清心、肺、胃三经之火而涤痰除烦，定惊安神；小米性味甘凉，为治内热不寐的佳食。合而为粥，适用于痰热内扰的不寐，其效灵验。

(3)阴虚火旺

可用玄参百合粥治之：玄参 15 g，百合 30 g，合欢皮 15 g，粳米 100 g。先水煎前三味药，取汁，加米煮粥，晨起作早餐食之。

玄参为滋阴降火要药；百合滋阴兼清心安神；合欢皮为治虚烦不寐之妙品。诸药合之，使阴虚除，心火降，志得宁，眠亦酣。

(4)心脾两虚

可用莲子桂圆粥治之：莲子肉 50 g，桂圆肉 30 g，糯米 60 g，加水同煮成粥，作早餐食之。

莲子专功养心、益肾、补脾。桂圆既能补脾气又能养心血而安神，《得配本草》言其"益脾胃，葆心血，润五脏，治不寐。"此粥适用于劳伤心脾、气血不足之不寐，颇有效验。

(5)心胆气虚

可用酸枣仁粥治之：炒酸枣仁 20 g，牡蛎 30 g，龙骨 30 g，粳米 100 g。先煎酸枣仁、牡蛎、龙骨，过滤取汁备用；粳米加水煮粥，待半熟时加入药汁，再煮至粥稠，代早餐食。

酸枣仁补益肝胆，滋养心脾，为治疗心胆气虚、惊悸不眠之良药；牡蛎、龙骨用于心悸不安、胆怯惊恐、烦躁不寐，功效卓著。合而为方，有镇心、定志、安魂之功，故治心胆气虚之不寐，功效颇捷。

2. 外治法

(1)填脐疗法

取酸枣仁，研为细末，置肚脐中，外用伤湿止痛膏固定，1 日 1 换。

(2)敷足疗法

取朱砂，加糨糊适量调匀，置于伤湿止痛膏上，贴敷于脚心涌泉穴上，包扎固定，每晚 1 次。

(3)足浴疗法

磁石、菊花、黄芩、夜交藤水煎 2 次，去渣取汁，倒入浴盆中，趁热浸洗双足 15 ~ 30 min，每晚 1 次。

6.3.4 注意事项

①针灸治疗失眠效果良好，尤其是在下午针灸效果更好。

②由其他疾病引起失眠者，应同时治疗其原发病。

③本病与情绪变化有关,应消除紧张情绪和疑虑,起居要有规律,并适当加强体育锻炼。睡觉前不宜喝茶、咖啡、酒等。

6.4 肥　胖

肥胖是指人体中脂肪积聚过多,通常分为两类。一类是继发性肥胖,它是伴随着某些疾病而发生的,如胰岛性肥胖、甲状腺机能低下性肥胖等。第二类为单纯性肥胖,医学上也称之为原发性肥胖,这类肥胖可能与遗传、饮食和运动习惯有关。它伴随内分泌等系统的变化,主要是由于碳水化合物及动物性脂肪摄取量超过了人体的消耗量,人体把多余的物质转化为脂肪储存在各组织及皮下而发生的。男性一般脂肪沉积在腹部,女性多沉积于乳房、臀部、大腿上部。单纯性肥胖所占比例高达99%,继发性肥胖占肥胖的比例仅为1%。

随着现代社会的发展、生活水平的提高,肥胖症有逐年增加的趋势。据统计在发达国家肥胖症占成年人口的35%。

6.4.1 肥胖的标准

1. 国际通用标准

目前国际上通用"体重指数 BMI"作为判断肥胖的标准。

BMI = 体重(千克) ÷ [身高(米)]^2,BMI 大于 25 为超重,大于 30 为肥胖。

但上述标准不适合中国人偏重于腰腹部肥胖的体型。我国科学家建议适合我国人群的肥胖标准是:体重指数大于 24 时为超重,大于 28 时为肥胖。

2. 常用标准

另一种常用的测量标准体重的方法如下。

男性标准体重(千克) = 身高(cm) - 105

女性标准体重(千克) = 身高(cm) - 100

肥胖度 = (实际体重 - 标准体重) ÷ 标准体重 × 100%

小贴士:

专家建议,除了体重指数外,我国男性正常的腰围应控制在 85 cm 以内,女性的腰围应控制在 80 cm 以内。

其中,肥胖度在 ±10% 之内,称为正常适中;超过 10%,称为超重;在 20% ~ 30% 之间,称为轻度肥胖;在 30% ~ 50% 之间,称为中度肥胖;超过 50%,称为重度肥胖;小于 -10%,称为偏瘦;小于 -20%,称为消瘦。

6.4.2 肥胖对健康的影响

肥胖不只是单一的症状,它可以通过机体的代谢作用,引起全身多个系统(如循环系统、消化系统、呼吸系统)异常,严重地危害患者的健康和生命,是多种疾病的罪魁祸首;肥胖还增加了糖尿病、高血压、脂质异常、缺血性心脏病、脑血管疾病、胆石症、骨关节病、多囊性卵巢综合征以及癌症的危险性。肥胖患者患猝死、脑卒中、冠心病、充血心力衰竭、糖尿病、高血压的风险远远高于非肥胖者。

据统计,因病死亡的患者中15% ~20%合并有肥胖症。肥胖症是心血管疾病,特别是冠心病的发作原因。许多高血压的病人同时又是肥胖症患者。肥胖症患者血浆甘油三酯及低密度脂蛋白粒子含量较高,高密度脂蛋白粒子浓度低下,当其体重恢复到正常水平以后,血浆中甘油三酯及脂蛋白的浓度又恢复到正常水平。糖尿病特别是晚发性糖尿病与肥胖症有直接关系,肥胖症患者血液内胰岛素浓度比正常人高。

此外,肥胖症者动作迟缓,工作疲劳,常有腰、背、腿疼,不能耐受高温,影响体型美。

6.4.3 病因病机

中医对肥胖症的认识较早。《素问·通评虚实论》中有“甘肥贵人,则膏梁之疾也”,《素问·阴阳应象大论》有“年五十,体重,耳目不聪明矣”的描述,《素问·奇病论》中有“数食甘美而多肥,肥者令人内热,甘者令人中满”,《素问·宣明五气论》有“久卧伤气,久坐伤肉”的记载,认为过食肥甘及缺乏运动是肥胖的主要原因之一,并且注意到消渴、中风、心痛与肥胖的密切关系。

(1)年老体衰

肥胖常为衰老的表现,与肾气虚衰关系密切。中年以后,肾气由盛转衰,水湿不运,痰淤逐渐生成,尤其是经产妇女或绝经期女性,肾气衰退,不能化气行水,使湿浊内聚,形成肥胖。

(2)过食肥甘

饮食不节,嗜食肥汁厚味常可损伤脾胃,水谷运化失司,湿浊停留体内,肥甘之品又能滋生湿热,酝酿成痰。痰热湿浊聚集体内,引起体重增加,导致肥胖。

(3)缺乏运动

久卧久坐,缺少运动劳作,也是产生肥胖的重要原因之一。久卧则伤气,伤气则气虚;久坐则伤肉,伤肉则脾虚。脾气虚弱,运化失司,水谷精微不能输布,水湿内停,形成肥胖浮肿。

(4)久病正虚

久病之人可见气血阴阳虚衰,气虚运血无力,阳虚阴寒内生,血行涩滞,痰淤湿浊内生,常可形成肥胖。

(5)情志所伤

七情所伤,脏腑气机失调,水谷运化失司,水湿内停,痰湿聚集,亦成肥胖。

肥胖的病位主要在脾与肌肉,与肾、肝、胆及心、肺有密切关系。本病为本虚标实之证。本虚以气虚为主,主要表现为脾肾气虚,可兼见心肺气虚及肝胆疏泄失常;其标实以痰浊膏脂为主,兼有水湿、淤血、气滞等。

6.4.4 临床表现

本病初起，膏脂堆积较少，临床可无症状，随着膏脂、痰浊的增多，兼有水湿、血淤、气滞，或侵心肺、扰肝胆、着肢体，可加速衰老，影响工作及生活，直接威胁人体的健康。中医一般把肥胖分为两种类型。

(1)痰湿阻滞

伴有嗜睡，易疲倦，纳差，口淡无味，女子月经少或闭经，男子阳痿；舌胖有齿痕，脉沉缓或滑。

(2)胃火炽盛

伴有胃纳亢进，消谷多饥，面赤声扬；舌质赤，苔腻，脉滑数。

6.4.5 康复保健方法

中医减肥的康复保健方法较多，针灸、按摩、中药等都有较好的减肥降脂效果，传统体育中的太极拳、五禽戏、松静气功也具有很好的保健效果。

6.4.5.1 针灸保健

1. 毫针刺法

【取穴】足三里、中脘、三阴交。

①痰湿阻滞：脾俞、胃俞、阴陵泉、丰隆。

②胃火炽盛：天枢、合谷、曲池。

【刺法】上述腧穴隔日1次，每次留针30～60 min，10次为1个疗程；腹部可使用电针。

2. 耳穴贴压

【取穴】垂体、肝、肾、脾、胃、内分泌、三焦、缘中。

【方法】选用中药王不留行药贴于耳穴，每日三次按压贴药穴位，每次5～10 min，以有热痛感为度，每周换一侧耳穴，四周为1个疗程。

6.4.5.2 按摩保健

肥胖属全身性疾病，按摩应选择全身不同部位，分别采用不同的手法进行治疗，重点在腹、腰背和四肢等部位。按摩疗法对本病有较好的效果。

1. 腹部手法

【取穴】关元、气海、中脘、天枢。

【手法】一指禅推法、中指点振法、摩法。

【操作】患者仰卧位，施术者先以一指禅法推关元、气海，每穴3 min，得气为度；继以指揉法施术于中脘、天枢，以泻为主，每穴3 min。配以摩法于腹部施术，用力适中，力量以能耐受为度，方向为自腹部向背部用力，每分钟100次左右，每日1次。

2. 腰背部手法

【取穴】夹脊穴及椎旁肌肉，膀胱经。

【手法】指揉法、掌揉法、点按法、分推法。

【操作】患者俯卧，施术者先以指揉法、点按法分别施术于夹脊穴、背俞穴，自颈部至骶部，每穴5次，得气为度；继以点按法施术于督脉、夹脊穴及膀胱经，反复3～5遍；再以掌揉法分别于椎旁肌肉施术，透热为度或5 min；最后以分推法从脊柱向两侧施术，透热为度，反复3～5遍。

3. 四肢手法

【取穴】内关、三阴交、足三里、丰隆、尺泽等。

【手法】按揉法、摩法、抖法。

【操作】施术者分别按揉或弹拨上述穴位，手法宜稍重，每穴1 min；再以摩法从近心端向肢体末梢施术2～3次；最后宜用抖法放松肢体，以达到疏通气血、改善血液循环的目的。

4. 足反射区手法

按摩垂体、淋巴、肾上腺、脾、肾等反射区，时间为20 min，每日1次。

6.4.5.3 药物保健

中药保健以健脾化痰、利湿通腑为总则，下面介绍几种减肥药膳。

1. 荷叶粥

【配方】重约200 g的鲜荷叶1张，粳米100 g，白糖适量。

【功用】降脂减肥，消暑，生津止渴。

【制法】粳米淘洗净，加水煮粥；临熟时将鲜荷叶覆盖粥上，焖约15 min，揭去荷叶，粥呈淡绿色，再煮沸片刻即可。服食时酌加白糖，随时可食。

2. 什锦乌龙粥

【配方】生苡仁30 g，冬瓜籽仁30 g，红小豆20 g，干荷叶、乌龙茶适量。

【功用】健脾、减肥。

【制法】将上药洗净，一起放入锅内加水煮至豆熟，再放入用粗纱布包好的干荷叶及乌龙茶，继续熬7～8 min，取出纱布即可食用。

3. 山楂粥

【配方】山楂30 g，粳米60 g，砂糖10 g。

【功用】健脾胃，消食积，散淤血。适用于食积停滞、内积不消；还可防治高脂血症、高血压病及冠心病。

【制法】先用砂锅煎山楂取汁，加入粳米、砂糖煮粥。7剂为1疗程，亦可常服食。

4. 降脂饮

【配方】乌龙茶3 g，槐角18 g，首乌30 g，冬瓜皮18 g，山楂15 g。

【功用】消脂去肥，用于肥胖症。

【制法】先将槐角、首乌、冬瓜皮、山楂煎煮，取其汁趁热沏茶，浸泡茶浓时即可饮用，每天1剂。

6.4.6 注意事项

治疗肥胖症以控制饮食及增加体力活动为主，不能仅靠药物。

①忌暴饮暴食,少吃零食,食宜细嚼慢咽,食量宜少不宜多,晚餐不宜多食。饮食宜清淡,忌膏粱厚味。

②注意调摄精神,避免情绪波动。

③减肥要循序渐进,使体重逐渐减轻,不宜骤减。

④要想获得良好的减肥效果,必须持“持久战”的态度。无论采用哪种减肥方法,都应持之以恒,循序渐进。梦想自己一夜之间便脱胎换骨是不现实的,过激的减肥方法不仅无效,更会对健康产生不利影响。

6.5 慢性疼痛

小贴士:

慢性疼痛作为一种病症,已引起全世界的高度重视, IASP举办的第10届世界疼痛大会将疼痛确认为继呼吸、脉搏、体温和血压之后的“人类第5大生命指征”。国际疼痛学会决定将每年的10月11日定为“世界镇痛日”。

疼痛是一种由急性或潜在组织损伤引起的或以这些损伤来描述的不愉快的感觉及情感体验。这一定义强调了疼痛不仅是一种感觉现象,而且是一种多维度现象,包括感觉、情感、动机、环境及认知成分。目前尚无对慢性疼痛的统一定义。国际疼痛研究协会(IASP)将其定义为“超过正常的组织愈合时间(一般为3个月)的疼痛”。而大多数人从实用出发,认为持续时间超过6个月的疼痛才是慢性疼痛。

6.5.1 病因病理

1. 流行病学

慢性疼痛是人群中比较常见的问题,也是人们就医最常见的原因之一。由于没有统一的关于慢性疼痛的定义,且其病例及确定较困难,因此人们对慢性疼痛的流行病学了解很有限。慢性疼痛在普通人群中的发生率为20% ~45%,其中英国为11%,加拿大为11%,新西兰为14% ~24%;瑞典为40%,美国为2% ~45%。

2. 慢性疼痛的病理机制

疼痛的病理机制包括心理机制和生理机制。慢性疼痛的持续时间可能与持续的伤害性感知及其诱发的神经系统变化有关,但是大多数疼痛研究者一致认为心理因素或精神因素在慢性疼痛的发生、发展、持续或加重中起着关键性作用。在疼痛的研究中早已发现,伤害性刺激与痛觉之间并非简单的应答关系,刺激强度和疼痛强度也不尽一致,而且疼痛尚可源于非伤害性刺激,这些现象表明疼痛与心理过程有密切关系。心理因素对疼痛性质、强度、时间及空间的感知、分辨和反应程度均产生影响,并反映在疼痛的各个环节上。罗纳·梅尔扎克(Ronald Melzack)提出的“闸门学说”有助于进一步理解心理因素在疼痛中的作用。慢性疼痛的生理机制十分复杂,涉及各神经系统、神经递质及生化物质。

6.5.2 临床表现

6.5.2.1 慢性疼痛的分类

根据疼痛机理可将慢性疼痛分为如下几种。

1. 组织损伤刺激性疼痛

在慢性疼痛状态下,确定损伤组织刺激为一重要因素。包括慢性退行性关节疾病、肌筋膜炎综合征和癌症。

2. 中枢性疼痛

幻肢痛、带状疱疹神经痛都属于中枢性疼痛。幻肢痛是由于神经末梢感受器与传入神经损伤性的分离,截肢后仍感到截肢以前部位的疼痛。带状疱疹神经痛是因为疱疹病毒损伤了传入神经,使病人疼痛难忍。由脊髓损伤引起的顽固性疼痛与脑血管意外有相似的机理,在这种情况下,疼痛是由中间神经元异常活动引起的。组织损伤、感染或其他疾病损伤了感受器和穿入神经的联系,在没有组织损伤的部位,病人感到异常的疼痛。

3. 心理性疼痛

心理性疼痛完全是精神性疼痛。由于抑郁、悲观失望或社会因素的影响,引起心理性疼痛,可能有轻微的组织损伤或非组织损伤的信息,被敏感的心理状态予以增强,就表现出心理性疼痛。

4. 行为性疼痛

由行为表现疼痛,如语言、面部痛苦的表情、被动姿势等。因个体差异,行为性疼痛表现亦不同,严重者无法从事社会活动和工作,这种疼痛多发于中年组,老年人由于脑皮质退化而临床症状不明显。慢性退行性关节炎的病人因无能力从事工作和进行正常家庭生活,而表现出精神抑郁、悲观,多使疼痛加重;病人不仅存在组织损伤而且还有严重的心理障碍。因此,在治疗时不能单独治疗组织损伤,还要进行心理支持和抗抑郁治疗,才可以减轻疼痛行为,恢复正常功能。

此外,还可以依疼痛部位分为背痛、颈痛、头痛、口面痛等。依疼痛性质分为神经病理性疼痛和伤害性疼痛。依疼痛的不同组织和病因分为纤维肌性疼痛、骨骼肌痛、风湿痛和复合性局部疼痛证候群等。

6.5.2.2 慢性疼痛的特点

慢性疼痛具有以下特点。

①慢性疼痛作为一个症状综合征,其病因非常复杂。既可以是先天的,也可以是后天的,如感染、代谢、内分泌、免疫等各种原因;既可以由躯体疾病所致,也可以由精神疾病引起。

②疼痛常与其基础病变不相符或没有可解释的器质性病变。

③其发生、发展、持续或加重与心理因素如焦虑、抑郁、情绪应激等密切相关。慢

性、顽固性疼痛,可发展成身心疾患,临床称为慢性顽固性疼痛综合征。

④疼痛部位常常不只限于一处,可以是多个部位。慢性疼痛最常见的部位是头部,其次是腰背部。

⑤其表现形式多为持续性的钝痛,可有不规则的波动。

6.5.3 疼痛的评估

1. 视觉模拟评分法(visual analogue scale,VAS)

该法比较灵敏,具体做法如下。

在纸上划一条10 cm的横线,横线的一端为0,表示无痛;另一端为10,表示剧痛;中间部分表示不同程度的疼痛。让患者根据自我感觉在横线上画一记号,表示疼痛的程度。轻度疼痛平均值为2.57 ±1.04;中度疼痛平均值为5.18 ±1.41;重度疼痛平均值为8.41 ±1.35。

2. 口述等级评分法(verbal rating scale,VRS)

起初由Keele提出为4级,但多数学者认为另一种分级法更好。其法是用一张表,纵轴上由低到高标上无痛、刚能觉察到的痛、微痛、轻痛、中等痛、强痛、严重痛、极度痛8级,横轴上每2 h为一点标上刻度,共24 h,每2 h询问患者一次,将回答的级别在表上定出相应的一点,即得出24 h患者疼痛程度变化曲线。

3. 评估表法

由McMillan设计的疼痛估计表,其中0为无痛;1为有疼痛感,但不严重;2为轻微疼痛,患者不舒服;3为疼痛,患者痛苦;4为疼痛较剧烈,有恐惧感;5为剧痛。通过问答形式由患者做出具体描述。评估表内容除包括疼痛程度外,还有部位、性质、发作情况及伴发症状等。据报道此表设计合理,实用性强。健全表格评估体系,建立较适合患者需要的评估内容,是医护人员进行有效操作、妥善完成对患者疼痛评估的根本保证。

6.5.4 康复保健方法

6.5.4.1 康复保健目标

1. 增加病人对自身疼痛和影响因素的认识

慢性疼痛不同于急性疼痛,是临床病程和病情的慢性化和复杂化,其中最显著的特征是病人情绪的变化。如何帮助他们正确认识和对待自己的病情,认识外界环境是如何影响他们疼痛过程的,这是慢性疼痛诊疗的前提。要做到这一点首先要求康复保健师要熟悉多学科的知识,不断扩大知识面。

2. 增强病人战胜慢性疼痛的信心和能力

慢性疼痛病人由于长期遭受痛证的折磨,生活质量严重降低,在心理上缺乏基本的战胜慢性疼痛的信心和能力,所以要配合有效的支持性心理治疗,减轻病人的心理负担和抑郁状态,调整并改变现实的生活方式和习惯。

3. 终止慢性疼痛的恶性循环状态

终止慢性疼痛的恶性循环是诸多治疗方法中最主要的步骤,在病人对自己的病情和疼痛性质有了一定的认识后,心理负担也逐渐减轻,此时不论使用有效的药物或其他治疗方法,均可明显缓解疼痛并改善病人的全身状态,使病人有如获新生的感觉,在临床治疗上即达到了初步的效果。

4. 减少慢性疼痛病人用药的种类和剂量

有些类型的疼痛目前我们还没有弄清其发生机制,所以也缺乏有效控制病情的手段,治疗的重点应努力减少药物的使用种类和剂量,以最大限度减轻药物的毒副作用和对机体的其他不利影响,帮助病人发挥自身的调节机制克服疼痛。

5. 防止或减轻疼痛的复发率

在康复保健方法充分发挥作用后,病人的疼痛程度明显减轻,全身状态改善,生活质量逐步提高,主要矛盾就转化为如何帮助、指导病人最大限度地恢复到患痛证以前的生活状态,使其重新走入家庭生活和社会生活。

6.5.4.2 中药康复

1. 辨证论治

可以将慢性疼痛分为如下类型。

(1)气血淤阻型

病位胀痛、刺痛等,痛势绵绵,常无明显诱因引起即刻发作,疼痛难忍,脉细,舌暗淡有淤斑,苔薄白。治以活血化淤通络,方用加味丹参通脉汤,药用丹参、鸡血藤、赤芍、当归、三棱、莪术、乳香、没药、香附、川芎、蜈蚣等。

(2)寒凝经脉型

肢端发凉、受凉等即引起发病,脉微细,舌质淡,苔薄白。治以温经散寒,活血化淤,方用当归四逆汤加味,药用桂枝、细辛、桃仁、红花、当归等。

2. 中成药

透骨丹可缓解剧痛,治疗痛入骨髓者;也可用镇痛膏等外贴患处。

3. 食疗

(1)元胡木瓜粥

元胡 10 g,木瓜 10 g,大米 150 g。将元胡、木瓜煎后去渣取汁,加适量水与大米同煮粥。每日 2 次,早晚服用。

(2)香附丹参粥

香附 15 g,丹参 10 g,小米 150 g。将香附、丹参煎后去渣取汁,加入适量水与小米同煮粥。每日 2 次,早晚服用。

(3)独活黑豆汤

独活 15 g,细辛 5 g,黑豆 80 g。将独活与细辛煎后去渣取汁,再将先泡软的黑豆与适量水(约 2 000 mL)用慢火煎煮至 500 mL。每日分 2 次服,每次 50 ~ 100 mL。

(4)当归川乌粥

当归 15 g,生芪 20 g,川乌 10 g,川芎 10 g,赤芍 5 g,小米 50 g,大米 100 g。将当归、生芪、川乌、川芎、赤芍煎后去渣取汁,与小米、大米加适量水煮成粥,分 2 次早晚服用。

6.5.4.3 针灸康复

针刺有关穴位及局部阿是穴,对慢性疼痛有很好的疗效。

(1)毫针刺法

根据患者的病位选择相应的经脉,在对侧肢体相应的经脉部位取穴,采用强刺激。

(2)头针

选健侧的顶颞前斜线和顶颞后斜线,采用强刺激。

(3)耳针

选择神门、皮质下、肾上腺及痛觉敏感点。

6.5.4.4 推拿康复

推拿康复既可对关节等进行刺激,有助于最大限度地牵拉肌肉,改善异常收缩,减轻活动时的疼痛;又可在局部调节肌肉的功能,解除肌肉痉挛,促进血液循环等,还可通过刺激经络调节全身气血的运行。

随着社会的进步以及人们对健康要求的提高,严重的慢性疼痛对患者生活质量的影响日益引起人们的注意,慢性疼痛已列入康复医学的主要病种。关爱患者生命,了解患者的疼痛,及时有效地帮助患者缓解和控制疼痛,是全社会的使命所在,也是推动我们早日实现与国际接轨的主要动力。以疼痛模型来考虑其治疗,减轻患者的疼痛不再是强调治愈,将着重于让患者学会控制疼痛以提高他的活动能力。如果疼痛症状持续,就应该从社会压力、相关事件、工作满意度等方面深入调查,还应考虑是否有先前没有认识到的心理疾病(如抑郁)的存在等。

附:防止慢性腰背疼痛有12个动作

①坐在床上阅读时,必须在床头与腰部之间加个小枕头,使腰椎保持正确的姿势。

②坐姿应端正,尽可能坐有椅背的椅子,同时使背部紧靠椅背,切勿采取半坐卧的姿势看书或办公。

③打喷嚏、咳嗽时,很容易拉伤背肌及增加腰椎间盘的压力,此时将膝盖、髋关节稍微弯曲,可以避免腰椎受伤。

④习惯于仰睡的,可在膝盖后方加个枕头或垫子,使膝盖微屈,以放松背部肌肉及神经。

⑤需要长时间站立时,应准备一个小凳子,将两脚轮流放在小凳子上。

⑥搬运重物时,应避免弯腰的动作,尽量采取弯曲膝盖蹲下的方式,让物体尽量靠近身体。

⑦开车时,驾驶座椅应调校至身体坐正状态,使颈部活动自如,背部和腰部有足够和均衡的承托。弯曲的膝盖稍高于臀部的位置,使用刹车时,足部要活动自如。有些情况下,无论怎样调整,座椅也无法令腰部有足够的承托,这时腰部应放置一个小

枕头作支撑。

⑧从椅子上站起来时，以双手支撑椅背或双膝，不要光用腰力及腿力，以免弄伤了腰。

⑨做家务时，减少弯腰的动作，刷牙、洗脸、洗碗时也应准备一张小凳子，使双脚轮流休息，减轻背部肌肉负担。

⑩运动时，避免过度冲撞、扭转、跳跃等危险动作，运动以散步或游泳较适宜。腰痛患者一定要避免保龄球、网球等腰部扭转剧烈的运动。

⑪正确的穿鞋方式是把脚放在前面的小椅上，或采取蹲姿、坐姿穿鞋，避免伤及背部。

⑫腰背疼痛严重或持续超过3个月者，请咨询专业医生。

6.6 落枕

落枕或称"失枕"，是由于睡眠时枕头高低不适，姿势不良，或颈肩部感受风寒，引起颈肩部软组织痉挛疼痛、活动受限的病证。落枕是一种常见病，好发于青壮年，以冬春季多见。

6.6.1 病因

产生落枕有以下两个方面原因。

一是睡眠姿势不适当。睡眠时枕头过高或过低，使颈部肌肉痉挛疲劳；如果睡得太熟，转身时，身子转动了但颈项并未随之转动，使颈项处于一个不良的位置，也会造成刺激而引起疼痛。因此落枕又称"失枕"。

二是睡眠时感受风寒。患者因在夜间睡眠时门窗打开被风吹袭而受凉，并产生疼痛，造成局部经络不通、气血运行不畅而引起落枕。故落枕又有"落枕风"之称。

6.6.2 临床表现

晨起突感颈后部、上背部疼痛不适，以一侧为多，或有两侧俱痛者，或一侧重，一侧轻。多数患者可回想到昨夜睡眠位置欠佳，或有受凉等因素。疼痛致使颈项活动欠利，不能自由旋转，严重者俯仰也有困难，甚至头部强直于异常位置，使头偏向病侧。检查时颈部肌肉有触痛，浅层肌肉有痉挛、僵硬，摸起来有"条索感"。

1. 诊断依据

①多因睡眠姿势不良或感受风寒后所致。

②急性发病，睡眠后一侧颈部出现疼痛、酸胀，可向上肢或背部放射，活动不利，活动时患侧疼痛加剧，严重者头部歪向患侧。

③患侧常有颈肌痉挛，颈肩部肌肉（如胸锁乳突肌、斜方肌、大小菱形肌及肩胛提肌）等处压痛，可触及肿块和条索状的改变。

④X线摄片检查排除骨折脱位等其他病变。对于疼痛剧烈、进行性加重、反复发

作或怀疑有外伤史的落枕患者,X 线摄片应列为常规检查。

2. 证候分类

(1)淤滞

颈项疼痛,活动不利,活动时患侧疼痛加剧,头部歪向患侧,局部有明显压痛点,有时可见筋结;舌紫暗,脉弦紧。

(2)风寒

颈项背部疼痛,拘紧麻木。可兼有淅淅恶风、微发热、头痛等表证;舌淡,舌苔薄白,脉弦紧。

6.6.3 康复保健方法

落枕的治疗方法很多,手法理筋、针灸、药物、热敷等均有良好的效果。

6.6.3.1 按摩

①将左手或右手中、食、无名指并拢,在颈部疼痛处寻找压痛点(多在胸锁乳突肌、斜方肌等处),由轻到重按揉 5 min 左右。可左右手交替进行。

②用小鱼际在肩颈部从上到下、从下到上轻快迅速击打 2 min 左右。

③用拇指和食指拿捏左右风池穴、肩井穴 1 ~2 min。

④以拇指或食指点按落枕穴(手背第 2、3 掌骨间,指掌关节后 5 分处),待有酸胀感觉时再持续 2 ~3 min。

⑤最后进行头颈部前屈、后仰、左右侧偏及旋转等活动,此动作应缓慢进行,切不可用力过猛。

6.6.3.2 针灸康复

1. 拔罐

【主穴】阿是穴。

【配穴】风门、肩井。

【操作】用力揉按阿是穴片刻,常规消毒后,以三棱针快速点刺 3 ~5 下,或用皮肤针中等程度叩打,叩打面积相当于罐具口径。然后,选用适当口径的罐具吸拔。配穴可取 1 ~2 个,针刺得气后,留针,再于针上拔罐。吸拔时间均为 10 ~15 min。

2. 体针

【主穴】悬钟、养老、后溪。

【配穴】内关、外关、中渚、阳陵泉。

【操作】以主穴为主,每次仅取一穴;效欠佳时,加用或改用配穴。悬钟穴,直刺 1.5 ~1.8 寸深,用强或中等刺激,得气后留针 15 ~20 min;养老穴,针尖向上斜刺 1.5 寸,使针感传至肩部;后溪,直刺 0.5 ~0.8 寸,得气后捻转运针 1 ~3 min,亦可加电针刺激,频率 40 ~50 次/min,连续波。配穴用常规针法,深刺,务求得气感强烈。在上述任一穴位针刺时,均要求患者主动活动颈部,范围由小渐大。留针均为 15 min,每日 1 次。

3. 指针

【主穴】外关、内关、阿是穴。

【配穴】风池、肩井、肩贞、养老、天柱、风府、大椎、理想穴（风池至肩井穴之中点）。

【操作】主穴为主，效不佳时加配穴。先轻拍或指按疼痛处即阿是穴 1 min。施术者以拇指掐压患者内关穴，中指或食指抵于外关穴，每次 2 ~ 3 min，用力由轻而重，使压力从内关透达外关，患者可有酸、麻、胀、热感，或有此类得气感上传的感觉。掐压过程中，宜嘱患者左右旋转颈部。配穴，单手拿风池穴 20 次，双手拿肩井穴 20 次，余穴可采用指压法，或上下左右推按，每穴 1 ~ 2 min。上述方法每日 1 次，3 次为一疗程。

4. 耳针

【主穴】颈、神门。

【操作】双侧主穴均用。取绿豆 1 ~ 2 粒，置于以市售活血止痛膏或伤湿止痛膏剪成的 10 mm × 10 mm 的方块中，粘贴于所选耳穴，将边缘压紧。之后，按压该耳穴 0.5 ~ 1 min，手法由轻到重，至有热胀及疼感为佳，并嘱患者活动颈部 2 ~ 3 min。要求患者每日自行按压 3 次，贴至痊愈后去掉。

健康提示：

1. 睡觉时枕头不要垫得过高。
2. 在使用颈部扳动法时，应注意角度和力量，切勿猛力扳扭。
3. 可用散风活络丸、小活络丹等药物配合治疗。

6.6.4 注意事项

落枕症状缓解后可进行颈部功能锻炼，以增强颈部力量，减少复发机会；枕头高低要适中，注意保暖和睡眠的姿势。落枕起病较快，病程也很短，一周以内多能痊愈。及时治疗可缩短病程，不予以治疗者也可自愈，但复发机会较多。落枕症状反复发作或长时间不愈的应考虑颈椎病的存在，宜找专科医生检查，以便及早发现、治疗。

6.7 视力障碍

视力障碍是指由于各种原因导致的双眼视力异常或视野缩小，而难以承担一般人所能从事的工作、学习或其他活动。包括视力减退、视野缩小或缺损、视物变形、暗点、夜盲、色盲、复视等，以视力降低最为常见。视力障碍见于许多眼病和全身性或系统性疾病。本病属于中医的“视瞻昏渺”、“青盲”、“暴盲”等范畴。

6.7.1 病因

引起视力障碍的病变所在部位甚为广泛，因而造成视力障碍的原因也多种多样。

1. 炎症

炎症是引起视力障碍最常见的原因,可分为以下两种。

(1)感染性炎症

包括由细菌、病毒、衣原体、真菌、寄生虫等引起的角膜炎、角膜溃疡、虹膜睫状体炎、脉络膜炎、眼内炎、全眼球炎、眼眶蜂窝组织炎等。

(2)非感染性炎症

包括泡性角膜炎、角膜基质炎、葡萄膜炎、交感性眼炎、原田病、白塞(Behcet)病等。

2. 眼局部病

包括屈光不正、近视、远视、散光、老视、斜视、弱视、眼外伤、青光眼等。

3. 全身循环障碍、代谢障碍及遗传性疾病所致各种眼病变

包括高血压性视网膜病变、糖尿病性视网膜病变、肾炎性视网膜病变、妊娠高血压综合征性视网膜病变、血液病性视网膜病变、视网膜色素变性、黄斑变性、缺血性视神经病变等各种眼底病变以及糖尿病性白内障。

4. 视网膜血管病和视网膜脱离

包括视网膜动脉阻塞、视网膜静脉阻塞、液性脉络膜视网膜病变、视网膜血管炎、视网膜脱离等。

5. 老年性和变性病变

老年性白内障、角膜变性、老年性黄斑变性。

6. 肿瘤

包括眼内肿瘤、眼眶肿瘤或侵及眼球的眼睑肿瘤等。

祖国医学认为,眼睛之所以能看清东西,关键在肾,肾为先天之本,阴阳之脏,乃人体生长发育之源和眼内黄睛发光之根。阴阳平衡,气血和调,则眼之前后直径(轴径)不长不短,饱满丰圆,黄睛发光,远近正常,始无远视、近视之疾。若阴阳若有所偏,则眼内组织发育不良,眼之前后直径不长即短,则眼之黄睛发光困难,此乃阴虚阳盛,阳受阴遏,阴阳互根,久则相互影响,及致眼疾丛生。其发病还与肝、脾的功能不足有密切关系。肝肾虚损、目失所养,脾虚气弱、痰湿内聚,肝郁气滞、脉络淤阻均可导致本病的发生。

6.7.2 临床表现

我国残疾人抽样调查中,关于视力障碍规定如下。

1. 急性视力障碍

急性视力障碍是指短时间内视力发生显著的减退甚至消失。可分为功能性和器质性两类:功能性的多为双眼一过性视力障碍,不伴有明显的眼局部及全身的症状;器质性的可引起单眼或双眼视力不可逆的损害,同时伴有眼痛、畏光、流泪、恶心、呕吐等局部或全身症状。

2. 进行性视力障碍

进行性视力障碍是指视力随时间进行性减退,可同时或先后出现眼痛、头痛、流

泪、结膜充血等。屈光及眼底检查可发现异常变化。

3. 固定性视力障碍

固定性视力障碍是指视力障碍处于暂时相对静止状态，不伴有眼及全身不适的其他症状。

4. 盲、低视力

双眼中好眼的最佳矫正视力小于0.05时为盲，若小于0.3但大于0.05时为低视力。

6.7.3 康复保健方法

1. 针灸康复

(1)梅花针叩刺

【主穴】分2组：①正光1(眶上缘外3/4与内1/4交界处)、正光2(眶上缘外1/4与内3/4交界处)；②睛明、承泣。

【配穴】风池、内关、大椎。

(2)耳穴压丸

【主穴】眼、肝、肾。

【配穴】目1、目2、神门、心。

(3)头针

【取穴】视区。

(4)体针

【主穴】新明Ⅰ(耳垂后皮肤皱褶中点，相当于翳风穴前上5分处)、球后、风池。

【配穴】新明Ⅱ(眉梢上1寸外开5分处)、内睛明、瞳子髎、翳明、攒竹、光明、百会、肝俞。

2. 中药

(1)肝肾不足型

此型应当补益肝肾，药用枸杞子、女贞子、肉苁蓉、锁阳、桑葚子、红参、菊花、菟丝子、熟地黄、茯神等药。

(2)脾肾亏虚型

此型应当健脾补肾，药用党参、茯神、白术、淮山药、远志、五味子、车前子、泽泻、枸杞、茱萸等。

(3)肝气郁结型

此型应当疏肝解郁，药用牡丹皮、山栀子、当归、白术、柴胡、香附、茯神、白芍、女贞子、桑葚子、青皮、甘草等药。

3. 推拿康复

①坐位或卧位，施术者以大鱼际揉法，或一指禅推法从印堂开始，沿一侧眼周反复操作3 min，再换另一侧操作。

②对攒竹、睛明、鱼腰、承泣、四白、瞳子髎等眼穴，以指按揉1 min，再抹眼眶10

~15 次。

③合谷穴拿捏 10 ~ 15 次，对风池按揉或以一指禅推 1 min。

④俯卧，施术者对其肝俞、肾俞穴以指按揉各 1 min。

附：护眼小常识

①切忌“目不转睛”。自行注意进行频密并完整的眨眼动作，经常眨眼可减少眼球暴露于空气中的时间，避免泪液蒸发。

②不吹太久的空调。避免座位上有气流吹过，并在座位附近放置茶水，以增加周边的湿度。

③多吃各种水果。特别是柑橘类水果，还应多吃绿色蔬菜、粮食、鱼和鸡蛋。多喝水对减轻眼睛干燥也有帮助。

④保持良好的生活习惯，睡眠充足，不熬夜。

⑤避免长时间连续操作电脑。注意中间休息，通常连续操作 1 h，休息 5 ~ 10 min。休息时可以看远处或做眼保健操。

⑥保持良好的工作姿势。保持一个最适当的姿势，使双眼平视或轻度向下注视荧光屏，这样可使颈部肌肉放松，并使眼球暴露于空气中的面积减小到最低。

⑦调整荧光屏距离。建议距离为 50 ~ 70 cm，而荧光屏应略低于眼水平位置 10 ~ 20 cm，呈 15° ~ 20°的下视角。因为角度及距离能降低对屈光的需求，减少诱发眼球疲劳的概率。

⑧如果你本身泪水分泌较少，眼睛容易干涩，在电脑前就不适合佩戴隐形眼镜，而要戴框架眼镜。在电脑前佩戴隐形眼镜的人，也最好选用透氧程度高的品种。

⑨40 岁以上的人，最好采用双焦点镜片，或者在打字的时候，配戴度数较低的眼镜。

⑩如果出现眼睛发红，有灼伤或异物感，眼皮沉重，看东西模糊，甚至出现眼球胀痛或头痛，休息后仍无明显好转，便需就医诊治。

7

老年常见病的康复保健

随着我国经济、社会的发展，人们生活水平及健康水平普遍提高，人口平均寿命延长，老年人口无论从数量还是占总人口的比重都在不断地增加。目前我国 65 岁及以上老年人口已达 8 811 万，占总人口的比例达 6.96%，中国人口结构已进入老龄型。预计到 2040 年，我国 65 岁及以上老年人占总人口的比例将超过 20%。

老年病又称老年疾病，是指人在老年期所患的与衰老有关，并且有其自身特点的疾病。人到老年期，生理功能、代谢及形态结构均发生不同程度的变化，致使老年人对体内外异常刺激的反应性、适应性、防御性及代偿能力等均出现不同程度的减弱。老年人成为健康最脆弱的群体，老年病患病率显著升高。老年性痴呆、老年性耳聋、老年性白内障等老年病为老年人所特有，老年人中多见高血压、冠心病、慢性支气管炎、肺气肿、肺源性心脏病、消化性溃疡、恶性肿瘤等疾病，也常见其他疾病，如糖尿病、震颤麻痹、骨性关节病、骨质疏松症、皮肤瘙痒症、前列腺肥大等。

由于老年人生理与病理方面的特殊性，老年人患病有其与一般成人不同的特点。

1. 临床表现不典型

老年人由于中枢神经系统的退行性改变，感觉中枢、体温中枢、咳嗽中枢、呕吐中枢等都受到不同程度的影响，使之产生的各种临床症状表现不典型。如老年人患急性心肌梗塞时很少像成年病人那样有剧烈的心绞痛，而只有轻微的不适感，或表现为消化道症状如上腹部不适、腹胀、恶心、呕吐和牙痛等。所以老年人患心肌梗塞时，常被误诊为消化道疾病或其他疾病。

2. 同时并存多种疾病

如一个老年人可同时患有高血压、冠心病、糖尿病、颈椎病、轻度白内障、胆石症等。虽然这几种疾病同时存在，但总有轻重缓急之不同，其中必有 1 ~ 2 种为主要的疾病，危害性大，甚至有致命性危险。另外，多种疾病的相互影响往往使预后不佳。

3. 病程长、康复慢、并发症多

由于老年人的免疫功能降低，抵抗力差，对外界微生物及其他刺激的抗御能力也弱，故老年人患病时比成人更易发生合并症，导致患病恢复缓慢，病程长，甚至不少疾病还留下后遗症，往往需要采取康复措施。如由脑血管意外引起的偏瘫，致老年人卧床过久易发生肌肉废用性萎缩、骨质疏松症，甚至出现褥疮、坠积性肺炎等疾病。

4. 病情发展快

老年人的各种脏器功能均减退，抵抗力低，患病时其病情发展迅速，易出现危象，导致全身多器官功能衰竭而死亡。

5. 药物不良反应多

由于老年人肾脏排泄率降低，肝脏代偿功能减退，药物在体内代谢迟缓，易于蓄积，而致体内药物浓度升高，如用药过多或剂量不当，容易发生药物毒性反应而加重病情，甚至威胁生命。

老年疾病的康复保健措施是多方面的，针灸、推拿、中药、传统体育保健均可酌情使用。另外，还要保持良好的生活和腹腔卫生习惯；注意合理膳食、戒除吸烟等不良嗜好；开展适合老年人的体育锻炼、增强体质；重视平时的保健与医疗，做到对老年疾病的早期科学发现、早期诊断和早期实施康复治疗。

7.1 高血压

高血压(hypertension)是老年最常见的心血管疾病，是以动脉血压增高为主要临床表现的综合征。高血压可分为原发性高血压和继发性高血压两大类。绝大多数患者中高血压病因不明，称为原发性高血压，又称高血压病。少数患者高血压是某些疾病引起的一种临床表现，称为继发性高血压。后类患者如果将引起高血压的疾病治愈了，血压可不再升高。本节主要叙述原发性高血压。

> **小贴士：**
>
> **高血压诊断标准：** 正常18岁以上成年人的血压的收缩压≥16.67 kPa (140 mmHg)和(或)舒张压≥12 kPa (90 mmHg)。

随地区、种族的不同，高血压的发病率、患病率也不同，工业化国家较发展中国家高，同一国家不同种族间也有差别。我国高血压病的发病率不如西方国家高，但却呈逐年升高趋势。我国各省市高血压患病率相差较大：城市高于农村，北方高于南方；男女差别不大，青年期男性略高于女性，中年后女性稍高于男性。血压水平随年龄增加而升高，60 岁以上的老年人约有 2/3 患有高血压。老年人高血压诊断标准与成年人相同。高血压属中医“眩晕”、“头痛”、“中风”的范畴。

7.1.1 病因

高血压病的发病与遗传、饮食、肥胖、职业及环境、血压的调节、行为因素、肾素-血管紧张素系统、胰岛素抵抗等因素有关。

祖国医学认为,本病与"肝"、"肾"两脏有关。体质的阴阳偏盛或偏虚、气化功能失调,是发病的内在因素。其发病机理主要为上实下虚,上实为"肝"气郁结,"肝"火、"肝"风上扰,气管并走于上。下虚为"肾"阴虚损,水不涵木,"肝"失去滋养,而致"肝"阳偏盛。患病日久,阴损及阳,又导致阴阳两虚,出现相应的证候。一般说来,病的早期多为"肝"阳偏盛,中期多数属"肝"、"肾"阴虚,晚期多属阴阳两虚。

7.1.2 临床表现

高血压病起病缓慢,一般表现有头晕、头痛、耳鸣、眼花、失眠、乏力、心悸等。后期为靶器官受损表现:①心脏,发生高血压性心脏病,严重时出现心力衰竭;②脑,出现脑出血和脑梗塞等脑血管意外;③肾脏,早期出现蛋白尿、多尿、夜尿、尿比重降低,严重时出现肾功能衰竭。

临床分为三期。第一期,有高血压,而无心、脑、肾受损的临床表现;第二期,有高血压,伴有心(左心室肥大)、脑(眼底动脉狭窄)、肾(蛋白尿或肌酐升高)之一受损;第三期,有高血压,并伴有下列一项者——脑溢血或高血压脑病、心力衰竭、肾功能衰竭、眼底出血或渗血,及视神经乳头水肿。

老年人高血压有症状不明显、单纯收缩期高血压为主、血压波动较大、并发症多的特点。

7.1.3 康复保健方法

7.1.3.1 中药康复

1. 内治法

中药内治法应有医师指导,在辨证论治的基础上进行。

(1)肝阳上亢

证见头痛且胀,头晕目眩,烦躁易怒,或胁痛,面赤口苦,便秘尿黄,舌红,苔薄黄,脉弦有力。治宜平肝潜阳,方用天麻钩藤饮加减,药物用天麻、钩藤、石决明、黄芩、栀子、牛膝、杜仲、桑寄生、夜交藤、茯神、珍珠母。

(2)肝肾阴虚

证见头部隐痛,目眩耳鸣,五心烦热,腰酸腿软,舌红少苔,脉细或细数。治宜滋养肝肾,方用大补元煎加减,药物用熟地、山药、山茱萸、枸杞子、太子参、当归、杜仲、牛膝、白蒺藜、菊花。

(3)痰湿内阻

证见头痛头重,眩晕多寐,心烦欲吐,少食多眠,舌胖质淡,苔白腻,脉濡滑。治宜化痰祛湿,方用半夏白术天麻汤加减,药物用天麻、白术、半夏、茯苓、陈皮、泽泻、代赭石、生姜。

(4)淤血内停

证见头晕头痛,痛如针刺,痛处固定,或胸闷刺痛,唇舌青紫,舌质紫,脉细或涩。治宜活血化淤,方用通窍活血汤加减,药物用桃仁、红花、川芎、赤芍、葱白、生姜、麝香、甘草、郁金、菖蒲。

2. 外治法

(1)药枕法

取野菊花、桑叶、石膏、白芍、川芎、磁石、蔓荆子、青木香、淡竹叶等药物适量,制成药枕,睡时用。

(2)足浴法

钩藤 30 g(包煎),加少许冰片,于每晚睡前放入盆内,加温水浴足,每次 30 min,10 天为 1 个疗程。

7.1.3.2 针灸康复

1. 体针

依辨证选穴和手法。针灸康复分偏实和偏虚两类。实秘用泻法;虚秘用补法。

【主穴】曲池、风池。

【配穴】合谷、太冲。

【治法】针刺得气后留针 20 min,每日或隔日 1 次,7 天为 1 个疗程。

2. 耳针

【主穴】降压沟、肝、心、交感。

【配穴】枕、额、神门、皮质下。

【治法】主穴每次取 1 ~2 穴,酌加配穴,每次选用 1 ~2 穴,毫针刺入作中等强度反复捻转,留针 20 min,10 天为 1 个疗程。或以胶布将王不留行子或磁珠贴压在耳穴上,左右耳穴交替贴压,3 天调换 1 次,治疗 20 天为 1 个疗程。

3. 穴位敷贴

【主穴】神阙、涌泉。

【治法】每次选其中一个穴位,敷药用附子、肉桂、三棱等,制成膏药贴穴,每周敷贴 2 次,10 次为 1 个疗程。

7.1.3.3 推拿康复

推拿疗法适用于第一、二期的高血压患者;第三期高血压患者或高血压危象者,则不列为推拿康复适应证。

推拿治则为平肝潜阳,安神降浊,基本操作手法如下。

每日 1 次。患者取坐位。

①用直推法推桥弓穴。

②抹法:从印堂穴向上至神庭穴,再从印堂沿眉弓至两侧太阳。

③按揉印堂、睛明、头维、太阳诸穴。

④在头顶部用五指拿法,在后枕部改为三指拿法,拿风池、颈项部两侧夹肌而至

大椎两侧。

⑤在头颞侧部施扫散法。

⑥按揉百会、合谷、曲池、命门、肾俞。

⑦在腰骶部再施以擦法(横向),以热为度。

⑧最后直擦足底涌泉穴,以热为度。

7.1.3.4 饮食保健

高血压病人的饮食治疗应减少钠盐、减少膳食脂肪并补充适量优质蛋白,注意补充钙和钾,多吃蔬菜和水果,戒烟戒酒。

①山楂粥:山楂 30 ~40 g,粳米 100 g。先将山楂煎取浓汁,然后加入粳米、砂糖同煮粥服食。每日 1 次。

②桃仁粥:桃仁 15 g,粳米 100 g。先将桃仁加水研汁去渣,然后加入粳米同煮粥服食。每日 1 次。

③胡萝卜粥:新鲜胡萝卜、粳米各适量。将胡萝卜洗净切碎,与粳米同煮成粥,早晚服食。

④绿豆粥:绿豆 50 g,粳米 100 g,同煮成粥服食。每日 1 次。

⑤芹菜粥:新鲜芹菜 50 g,粳米 100 g,同煮为粥。每天早晚服食。

⑥芹菜茶:芹菜 500 g 水煎,加白糖适量代茶饮。

⑦菊花茶:杭菊 3 g,泡茶饮用。

⑧莲子心茶:莲心 12 g,开水冲泡后代茶饮用,每天早晚各饮 1 次。

⑨决明子茶:15 ~20 g 决明子泡水代茶饮用。

7.1.3.5 传统体育康复

1. 气功

气功是以意念活动调节身体功能为主的治疗方法,气功流派较多,以松静功为主,其原则是“体松、心静、气沉”。体质较佳者可练站桩功,较差者以坐位练功。练功前应宽松腰带并排空大小便,要求配合意念和简单的动作。意守丹田,呼吸宜用顺呼吸法,不宜采用停闭呼吸法。要适当延长呼气,以提高迷走神经的兴奋性。动作宜采用大幅度有松有紧、有张有弛的上下肢及躯干的交替和联合运动,切忌持续性紧张的长时间长收缩运动。

气功练习每天 1 ~2 次,每次 30 ~45 min。

2. 太极拳

打太极拳时用意念引导动作,心境守静,动作柔和,姿势放松且多为大幅度活动,动中取静,动作均衡和协调,有助于消除高血压患者的紧张、激动等症状,扩张外周血管,有助于降低血压。高血压患者打太极拳时要注意一个“松”字,肌肉放松能反射性地引起血管“放松”,从而促使血压下降。一般可选择简化太极拳,可以打全套,或按身体状况只打半套或一些动作,每节重复 8 ~10 次,宜在早晨空气清新处进行。每天 1 ~2 次,每次 20 ~30 min。

3. 其他活动

如练书法、绘画、钓鱼等也有放松情绪、镇静的作用,有助于降压。

7.1.4 注意事项

①要节制饮食,要少盐甚至无盐;忌食动物内脏、动物油脂,戒烟戒酒。

②生活要有规律,避免情绪激动,不能过度疲劳,保持大便通畅。

③运动量大小因人而异,不可千篇一律,每次运动后以无明显的疲劳、无特殊不适为度。

④运动前要注重准备活动,运动后要作结束放松活动。

⑤运动要坚持循序渐进,持之以恒。

⑥所有活动中都要精神放松、情绪愉快,动作要有节律,不过度用力,呼吸要自然,不闭气。如有弯腰动作,则注意不要长时间使头低于心脏的位置。运动中如出现头晕、头痛、心慌、气短等不适现象,应暂停运动,就医检查。在运动中注意预防运动外伤。

⑦定期测量血压,1 周应至少测量 1 次。

7.2 冠心病

冠心病(coronary heart disease)是冠状动脉粥样硬化性心脏病的简称,是由冠状动脉发生严重粥样硬化或痉挛,使冠状动脉狭窄或闭塞,引起心肌缺血、缺氧或梗塞的一种心脏病。

冠心病的主要临床表现是心绞痛、心律失常,严重者可发生心肌梗塞,心力衰竭和心脏骤停(猝死)。冠心病是中老年人群中的常见病、多发病,冠心病发病率在老年人各类心脏病的发病率中居首位,死亡率也居首位。男性发病率高于女性,且以脑力劳动者为多。冠心病属中医的"胸痹"、"胸痛"、"真心病"、"厥心痛"等范畴。

7.2.1 病因

冠心病是一种受多种因素影响的疾病,一般认为与年龄、性别、高脂蛋白血症、高血压、吸烟、糖尿病、肥胖、职业、饮食、遗传等因素有关。中医认为冠心病病因有内因和外因之分。内因为年老体衰,心脾肾气血阴阳亏损;外因为阴寒侵入、饮食失当、情志失调、劳累过度等,最终导致心血运行受阻,心脉痹阻,脉道不通,不通则痛而致胸痹、胸痛。

7.2.2 临床表现

冠心病以心前区憋闷疼痛,甚则痛彻肩背、咽喉、左上臂内侧等部位,呈发作性或持续不解为主要临床特征。疼痛剧烈不解者,常伴汗出肢冷,面色苍白,唇甲青紫,或心悸、气短,喘息不得卧,甚则猝死。根据临床特点,分心绞痛、心肌梗塞、无症状性心肌缺血、心力衰竭和心律失常、心脏骤停等五种类型,其中心绞痛和心肌梗塞是冠心病最典型的临床类型。五种类型分别有如下临床症状。

1. 心绞痛型

此型表现为阵发性胸骨后压榨性疼痛,可放射到心前区和左上肢。老年人心绞痛不典型,可表现为气紧、晕厥、胃痛等,易延误诊断和治疗。根据发作的频率和严重程度又分为稳定型心绞痛和不稳定型心绞痛。

2. 心肌梗塞型

梗塞发生前一周左右常有前驱症状,如静息和轻微体力活动时发作的心绞痛,伴有明显的不适和疲倦。梗塞时表现为持续性剧烈压迫感、闷塞感,甚至刀割样疼痛,位于胸骨后,常波及整个前胸,以左侧为重。部分病人可沿左臂尺侧向下放射,引起左侧腕部、手掌和手指麻刺感;部分病人可放射至肩部、颈部、下颌,以左侧为主。疼痛部位与以前心绞痛部位一致,但持续更久,疼痛更重,休息和含化硝酸甘油不能缓解。有时候表现为上腹部疼痛,容易与腹部疾病混淆。伴有低热、烦躁不安、多汗、恶心、呕吐、心悸、头晕、极度乏力、呼吸困难及濒死感,持续 30 min 以上,常达数 h。

3. 无症状性心肌缺血型

很多患者有广泛的冠状动脉阻塞却没有感到过心绞痛,甚至有些患者在心肌梗塞时也没感到心绞痛。部分病人在发生了心脏性猝死,或常规体检发现心肌梗塞后才被发现。

4. 心力衰竭和心律失常型

部分患者原有心绞痛发作,以后由于病变广泛,心肌广泛纤维化,心绞痛逐渐减少到消失,却出现心力衰竭的表现,如气紧、水肿、乏力等。还有各种心律失常,表现为心悸。还有部分患者从来没有心绞痛,而直接表现为心力衰竭和心律失常。

5. 猝死型

猝死型冠心病是指由冠心病引起的不可预测的突然死亡,在急性症状出现以后 6 h 内发生心脏骤停。主要是由于缺血造成心肌细胞电生理活动异常,而发生严重心律失常导致。

7.2.3 康复保健方法

7.2.3.1 中药康复

1. 中药汤剂

中药内治法应有医师指导,在辨证论治的基础上进行。

(1)胸阳痹阻

证见心痛彻背,每因受寒诱发,胸闷,心悸气短,畏寒肢冷,舌苔淡白,脉弦紧。治宜散寒通阳,活血宣痹。方用瓜蒌薤白桂枝汤加减,药物用瓜蒌皮、薤白、附片、桂枝、檀香、丹参、红花、细辛。

(2)心脉淤阻

证见心胸、两胁刺痛,心悸不宁,气短,舌质见淤点或淤斑,脉弦或涩。治宜活血化淤,理气止痛。方用血府逐淤汤加减,药物用柴胡、赤芍、枳壳、当归、川芎、生地、桃仁、红花、川牛膝、延胡索、甘草。

(3)痰浊壅塞

证见胸闷痛,形体肥胖,心悸,气短,肢倦,乏力,舌苔厚腻,脉滑。治宜化痰泄浊,宣痹开结。方用瓜蒌薤白半夏汤加减,药物用全瓜蒌、薤白、半夏、陈皮、茯苓、丹参、竹茹、莱菔子、炙甘草。

(4)气阴两虚

证见胸闷隐痛,心悸,气短,头晕乏力,口干少津,舌质红少苔,脉弦细或结代。治宜益气养阴,方用生脉散加减,药物用黄芪、党参、麦冬、五味子、玉竹、当归、川芎、丹参、白芍、炙甘草。

(5)脾肾阳虚

证见胸闷胸痛,心悸气短,腰膝酸软,形寒肢冷,面色苍白,自汗,小便清长,舌质淡苔白,脉沉无力。治宜温补脾肾,活血通脉。方用金匮肾气丸加减,药物用附片、桂枝、熟地、山药、山茱萸、茯苓、泽泻、黄芪、党参、白术、丹参、肉桂。

2. 中成药

①复方丹参滴丸,每次 10 粒,每日 3 次。

②麝香保心丸,每次 1 ~2 粒,每日 3 次。

③冠心苏合香丸,每次 1 粒,每日 1 ~3 次。

7.2.3.2 针灸康复

1. 体针

依辨证选穴和手法。

【主穴】内关、膻中、心俞、厥阴俞。

【配穴】间使、通里、乳根、曲池、丰隆、足三里。

【治法】每次选 2 个主穴,选配穴 2 ~3 个,针刺得气后留针 15 ~20 min,每日 1 次,10 次为 1 个疗程。发作时,用泻法;不发作时,平补平泻;气虚体弱者用补法。

2. 耳针

【主穴】心、神门、肾、内分泌。

【配穴】皮质下、小肠、肾上腺、交感。

【治法】每次取 3 ~5 穴。毫针刺入作中等强度反复捻转,留针 30 min,每日 1 次,10 次为 1 个疗程。可埋针,每日更换 1 次。

3. 艾灸

【主穴】心俞、厥阴俞、膻中、内关。

【配穴】足三里、三阴交、膈俞。

【治法】用艾条温灸,每次 20 ~30 min,以局部皮肤出现红晕为度,每日或隔日 1 次,10 次为 1 个疗程。

7.2.3.3 推拿康复

推拿治则为疏通血脉,温通心阳,养心宁神。

急性发作期时应注意使用轻手法，时间不宜过长，根据病情恢复程度适当增加强度。基本操作方法如下。

每日1次。患者取仰卧位。

①用指摩法施于膻中穴、左期门穴。

②点按内关穴，指揉灵道、神门，每穴约2 min。

③患者取坐位，以双指揉法、一指禅推法于心俞、膈俞、厥阴俞等背俞穴，每穴约2 min。

④再以擦法将心俞穴、至阳穴擦至温热。

7.2.3.4 饮食保健

饮食宜清淡、易消化食物，低脂、低盐，多食蔬菜、水果。

①人参饮：人参10 g，用炖盅隔水蒸，饮参汤。

②人参三七饮：人参10 g，三七5 g，用炖盅隔水蒸，饮汤。

③人参三七炖鸡：人参10 g，三七5 g，鸡肉500 g，共放炖盅内隔水炖，食鸡，饮汤。

④双耳汤：白、黑木耳各10 g，冰糖隔水蒸1 h食用。

⑤玉粉粥：玉米粉适量，冷水调开，加入粳水50 g同煮粥服食。

⑥山楂饮：山楂30 g，或新鲜山楂60 g煎水代茶饮。

⑦芹菜汁：将鲜芹菜去根取汁，加热后服用，每次50 mL，每天1次。

7.2.3.5 传统体育康复

积极的运动锻炼，对促使心身放松、调整神经活动，促进循环系统的功能很有裨益，对防治冠心病有良好作用。老年人不宜作剧烈的运动，提倡练太极拳、气功、五禽戏、八段锦等。这些运动属于低至中等强度的耐力性运动，较适合冠心病患者。

1. 气功

气功种类繁多，冠心病患者宜练习松静功，按病情选择坐功、卧功、站桩功。练习时，要求练气结合练意，调匀呼吸，默念“松静”二字，意守丹田，全身放松。每天可练习1~2次，每次20~30 min。

2. 太极拳

太极拳动作舒展自然，刚柔相济，动中求静，放松身体，对于冠心病恢复期患者都有较好的防治作用。一般选择简化太极拳，练习时要注意调息，松静自然，动作协调，开始运动量宜小，逐渐加大动作幅度，延长时间。每天早晚练习，每次20~30 min。

7.2.4 注意事项

①冠心病患者要有合理的饮食，有规律的生活，性情开朗，戒烟，保持大便通畅。

②因人而异，选择适宜的运动，循序渐进，持之以恒。要注意运动量。如果运动过量，应该在下次运动时减量或暂停运动。

③运动时应穿着宽松、舒适、透气的衣服，鞋子要合脚。运动前要做好准备活动，运动后要作放松活动。运动时如出现胸闷、气短、心悸、头晕、恶心、面色苍白、骨关节

小贴士：

老年人运动后收缩压轻度增高（收缩压增高不超过2.67 kPa (20 mmHg)）、心率稍增快（活动后心率与活动前心率相比不超过20次/min或活动中最高心率不超过100次/min）属于正常反应。反之，属不正常反应，表示运动过量。

痛、疲倦等不适，应立即停止运动及时就医。另外，运动时要携带急救药盒和急救卡，以备急需时使用。

7.3 慢性支气管炎

慢性支气管炎（chronic bronchitis），简称慢支，是指由于感染或非感染因素引起气管、支气管黏膜及其周围组织的慢性非特异性炎症。以咳嗽、咳痰或伴有喘息及反复发作的慢性过程为临床特征，疾病进展又常并发阻塞性肺气肿、肺原性心脏病。它是一种危害身体健康的常见病、多发病，人群患病率为3.2%，男性多于女性，多发于中老年人。随着年龄增长，患病率增加，50岁以上者可高达15%左右。本病流行与吸烟、地区和环境卫生等有密切关系。吸烟者患病率远高于不吸烟者，北方气候寒冷患病率高于南方，大气污染严重的城市较郊区农村为高。慢性支气管炎属中医“咳嗽”、“喘证”、“痰饮”范畴。

7.3.1 病因

病因较为复杂，迄今尚未完全清楚。一般有外因如吸烟、感染因素（病毒和细菌感染）、理化因素（刺激性烟雾、粉尘、大气污染等）、气候（寒冷）、过敏因素，内因如呼吸道局部防御及免疫功能降低、植物神经功能失调。中医认为本病的发生、发展与外邪的反复侵袭和肺、脾、肾脏功能失调密切相关。本病或因久咳不已、反复发作，或因年老体虚、肺脾肾气虚，或因吸烟、饮酒等因素伤及于肺，水津不布、痰饮内停阻遏于肺，引起长期咳喘，而最终形成。病变经久不愈，肺脾受损及于肾，则伴有气喘不能平卧，动则尤甚之症。

7.3.2 临床表现

临床上以长期咳嗽、咳痰或伴有喘息及反复发作为特征。早期症状轻微，多在冬季发作，春暖后缓解；随着病情发展，终年咳嗽、咳痰，秋冬加剧；咳嗽、咳痰，以晨起为著，痰呈白色黏液泡沫状，黏稠不易咳出。在感染或受寒后则症状加剧，痰量增多，黏稠度增加或呈黄色脓性，有时痰中带血。喘息型支气管炎患者常有哮喘样发作，气急不能平卧，并发肺气肿后，则呼吸困难逐渐加剧。

7.3.3 康复保健方法

7.3.3.1 中药康复

中药内治法应有医师指导，在辨证论治的基础上进行。

(1)外寒内饮

证见咳嗽气急,甚则喘逆,咯吐白色清稀泡沫痰,无汗恶寒,身痛而沉重,甚则肢体浮肿,舌苔白滑,脉弦紧。治宜解表散寒,宣肺化饮。方用小青龙汤加减。药物用麻黄、桂枝、干姜、细辛、半夏、五味子、白芍、甘草。

(2)痰湿内聚

证见咳嗽声浊,痰白而黏,胸脘满闷,纳差腹胀,大便溏薄,舌苔白腻或白滑,边有齿痕,脉滑。治宜温阳健脾,化痰平喘。方用苓桂术甘汤合二陈汤加减。药物用茯苓、桂枝、白术、炙甘草、半夏、陈皮、杏仁。

(3)燥热伤肺

证见咳声短促,甚则气逆而喘,胸痛,痰少难咳出,口咽干燥,舌尖红,苔薄黄,脉数。治宜辛凉清肺,润燥化痰。方用清燥救肺汤加减。药物用桑叶、杏仁、南沙参、麦冬、知母、桔梗、甘草、枇杷叶。

(4)脾肺两虚

证见咳嗽气短,声低乏力,神疲倦怠,自汗纳呆,胸脘胀闷,大便溏薄,舌质淡苔白薄,脉濡缓。治宜补肺健脾,益气固表。方用六君子汤合玉屏风散加减。药物用党参、黄芪、白术、山药,甘草、防风、陈皮、半夏、茯苓、苏子。

(5)肺肾两虚

证见咳喘久作,动则尤甚,痰稀色白,形寒肢冷,腰酸腿软,舌质淡苔白滑,脉细无力。偏肾阴虚者,则口干咽燥,五心烦热,潮热盗汗,舌红苔少,脉细数。治宜补益下元,纳气平喘。方用生脉散加减。药物用党参、麦冬、五味子。偏阳虚者,与肾气丸同用。偏阴虚者,与六味地黄丸合用。

7.3.3.2 针灸康复

1. 体针

依辨证选穴和手法。

【主穴】天突、肺俞、太渊。

【配穴】实证配膻中、列缺;风寒配风门,重用灸法;痰湿盛配丰隆、章门,针后加灸;喘甚配定喘;脾肾气虚配陪肾俞、脾俞、太溪;肝火灼肺配太冲。

【治法】每次取主穴、配穴各2~3个。针刺天突穴时,针尖向下沿胸骨后壁斜刺1~1.5寸;背部俞穴斜向脊柱椎体深刺,提插捻转,留针20~30 min出针。实证、热证用泻法;虚证、寒证用补法,针后加灸。每日或隔日1次,10次为1个疗程。

2. 艾灸(化脓灸)

【主穴】①肺俞、灵台、天突;②风门、大椎;③定喘、膻中。

【配穴】膏肓。

【治法】于小暑至白露之间施纯艾炷灸。每年灸一组,连灸3年。第一年,灸双肺俞各7壮,灵台、天突各14壮;第二年,灸双风门各7壮,大椎4壮。第三年,灸双定喘各7壮,大椎4壮。灸毕,以消毒敷料或棉球蘸生理盐水拭去穴区艾灰,然后贴上淡膏药或拔毒膏。约7日,可出现局部无菌性坏死,如未出现,则继续着肤灸,直到形成灸疮,再用生理盐水清创,覆盖消毒敷料,30天左右愈合。

3. 耳穴压丸

【取穴】神门、肝、肾、皮质下、内分泌、肺。

【治法】用王不留行子或白芥子,放于5 mm×5 mm大小的胶布上,贴于以上穴位,隔日调换1次,左右耳穴交替,嘱病人每日捻压耳穴4~6次,以微痛为度。

7.3.3.3 推拿康复

推拿治则为宣通肺气,止咳化痰为主,辅以补益脾肾。基本操作方法如下。

患者取仰卧位。先在中府、云门穴处施以指摩法各2~3 min,继而在膻中穴施以指摩法2~3 min;用掌根按中脘穴2~3 min;然后用双手掌横擦前胸部、斜擦两肋,往返2~3遍;以拇指按揉尺泽、丰隆穴各2~3 min。患者取俯卧位。施双指揉法于肺俞、脾俞、肾俞穴,每穴各1~2 min,最后在背部膀胱经、督脉经施以小鱼际擦至温热。每日1次。

7.3.3.4 饮食保健

注意饮食调护,多吃萝卜、梨、冬瓜等新鲜的蔬菜和水果,慎食辛辣、酒类等刺激性食物。常用饮食保健方法如下。

①枇杷叶15~20 g,粳米50 g。先将枇杷叶布包水煎,去渣取浓汁,加入粳米同煮成粥,每日早晚服食。

②当归、生姜各15 g,山药50 g,羊肉200 g,同煮至烂熟,调味后吃肉喝汤,连服5~7天。

③燕窝6克,银耳9 g,冰糖15 g。将燕窝、银耳用清水泡发,择洗干净,放入冰糖,隔水炖熟服食。每周2~3次,连用4周。

④萝卜500 g,苦杏仁15 g,猪肺250 g,同煮至烂熟,调味后吃肺喝汤,每周2次。

⑤萝卜250 g,鲜藕250 g,梨2个,分别绞汁,加蜂蜜适量,调匀服用。

⑥竹沥30 g,粳米100 g。先煮粳米做粥,临熟时入竹沥,调匀食用。

7.3.3.5 传统体育康复

1. 气功

可用松静内养功。选择卧位,两臂自然舒展,两脚自然伸直,双目轻闭,以鼻呼吸,呼吸均匀、平稳、细长、缓慢,吸气时默想“松”字,呼气时默想“静”字,尽量放松全身。每次15~30 min,每日1次。

2. 太极拳

练习太极拳时要求气沉丹田,呼吸匀深长缓,保持腹实胸宽的状态,对增强呼吸机能、扩大肺活量、提高肺的通气和换气功能有良好作用。一般选择简化太极拳,开始运动量宜小,逐渐加大动作幅度,并延长时间。每天早晚练习,每次20~30 min。

7.3.4 注意事项

①戒烟,少食辛辣厚味等刺激性食品,多饮水。

②积极开展体育运动，每日坚持低强度锻炼，提高抗病能力。运动要坚持循序渐进，持之以恒。运动中尽量配合呼吸运动。

7.4 消化性溃疡

消化性溃疡(peptic ulcer)主要指发生于胃和十二指肠的慢性溃疡，又称胃、十二指肠溃疡。这是一种多发病、常见病，分布于全世界。据国内统计，65岁以上人群胃溃疡的患病率为5.2%，70岁以上增至8.5%。

临床上十二指肠溃疡较胃溃疡多见，两者之比约为3∶1。十二指肠溃疡男性多见，胃溃疡则性别无显著差异。十二指肠溃疡以青壮年患病者居多，老年人胃溃疡患病率较十二指肠溃疡高。消化性溃疡的发病有季节性，秋冬和冬春之交远较夏季多见。消化性溃疡属中医"胃脘痛"、"吐酸"、"嘈杂"等范畴。

7.4.1 病因

消化性溃疡病因尚不完全清楚，一般认为胃酸分泌过多、幽门螺杆菌感染和胃黏膜保护作用减弱等因素是引起消化性溃疡的主要因素。遗传因素、药物因素、吸烟、环境因素和精神心理因素等都和消化性溃疡的发生有关。中医认为本病的发生或是素体脾胃虚弱，或劳倦过度，或过食生冷，饮食不节，损伤脾胃；或因忧思恼怒，情志不遂，肝失疏泄，伤及脾胃，致脾胃功能失调。虽病在脾胃，但与肝有密切关系。

7.4.2 临床表现

消化性溃疡临床表现的主要特点是慢性、周期性、节律性上腹痛，为钝痛、灼痛、胀痛或饥饿样痛。胃溃疡的疼痛常在剑突下正中或偏左，进餐后1～2 h发作，持续1～2 h逐渐缓解；十二指肠溃疡多在上腹正中或偏右，常在二餐之间发生，持续不减直至下餐进食缓解。部分十二指肠溃疡患者可有定时发生的半夜疼痛。但有10%～15%的患者平时无症状，而以大出血、急性穿孔为其首发症状。其他常伴有反酸、嗳气、流涎、恶心、呕吐等胃肠道症状出现。

7.4.3 康复保健方法

7.4.3.1 中药康复

中药内治法应有医师指导，在辨证论治的基础上进行。

(1)肝气犯胃

证见胃脘胀满，痛连胁肋，嗳气则舒，情志不舒时加重，泛吐酸水，食少，舌苔薄白，脉弦。治宜疏肝理气。方用柴胡疏肝散加减。药物用柴胡、枳壳、香附、香橼、佛手、绿萼梅、白芍、川芎、陈皮、甘草。

(2)肝胃郁热

证见胃脘灼痛，痛势急迫，泛酸嘈杂，口干舌燥，烦躁易怒，大便秘结，舌红苔黄，脉弦数。治宜和胃泄热。方用化肝煎加减。药物用陈皮、青皮、延胡索、白芍、栀子、丹皮、黄连、吴茱萸、大黄、甘草。

(3)胃阴不足

证见胃痛隐隐,口干舌燥,纳呆,五心烦热,大便干燥,舌红少津,苔少,脉细数。治宜养阴和胃。方用沙参麦冬汤加减。药物用北沙参、麦冬、枸杞子、石斛、川楝子、延胡索、山药、甘草。

(4)淤血阻络

证见胃痛拒按,痛如刺割,痛有定处,甚者呕血、便血,舌紫黯或有淤斑,脉细涩。治宜活血化淤,通络止痛。方用失笑散合丹参饮加减。药物用蒲黄、五灵脂、丹参、乳香、没药、木香、砂仁、延胡索、枳壳、陈皮。

(5)脾胃虚寒

证见胃痛隐隐,喜按喜暖,纳食倦怠,呕吐清涎,畏寒肢冷,大便稀薄,舌淡,脉沉细或迟。治宜温中健脾。方用黄芩建中汤合良附丸加减。药物用黄芪、党参、白术、桂枝、白芍、高良姜、香附、甘草。

7.4.3.2 针灸康复

1. 体针

依辨证选穴和手法。

【主穴】中脘、章门、脾俞、胃俞、内关、足三里。

【配穴】公孙、三阴交、梁丘、期门、阳陵泉。

【治法】主穴为主,酌加配穴,每次取 4 ~ 5 穴。针刺得气后,采用提插捻转之平补平泻法,留针 30 min。每日 1 次,10 日为 1 个疗程,疗程间停针 3 天。

2. 艾灸法

【主穴】中脘、梁门、足三里。

【配穴】脾俞、胃俞。

【治法】主穴均取,配穴取 1 穴。腹部及背部穴用艾条作雀啄灸,每穴薰灸 5 ~ 10 min,以局部发红为度;足三里穴,用麦粒大艾炷作无瘢痕直接灸,每次灸 7 ~ 9 壮。每日或隔日 1 次,30 次为 1 个疗程。

3. 耳针

【主穴】胃溃疡取胃、交感、神门;十二指肠溃疡取十二指肠、交感、神门。

【治法】针刺后捻转 1 ~ 2 min,留针 20 ~ 30 min。每日 1 次。

7.4.3.3 推拿康复

对胃、十二指肠溃疡出血期的病人,应暂缓推拿康复。

推拿治则为理气止痛,基本操作方法如下。

患者取仰卧位。在上腹胃脘部先施以一指禅推法、轻摩法 1 ~ 2 min。再取鱼际揉法约 2 min,并配合中脘、梁门穴指揉法。若是胃溃疡,揉法重点应在上腹偏左;十二指肠溃疡,揉法重点应在上腹偏右。病程较长或体质虚弱者可加揉摩少腹 5 min 左右。以双手拇指沿肋弓向两侧分推 3 ~ 5 次。指揉足三里、内关、合谷、内庭诸穴,每穴各30～50次。患者改俯卧位或坐位,对背俞穴,特别是脾俞、胃俞穴作按揉,每穴1～2 min。最后拿肩井,搓背部。每日1次,每次20～30 min。对胃痛症状明显者,可先用点穴止痛法。其一是在肢体的远端内关、内庭、足三里诸穴用点法或按法以缓解其痛。其二是在背部华佗夹脊穴、脾俞、胃俞或附近部位压痛点,用点法或按法以缓解其痛。待胃痛缓解后再作腹部治疗。

7.4.3.4 饮食保健

消化性溃疡患者宜食易消化的食物,定时进食,少食多餐,细嚼慢咽,不宜饥饱无常;忌食生冷、辛辣之品,避免饮用咖啡、浓茶等刺激性饮料。常用饮食保健方法如下。

①牛奶或豆浆200 mL,煮沸温服,早晚空腹1次。

②砂仁粥:粳米100 g先煮粥,砂仁5 g研末入粥,同煮服食。

③生薏苡仁30 g、山药60 g,加水共煮至烂熟,入饴糖少许服食。

④炖蜂蜜:取蜂蜜150 g置杯中(不加水),杯置热水锅中,文火炖约10 min即成。每日3次,饭前服。

⑤玫瑰花茶:每次取玫瑰花瓣(干品)6～10 g入茶杯内,冲入沸水后加盖闷约10 min,代茶饮。

⑥乌贼骨散:取乌贼骨500 g,焙干研细末,温开水冲服。每日3次,每服6 g。

⑦生姜猪肚汤:生姜250 g,洗净切碎,纳入1个猪肚内,文火煨炖至烂熟,调味后吃肚饮汤,2日内分服,连续吃3～4个。

⑧糯米红枣粥:糯米100 g,红枣数枚,同煮粥服食。

7.4.3.5 传统体育康复

1. 气功

选择内养功。内养功通过调息、意守等方法,在锻炼过程中强调默念字句、腹式呼吸、舌体起落、意守丹田等,从而使大脑皮层发挥其对机体内部的调节作用,加强肠胃消化功能,促使病体逐步康复。练功中以自然舒适为度,常用坐、卧式,每天练1～2次,每次30 min左右,以后逐步延长时间。

2. 太极拳

太极拳锻炼可调节中枢神经的功能,改善内脏器官的血液循环,增强机体抗病能力,从而促进消化性溃疡的愈合,减少复发,防止并发症的发生,对消化性溃疡的康复保健具有确切疗效。选择简化太极拳,以每天晨起为好,每次20～30 min,身体适应后还可逐渐延长到30～60 min。

7.4.4 注意事项

①生活要有规律,注意休息,避免过度精神紧张、过度疲劳。

②饮食宜吃易消化、少刺激性食物,戒烟酒、咖啡、浓茶。

③参加适当的体育运动,循序渐进,持之以恒。

7.5 便秘

便秘是以大便秘结不通、排便时间或排便间隔时间延长、欲大便而艰涩不畅为临床特征的一种病证。主要表现是排便次数减少,每2~3天或更长时间1次,无规律性,粪质干结,排便困难。便秘是临床各种急慢性病中常见的症状。便秘多见于老年人,60岁以上的老年人群发病率明显增加。

7.5.1 病因

引起便秘的原因很多,有不良的饮食习惯,如食物过少、过精,缺乏食物纤维;不良的排便习惯;生活无规律;老年人的胃肠功能衰退;经常服用某些药物;某些疾病的影响,如肠道疾病、全身性疾病和神经系统疾病等。

便秘是中医临床辨证论治中的一个重要证候,在《伤寒论》中有“阳结”、“阴结”及“脾约”名称,其后又有“风秘”、“热秘”、“寒秘”及“气秘”之说。便秘的病因主要由燥热内结、气机郁滞、津液不足和脾肾虚寒所引起。由于过食膏粱厚味等致阳盛灼阴;热病之后,余热流连肠胃,耗伤津液;或湿热下注大肠,使肠道燥热,伤津而便秘。此种便秘称为热秘。忧思不畅、久坐少动、久病卧床等致气机郁滞,大肠传导失职,通降不利而便秘,此种便秘称为气秘。久病、产后及年老体衰,气血损亏,大肠滋润失养,使肠道干槁,便行艰涩,此种便秘称为虚秘。年高久病,脾肾阳衰,温照无力,则寒浊凝结,肠道传送不畅,排便艰难,此种便秘称为冷秘。

7.5.2 临床表现

主要症状为排便不畅,粪质干燥坚硬。排便次数减少,每2~3天或更长时间1次,无规律性。可伴腹胀、腹痛、排气多、食欲减退等症状。

7.5.3 康复保健方法

7.5.3.1 中药康复

1. 内治法

中药内治法应有医师指导,在辨证论治的基础上进行。

(1)燥热内结

证见大便干结不通,腹满痞实,面红身热,心烦口干或口舌生疮,小便短赤;舌质红苔黄燥,脉滑或数。治宜清热润燥泻结。方用小承气汤加减。药物如大黄、枳实、厚朴、杏仁、麻子仁、芍药。中成药可用上清丸、清泻丸、牛黄解毒片。

(2)气机郁滞

证见大便干结,胁腹胀痛,纳呆嗳气;舌苔白腻,脉弦。治宜顺气行滞。方用六磨汤加减。药物如沉香、木香、槟榔、乌药、枳实、大黄、柴胡。中成药可用麻仁丸。

(3)气虚血亏

证见虽有便意,临厕努挣无力,挣则汗出气短,便后疲乏,面色发白神疲气弱,舌淡苔薄白,脉沉细。治宜益气养血,润肠通便。偏气虚者,方用黄芪汤加减;偏血虚者,方用润肠汤加减。药物用黄芪、陈皮、党参、当归、麻子仁、生地、炙甘草。中成药可用补中益气丸、桑葚子膏、五子润肠丸。

(4)脾肾虚寒

证见大便秘结,难以排出,腹中冷痛,四肢不温,小便清长;舌质淡苔白润,脉沉滑。治宜温通开秘。方用济川治煎加减。药物用肉苁蓉、牛膝、当归、升麻、肉桂、巴戟天、炙甘草。中成药可用半硫丸。

2. 敷脐法

取皮硝 9 g,加水溶解,与皂角末 1.5 g 调和敷脐,每日换药 1 次。

7.5.3.2 针灸疗法

依辨证选穴和手法。

针灸康复分偏实和偏虚两类。实秘用泻法;虚秘用补法。主穴为大肠俞、天枢、支沟、足三里等穴。热秘加配合谷、曲池;冷秘加配艾灸神阙、气海;气秘加配中脘、行间;虚秘加配脾俞、胃俞。每日或隔日 1 次,10 次为 1 个疗程。

7.5.3.3 推拿康复

推拿治则为和肠通便,基本操作手法如下。

(1)一指禅推法

患者仰卧。以轻快的一指禅推法在患者的中脘、大横、天枢、气海穴治疗,每穴 1 min,然后以顺时针方向摩腹,约 10 min。如属热秘者,加拿合谷、曲池穴;属气秘者,加揉章门、期门;属冷秘者,施振法于脐周 5 min;属虚秘者,加揉脾俞、胃俞。

(2)一指禅推法结合滚法

患者俯卧。以轻快一指禅推法和滚法循膀胱经治疗,自上而下,从肝俞至大肠俞、命门穴、腰骶部、八髎穴,时间约 5 min。最后用轻柔的手法在肾俞、大肠俞、八髎、长强进行按揉,往返 2 ~ 3 遍。

7.5.3.4 饮食保健

老年人平时要避免食用辛辣刺激的食物,多吃些含纤维素多的食物,如糙米、玉米、芹菜、韭菜、菠菜和水果等,以增加膳食纤维,刺激和促进肠道蠕动。

①牛奶汁:取牛奶 250 毫升,调入蜂蜜 50 g,搅匀,晨起空腹时服用。

②蜂蜜甘蔗汁:蜂蜜、甘蔗汁各 1 杯,拌匀,早晚空腹时服用。

③芝麻核桃糊:黑芝麻、核桃仁各等份,炒熟,研成细末,每日 1 次,每次 30 g,加蜂蜜适量调服。

④黄芪笋鱼汤:黄芪 10 ~ 20 g、党参 15 ~ 30 g、黑芝麻 12 ~ 24 g(布裹)、玉竹 15 ~ 30 g、陈皮 5 g、笋壳鱼 100 ~ 150 g,煲汤。

7.5.3.5 传统体育康复

老年人每日晨起宜作适当运动,如练太极拳、五禽戏、八段锦等,能增强消化系统功能,有利于大肠蠕动加快,防治便秘。以练简化太极拳为主,循序渐进,运动量逐渐增加,每次 30 ~ 40 min,每日 2 ~ 3 次。

7.5.4 注意事项

①保持情志舒畅,养成定时排便的习惯。

②调整饮食:饮食宜清淡,平时应多吃些含纤维素多的食物,如糙米、玉米、芹菜和水果等,刺激和促进肠道蠕动。

③适当多饮水:早晨空腹时最好能饮一杯温开水或蜂蜜水,以增加肠道蠕动,促进排便。

④适当参加体育运动:避免久坐少动,特别要进行腹肌锻炼,以便增强腹部肌肉的力量和促进肠蠕动,提高排便能力。

7.6 糖尿病

糖尿病是由于遗传和环境因素相互作用,引起胰岛素绝对或相对分泌不足以及靶组织细胞对胰岛素敏感性降低的全身代谢障碍性疾病,临床特点为高血糖、尿糖,久病可引起身体多系统的损害。临床可分为胰岛素依赖型(1 型糖尿病)和非胰岛素依赖型(2 型糖尿病)。目前估计全世界已有糖尿病人 1.75 亿人,我国糖尿病患病率已达 2.5%,总量已达 3 200 万人。糖尿病在各种年龄均可发生,男女患病率无明显差异。患病率随年龄增加而升高,60 岁以上患病率可达 11% 以上。中医认为糖尿病属"消渴"范畴。

7.6.1 病因

糖尿病病因及发病机制较为复杂,目前尚未完全清楚,一般认为与遗传、肥胖、饮食习惯、病毒感染、自身免疫等因素有关。中医认为,素体阴虚、饮食不节、情志失调、劳欲过度等因素致燥热内盛、灼伤阴津而致消渴。

7.6.2 临床表现

糖尿病典型的症状是"三多一少",即多饮、多尿、多食及消瘦,并有乏力、皮肤瘙痒、外阴瘙痒等症状。并发症有心脑血管病变、肾脏病变、眼部病变、神经系统病变等。

7.6.3 康复保健方法

7.6.3.1 中药康复

1. 中药汤剂

(1)肺热津伤

证见口渴多饮,口干舌燥,多食易饥,尿频量多,大便干结;舌红少津,苔薄黄而干,脉数。治宜清热润肺、生津止渴。方用消渴方加减。药物有生地、天花粉、黄连、藕汁、麦冬、知母、沙参。

(2)胃热炽盛

证见消谷善饥,口渴,形体消瘦,小便多,大便秘结;舌红苔黄,脉滑数有力。治宜清胃泻火、养阴增液。方用玉女煎加减。药物有生石膏、熟地黄、麦冬、牛膝、知母、黄连、沙参、山栀子、大黄。

(3)肾阴亏损

证见尿频量多,浊如脂膏,头晕耳鸣,口唇干燥,大便干结,心烦失眠;舌红少苔,脉细数。治宜滋阴补肾,润燥止渴。方用六味地黄丸加减。药物有熟地、山萸肉、淮山药、丹皮、泽泻、茯苓、知母。

(4)阴阳两虚

证见尿频量多,色混如膏,甚则饮一溲一,腰膝酸软,畏寒怕冷,消瘦憔悴;舌淡苔白,脉沉细无力。治宜温阳滋阴,补肾固涩。方用肾气丸加减。药物有附子、肉桂、五味子、熟地黄、山萸肉、淮山药、丹皮、泽泻、茯苓。

2. 中成药

消渴丸,每次5~10粒,每日3次。

降糖丸,每次10粒,每日2~3次。

7.6.3.2 针灸疗法

1. 体针疗法

依辨证选穴和手法。

【主穴】脾俞、膈俞、胰俞、足三里、三阴交。

【配穴】肺俞、胃俞、肝俞、中脘、关元、神门、然谷、阴陵泉等。

【治法】主穴为主,酌加配穴,每次取4~5穴。针刺得气后,以缓慢捻转,中度刺激平补平泻法。每日或隔日1次,每次留针20~30 min,10次为1个疗程。停针3天后,再继续下一疗程。

2. 耳针疗法

【取穴】内分泌、胰、肾、三焦、神门、心、肝。

【治法】每次选3~4个穴位,用毫针法,隔日1次;压丸(王不留行籽或磁珠)法,每周2次。

7.6.3.3 推拿疗法

推拿治则为补肾温阳,养阴生津。基本操作方法如下。

患者取仰卧位。揉拿四肢诸阴经循行部位。点按法于脾俞、肾俞、足三里、太溪、中极等穴。患者取俯卧位。掌推脊柱两侧夹脊及膀胱经穴位。最后由上而下以小鱼际擦背部至温热。每日1次。

7.6.3.4 饮食疗法

糖尿病病人的饮食必须注意营养平衡,食品结构要多样化,忌食含糖过高的食物,限制高脂、高胆固醇食物。

①菠菜粥:菠菜100~150 g,切碎,粳米50 g,煮粥食用。

②芹菜粥:鲜芹菜 50 ~100 g,切碎,粳米 50 g,煮粥食用。

③萝卜粥:新鲜白萝卜适量,粳米 50 g,煮粥服用。

④葛根粉粥:葛根粉 30 g,粳米 50 g,煮粥服用。

⑤天花粉粥:天花粉 30 g,粳米 50 g,煮粥服用。

⑥山药小米粥:山药 20 g,小米 50 g,煮粥服用。

7.6.3.5 传统体育康复

1. 气功疗法

气功对治疗糖尿病,尤其是老年人糖尿病有较好的疗效,宜选择松静功,其原则是“体松、心静、气沉”。体质较佳者可练站桩功,较差者以坐位或卧位练功。开始练功时间可短些,以后逐渐加长,一般 30 ~40 min,每日 1 ~2 次。

2. 太极拳

练太极拳可以疏通经络、调和气血、平衡阴阳,对糖尿病患者各个器官有良好的作用。以练简化太极拳为主,也可选择其中的某些动作进行练习,每次 20 ~30 min,每日 1 ~2 次。

7.6.4 注意事项

①糖尿病患者应避免焦虑紧张的情绪,建立良好的、有规律的生活、饮食习惯。

②进行适当的运动,运动前要作准备活动,运动后要作恢复运动。要持之以恒,量力而行,适宜勿过,以不感到疲劳为度。

7.7 骨质疏松

骨质疏松(osteoporosis)是以骨量减少、骨组织显微结构退化为特征的,致使骨的脆性增加、骨强度下降以及易于发生骨折的一种全身性骨骼疾病。骨质疏松症是中老年人和绝经后妇女的常见病、多发病。有资料统计,女性绝经后骨质疏松的发病率在 50 ~60 岁约为 30% ,60 ~70 岁为 60% ~70% ,75 岁以上高达 80% 以上;男性 70 岁以后发病率约为 20% 。由此引起的死亡率可高达 15% ~30% 。骨质疏松症属中医“骨痿”范畴。

骨质疏松症一般分两大类,即原发性骨质疏松症和继发性骨质疏松症。原发性骨质疏松症又可分为绝经后骨质疏松症、老年性骨质疏松症和特发性骨质疏松症,占骨质疏松发病总数的 87% 。继发性骨质疏松症主要由某些原因或疾病引起,占骨质疏松发病总数的 13% 。

7.7.1 病因

原发性骨质疏松症的致病因素主要有性别、年龄、家族史、运动缺乏、钙摄入不足、日光照射不足等;继发性骨质疏松症的致病因素主要有疾病等医学原因和个人不良生活习惯(酗酒、吸烟等)。

中医认为“肾为先天之本，脾为后天之本”、“肾主骨”、“腰为肾之府”，因此骨质疏松症发病的关键是肾虚髓液不足，脾虚失调，并与年老体弱、血淤有关，根据临床表现可分为肝肾阴虚型、肾阳虚衰型、脾气虚衰型、气滞血淤型等证型。治疗以补肾健脾、强筋壮骨、活血化淤为主。

7.7.2 临床表现

1. 疼痛

疼痛是骨质疏松症最常见、最主要的症状，60%骨质疏松症患者存在不同程度的骨痛。以腰背痛多见，占疼痛患者中的70%～80%。疼痛多呈胀痛、酸痛、持续性疼痛，久立、久坐后疼痛加剧，休息后缓解，但休息过久疼痛又加重。由安静状态开始活动时会出现疼痛，活动后缓解，但活动过久疼痛又加重。

2. 身长缩短、驼背

表现为身高缩短，背曲加剧。多在疼痛后出现。随着年龄增长，骨质疏松加重，驼背曲度加大，多发生在脊椎胸中下段，每段椎体可缩短2 mm左右，身长平均缩短3～6 cm。

3. 骨折

骨折是骨质疏松症最常见和最严重的并发症，骨质疏松症患者发生骨折的概率约为20%，最常见的是椎体压缩性骨折、髋部骨折、桡骨远端及肱骨近端骨折。骨折常在身体活动时发生。

4. 呼吸功能下降

由于胸、腰椎压缩性骨折，脊椎后弯，胸廓畸形，可使肺活量和最大换气量显著减少，患者可出现胸闷、呼吸困难等症状。

7.7.3 康复保健方法

7.7.3.1 中药康复

中药内治法应有医师指导，在辨证论治的基础上进行。

(1)肝肾阴虚型

证见腰膝酸痛，眩晕耳鸣，失眠多梦，关节僵硬，潮热盗汗，五心烦热，咽干颧红，尿黄便干；舌红少津，脉细数。治宜滋阴壮骨，益肾填精。方用左归丸或大补阴丸加减。药物用熟地黄、山药、山萸肉、枸杞子、鹿角胶、龟板胶、菟丝子、牛膝、知母、黄柏。

(2)脾气虚衰型

证见腰背酸痛，膝软无力，肢体倦怠，面黄纳呆，腹胀便溏，少气懒言；舌淡苔白，脉缓弱。治宜健脾益气，养血壮骨。方用参苓白术散加减。药物用莲子肉、薏苡仁、砂仁、桔梗、白扁豆、茯苓、人参、甘草、白术、山药、陈皮。

(3)肾阳虚衰型

证见腰膝酸痛，畏寒肢冷，面色淡白，少气乏力，不能久坐，便溏尿多；舌淡胖苔白，脉沉弱。治宜温肾助阳，强筋壮骨。方用右归丸加减。药物用熟地黄、制附子、肉桂、山药、菟丝子、鹿角胶、枸杞子、杜仲、山萸肉、当归。

(4)气滞血淤型

证见腰背疼痛,腿弱无力,四肢麻木,唇甲晦暗,肌肤甲错;舌质紫暗,脉细涩。治宜行气活血止痛。方用身痛逐淤汤加减。药物用秦艽、川芎、桃仁、红花、甘草、羌活、没药、香附、五灵脂、牛膝、地龙、当归。

7.7.3.2 针灸疗法

1. 体针疗法

依辨证选穴和手法。

选取膀胱经、督脉、胃经的腧穴肾俞、脾俞、命门、关元、委中、大杼、太溪、腰阳关、阳陵泉、足三里、悬钟,每次选4~5穴进行针刺,行补法或平补平泻法。每日1次。

2. 艾灸疗法

取大椎、足三里、脾俞、肾俞、命门、神阙、中脘、关元等穴。采用补肾填精、温阳壮骨、疏通经络中药饼温和灸,每次选取2~3穴,每穴灸5壮。每日1次,10天为1个疗程。

3. 拔罐疗法

选择合适的火罐,于脊柱两旁的肾俞、三焦俞、气海俞、大肠俞、关元俞,配合委中、承山,以疼痛部位为主,拔火罐4~8个,每次4~8 min,3天1次。

7.7.3.3 推拿疗法

推拿治则为补肾健脾,活血止痛。应使用轻柔的手法。每日1次。基本操作手法如下。

①患者取仰卧位,拿揉上肢肩井、臂臑、手三里、合谷。

②点按肩髃、曲池、足三里、犊鼻、解溪等穴。

③患者取俯卧位,用一指禅推法、滚法、点按法、揉法及摩法于膀胱经、督脉腧穴。

④拿揉下肢阴廉、承山、昆仑、伏兔、承扶。

⑤点按腰阳关、环跳、委中等穴。

⑥用手掌两鱼际推搓脊背至发热为度。

7.7.3.4 饮食疗法

调节饮食,增加蛋白质、维生素、钙质的摄入量,是骨质疏松症治疗的重要措施之一。常用饮食疗法如下。

①经常饮用牛乳、豆汁、矿泉水,多食蛋黄、豆类、橘子、菠菜、萝卜等食品。

②芝麻核桃仁糊:黑芝麻250 g,核桃仁250 g,研为细末,加入白砂糖50 g。温开水调服,每日2次,每次25 g。

③黄芪虾皮汤:黄芪20 g,虾皮50 g,加水适量煨炖,加入调味品饮服,每日1次。

④排骨黄豆汤:排骨300 g,乌豆30 g,加水文火煨炖,加入调味品饮服,每日1次。

7.7.3.5 传统体育康复

久坐、久卧,缺乏运动是骨质疏松症的病因之一,因此适当增加活动能行气活血,强筋壮骨,对骨质疏松症治疗有重要意义。

1. 太极拳

太极拳是一项全身性运动,全身各大肌肉群和关节都参加活动,动作柔韧、稳定、圆活、缓慢,特别适合老年人练习。一般选择简化太极拳,练习时,体态保持舒松自然,形意相合,劲力内蓄,开始运动量宜小,逐渐加大动作幅度,延长时间,以不疲劳、身痛不增为度。每天早晚练习,每次 20 ~ 30 min。其他如五禽戏、八段锦锻炼对防治骨质疏松症也有较好的作用。

2. 日光浴

可进行全身日光浴,也可进行局部日光浴,或二者结合。

3. 矿泉浴

对于骨质疏松症患者,可选用碳酸钙泉、硫磺泉、硫化氢泉等作为治疗浴用。

7.7.4 注意事项

①调整饮食,平时应多吃含高钙及蛋白质的食物。要戒烟,少饮咖啡或浓茶。

②适量活动,活动量因人而异,每次活动后以无明显的疲劳、身痛不增为度。

③活动前要作准备活动,运动结束要作放松活动。防止各种意外伤害,特别要注意跌倒容易造成手腕、股骨等处的骨折。

④运动要坚持循序渐进,持之以恒。

7.8 老年性痴呆

老年性痴呆(alzheimer disease,AD),是一种慢性大脑退行性变性疾病。表现为记忆力、言语能力、认知功能、情感反应、人格和行为能力等的普遍减退或丧失。老年性痴呆通常起病缓慢,最初表现一般不很明显,容易被人忽视,以后在 6 ~ 12 年内症状逐渐明显、加重,最后常因肺炎、泌尿系感染、褥疮等继发疾病或衰竭死亡。我国现有 65 岁以上老年人口达 1 亿多,估算全国共有痴呆患者 700 万 ~ 800 万。老年性痴呆患者中,女性多于男性。老年性痴呆属中医"癫狂"和"痴呆"范畴。

7.8.1 病因

老年性痴呆是由多源性因素引起的,病因尚不清楚。研究表明,其主要病因集中在遗传学说、神经递质学说、病毒感染、炎症学说和头颅外伤等方面。

老年性痴呆系年老或久病,或因忧思恼怒,或饮酒饱食,或因外伤及中毒损及脑府,致使心肝脾脑受损,脏腑功能失调或虚衰,髓海空虚且痰凝血淤气滞,蒙蔽清窍,元神失用,而发为痴呆。

> **小贴士：**
> 老年性痴呆患者有三个特点：
> ①意识是清醒的；
> ②智能障碍不是先天就有的；
> ③认知障碍是全面性的，而不是单纯的失语、失用、失写等局限性脑功能障碍。

7.8.2 临床表现

老年性痴呆患者起病隐匿，常无确切起病时间和症状，早期往往不易被发现，一旦发生，即呈不可逆的缓慢进展。主要临床表现如下。

1. 记忆障碍

记忆障碍是最突出的首发症状。起初为近记忆力差，当天发生的事情、刚做过的事或说过的话转身就忘，熟悉的人记不起名字，但对多年前的事情尚能记忆。随着病程发展，远近记忆都发生障碍。

2. 认知障碍

表现为思考、判断能力下降，可看书、看报，但不能理解文章意思，学习新技术、掌握新知识能力缺乏；语言能力及社交能力下降，最后不能交谈；计算力差发展为完全不能计算；视空间定向障碍表现为上午、下午不能分辨，在家里找不到自己的房间，在病房找不到自己的病床，外出找不到回家的路等症状，最后生活完全不能自理。

3. 情感与性格改变

情感淡漠与性格改变是痴呆早期表现。之后渐渐出现不讲卫生、躁狂、失眠、幻觉、妄想、多疑、抑郁或欣快及攻击倾向等精神症状。

4. 其他伴随表现

部分病人晚期可出现癫痫、肌阵挛、轻偏瘫，以后出现无动性缄默症，卧床不起，最后常因肺炎、泌尿系感染、褥疮等继发疾病或衰竭而死亡。

7.8.3 康复保健方法

7.8.3.1 中药康复

中药内治法应有医师指导，在辨证论治的基础上进行。

（1）精气亏虚

证见年老表情呆滞，行动迟缓，记忆力明显减退，言语迟钝，说话颠倒，头摇肢颤，头晕目花，听力减退，腰膝酸软；舌质淡，苔薄白，脉细弱无力。治宜补益精气，养脑安神。方用还少丹加减。药物用熟地、枸杞子、山茱萸、肉苁蓉、杜仲、怀牛膝、巴戟天、益智仁、茯苓、运志、淮山药、石菖蒲、郁金。

（2）心脾两虚

证见神情呆滞，忧虑少欢，少语纳呆，面色苍白，体倦思卧，心悸气短；舌质淡，苔薄白，脉细弱。治宜健脾养血，补心益智。方用归脾汤合定志丸加减。药物用党参、黄芪、白术、茯神、酸枣仁、远志、当归、木香、石菖蒲、益智仁、甘草。

（3）痰浊阻窍

证见精神抑郁，表情呆钝，默默不语，或喃喃独语，哭笑无常，头重如裹，不思纳谷，脘腹胀满；舌质淡，苔白腻，脉沉滑。治宜理气解郁，化痰宣窍。方用顺气导痰汤加减。药物用茯苓、陈皮、半夏、枣仁、石菖蒲、郁金、远志、胆星。

(4)气滞血淤

证见神情淡漠，反应迟钝，寡言少语，健忘善怒，妄思不寐；舌质紫黯有淤点，苔薄白，脉涩，或沉迟。治宜行气活血，通窍醒脑。方用通窍活血汤加减。药物桃仁、红花、赤芍、川芎、石菖蒲、郁金、地龙。

7.8.3.2 针灸疗法

(1)体针疗法

依辨证选穴和手法。

选用大椎、百会、天柱、内关、神门、三阴交、足三里穴。针刺施强刺激的手法，留针 20 ~ 30 min，每日 1 次，10 次为 1 个疗程。

(2)耳针疗法

取神门、皮质下、肾、脑等穴。针刺后捻转 1 ~ 2 min，留针 20 ~ 30 min。每日 1 次。

7.8.3.3 推拿疗法

推拿治则为补气血，安神益智。基本操作手法如下。

①患者仰卧位，点按百会、内关、曲池、足三里、三阴交、涌泉。

②按揉风池、风府、气海、关元、中脘、天枢穴，再捏脊。

③患者俯卧位，推搓脊背膀胱经、督脉腧穴至发热为度。每日 1 次。

7.8.3.4 饮食疗法

中医多采取滋补肝肾、填髓健脑的中药和食物进行治疗和预防。常用饮食疗法如下。

①核桃粥：核桃 20 g，粳米 150 g，文火熬成粥。每日服 2 次。

②黑芝麻粥：黑芝麻 20 g，粳米 150 g，文火熬成粥。每日早晚服食。

③枸杞粥：枸杞 20 g，粳米 150 g，文火熬成粥。每日服 2 次。

④鲜鸽汤：鸽子 1 只，天麻 10 g，加水姜酒煲汤。隔天 1 次。

7.8.4 注意事项

①创造安静、舒适、安全的环境。避免跌伤骨折等意外事故。

②饮食宜清淡而富于营养，禁烟酒。

③加强身心锻炼，进行一些有益于身心健康活动，如散步、听音乐、读报、拼智力拼图、玩扑克牌、画画、编织等。

8 常见残障疾病的康复

近几十年来，由于医学的进步和卫生保健事业的发展，病死率不断降低，但产生功能障碍而生存下来的人也逐渐增多，加上工伤事故和交通事故的增多，导致病残、伤残等残障患者迅速增加。尤其近年来，残疾者与整个社会情况相仿，有高龄化的倾向；脑血管障碍和脑性瘫痪等中枢神经系统障碍增加，并有重度化倾向；肢体功能障碍合并精神障碍者有增多的趋势。据统计，全世界残疾者共有 6 亿左右，约占世界人口的 10%。

由此可见，今后残障疾病的康复保健工作将变得非常重要。

8.1 中风

中风(apoplexy)又称卒中，是以突然晕倒、不省人事，伴口角㖞斜、语言不利、半身不遂为主要表现，或不经昏仆仅以口㖞、半身不遂为主的一种疾病。

本病多见于急性脑血管病，如脑梗塞、脑出血、脑栓塞、蛛网膜下腔出血等病。

8.1.1 病因

中风的发生，风、火、痰、淤是其主因，病变涉及心、肝、脾、肾等脏腑。在阴阳失调的情况下偶因忧思恼怒，或以劳累、房劳等因，遂致风阳煽动，心火暴盛，风火相煽，气血上逆；或因嗜酒、恣食厚味、脾虚痰热内盛、化火动风，风阳夹痰上蒙清窍，导致脏腑功能骤然失常，阴阳之气逆乱发为闭证；若正气衰退，可致阴阳离决变生脱证。如风痰流窜经络，气血运行阻滞，则见经络失常的症状。

1. 积损正衰

年老体衰，肝肾阴虚，肝阳偏亢；或思虑烦劳过度，气血亏损，真气耗散，复因将息失宜，致使阴亏于下，肝阳鸱张，阳化风动，气血上逆，上蒙元神，突发本病。

2. 饮食不节

嗜酒肥甘，饥饱失宜，或形盛气弱，中气亏虚，脾失健运，聚湿生痰，痰郁化热，阻滞经络，蒙蔽清窍；或肝阳素旺，横逆犯脾，脾运失司，内生痰浊；或肝火内炽炼液成痰，以致肝风夹杂痰火，横窜经络，蒙蔽清窍，突然昏仆，㖞僻不遂。

3. 情志所伤

五志过极，心火暴盛，或素体阴虚，水不涵木，复因情志所伤，肝阳暴动，引动心火，风火相煽，气血上逆，心神昏冒，遂至卒倒无知。

4. 气虚邪中

气血不足，脉络空虚，风邪乘虚入中经络，气血痹阻，肌肉筋脉失于濡养；或形盛气衰，痰湿素盛，外风引动痰湿，闭阻经络，而致㖞僻不遂。

8.1.2 临床表现

1. 中风先兆

中风多因血气上逆为病，故发病之前多有眩晕、心悸、肢麻、手足乏力、舌强等先兆症状。此时如诊治及时，则可避免中风发生。

2. 中经络

中风之轻证，病在经络，未及脏腑，或脏腑功能渐见恢复，而经络气血仍然阻滞。证见半身不遂、肌肤不仁、舌强言蹇、口角㖞斜、脉弦滑等。

3. 中脏腑

中风之重症，病变深中脏腑。证见突然昏仆、神志昏昧，并见半身不遂、舌强失语、口角㖞斜等证。根据病因、病机不同，又可分为闭证和脱证。

(1)闭证

多因气火冲逆，血菀于上，肝风煽张，痰浊壅盛。证见神志昏昧、牙关紧闭、两手紧握、面赤气粗、喉中痰鸣、二便不通、脉弦滑而数。

(2)脱证

由于真气衰微，元阳暴脱。证见目合口张、手撒、遗溺、鼻鼾息微、四肢逆冷、脉象细弱等。如见汗出如油、两颧淡红、脉微欲绝或浮大无根，为真阳外越之危候。

8.1.3 康复保健方法

8.1.3.1 针灸康复

1. 基本方法

(1)中经络

1)半身不遂　治法及操作如下。

【治法】取手足阴明经穴为主，辅以太阳、少阳经穴。一般均刺病侧穴，也有先针健侧，后针病侧，即“补健侧，泻患侧”的治法，适用于病程较久者。

【主穴】上肢肩髃、曲池、手三里、外关、合谷；下肢环跳、阳陵泉、足三里、解溪、昆仑。

【配穴】除上列处方外，半身不遂可取患侧的井穴，刺出血，取接续经气之意；上肢还可轮取肩髎、阳池、后溪等穴，下肢轮取风市、阴市、悬钟等穴。病程日久，上肢可配大椎、肩外俞；下肢可配腰阳关、白环俞等。如病侧经筋屈曲拘挛者，肘部配取曲泽，腕部配取大陵，膝部配取曲泉，踝部配取太溪，乃阳病取阴之意。如言语蹇涩，加哑门、廉泉、通里；肌肤不仁，可用皮肤针叩刺患部。

【方义】风病多犯阳经，故本方以阳经腧穴为主。阳明为多气多血之经，阳明经气血通畅，正气得以扶助，使机体功能逐渐恢复。根据上下肢经脉循行路线的不同，分取手足阳经的穴位，具有调和经脉、疏通气血的作用。

【操作】中风早期，手法宜轻，以后随着疗程的延长，逐渐加重，也可先在健侧主要穴位行补法，再泻患侧穴位。

2）口角㖞斜　治法及操作如下。

【治法】取手足阳明经穴为主。初起单刺病侧，病久可左右均刺。

【主穴】地仓、颊车、合谷、内庭、太冲。

【配穴】患侧酌取牵正、水沟、四白、下关等穴。

【方义】手足阳明和足厥阴经脉，均上达头面，取地仓、颊车是近取，以调局部的经气；取合谷、内庭、太冲为远取，以调本经的经气。

【操作】地仓透颊车，捻转，泻对侧合谷，内庭、太冲用泻法。

（2）中脏腑

1）闭证　治法及操作如下。

【治法】取督脉和十二井穴为主。毫针刺用泻法或点刺出血。

【主穴】水沟、十二井、太冲、丰隆、劳宫。

【配穴】牙关紧闭配颊车、合谷；语言不利配哑门、廉泉、关冲。

【方义】本方可奏平肝息风、清火豁痰、开窍启闭之功。闭症乃由肝阳暴亢，气血上逆。取十二井穴点刺出血和泻水沟，具开闭泄热、醒脑开窍的作用；肝脉上巅，泻太冲降肝经逆气以平息肝阳。脾胃为生痰之源，痰浊壅遏，气机失宣，取足阳明经的别络丰隆，以宣通脾胃二经之气机，蠲化浊痰。“荥主身热”，劳宫为手厥阴心包之荥穴，泻之以清心泄热。

【操作】水沟向后上方刺，十二井点刺出血，手法要轻快，不宜过强而引起病人躁动，太冲、丰隆、劳宫用泻法。

2）脱证　治法及操作如下。

【治法】取任脉经穴为主。用大艾炷灸之。

【主穴】关元、神阙。

【方义】任脉为阴脉之海，关元为任脉与足三阴经之会穴，为三焦元气所出，联系命门真阳，为阴中含阳的穴位，元阳外脱，取之以救阳。神阙位于脐中，为真气所系，故用大艾炷重灸二九以回垂绝之阳。

【操作】关元大艾炷，隔姜灸，神阙用隔盐灸，直至四肢转温为止。

2. 其他针法

(1)头针法

选顶颞前斜线、顶旁1线及顶旁2线，选40~50 mm毫针平刺入头皮下，快速捻转2~3 min，每次留针30 min，留针期间反复捻转2~3次。行针后鼓励患者活动肢体。

(2)电针法

在患侧上、下肢体各选两个穴位，针刺得气后留针，接通电针仪，以患者肌肉微颤为度，每次通电20 min。本法适用于半身不遂症。

(3)水针法

选取四肢穴位2~4穴，采用复方当归注射液2~4 mL，每穴注射1 mL，隔日1次，10次为1个疗程，疗程结束，停7~10天，继续第2个疗程。本法适用于半身不遂症。

3. 拔罐法

采用小口径火罐，选取肩髃、臂臑、曲池、阳池、秩边、环跳、风市、伏兔、阳陵泉、丘墟等穴，分组轮换应用。本法适用于半身不遂症。

8.1.3.2 按摩康复

适用于中经络型病情稳定且出现偏瘫的患者。

1. 头颈部手法

①患者俯卧位，施术者双手拇指沿肩上线由内向外反复点压揉拨5~8次，然后施术者在颈部两侧做常规推拿按摩手法，如拿法、揉法、滚法、摩法、捏法等；然后用双掌挤压法挤压颈部两侧的肌肉，从大椎穴至风池穴。

②在头部采用常规推拿手法，沿头部经脉线由前至后循经按摩。可采用压法、点法、按法、揉法、钳行捏拿法、干梳头法、抓球法等。点按上星、百会、四神聪、护脑、风池、风府等穴位。其中，对双风池、风府三穴进行重点的长时间的点、压、揉颤等手法按摩。在患者可接受的情况下，手法宜重，指力直达颅内。

③具体手法为：点压风府穴时，用力方向朝向上星穴；对左右风池穴，用力方向应分别朝向对侧的额角。此手法对疏通经络和扩张脑血管，建立脑部的侧支循环系统可产生十分明显的效果。这一手法称为封三风法，此处按摩时间宜长，10 min左右为好。

2. 背腰部手法

①患者俯卧位，施术者站其侧，先在患者背部沿督脉与膀胱经由上至下施行直推、以反向两肋侧的分推，每个动作施术5~8次。

②沿膀胱经循行方向施行掌揉法、搓擦法、摩法、肘揉法等常规按摩手法，以进行大面积的宏观调整治疗。

③用拿脊法在脊柱两侧膀胱经线施术时，双手四指在前、拇指在后拿住脊柱两侧的皮肤，在腰部由下至上施行捏拿，直至肩部为止。也可在向上捏拿的同时配合提拿

法。方法是每向上捏拿4寸左右即向空中提拿1次,交替进行。施术时,手法力度适中,不可暴力施术。也可采用两手在一侧膀胱经同时使用,再左右交替治疗。

④施压脊法时,施术者右手无名指、小指弯曲,拇指压于指背侧上形成空拳,食、中二指呈钩状,用第二指骨背侧面按压在脊柱两侧的皮肤上,由上至下点压脊柱两侧华佗夹脊穴。施术8~10次,力度由轻至重。如患者体型过于肥胖,施术者可将左手按于右手背上帮助用力。施术者也可采用双手拇指压脊法,在脊柱两侧进行治疗。

⑤施颤掌压脊法时,患者俯卧位,施术者站其侧;施术者用单掌或双掌压在患者的脊柱上,从上至下,边颤边压边往下走,直到骶部为止。

⑥施滑拿肩背法时,施术者双手搭在患者两肩上,拇指放于肩井穴后方,余四指放置于肩井穴前方,捏拿肩井穴5~8次;然后,拇指在背部向下滑动,扩大捏拿面积,达到滑拿效果。

3. 臀腿部手法

①患者俯卧位,双踝下垫一个直径为10 cm的足枕。施术者的双脚分别踩在患者两腿的承扶穴与殷门穴上。双足交替踩踏双腿与双臀,并用足拇指点压环跳穴;滑踏双臀;再用双足同踩患腿,用足拇指点压承扶穴与殷门穴;然后,施术者立于床上,用单足搓踩小腿,点压承山与涌泉穴。施术者下床后采用掌指侧敲击法按摩背腰臀腿部,再用空掌叩击骶部穴位以提高神经兴奋性,可达到更好的疗效。

②患者仰卧位,对患肢的前、外、内侧进行常规手法按摩。可用推、揉、压、拿、搓、擦滚法等手法,点压气冲、伏兔、阳陵泉、足三里、三阴交等穴,并用曲髋膝法、摇髋法活动髋膝关节,防止肌肉粘连和关节强直。

4. 上肢部手法

在患者上肢部采用常规手法按摩。可用推、揉、压拿搓、擦滚等手法,点压肩俞、曲池、手三里、合谷等穴,并屈曲肘关节,上举上臂(活动肩关节),环转摇臂以防止久病不动造成肩关节周围发炎。

到此中风病的推拿康复就全部结束。患者结束治疗以后先不要下地,在床上休息10 min为好。患者回家以后在床上躺着要多做蹬空动作和活动肩肘关节,以加强锻炼。待能下地以后,练习多走路。还要手握橡胶圈锻炼手部的握力,再用手拿筷子练习夹小木块或小木棍的方法,以锻炼手部的活动能力,尽可能多做功能锻炼,可达到更好的恢复效果。

8.1.4 注意事项

①本病应重在预防,如年逾40岁,经常出现头晕头痛、肢体麻木,偶有发作性语言不利、肢体痿软无力者,多为中风先兆,应加强防治。

②针灸康复中风的疗效较显著,尤其对于神经功能的康复如肢体运动、语言、吞咽功能等有促进作用,针灸越早效果越好。治疗期间应指导患者进行瘫痪肢体的功能锻炼,并可配合推拿、理疗。中风患者应注意防止褥疮,保证呼吸道通畅。

③中风急性期,出现高热、神昏、心衰、颅内压增高、上消化道出血等情况时,应尽

快采取综合急救治疗措施。

8.2 痿证

痿证是指肢体筋脉弛缓、软弱无力，日久因不能随意运动而致肌肉萎缩的一种病证。

本病多见于脑性瘫痪、脊髓损伤、多发性神经炎、早期急性脊髓炎、小儿麻痹后遗症、肌营养不良症、周期性麻痹和癔病性瘫痪等。

8.2.1 病因

痿证是以肢体痿软、不能随意运动为主要症状的一种疾病。导致肢体痿软的原因十分繁杂，不论内伤情志、外感湿热、劳倦色欲都能损伤内脏精气，导致筋脉失养，产生痿证。

1. 肺热伤津，津伤不布

感受温热毒邪，高热不退，或病后余热燔灼伤津耗气，皆令肺热叶焦，不能布送津液以润泽五脏，遂致四肢筋脉失养，痿弱不用。

2. 湿热浸淫，气血不运

久处湿地，或冒雨露，浸淫经脉，使营卫运行受阻，郁遏生热，久则气血运行不利，筋脉肌肉失却濡养而弛纵不收，成为痿证。也有因饮食不节，如过食肥甘，或嗜酒，或多食辛辣，损伤脾胃，内生湿热，阻碍运化，导致脾运不输，筋脉肌肉失养，产生痿证的。

3. 脾胃亏虚，精微不输

脾胃为后天之本，素体脾胃虚弱，或久病成虚，中气受损，则受纳、运化、输布的功能失常，气血津液生化之源不足，无以濡养五脏，运行血气，以致筋骨失养，关节不利，肌肉瘦削而产生肢体痿弱不用。

4. 肝肾亏损，髓枯筋痿

素体肾虚，或因房色太过，乘醉入房，精损难复，或因劳役太过，罢极本伤，阴精亏损，导致肾中水亏火旺，筋脉失其营养，而产生痿证。或因五志失调，火起于内，肾水虚不能制，以致火烁肺金，肺失治节，不能通调津液以溉五脏，脏气伤则肢体失养，产生痿证。

8.2.2 临床表现

痿证以四肢筋肉弛缓无力、失去活动功能为主症。初起多有发热或不发热，继则上肢或下肢，偏左或偏右，痿软无力，重者完全不能活动，肌肉日渐瘦削，并有麻木、发凉等症状。

肺热：兼有发热、咳嗽、烦心、口渴、小便短赤、大便干燥、舌红苔黄、脉细数。

湿热：兼有身重、胸脘痞闷、小便混浊、两足发热、得冷则舒、舌苔黄腻、脉濡数。

8.2.3 康复保健方法

8.2.3.1 中药康复

1. 肺热津伤，筋失濡润

【症状】病起发热，或热后突然出现肢体软弱无力，皮肤干燥，心烦口渴，咳呛少痰，咽干不利，小便黄少，大便干燥，舌质红，苔黄，脉细数。

【治法】清热润燥，养肺生津。

【方药】清燥救肺汤加减。

2. 湿热浸淫，气血不运

【症状】四肢痿软，身体困重，或麻木、微肿，尤以下肢多见，或足胫热气上腾，或有发热，胸痞脘闷，小便短赤涩痛，苔黄腻，脉细数。

【治法】清热利湿，通利筋脉。

【方药】加味二妙散。

3. 脾胃亏虚，精微不运

【症状】肢体痿软无力，逐渐加重，食少，便溏，腹胀，面浮而色不华，气短，神疲乏力，苔薄白，脉细。

【治法】补脾益气，健运升清。

【方药】参苓白术散加减。

4. 肝肾亏损，髓枯筋痿

【症状】起病缓慢，下肢痿软无力，腰脊酸软，不能久立，或伴目眩发落，咽干耳鸣，遗精或遗尿，或妇女月经不调。甚至步履全废，腿胫大肉渐脱。舌红少苔，脉细数。

【治法】补益肝肾，滋阴清热。

【方药】虎潜丸加减。

8.2.3.2 针灸康复

1. 毫针刺法

【治法】以取阳明经穴为主，上肢多取手阳明，下肢多取足阳明（参阅中风半身不遂治法）。属于肺热及湿热者，单针不灸，用泻法，或兼用皮肤针叩刺；肝肾阴亏者，针用补法。

【选穴】上肢肩髃、曲池、合谷、阳溪；下肢髀关、梁丘、足三里、解溪。

【随证配穴】肺热配尺泽、肺俞 、大椎；湿热配阴陵泉、脾俞；肝肾阴亏配肝俞、肾俞、悬钟、阳陵泉。

2. 皮肤针

用皮肤针叩刺上述阳明经穴。上肢加夹脊（3～5 椎），下肢加夹脊（13～21 椎）。病变部位腧穴须反复叩刺。

3. 水针

【选穴】肩髃、曲池、手三里、外关、髀关、足三里、阳陵泉、绝骨。

【方法】采用维生素 $B_1$100 mg、$B_6$50 mg、B_{12}100 mg 等注射液注射于上列穴位，每次 2 ~ 4 穴，每穴注入 0.5 ~ 1 mL，隔日一次，10 次为 1 个疗程。

8.2.4 注意事项

①痿证多属五脏内伤，精血受损，阴虚火旺，一般是热症、虚证居多，虚实夹杂者亦不鲜见，实证、寒症则较少。

②痿证虽以内热为本，而此热又多与肺热有关，但由于以上病因均能伤及五脏而产生五痿，是故对本病兼挟之证，也不可等闲视之。常见的如痰湿、死血、湿热、温邪、积滞等都要兼顾及之。

③内伤成痿，渐至于百节缓纵不收，脏气损伤已可概见，故本病多数沉痼难治。若感外邪伤筋成痿，或可骤发，但亦非轻易，务必及时救治，免成痼疾。

8.3 脑性瘫痪

脑性瘫痪(cerebral palsy，CP)简称脑瘫，是小儿从出生前至出生后 1 个月内，因各种原因所致的非进行性脑损伤综合征。主要表现为中枢性运动障碍及姿势异常，同时经常伴有不同程度的智力障碍、语言障碍、癫痫及视觉、听觉、行为和感知异常等等多种障碍。

脑性瘫痪属于中医“五迟”、“五软”范畴。

8.3.1 病因

常为出生前、出生时、出生后 1 个月内有早产、低体重、窒息、血型不合、胎儿发育不良等高危因素。脑的损伤是永久性的、固定的，而由此引起的症状却是可变化的。基本病理变化为大脑皮质神经细胞变性、坏死、软化、纤维化、萎缩、脑沟增宽、脑白质丧失以及由于各种先天畸形等而导致的大脑功能失调。

8.3.2 临床表现

8.3.2.1 脑瘫的早期表现

一般指生后 0 ~ 6 个月或 0 ~ 9 个月间患儿的主要表现，具体如下。

①患儿易于激惹，持续哭闹或过分安静，哭声微弱，哺乳吞咽困难，易呕吐，体重增大不良。

②肌张力低下，自发运动减少。

③身体发硬，姿势异常，动作不协调。

④反应迟钝，不认人，不会哭。

⑤大运动落后，如不会翻身，不会爬，拇指内收握拳不会抓握。

⑥经常有惊厥发作。

8.3.2.2 根据运动障碍的性质分型

1. 痉挛型(spastic type)

肌张力增高,肢体活动受限,被动运动阻力增高,有折刀样痉挛,腱反射亢进,病理反射阳性。

2. 手足徐动型(athetoid type)

在肌张力增高的基础上出现频率低于2 Hz的各种各样持续缓慢的蚯蚓样蠕动,可呈现各种异常的姿势,主要影响肢体远端,一般上肢重于下肢,主动用力和紧张时症状加重,放松时症状可消失。另外,也可表现为肌张力变化不定,肌张力在过低或过高之间波动,经常表现运动意愿和运动结果不一致,有不随意运动,病理反射一般为阴性,侧弯反射经常为阳性,常伴有构音障碍。

3. 共济失调型(ataxia type)

由于神经系统损伤而引起的运动不协调和平衡障碍。其他伴有辨距不良、意向性震颤和眼球震颤,在运动中表现为低张力性。

4. 混合型

即具有上述类型两种或以上特点者,常为锥体系和锥体外系或小脑均受损引起。

5. 其他型别

其他型别较少见,例如弛缓型是以肌张力低下为主;强直型表现为运动阻力明显增高,呈铅管样强直;震颤型是以肌肉出现静止性震颤为主。

8.3.3 康复保健方法

8.3.3.1 中药康复

中药康复一般需辨证施治,肝肾不足型的滋补肝肾;脾肾两虚型的健脾益肾;心血不足型的补血养心;寒凝血滞型的温经通络。下面介绍几个经验方。

1. 脑瘫灵

适用于各型脑瘫患儿。由党参、丹参、黄芪、赤白芍、厚朴、当归、枸杞子、杜仲、猪脊髓、兔脑髓、川芎、三七粉、羊胫骨组成,经煎取汁浓缩干燥而成。成人和儿童(大于等于12岁)每次服1包(10 g),温开水送服,每日3次;大于等于3岁而小于12岁的患儿每次半包,每日3次;小于3岁者每次1/3包,每日3次。同时随证加服其他相应药物。共治疗46例脑瘫患儿,痊愈6例,显效15例,好转23例,无效2例。(雷正荣:《脑瘫灵的临床观察运用》,载《中国中医急症》,1997(1),18页)

2. 治五迟方

鹿角、党参、牛膝各6 g,枸杞子、熟地黄、茯苓、当归、白芍、山药、菟丝子各10 g,水煎服,每日1剂。

3. 行迟散

干生地黄、酸枣仁(酒浸去皮炒香)、肉桂、白茯苓、防风、当归、川芎、牛膝等份研末,每服4.5 g,以粥调饮,次入好酒数滴再调,食前服,每日2次。

4. 补天益气养阴安神散

龟甲胶、炒枣仁、麦冬各 30 g,鹿角胶、枸杞子、山萸肉、当归、五味子、盐炒黄柏、菖蒲、土茯苓、炒白术各 20 g。将上药轻焙干,共研细末,3 ~5 岁者每服 3 ~5 g,6 ~10 岁者每服 6 g,日服 2 次,白开水冲服。

8.3.3.2 针灸康复

1. 刺灸法

(1)毫针法

选百会、大椎、四神聪、悬钟、足三里、合谷等穴,语言障碍配通里、廉泉、金津、玉液,颈瘫配天柱,上肢瘫配肩髃、曲池,下肢瘫配环跳、阳陵泉,智力迟钝配通里,耳聋配听宫、听会。方法:毫针刺法,虚证用补法,加灸;实证用泻法。每日 1 次,留针 30 min,10 次为 1 个疗程。

(2)头针法

选穴采用标准化方案,选额中线、顶颞前斜线、顶中线、顶旁 1 线、顶旁 2 线、颞后线、额中线、枕下旁线等。方法:每次视具体病情选 2 ~3 线(区),每日 1 次,每次留针 60 min,10 次为 1 个疗程。

(3)耳针法

选枕、皮质下、心、肾、交感、神门等穴,毫针刺或压丸均可。

2. 拔罐法

取肩井、曲池、肾俞、环跳、承山,两侧交替,隔日 1 次,每次拔 3 ~5 min。10 次为 1 个疗程,疗程中间休息 3 ~5 天。

8.3.3.3 按摩康复

补脾经 300 次,补肾经 300 次,揉中脘 100 次,摩腹 5 min,按揉足三里 100 次,按揉百会 100 次,按揉膀胱经第一侧线上的背腧穴 3 遍,揉脊 5 遍,捏脊 3 遍,擦督脉及膀胱经第一侧线至皮肤发红为止。

上肢部按揉肩三针、曲池、合谷各 1 min,拿上肢 3 遍。

下肢部揉环跳、承扶、委中、阳陵泉各 1 min,弹拨腹股沟及足太阳膀胱经穴位,摇髋关节 1 min,踝关节被动屈曲及背伸 10 遍,拿跟腱 3 遍。

患儿每天治疗 1 次,30 次为 1 个疗程,一般需治疗 3 ~6 个月。(潘云华:《推拿治疗小儿脑性瘫痪 20 例》,载《上海中医药杂志》,2000(9))

8.3.3.4 现代康复方法简介

脑瘫康复常用的方法除以上传统康复手段之外,还可根据情况使用现代康复手段。

(1)运动疗法

运动疗法可增强肌力、维持关节活动范围,常用的有 Bobath 法、Rood 法、Vojta 法等。

(2)作业疗法

有针对性地从日常生活活动、学习劳动、认知活动中选择一些作业项目,对患儿进行训练。原则是:早期发现,早期治疗;促通和抑制训练并用;保持正确性和对称性;加强调节和平衡能力;家庭指导和治疗师训练相结合;训练需要与游戏相结合,提高兴趣。

(3)语言障碍治疗

目的是提供语言刺激,激发患儿对语言运动的兴趣,协助患儿建立、提高交往技能,以应付日常生活及学习的需要。要取得良好的效果应请专科言语治疗师进行训练。

(4)矫形器、拐杖、轮椅等助行器的应用

脑瘫患儿应用矫形器的目的是帮助负重,保持良好肢位,起到局部稳定作用,预防和纠正肢体挛缩变形,控制不随意运动,改善坐、站立和步行能力。

另外,还有心理治疗、教育康复、物理疗法和引导式教育等,都是现代发展起来的有效的脑瘫康复方法。

8.3.4 预防

1. 孩子出生前

①孕妇要积极进行早期产前检查,做好围产期保健,防止胎儿发生先天性疾病。

②应戒除不良嗜好,如吸烟、饮酒,不能滥用麻醉剂、镇静剂等药物。

③预防流感、风疹等病毒感染,不接触猫、狗等。

④避免与放射线等有毒有害物质接触及频繁的 B 超检查。

2. 胎儿出生时(即分娩过程中)

因分娩引起的胎儿窒息和颅内出血是造成小儿脑瘫的一个重要原因。应预防早产、难产。医护人员应认真细致地处理好分娩的各个环节,做好难产胎儿的各项处理。

3. 胎儿出生后

一个月内要加强护理、合理喂养,预防颅内感染、脑外伤等。

4. 应尽早作产前检查的情况

①大龄孕妇(35 岁以上)或男方 50 岁以上。

②近亲结婚。

③有不明原因的流产、早产、死胎及新生儿死亡史。

④孕妇智力低下或双方近亲有癫痫、脑瘫及其他遗传病史。如果怀孕早期发现胎儿异常,应尽早终止妊娠。

8.4 脊髓损伤

脊髓损伤(spinal cord injury,SCI)是由各种不同伤病因素引起的脊髓结构或功能损害，造成损伤水平以下运动、感觉、自主功能的改变。涉及两下肢或全部躯干的损伤称为截瘫（paraplegia），四肢躯干部分或全部均受累者称为四肢瘫（quadriplegia）。根据致病因素，脊髓损伤分为外伤性及非外伤性脊髓损伤。

8.4.1 原因

主要有交通事故（约占 45.4%）、高空坠落（占 16.8%）、运动损伤（占 16.3%）和暴力（占 14.6%）。每年发生率为 721 人/ 100 万人口。SCI 患者主要是男性，男女比例为 2.4 ~4∶1。

脊髓损伤分完全性脊髓损伤、不完全性脊髓损伤和马尾损伤三种。

8.4.2 临床表现

有脊髓休克、运动及感觉障碍、体温控制障碍、痉挛、排便功能障碍、性功能障碍等。

（1）直肠指检

直肠指检是判断深部肛门感觉或肛门黏膜皮肤交界处感觉存在，对判断脊髓是完全损伤还是不完全损伤非常重要。完全损伤则骶段最下部感觉或运动功能丧失，如果感觉或运动功能存在则为不完全损伤，被认为是骶部保留（sacral sparing）。不完全损伤的骶部保留，与肢体的运动功能改善密切相关。

（2）脊髓损伤程度的评定

采用美国脊髓损伤学会（ASIA）的损伤分级，如表 8.1 所示。

表 8.1 美国脊髓损伤学会（ASIA）的损伤等级

损伤程度	临床表现
A = 完全损伤	在骶区节段 S4 ~ S5 无感觉或运动功能
B = 不完全损伤	在受损水平以下和骶区节段 S4 ~ S5，有感觉功能但无运动功能
C = 不完全损伤	在受损水平以下，运动功能存在，大多数的关键肌群肌力低于 3 级
D = 不完全损伤	在受损水平以下，运动功能存在，大多数的关键肌群肌力大于或等于 3 级
E = 正常	感觉和运动功能正常

8.4.3 康复保健方法

脊髓损伤患者的康复应以增强全身正气、改善体质、预防并发症和尽可能促使瘫痪部位恢复功能为目的，以扶正固本、强壮筋骨、疏通经络为原则。康复保健方法的选用，应以传统体育康复法为主要手段促进瘫痪肢体的功能，同时通过调摄情志、娱乐活动等方法以调神，采用针灸、饮食、药物康复手段以调形，综合运用，促使病人在心理和功能活动上同时获得康复。

8.4.3.1 传统体育康复

1. 气功

练习卧位放松功为主。

方法：意守小腹，自然深呼吸。同时意念集中于瘫痪部位，由上到下反复想象肌肉放松，并闭目默念“松”字。经过一段时间练习后，意念能随意放松和集中，在心中默念“动”字，从远端大拇指动起，逐渐向上扩大范围，同时也可配合被动运动。后期可练内养功、站桩功、强壮功等。

2. 功能型运动

训练功能性活动（床上运动、轮椅推进和转移）与一般的训练项目一同进行。可在独立、监护、帮助或依赖情况下进行的活动，其选择与身体的功能状况有关。脊柱固定装置可延缓一定活动的训练。

（1）基本原则

①技巧由简单到复杂。

②将整个作业分解成简单的部分，然后将这些部分重组为整体。

③运用身体非瘫痪部分（如头和肩）的冲力和肌肉的代偿，来增强瘫痪肌群、瘫痪的躯干和腹肌的力量。患者摆动上肢从一侧到另一侧，能帮助翻身（从仰卧到侧卧）。

④训练中可用身体重量作为阻力。训练需要仰卧、侧卧、长坐位、短坐位、半坐位和在轮椅上进行。

⑤肌群应在功能性体位训练。

（2）训练步骤

1）床上训练　在脊椎受伤后的卧床阶段即可进行床上锻炼，以上肢和腰背的肌肉锻炼为主，运动量由小到大，由弱到强。脊椎已愈，可再加起坐、转身等训练。上肢锻炼可作上举、外展、内收、屈伸等活动。还可作太极拳中云手、倒卷肱等单式，重复练习。必要时可辅以哑铃、拉簧，或双手握住头上横杆作双臂引体向上。通过上肢肌肉力量的增强，可由上肢活动带动下肢活动。

2）坐位练习　练习顺序为：被动坐、靠坐、扶坐、自坐，进而练习坐位的各种运动。腹背肌锻炼可作仰卧抬高腰背或俯卧头背向上仰的锻炼。其他还可作提臀、振腹、全身翻动等训练。如果下肢丧失运动功能，那么下肢一般进行被动活动，除了由医务人员或家属帮助病人作下肢屈伸、抬举活动外，也可用器械协助下肢运动。一般每日 2 次，每次 30 min。

3）离床训练　包括以下 3 步。

①站立。按扶床站立→靠斜板站立→靠墙站立→扶双杠站立→扶拐站立→扶人站立→独立站立的顺序进行锻炼。锻炼时应有医务人员照顾保护，以防摔倒。

②上下轮椅车的锻炼。

③行走训练。按扶双杠走→扶行走车走→扶双拐走→扶双棍走→扶单棍走→独

立行走的顺序锻炼行走功能。在锻炼时也必须有专人保护，防止摔倒。特别注意在膝部和腰部的支持，以防膝软而发生的屈曲跌倒。但部分病人必须穿着特殊的支具并扶拐才能行走。

以上锻炼一般每天1 h左右，扶拐步行可用“四点步”，即迈左腿出右拐，迈右腿出左拐。也可用“摆至步”，即两拐同时摆前一步，两腿再跟上。

8.4.3.2　调摄情志康复

情志因素，既是引起或加重某些截瘫的原因，更是影响康复的重要因素。特别是一些患永久性瘫痪而被宣判终生残废的病人，常因久治无效丧失信心，有的更因生活不能自理，加上周围环境的影响，产生悲观、绝望、忧郁、哀伤的情绪，这通常是康复过程的最大障碍，必须首先设法排除。

康复人员应对病人及其家属进行深入的思想工作，讲明截瘫的发生原因、可能产生的后果，强调对本病进行认真、耐心的康复医疗十分必要，使病人及其家属认识到只要有信心，充分发挥主观能动性，采用持之以恒的康复医疗方法，就可以最大限度地恢复生活和工作能力。对部分不善于控制自己思想、顾虑过重、焦躁不安或极度悲观的病人，在进行心理开导的同时，可指导病人学会自我调节，以松弛精神。同时要求家庭和社会各方面给予充分的支持，关心病人，避免在情绪上的各种不良刺激。此外，还可组织病人进行多种娱乐活动，以调摄精神情志。对尚未恢复的功能，应尽可能采用补偿措施，如用轮椅、支架等，以减轻病人思想上的负担和压力，并有助于生活能力的恢复。

8.4.3.3　针灸康复

1. 取穴

下肢可取环跳、殷门、阳陵泉、足三里、承山、昆仑、三阴交、解溪、肾俞、次髎等，上肢可取肩髃、曲池、外关、阳溪、合谷等穴，此外可取华佗夹脊穴。

2. 针法

宜用弱刺激，留针时间较长，还可配合经络走向施行梅花针，每4～5天1次，针后还可加灸。特别是二便失禁者，可用温针法。

(1)头皮针法

如病人肢体出现神经痛，可采用体针和“头皮针”结合的方法。头皮针的针刺部位，由肢体痛的对侧耳尖向百会穴连线的中点向头前方1.5 cm处斜刺进针，脚痛时可向百会方向连续斜刺，或换几个方向试刺，以找到有效的针刺点。体针则以肢体疼痛部位的阿是穴为主。

(2)耳针法

可取臀、腰椎、膝、踝等穴，每次取2～3穴，留针1 h，或用皮内针埋针、王不留行外贴耳穴法。

(3)其他针法

还可采用电针、激光针、微波针、水针等。也可用功能性电刺激法，对于防止肌肉皮用性萎缩,增进肌力,恢复站立和部分行走功能均有一定效果。

8.4.3.4 按摩康复

推拿以点穴和经络按摩为主。

1. 点穴

下肢瘫痪主要取气冲、环跳、居髎、风市、足三里、阳陵泉、血海、委中、承山、太溪、昆仑等穴,配合肾俞、命门、腰眼、八髎穴。如有上肢瘫痪,加用肩髃、肩贞、曲池、尺泽、少海、手三里、合谷等穴。

2. 经络按摩

沿督脉、华佗夹脊穴,施用滚、按、揉、推等手法,手法宜平稳,由轻而重,在病人适应后逐渐加大力量。可从肢体远心端推到近心端。如瘫痪部位的肌肉已有一定的自主活动,推拿手法可渐加重,常用搓、摇、滚、拿等手法及揉掐肌肉法、捶拍肢体法,并加强对患肢作被动运动。推拿最后作揉、摩、滚、掌推等手法,由远端到近端,以放松肌肉,疏通血脉。

患者也可利用健康的上肢在帮助患肢作被动活动时结合进行自我按摩。

8.4.3.5 饮食康复

可选用补益脾胃、强壮筋骨、温通督脉的饮食,多用血肉有情之品,取用动物的脊髓、脊骨煮汤或煮粥,如羊脊骨粥等。还可食用鹿肉、龟肉,或选黄芪煲蟒蛇肉、冰糖炖龟血等药膳。适量饮用十全大补酒、五加皮酒、史国公酒等。

8.4.3.6 药物康复

1. 内治法

肝肾亏虚证,宜补益肝肾,以健步虎潜丸、六味地黄丸加减。若兼有痰血阻络,可加用赤芍、归尾、桃仁、延胡等;若大便秘结,可加用麻仁、柏子仁等;若小便癃闭,可加用肉桂、车前子、川牛膝;若二便失禁,可加用金樱子、诃子、乌梅、益智仁等;如属肝肾阴阳两虚者,可用河间地黄饮子。瘀淤阻络证,宜化瘀逐瘀通络,以接骨丹加减,也可试用大活络丹。

2. 外治法

小便癃闭,可用粗盐 1 斤炒热,加葱白三茎,切碎同炒至香味出,用布包熨下腹部。

8.4.3.7 沐浴康复

较简单的方法是温水浴,即病人全身浸泡于 39 ~ 40 ℃的温水中,每次 20 min 左右。在水中可作瘫痪肢体的主动和被动活动,并可进行按摩或自我按摩。由于水的浮力作用,瘫痪肢体的活动较为省力。如有条件,可进行温泉水浴,如一般温泉 39 ~ 40 ℃,全身浸浴 15 ~ 20 min;碳酸泉 39 ~ 40 ℃,浸浴 20 ~ 30 min。也可全身浴或半身浴交替进行,10 ~ 15 天为 1 个疗程。此外,还可用番木鳖 15 g、桃仁 15 g、红花 15 g、骨碎补 15 g、五加皮 12 g、桂枝 10 g、细辛 5 g,加水煎液,浸泡瘫痪的下肢,每日 1 次,每次 20 ~ 30 min。

除以上介绍的方法外,还可用38~45 ℃的热砂覆盖患肢。每日1次,每次20~30 min。或用坎离砂疗法、蚕砂炒热外敷法、酒醋疗法、日光疗法等,均有助于肢体经络的疏通和气血的运行。

8.4.4 注意事项

在运动锻炼中要循序渐进,如出现下肢浮肿、皮下出血,可注意卧床时抬高下肢,必要时用弹性绷带加压包扎足部小腿后再锻炼。如发现膝关节肿胀,有积液,可配合外敷药物和适当休息,加服舒筋活血类药物。

此外,可作衣、食、住、行等生活能力的训练,以帮助患肢功能恢复。

8.5 面瘫

面瘫亦称口眼㖞斜、面神经麻痹,俗称"歪嘴巴"。有周围性和中枢性两种。

8.5.1 病因

正气虚弱,面部感受寒冷刺激以及中风后遗症,或失血过多,血不养筋所致。现代医学认为周围性面瘫多由急性非化脓性茎乳突孔内的面神经炎所引起。面部受冷风侵袭常为诱因,中枢性面瘫因脑血管疾病或脑肿瘤等原因而发生。

8.5.2 临床表现

周围性面瘫发病突然,初起有耳后部疼痛,继则面部表情肌瘫痪而出现额纹消失、眼不能闭合、鼻唇沟平坦、嘴巴歪向对侧、进食时食物常嵌在齿颊间等现象,并可有同侧舌前2/3味觉减退及听觉过敏。中枢性面瘫仅限于脸部下面的肌肉瘫痪,故皱额、蹙眉皆无障碍,且常有一侧上下肢体瘫痪。

8.5.3 康复保健方法

8.5.3.1 针灸康复

1. 毫针法

【治法】以手足阳明经为主,手足少阳为辅。采取局部近取与循经远取相结合的方法。初起宜浅刺,一周后酌予平刺透穴或斜刺。

【主穴】风池、翳风、颊车、地仓、合谷、太冲。

【随证配穴】鼻唇沟平坦配迎香、口禾髎;鼻中沟歪斜配水沟;颏唇沟歪斜配承浆;目不能合配阳白、攒竹或申脉、照海;面颊板滞配四白、巨髎。

2. 水针

【方法】用维生素B_1 100 mg或B_{12} 100 μg微克注射液注射翳风、牵正等穴,每穴0.5~1 mL,每日或隔日1次。

3. 电针

【方法】选取面部穴针刺后,采用断续波或疏密波,通电10~15 min以瘫痪肌肉出现收缩现象为好，每日或隔日 1 次。

4. 皮肤针

【方法】用皮肤针叩刺阳白、太阳、四白、牵正等穴，使轻微出血，用小罐吸拔 5 ~ 10 min，隔日 1 次。本法适用于发病初期或面部有板滞感觉等面瘫后遗症。

5. 穴位敷贴

【方法】将 0.3 ~ 0.6 g 马钱子锉成粉，撒于膏药或胶布上，贴在患侧的下关穴，隔 2 ~ 3 日更换一次，一般需更换 4 ~ 5 次。

8.5.3.2 推拿治疗

按摩康复原则：舒筋通络，活血化淤。

【取穴】印堂、睛明、阳白、迎香、下关、颊车、地仓、风池、合谷。

【手法】一指禅推法、按法、揉法、擦法、拿法。

【操作方法】以患侧颜面部为主，健侧作辅助治疗。具体操作方法如下。

①受术者取仰卧位，施术者在受术者一侧，用一指禅推法自印堂、阳白、睛明、四白、迎香、下关、颊车、地仓作往返治疗，并可用揉法或按法先患侧后健侧，再配合应用擦法治疗。在手法操作时应防止颜面部破皮。

②受术者取坐位。施术者站于受术者背后，用一指禅推法施于风池及项部，随后拿风池、合谷，结束治疗。

8.5.4 注意事项

①面神经麻痹有周围性和中枢性两种，应注意鉴别。

②本病初起时针刺不宜过强。

③治疗期间避免风吹受寒，面部可作按摩和热敷。

④防止眼部感染，可用眼罩和眼药水点眼每日 2 ~ 3 次。

8.6 痹证

痹证是由于风、寒、湿、热等外邪侵袭人体，闭阻经络，气血运行不畅所导致的，以肌肉、筋骨、关节发生酸痛、麻木、重着、屈伸不利，甚或关节肿大灼热等为主要临床表现的病证。

本病多见于颈椎病、肩周炎、风湿性关节炎、腰椎间盘突出症、坐骨神经痛等病。

8.6.1 病因

痹证主要是由于正气不足，感受风、寒、湿、热之邪所致。内因是痹证发生的基础。素体虚弱，正气不足，腠理不密，卫外不固，是引起痹证的内在因素。因其易受外邪侵袭，且在感受风、寒、湿、热之邪后，易使肌肉、关节、经络痹阻而形成痹证。

1. 风寒湿邪，侵袭人体

由于居处潮湿、涉水冒雨、气候剧变、冷热交错等原因，以致风寒湿邪乘虚侵袭人体，注于经络，留于关节，使气血痹阻而为痹证。由于感邪偏盛的不同，临床表现也就有所差别。

2. 感受热邪，或郁久化热

感受风热之邪，与湿相并，而致风湿热合邪为患。素体阳盛或阴虚有热，感受外邪之后易从热化，或因风寒湿痹日久不愈，邪留经络关节，郁而化热，以致出现关节红肿疼痛、发热等症状，而形成热痹。

8.6.2 临床表现

1. 风寒湿痹

(1)行痹

肢体关节酸痛，游走不定，关节屈伸不利，或见恶风发热，苔薄白，脉浮。

(2)痛痹

肢体关节疼痛较剧，痛有定处，得热痛减，遇寒痛增，关节不可屈伸，局部皮色不红，触之不热，苔薄白，脉弦紧。

(3)着痹

肢体关节重着，酸痛，或有肿胀，痛有定处，手足沉重，活动不便，肌肤麻木不仁，苔白腻，脉濡缓。

2. 风湿热痹

关节疼痛，局部灼热红肿，得冷稍舒，痛不可触，可病及一个或多个关节，多兼有发热、恶风、口渴、烦闷不安等全身症状，苔黄燥，脉滑数。

8.6.3 康复保健方法

8.6.3.1 中药治疗

1. 行痹

治法：祛风通络，散寒除湿。方药：防风汤加减。方中以防风、麻黄祛风散寒；当归、秦艽、肉桂、葛根活血通络，解肌止痛，并有治风先治血、血行风自灭之意；茯苓健脾渗湿，姜、枣、甘草和中调营。

2. 痛痹

治法：温经散寒，祛风除湿。方药：乌头汤加减。方中以乌头、麻黄温经散寒，除湿止痛；芍药、甘草缓急止痛；黄芪益气固表，并能利血通痹。本症也可以采用乌附麻辛桂姜汤加减。方中以制川乌、附子、干姜温经散寒止痛；麻黄、细辛、桂枝散寒疏风除湿；甘草调和诸药。

3. 着痹

治法：除湿通络，祛风散寒。方药：薏苡仁汤加减，方中用薏苡仁、苍术健脾除湿；羌活、独活、防风祛风胜湿；川乌、麻黄、桂枝温经散寒除湿；当归、川芎养血活血；生姜、甘草健脾和中。

4. 风湿热痹

治法：清热通络，祛风除湿。方药：白虎桂枝汤加味。方中以白虎汤清热除烦，养胃生津,桂枝疏风通络。可加银花藤、连翘、黄柏清热解毒,海桐皮、姜黄、威灵仙、防己、桑枝活血通络,祛风除湿。皮肤有红斑者,酌加丹皮、生地、地肤子、赤芍等凉血散风。本证亦可选用《温病条辨》所载的宣痹汤。方中以防己、蚕砂、苡仁、赤小豆祛风除湿,疏利经络;连翘、山栀、滑石清热利湿。

5. 验方

①稀莶草、臭梧桐各 15 g,水煎服,适用于风寒湿痹。

②络石藤、秦艽、伸筋草、路路通各 12 g,煎服,适用于风寒湿痹。

③稀莶草 15 g,白术、苡仁各 12 g,水煎服,适用于风寒湿痹。

④海风藤、老鹳草、五加皮、常春藤、桑枝等任选 1 ~ 3 种,各 9 ~ 12 g,可用于风寒湿痹。

8.6.3.2 针灸康复

1. 毫针

【治法】根据痹证性质、发病部位,分部循经取穴,行痹、热痹用毫针泻法浅刺,并可用皮肤针叩刺;痛痹多灸,深刺留针,疼痛剧烈者可兼用揿针或隔姜灸;着痹针灸并施,或采用温针、皮肤针和拔罐法。

【主穴】行痹配膈俞、血海;痛痹配肾俞、关元;着痹配足三里、商丘;热痹配大椎、曲池。

【分部】肩部配肩髃、肩髎、臑俞;肘部配曲池、合谷、天井、外关、尺泽;腕部配阳池、外关、阳溪、腕骨;背脊配水沟、身柱、腰阳关、夹脊;髀部配环跳、居髎、悬钟;股部配秩边、承扶、风市、阳陵泉;膝部配犊鼻、梁丘、阳陵泉、膝阳关;踝部配申脉、照海、昆仑、丘墟。

2. 刺络拔罐

用皮肤针重叩背脊两侧或关节局部,使叩处出血少许,并加拔火罐。本法适用于热痹关节肿痛。

3. 水针

采用当归、丹皮酚、威灵仙等注射液,注射于肩、肘、髋、膝部位穴,每穴 0.5 ~ 1 mL。注意勿注入关节腔,每隔 1 ~3 日注射 1 次,10 次为 1 个疗程。每次取穴不宜过多。如为多发性关节病变,可选取重点部位注射,以后轮换进行。

4. 电针

选用上述处方 4 ~6 穴,进针得气后,予以通电,先用密波,5 min 后改疏密波,通电时间为 10 ~20 min。隔日 1 次, 10 次为 1 个疗程,疗程结束,间歇 1 周,根据病情决定继续电针,或采用其他针法。

8.6.4 注意事项

①加强体质锻炼,避免居住在潮湿环境,注意冷暖,防止外邪侵袭,对预防痹证的发生有一定的作用。

②痹证的预后虽为良好,但病情缠绵,且感受外邪后易引起复发。病久痰淤痹

阻,出现关节畸形,以及内舍脏腑,引起心痹者,则不易恢复,预后较差。

③治疗的基本原则是祛风、散寒、除湿、清热,以及舒经通络,应根据病邪的偏胜而酌情更用。痹证日久则应根据正气亏损的不同而采用益气养血、补养肝肾、扶正祛邪,标本兼顾。

8.7 颈椎病

由于颈椎间盘变性、颈椎骨质增生,刺激或压迫了周围的神经、血管等组织而引起相应的一系列临床表现,称为颈椎病。颈椎病发病率约为10%。

8.7.1 病因

颈椎间盘生理性退变、慢性劳损、颈椎先天性畸形、不适当的治疗及锻炼、急性损伤和陈旧性损伤等,是其发病原因。

8.7.2 临床表现

颈椎病一般分为神经根型、脊髓型、椎动脉型、交感神经型、混合型五个类型。

1. 神经根型

此型约占60%,是最常见的一个类型。它是由颈椎增生、椎间盘突出、小关节增生压迫或刺激了神经根,致神经根水肿、炎症、粘连,而引起一系列临床表现。

【症状】颈僵不适、活动受限,头、枕、颈、肩及臂痛、酸,手臂有触电样、针刺样串麻。

【体征】颈椎棘突、横突、冈上窝、肩胛内上角和肩胛下角有压痛点,压顶试验阳性,臂丛牵拉试验阳性,低头试验和仰头试验阳性,手肌肉萎缩,上肢皮肤感觉异常。

【X线平片】正、侧、双斜位可见生理曲度异常,椎体前后缘增生,椎间隙狭窄,钩椎关节增生,小关节增生,前纵韧带、项韧带钙化,椎间孔狭窄。

2. 脊髓型

此型占10%~15%,是颈椎病中最重的一种类型。由于起病隐匿、症状复杂,常被漏诊和误诊。主要由发育性椎管狭窄、颈椎后缘增生、椎间盘病变(膨出、突出、脱出)压迫脊髓而产生症状。这一类型致残率高,应引起重视。

【症状】根据脊髓受压的部位和程度不同,而症状不同。症状多从下肢开始,逐渐发展到上肢。常见下肢无力、酸胀、小腿发紧、抬腿困难、步态笨拙、上下肢麻、束胸感、束腰感、手足颤抖。严重者大小便失控,出现单瘫、截瘫、偏瘫、三肢瘫、四肢瘫(均为痉挛性瘫痪)。

【体征】上下肢肌紧张,肱二头肌、肱三头肌腱反射亢进或减弱(前者病变在颈高位,后者在低位),膝、跟腱反射亢进,腹壁反射、提睾反射、肛门反射减弱或消失,Hoffmann征、Rossollimo征、Babinski征等病理反射阳性,踝阵挛阳性,低、仰头试验阳性,屈颈试验阳性。

【X线平片】侧位或断层检查，有颈椎后缘增生、椎间隙狭窄，椎管狭窄（椎管矢径与椎体矢径之比值小于0.75），断层见后纵韧带钙化。

【MRI检查】颈椎曲度异常，椎体后缘增生，椎间盘膨出、突出、脱出，硬膜囊或脊髓受压变形，少数TW_2像见脊髓内高信号（说明脊髓有局灶性缺血或水肿）。

3. 椎动脉型

此型占10%～15%，由于钩椎关节增生、椎关节失稳、小关节松动和移位，刺激或压迫椎动脉致椎动脉痉挛、狭窄；随年龄增大，椎动脉弹性减退、血管相对长度增加，加上椎间盘变性、椎间隙狭窄、颈段高度缩短使椎动脉弯曲、扭结，血流缓慢以致椎基底动脉供血不足。

【症状】发作性眩晕（可伴有恶心、呕吐）、耳鸣、耳聋、突然摔倒等椎基底动脉供血不足的症状，症状的出现和消失与头部位置有关。

【体征】椎动脉扭曲试验阳性，低、仰头试验阳性。

【X线平片】钩椎关节增生、小关节增生向前突入椎间孔内。

【椎动脉造影】72%～85%有椎动脉弯曲、扭转等。

4. 交感神经型

此型约占10%。由于颈椎椎体或小关节增生、后纵韧带钙化等原因，刺激了颈交感神经而出现的症状。它常与椎基底动脉供血不足同时存在，因为颈椎动脉周围有交感神经网，当受到刺激时血管痉挛而产生缺血，出现椎基底动脉供血不足的症状。也有学者认为交感神经型与椎动脉型的症状相似，两者很难鉴别。

【症状】枕、颈痛，偏头痛，头晕，恶心，呕吐，心慌，胸闷，心前区疼痛，血压不稳，手肿，手麻，怕凉，视物模糊易疲劳，失眠等。

【体征】心率过速、过缓，血压高低不稳，低头和仰头试验可诱发症状产生或加重。

【X线平片】颈椎退行性改变。

5. 混合型

上列两型以上的症状和体征同时存在。

8.7.3 康复保健方法

1. 按摩康复

可用于各种类型的颈椎病，治疗手法多，效果好，有关报道也较多。其作用是疏通脉络，减轻疼痛和肢体麻木；缓解肌肉紧张与痉挛，加宽椎间隙与扩大椎间孔；整复滑膜嵌顿和小关节半脱位；改善关节活动范围，松解神经根粘连等。

【治法】舒筋活血，理筋整复。

【手法】手法多种，有滚、按、推、拿、弹拨、拔伸、点穴和震颤等，按不同病情选择手法。其中拔伸法是非常重要的手法。

【取穴】阿是、风池、风府、天柱、肩井等穴。

【操作】具体操作方法如下。

①患者坐位，施术者位于其背后，用滚法、揉法放松颈肩部、上背部及患者上肢的肌肉。

②用拿、捏、指揉颈项部并配合推桥弓、推肩臂部。

③按揉以上俞穴。

④作颈项部拔伸。

⑤最后施搓、揉法于患侧上肢，拿肩井结束治疗。

【注意】颈椎病尤其是脊髓型和椎动脉型，不能盲目施用扳法和摇法。

2. 针灸康复

(1)体针

常取绝骨、后溪2穴，再佐以大杼、魄户、天柱、天井等穴。一般留针12～20 min，每日针刺1次。疗程按患者反应而定，但1个疗程一般不超过10次。也可改用梅花针，取穴同上。此外还可取双侧肾经之阴谷穴，用毫针快速进针，得气后留针5 min，捻针1次。捻针时，令患者颈部活动，间日1次。

(2)穴位注射

取复方丹参注射液4 mL，加5%葡萄糖液10 mL，快速注入颈部夹脊穴和阿是穴，每周3次，10次为1个疗程。

(3)皮肤针

部位为颈椎棘突两旁5分，手法为叩刺出血后加拔罐，3日1次，10次为1个疗程。

(4)耳针

取肝、肾、颈、项、内分泌、交感、脾、神门、心、太阳、上背、枕、肩等穴。也可采用王不留行外贴耳穴法。

3. 颈椎牵引康复法

这是常用、有效的治疗方法。

(1)治疗作用

解除颈肌痉挛，使颈部肌肉放松；恢复颈椎椎间关节的正常线列；使椎间孔增大，解除神经根的刺激和压迫；拉大椎间隙，减轻颈椎间盘内压力，有利于膨出的间盘回缩以及外突的间盘回纳；伸张被扭曲的椎动脉；拉开被嵌顿的小关节滑膜等。

(2)方法

常用枕颌布带牵引法。患者坐位或卧位。牵引的角度、时间和质量是决定牵引效果的三个重要因素。

1)角度　力学试验结果表明，牵引角度h，最大应力位置靠近颈椎上段；牵引角度增大时，最大应力位置下移。因此应根据X片确定的病变部位来选择牵引角度，同时应以患者舒适度来调整角度。

2)时间　牵引最初阶段(10 min内)应力随时间上升较快，而后逐渐减缓(30 min)，最后达到饱和(即使再延长时间，应力也不会再增大)，故牵引时间以10～30

min 为宜。

3)质量　牵引质量以逐渐增加较好。有研究表明,牵引质量为 6 kg 时,椎间隙内压才有改变,故治疗可从 6 kg 开始,逐渐增加质量到 12 ~ 15 kg。

(3)方式

多数用连续牵引法,也有报道用间歇牵引法。

(4)注意事项

颈牵剂量应按病情决定。同时还应注意患者整体状况,如身体好、年轻,剂量可大些;如体弱、年老,牵引的时间要短些,质量也要轻些。颈牵过程要了解患者反应,如有不适或症状加重的情况应及时停止治疗,寻找原因或更改治疗方案。

(5)禁忌证

脊髓压迫严重,体质太差,牵引后症状加重者禁忌应用;交感型急性期、脊髓型硬膜受压或脊髓轻度受压者暂不用或慎用。

4. 其他物理康复方法

①直流电离子导入疗法。用各种西药(冰醋酸、维生素 B_1、维生素 B_{12}、碘化钾、奴佛卡因等)或中药(乌头、川芎、威灵仙、红花等)置于颈后,按药物性能接阳极或阴极,另一电极置于患侧前臂,每次 20 min,适用于各型颈椎病。

②低频调制的中频电疗法。

③超短波疗法。

④超声波疗法。

⑤手法治疗。手法治疗是以颈椎骨关节的解剖及生物力学原理为治疗基础,针对其病理改变,通过施术者的双手对颈椎及颈椎小关节进行推动、牵拉、旋转等手法的被动活动,以达到改善关节功能、缓解痉挛、减轻疼痛的目的。常用的方法有 Mckenzie 手法和 Maitland 手法(又称澳式手法)等。

⑥运动疗法。适用于各型颈椎病症状缓解期及术后恢复期的患者。运动疗法可增强颈肩背肌的肌力,使颈椎稳定,减少神经刺激,改善颈椎间各关节功能,增加颈椎活动范围,减轻肌肉痉挛,纠正不良姿势。长期坚持运动疗法可促进机体的适应代偿过程,从而达到巩固疗效,减少复发的目的。常用的运动疗法有徒手操、棍操、哑铃操等。

5. 康复体操

康复体操可改善患者颈部的血液循环,松解粘连和痉挛的软组织。无颈椎病者可起到预防作用。

姿势:两脚分开与肩同宽,两臂自然下垂,全身放松,两眼平视,均匀呼吸,站坐均可。

①左顾右盼。头先向左后向右转动,幅度宜大,以自觉酸胀为好,30 次。

②前后点头。头先前再后,前俯时颈项尽量前伸拉长,30 次。

③旋肩舒颈。双手置两侧肩部,掌心向下,两臂先由后向前旋转 20 ~ 30 次,再由

前向后旋转20~30次。

④摇头晃脑。头依左—前—右—后的次序旋转5次,再反方向旋转5次。

⑤头手相抗。双手交叉紧贴后颈部,用力顶头颈,头颈则向后用力,互相抵抗5次。

⑥双手托天。双手上举过头,掌心向上,仰视手背5 s。

8.7.4 预防

①推广有关颈椎病的常识,采用正确的预防保健措施。

②保持乐观精神,树立与疾病艰苦抗衡的思想,配合医生治疗,减少复发。

③加强颈肩部肌肉的锻炼,在工间或工余时,作头及双上肢的前屈、后伸及旋转运动,既可缓解疲劳,又能使肌肉发达,韧度增强,从而有利于颈段脊柱的稳定性,增强颈肩顺应颈部突然变化的能力。

④避免高枕睡眠的不良习惯,高枕使头部前屈,增大下位颈椎的应力,有加速颈椎退变的可能。

⑤注意颈肩部保暖,避免头颈负重物,避免过度疲劳,坐车时不要打瞌睡。

⑥及早、彻底治疗颈肩背软组织劳损,防止其发展为颈椎病。

⑦劳动或走路时要防止闪、挫伤。

⑧长期伏案工作者,应定时改变头部体位,按时作颈肩部肌肉的锻炼。

⑨注意端正头、颈、肩、背的姿势,不要偏头耸肩谈话、看书时要正面注视。要保持脊柱的正直。

⑩中医认为胡桃、山萸肉、生地、黑芝麻等具有补肾髓之功,合理地少量服用可起到强壮筋骨、推迟肾与关节退变的作用。

8.8 肩关节周围炎

肩关节周围炎简称肩周炎,亦称粘连性关节囊炎,俗称凝肩、冻结肩、五十肩等。

8.8.1 病因

肩周炎是由肩关节周围软组织病变而引起的肩关节疼痛和运动功能障碍症候群。确切的病因仍不十分明了,可能与肩关节的活动减少、颈椎疾患、内分泌系统疾病、神经系统疾病、免疫功能方面的改变、姿势失调有关。

肩周炎的病理过程一般分为三期。

①冻结进行期。病变主要是关节囊收缩变小,其他软组织显示正常。

②冻结期。除关节囊的严重收缩以外,肩部其他软组织也受到累及并逐渐失去弹性、短缩和硬化。

③解冻期。关节囊、肩部软组织炎症逐渐吸收,滑液重新分泌,粘连吸收,关节容积恢复正常。

8.8.2 临床表现

主要是肩部疼痛、肩关节活动受限,可伴有肩部肌肉萎缩。其特征为肩部疼痛和肩关节活动障碍逐渐加重,经数月至更长时间,肩痛逐渐消退,功能缓慢恢复,最终自愈。

肩周炎临床分期为急性期、慢性期以及恢复期,应根据各期特点确定康复治疗的重点。

1. 急性期

急性期又称冻结开始期。特点是起病缓急不等,多数起病较急,疼痛明显,肩关节不适及有束缚感,肌肉痉挛,以致肩关节活动受限。急性期一般持续 2 ~4 周,康复治疗重点是止痛,解除肌肉痉挛,预防肩关节功能障碍的发生。

2. 慢性期

慢性期又称冻结期、粘连期。此时疼痛症状较急性期相对减轻,夜间疼痛仍较重,肩关节活动时疼痛加剧与肌肉痉挛,关节功能进一步受限,甚至完全受到障碍,呈"冻结"状态。本期的病程不稳定,可持续数周、数月乃至 1 年以上。康复治疗应以主动或被动运动为主,使盂肱关节周围软组织粘连减少到最低程度,恢复正常功能。

3. 恢复期

恢复期又称解冻期、缓解期。此期疼痛逐渐减轻至消失,关节功能开始改善。随活动增加,关节逐渐松弛,粘连、挛缩得到松解,大多数患者肩关节功能可恢复正常或接近正常。

8.8.3 康复保健

应耐心向患者解释本病发展、病程及自限性等特点,消除其恐慌心理,使其增强治愈疾病的信心,积极配合康复治疗。

1. 按摩康复

按摩是肩周炎康复非常有效的手段之一,各期均可施用。

【手法】滚、一指禅推、点、按、拿、扳、拔伸、摇、抖、搓等。

【取穴】合谷、曲池、缺盆、肩髃、肩贞、肩井、天宗等。

【操作】具体操作手法如下。

①患者仰卧或坐位。施术者用滚法或一指禅推法施术于患侧肩前部及上臂内侧并配合患肢的被动外展、外旋活动。

②患者健侧卧位或坐位。施术者一手握患肢的肘部,另一手在肩外侧和腋后部用滚法,配合按拿肩髃、肩贞,并作被动活动。

③点按上述穴位。

④做肩关节摇法。

⑤扳法,用力要由轻渐重。

⑥抖拉患肢。

⑦抱揉患肩。

⑧最后用搓、抖法由肩部到前臂施术 2 ~3 遍，以此作为手法操作的结束动作。

附：肩周炎整复五步法

①摇肩：左手捏拿肩部上方缝隙（肩髃、肩髎穴），右手向外拉伸患者肩部作环摇动作；6 ~7 次后将患者手腕拉向后上方，左手腕置于患者腋下，右手拉伸状态下将患肢置于对侧肩部，接下一个动作。

②梳头：左手从腋下拿出置于患肩上缝隙处，右手肘部拖住患肢肘部，手握住患肢手腕带动患肢作梳头动作；6 ~7 次后将患肢屈肘，手置于患肩上。

③拉伸：双手握住患者手腕作上体拉伸动作 6 ~7 次；左手握住患肩，中指、食指抵住腋下，右手保持拉伸状态下将患肢放下，换左手握住手腕。

④后伸提拉：右手扶住患者对侧肩部，左手握住患肢向后侧作后伸提拉动作 7 ~8 次；然后继续握住手腕放到功能位。

⑤抖肩：握住手腕后退两步，放松肩部作抖法。

2. 针灸康复

（1）毫针刺法

【主穴】肩髃、肩髎、肩前、阿是穴、阳陵泉、条口 、承山。

【随证配穴】上臂痛配臂臑、曲池；肩胛痛配曲垣、天宗。

【方法】分部近取与远取穴相结合。毫针刺用泻法，留针。条口透承山，在针刺的同时活动患肩。

（2）水针

在压痛点注射 10% 葡萄糖注射液 5 mL，隔日注射 1 次，10 次为 1 个疗程。肩周炎如压痛点广泛，可选 2 ~3 处压痛点最明显处注射。

（3）刺络拔罐

皮肤针叩刺压痛点和病变部位，使少量出血，加拔火罐。

3. 康复体操

（1）屈肘甩手

患者背部靠墙站立，或仰卧在床上，上臂贴身、屈肘，以肘点作为支点，进行外旋活动。

（2）手指爬墙

患者面对墙壁站立，用患侧手指沿墙缓缓向上爬动，使上肢尽量高举，到最大限度，在墙上做一记号，然后再徐徐向下返回原处，反复进行，逐渐增加高度。

（3）体后拉手

患者自然站立，在患侧上肢内旋并向后伸的姿势下，健侧手拉患侧手或腕部，逐步拉向健侧及向上牵拉。

（4）展臂站立

患者上肢自然下垂，双臂伸直，手心向下缓缓外展，向上用力抬起，到最大限度后停 10 min,然后回原处,反复进行。

(5)后伸摸棘

患者自然站立,在患侧上肢内旋并向后伸的姿势下,屈肘、屈腕,中指指腹触摸脊柱棘突,由下逐渐向上至最大限度后呆住不动,2 min 后再缓缓向下回原处,反复进行,逐渐增加高度。

(6)梳头

患者站立或仰卧均可,患侧肘屈曲,前臂向前向上并旋前(掌心向上),尽量用肘部擦额部,即擦汗动作。

(7)头枕双手

患者仰卧位,两手十指交叉,掌心向上,放在头后部(枕部),先使两肘尽量内收,然后尽量外展。

(8)旋肩

患者站立,患肢自然下垂,肘部伸直,患臂由前向上、向后划圈,幅度由小到大,反复数遍。

请注意,以上 8 种动作不必每次都做完,可以根据个人的具体情况选择几种交替锻炼,每天 3 ~5 次。一般每个动作做 30 次,多者不限。只要持之以恒,对肩周炎的防治会大有益处。

8.8.4 注意事项

①本病治疗时,应排除肩关节结核、肿瘤等肩部疾病。

②肩关节疼痛轻缓,肿胀消失,应坚持关节功能锻炼,由施术者指导锻炼方法。

8.9 耳鸣、耳聋

耳鸣、耳聋都是听觉异常的症状。以病人自觉耳内鸣响,如闻潮声,或细或暴,妨碍听觉的称耳鸣;听力减弱,妨碍交谈,甚至听觉丧失,不闻外声,影响日常生活的称为耳聋。症状轻者称为重听。

在临床上,耳鸣、耳聋除单独出现外,亦常合并兼见,耳聋又有自耳鸣发展而来,如《医学入门》所说:“耳鸣乃是聋之渐也。”两者症状虽有不同,但发病机理基本一致。

本节主要讨论内伤所引起的耳鸣耳聋。对于暴震、外伤、药物损害等引起的,亦可参照本节辨证原则处理。

8.9.1 病因

本病的发生与多种原因引起的耳窍闭塞有关。除先天性耳窍失聪外,多因急性热病、反复感冒以致邪热蒙窍,或因痰火、肝热上扰以及体虚久病,气血不能上濡清窍所致。多与肝、胆、脾、肾诸脏功能失调有关,尤其与肾的关系更为密切。

1. 肝胆火盛

肝气失于疏泄，郁而化火，或暴怒气逆肝胆之火循经上扰，则清窍被蒙。

2. 痰火郁结

平素嗜饮酒厚味，聚成痰热，郁久化火，痰火上升，壅塞清窍，以致耳鸣，甚则气闭，成为耳聋。

3. 风热上扰

外感风热邪气郁遏不泄，循经上扰，壅蔽清道，引起耳聋。或热病余热未消，清窍不通，或反复感冒，邪蒙耳窍，均能引起耳鸣、耳聋。

4. 肾精亏虚

病后精血衰少，或恣情纵欲，以致耗伤肾精，耳为肾之外窍，内通于脑，肾精损耗，髓海空虚，不能上濡清窍，而无根之火上浮，引起耳中轰轰有声，其人昏昏愦愦。

5. 清气不升

脾虚则气血生化之源不足，经脉空虚，不能上奉于耳，或脾虚清阳不振，清气不升，导致耳鸣、耳聋。

8.9.2 临床表现

1. 肝胆火盛

突然耳鸣或耳聋，头痛面赤，口苦咽干，心烦易怒，怒则更甚，或夜寐不安，胸胁胀闷，大便秘结，小溲短赤，舌质红，苔黄，脉多弦数。

2. 痰火郁结

两耳蝉鸣，时轻时重，有时闭塞如聋，胸中烦闷，痰多，口苦，或胁痛，喜得太息，耳下胀痛，二便不畅。舌苔薄黄而腻，脉象弦滑。

3. 风热上扰

外感热病中，出现耳鸣，或耳聋，伴见头痛、眩晕、呕逆、心中烦闷，耳内作痒。或兼寒热身痛等表证。苔薄白腻，脉浮或弦数。

4. 肾精亏虚

耳鸣或耳聋，多兼见眩晕、腰酸膝软、颧赤口干、手足心热、遗精等。舌红，脉细弱或尺脉虚大。

5. 清气不升

耳鸣、耳聋，时轻时重，休息暂减，烦劳则加，四肢困倦，劳怯神疲，昏愦食少，大便溏薄。脉细弱，苔薄白腻。

8.9.3 康复保健方法

1. 中药康复

(1)肝胆火盛

治法：清肝泻火。方药：龙胆泻肝汤加减。

(2)痰火郁结

治法：化痰清火、和胃降浊。方药：温胆汤加减。

(3)风热上扰

治法:疏风清热。方药:银翘散加减。

(4)肾精亏虚

治法:滋肾降火,收摄精气。方药:耳聋左慈丸。

(5)清气不升

治法:益气升清。方药:益气聪明汤加减。

2. 针灸康复

(1)毫针刺法

【主穴】翳风、听会、侠溪、中渚。

【随证配穴】肝胆火盛配太冲、丘墟;外感风邪配外关、合谷;肾虚配肾俞、关元。

【治法】取手足少阳经穴为主。实证针用泻法;虚证兼取足少阴经穴,针用补法,并可用小艾炷灸患部腧穴。

(2)水针

【选穴】听宫、翳风、完骨。

【方法】采用山莨菪碱注射液,每次两侧各选 1 穴,每穴注射 5 mg;或用维生素 B_{12} 100 μg 注射液,每穴 0.2 ~ 0.5 mL,进针 0.5 ~ 1 寸。

(3)头针

选取两侧晕听区,间歇运针,留针 20 min。每日或隔日 1 次。适用于神经性耳鸣、听力下降。

8.9.4 注意事项

本病辨证要分新久虚实。一般新病多因风热、客邪、痰火、肝胆郁热等引起。其脏真不亏者,病在经络,鸣声虽暴,尚属实证,治用疏风、散热、开郁、宣窍、化痰以宣开蒙蔽,调治稍易,疗程较短。若久病体虚,脾肾不足,脏气亏损,不能上奉清道,而致浊邪窃踞,则本元既伤,其病在脏,往往缠绵日久,难图速效。

参考文献

[1]赵吉平,王燕平. 针灸学图表解[M]. 北京:人民卫生出版社,2004.

[2]崔承斌,欧阳欣. 图解刮痧疗法[M]. 北京:人民军医出版社,2007.

[3]王华. 针灸学[M]. 北京:高等教育出版社,2008.

[4]孙国杰. 针灸学[M]. 上海:上海科学技术出版社,1997.

[5]汪安宁. 针灸学[M]. 北京:人民卫生出版社,2006.

[6]赵武荣. 指针点穴疗法[M]. 北京:人民卫生出版社,1997.

[7]周世民. 中医传统康复疗法[M]. 北京:中国中医药出版社,2006.

[8]郁国民. 保健按摩学[M]. 北京:北京科学技术出版社,2004.

[9]邵湘宁. 推拿学[M]. 北京:人民卫生出版社,2006.

[10]陈立典. 中医养生[M]. 北京:北京科学技术出版社,2006.

[11]马烈光,李英华. 养生康复学[M]. 北京:中国中医药出版社,2005.

[12]马秀棠. 中国医用点穴学[M]. 西安:陕西科学技术出版社,1994.

[13]国家体育总局健身气功管理中心. 健身气功新功法丛书[M]. 北京:人民体育出版社,2003.

[14]吴绪平,喻国雄,李万瑶. 现代穴位疗法大全[M]. 北京:中国医药科技出版社,1999.

[15]王荣,张巍. 现代新型康复刮痧[M]. 天津:天津科学技术出版社,2006.

[16]解秸萍. 滋补养生药膳[M]. 重庆:重庆出版社,2007.

[17]傅世垣. 中医康复学[M]. 上海:上海科学技术出版社,1992.

[18]缪鸿石. 康复医学理论与实践(下册)[M]. 上海:上海科学技术出版社,2000.

[19]单蓉. 慢性疼痛概述[J]. 中华现代护理学杂志,2006,3(6):490-491.

[20]黄学英. 常见疾病康复学[M]. 北京:中国中医药出版社,2006.

[21]高希言,梅祥胜. 中医外治经验选[M]. 郑州:河南科学技术出版社,1992.

[22]王华. 当代中医外治精要编[M]. 北京:中国中医药出版社. 1996.

[23]曾昭龙. 实用临床中药学[M]. 北京:学苑出版社,2001.

[24]贾冬. 四季防病药茶[M]. 沈阳:辽宁科技出版社,2000.

[25]王维. 中华养生药膳大全[M]. 延吉:延边出版社,2006.

[26]李志刚. 家庭药膳制作[M]. 2 版. 济南:山东科技出版社,2006.

[27]肖雄. 实用家庭按摩指南[M]. 广州:华南理工大学出版社,1997.

[28]董杰,许继增. 药浴治百病[M]. 长春:吉林科技出版社,2003.

[29]包奕燕 徐江普. 药膳食疗学[M]. 北京:中国轻工业出版社,2006.

[30]宋恩峰. 手足部按摩保健[M]. 北京:科学技术文献出版社,2003.

[31]田德禄. 中医内科学[M]. 北京:人民卫生出版,2002.

[32]王宁华,黄真. 临床康复医学[M]. 北京:北京大学医学出版社,2006.